ICC（interstitial cells of Cajal）カハール介在細胞
ICG（indocyanine green）インドシアニングリーン試験
IFN（interferon）インターフェロン
Ig（immunoglobulin）免疫グロブリン
IPH（idiopathic portal hypertension）特発性門脈圧亢進症
IPMN（intraductal papillary mucinous neoplasm）膵管内乳頭粘液性腫瘍

L

LAP（leucine aminopeptidase）ロイシンアミノペプチダーゼ
LAP-C（laparoscopic cholecystectomy）腹腔鏡下胆嚢摘出術
LCAP（leukapheresis）白血球除去療法
LES（lower esophageal sphincter）下部食道括約筋
LOHF（late onset hepatic failure）遅発性肝不全
LSIS（lateral subcutaneous internal sphincterotomy）側方皮下内括約筋切除術

M

MCN（mucinous cystic neoplasm）膵粘液性嚢胞腫瘍
MDCT（multi-detector computerized tomography）マルチスライスCT、多列検出器型CT
MEOS（microsomal ethanol oxidase system）ミクロソームエタノール酸化系
MOF（multiple organ failure）多臓器不全
MRA（magnetic resonance angiography）磁気共鳴血管撮影
MRCP（magnetic resonance cholangiopancreatography）磁気共鳴胆管膵管造影
MRI（magnetic resonance imaging）磁気共鳴画像

N

NAD（nicotinamide adenine dinucleotide）ニコチンアミドアデニンジヌクレオチド
NADH（reduced nicotinamide adenine dinucleotide）還元型アミドアデニンジヌクレオチド
NAFLD（non-alcoholic steato hepatitis）非アルコール性脂肪肝
NASH（non-alcoholic steato hepatitis）非アルコール性脂肪性肝炎
NBI（narrow band imaging）狭帯域光観察
NEC（neuroendocrine carcinoma）神経内分泌がん
NERD（non-erosive reflux disease）非びらん性胃食道逆流症
NET（neuroendocrine tumor）神経内分泌腫瘍
NSAIDs（non-steroidal anti-inflammatory drugs）非ステロイド性抗炎症薬

P

P-Ⅲ-P（procollagen-3-peptide）プロコラーゲンⅢペプチド
PBC（primary biliary cirrhosis）原発性胆汁性肝硬変
PCR（polymerase chain reaction）ポリメラーゼ連鎖反応
PDT（photodynamic therapy）光線力学的治療
PEG（percutaneous endoscopic gastrostomy）経皮内視鏡的胃瘻造設術
PEIT（percutaneous ethnol injection therapy）経皮的エタノール注入療法
PET（positron emission [computed] tomography）ポジトロン断層撮影法
PICC（peripherally inserted central catheter）末梢挿入中心静脈カテーテル

PLT（platelet count）
PMCT（percutaneous～）的マイクロ波凝固
PPI（proton pump i～）
PPN（peripheral pa～）
PSC（primary sclerosing cholangi～）
PT（prothrombin time）プロトロンビン時間
PTAD（percutaneous transhepatic abscess drainage）経皮経肝膿瘍ドレナージ
PTBD（percutaneous transhepatic biliay drainage）経皮経肝胆道ドレナージ
PTC（percutaneous transhepatic cholangiography）経皮経肝胆道造影
PTEG（percutaneous trans esophageal gastrotubing）経皮食道的胃管挿入術
PTGBA（percutaneous transhepatic gallbladder aspiration）経皮経肝胆嚢吸引穿刺
PTGBD（percutaneous transhepatic gallbladder drainage）経皮経肝胆嚢ドレナージ

R

RFA（radiofrequency ablation）ラジオ波熱凝固療法、ラジオ波焼灼術
Riba（ribavirin）リバビリン

S

SASI-Test（selective arterial secretagogue injection test）選択的動脈内刺激薬注入法
SBS（short bowel syndrome）短腸症候群
SCN（serous cystic neoplasm）膵漿液性嚢胞腫瘍
SPECT（single photon emission computed tomography）単光子放射線コンピュータ断層撮影法

T

TACE（transcatheter arterial chemoembolization）肝動脈化学塞栓療法
TC（total cholesterol）コレステロール、血清コレステロール値
TIPS（transjugular intrahepatic portasystemic shunt）経頸静脈的肝内門脈肝静脈シャント形成術
TPN（total parenteral nutrition）中心静脈栄養
TTT（thymol turbidity test）チモール混濁試験

U

UC（ulcerative colitis）潰瘍性大腸炎
UDCA（ursodeoxycholic acid）ウルソデオキシコール製剤

V

VIP（vasoactive intestinal polypeptide）血管作動性腸ポリペプチド

W

WBC（white blood cell）白血球[数]

Z

ZTT（zinc sulfate turbidity test）硫酸亜鉛試験

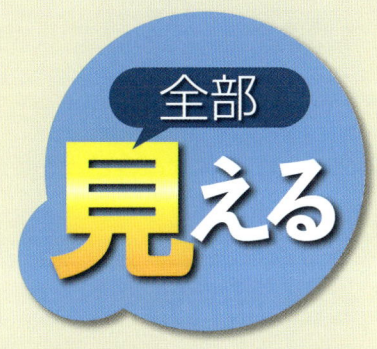

スーパービジュアル
消化器疾患

成美堂出版

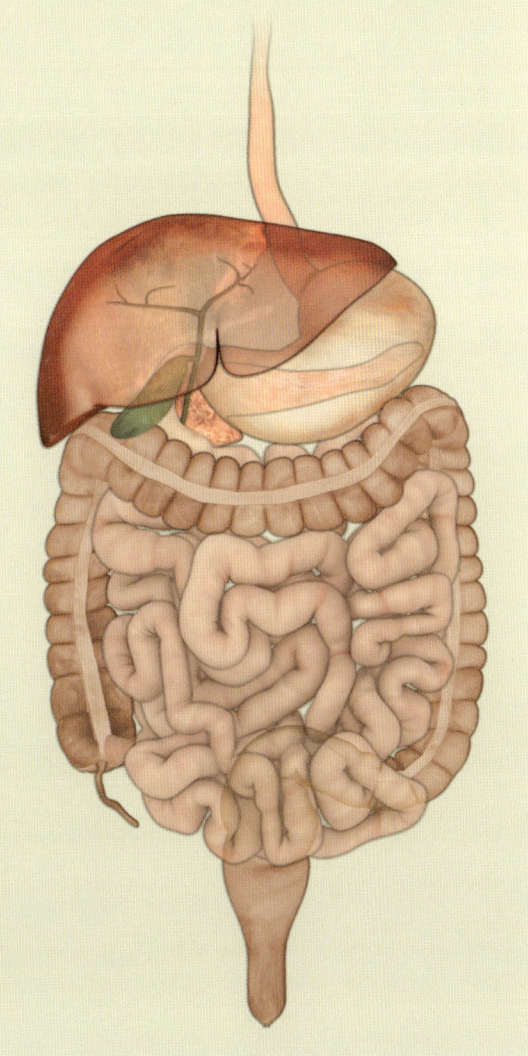

監修

山本　雅一	東京女子医科大学	消化器外科主任教授
江川　裕人	東京女子医科大学	消化器外科臨床教授
中村　真一	東京女子医科大学	消化器内視鏡科教授

編集 （五十音順）

有泉　俊一	東京女子医科大学	消化器外科講師
板橋　道朗	東京女子医科大学	第二外科准教授
井上　雄志	東京女子医科大学	消化器外科講師
大木　岳志	東京女子医科大学	消化器外科講師
太田　正穂	東京女子医科大学	消化器外科講師
片桐　聡	東京女子医科大学	消化器外科講師
笹川　剛	東京女子医科大学	消化器外科講師
須佐　真由子	東京女子医科大学東医療センター	検査科
武市　智志	聖母病院　外科部長	
谷口　清章	東京女子医科大学	消化器外科
徳重　克年	東京女子医科大学	消化器内科教授
成宮　孝祐	東京女子医科大学	消化器外科准講師
羽鳥　隆	国際医療福祉大学三田病院	外科・消化器センター教授
樋口　亮太	東京女子医科大学	消化器外科講師
山田　卓司	東京女子医科大学	消化器外科

本書の使い方

　長寿社会が進行する現代では、医療・介護関係のサービスや従事者の充実が強く求められています。またチーム医療が浸透してきたことから、医療に携わる職種（看護師、薬剤師、臨床検査技師、理学療法士などのメディカルスタッフ）の人たちにも、広く十分な医学知識が求められるようになってきました。
　本シリーズでは図解を多用してわかりやすく解説してあるため、患者さんへのインフォームド・コンセントに利用したり、メディカルスタッフの人たちが医療知識を共有するために利用したり、また専門職として学習する際の参考としても活用していただけます。

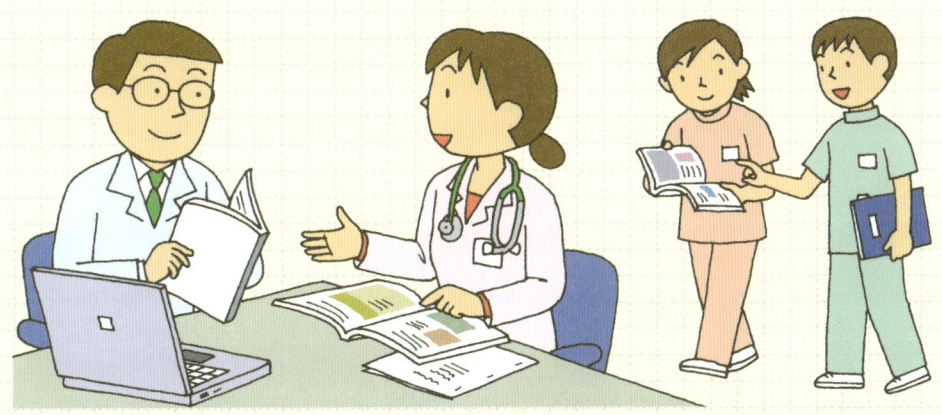

- 構成　　解説や用語を検索する「目次」「チャートで見る主要兆候と疾患」「索引」は前半にまとめた。
　　　　　第1章では、解剖的な総論や生理、消化器症候や検査などについてまとめた。
　　　　　第2章以降で、臓器ごとに章に振り分け、総論と疾患項目で構成した。

- 表記　　医学用語 ………… 日本医学会医学用語辞典、日本消化器病学会医学用語集などに準じた。
　　　　　漢字 ……………… 原則として常用漢字を用い、難読語には読みをつけた。
　　　　　数字 ……………… 漢数字、算用数字、ローマ数字など、慣例によって表記を使い分けた。
　　　　　外国語由来の用語 …… 原則としてカタカナ表記とし、（　）内や欄外で欧文を表した。

- 記号　　（　） ………… 直前の語にかわって使用してよいこと、略語、直前の用語の解説などを意味する。
　　　　　［　］ ………… 括弧内の語は省略してよいことを示す。
　　　　　　　　　　　　　（例）右房・右心房、冠動脈・冠状動脈のように省略可能な語をもつ用語では、項目ごとの
　　　　　　　　　　　　　　　　初出のみ、右［心］房、冠［状］動脈のように表し、その後は省略形で表した。
　　　　　L ………… リットルを表す単位記号（ℓ、l）として使用する。
　　　　　➡P○○○ ……… 詳しい解説のあるページをさす。
　　　　　＊ ……………… 項目内に用語解説がある語の初出に付す。

・解説は疾患ごとのガイドラインなどにもとづいて解説してあります（2013年1月現在）。ただし実際の診療では、治療施設や医師の判断によって変わることがあります。その理由や目的を理解して医療にあたってください。

チャートで見る主要兆候と疾患

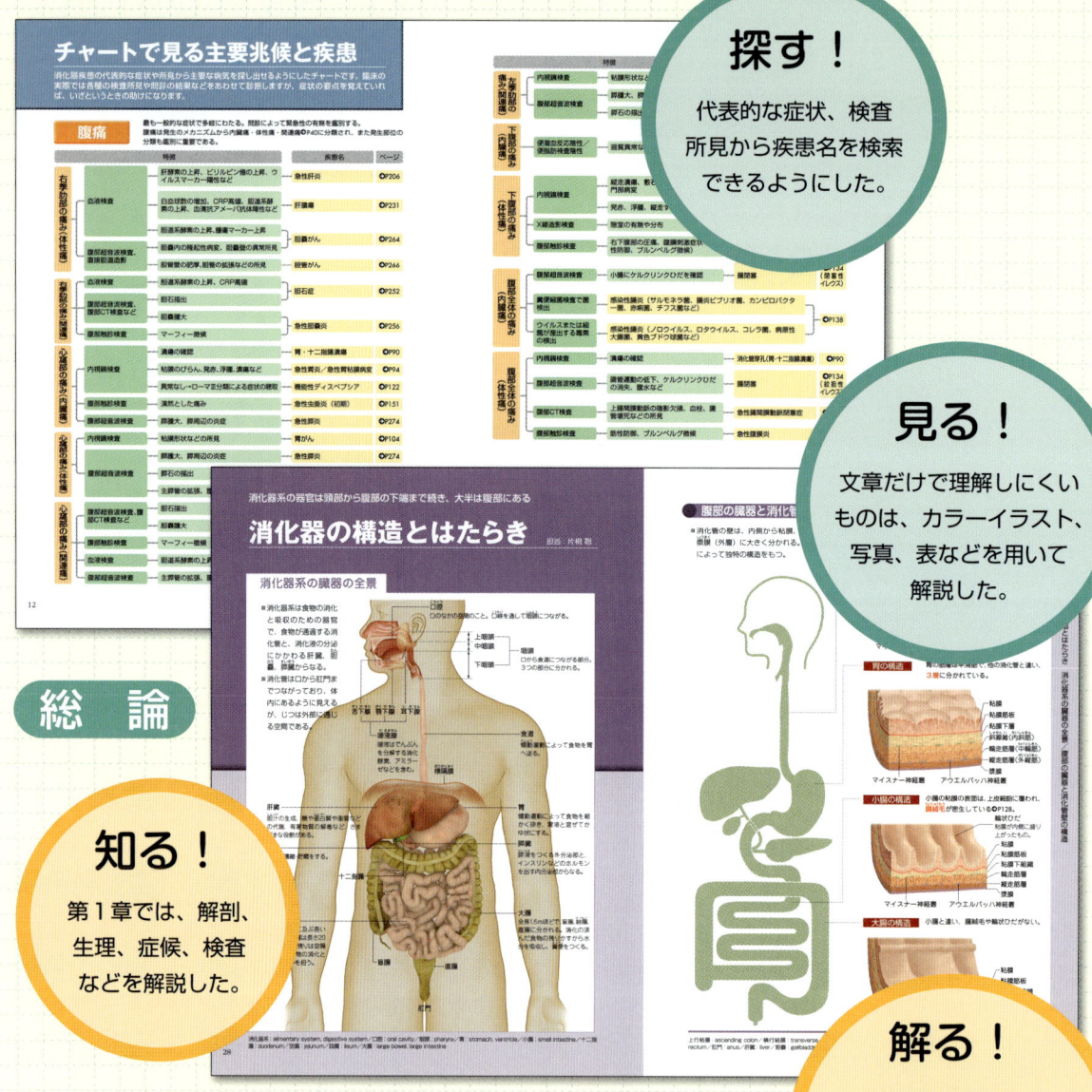

探す！
代表的な症状、検査所見から疾患名を検索できるようにした。

見る！
文章だけで理解しにくいものは、カラーイラスト、写真、表などを用いて解説した。

総 論

知る！
第1章では、解剖、生理、症候、検査などを解説した。

解る！
第2章以降では、章単位で疾患を俯瞰（ふかん）するための分類、原因、検査や治療法などを解説した。

第2章以降は臓器別の章構成！

第2章　食道の疾患	第6章　肝臓の疾患
第3章　胃・十二指腸の疾患	第7章　胆道の疾患
第4章　小腸・大腸の疾患	第8章　膵臓の疾患
第5章　直腸・肛門の疾患	第9章　腹膜の疾患・腹部外傷

疾患項目

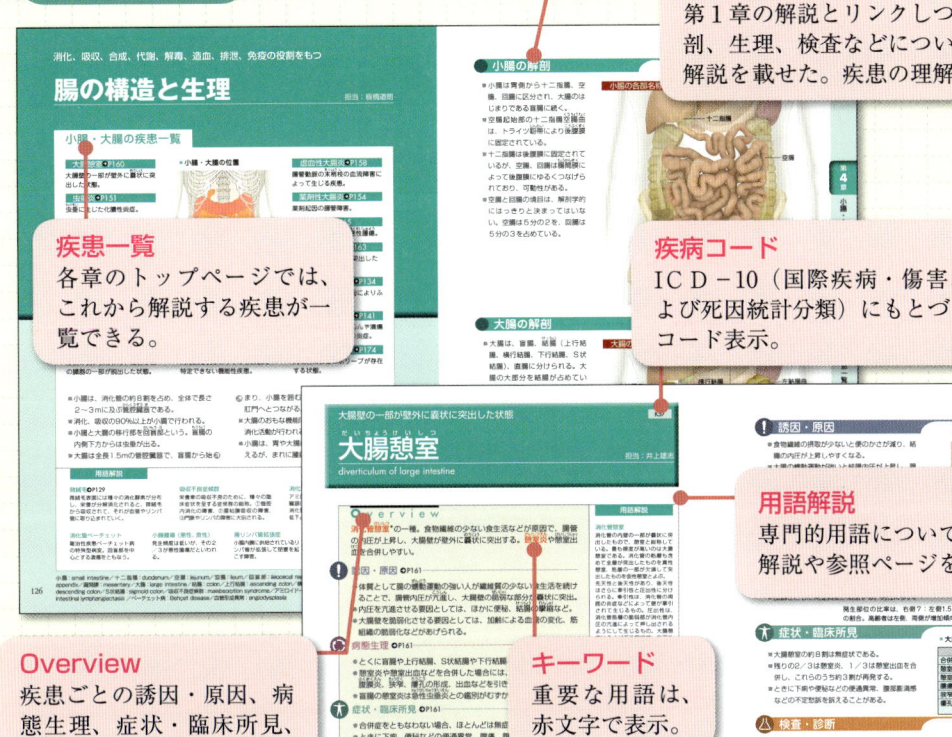

各臓器の総論
第1章の解説とリンクしつつ、各臓器の解剖、生理、検査などについて、より詳しい解説を載せた。疾患の理解にも役立つ。

疾患一覧
各章のトップページでは、これから解説する疾患が一覧できる。

疾病コード
ICD-10（国際疾病・傷害および死因統計分類）にもとづくコード表示。

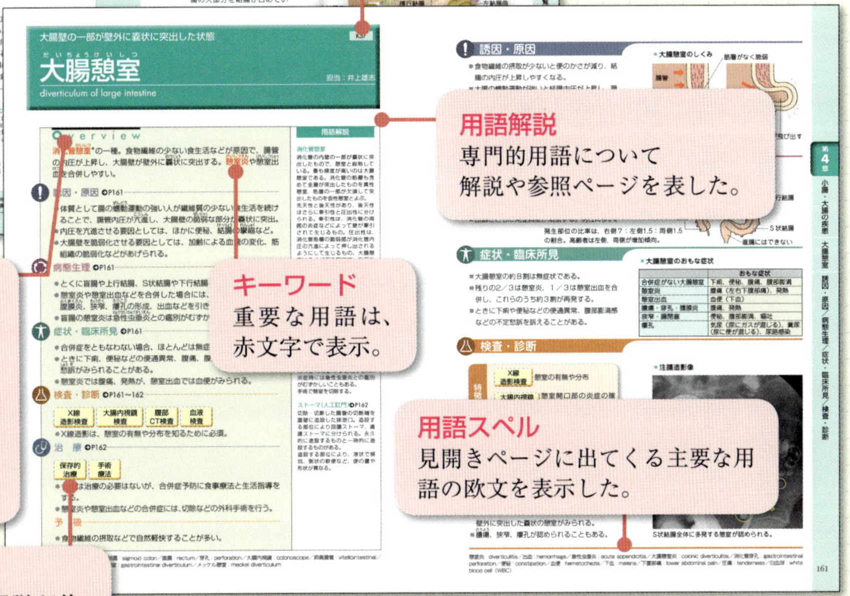

用語解説
専門的用語について解説や参照ページを表した。

Overview
疾患ごとの誘因・原因、病態生理、症状・臨床所見、検査・診断、治療、予後について、簡潔に解説した。さらに詳しい解説があるものには、アイコンと解説ページを表示した。

キーワード
重要な用語は、赤文字で表示。

用語スペル
見開きページに出てくる主要な用語の欧文を表示した。

検査／治療
検査や治療法で、画像や解説が後出するものについてはボタン表示で区別した。

腹部CT検査　画像・解説あり

腹部CT検査　画像・解説なし

図像解説
画像情報を読み取るために、図像解説として部位や所見を表示した。

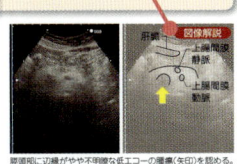

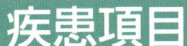

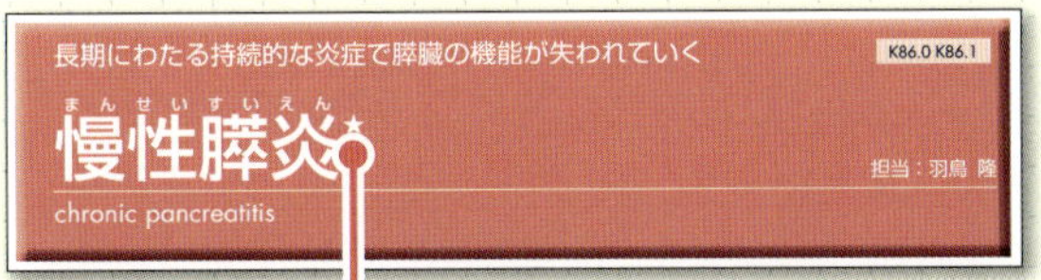

「難病」マーク
厚生労働省「難治性疾患克服研究事業」の臨床調査研究分野対象疾患に指定されているものに★マークをつけている。

Column
総論や疾患項目とは別に、コラムとして補助的項目を解説した。

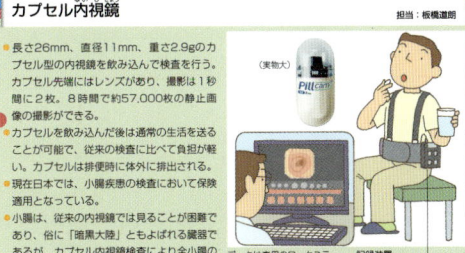

目次

監修者一覧 …………………………………… 2	嚥下障害 …………………………………… 15
本書の使い方 ………………………………… 3	吐血 ………………………………………… 15
チャートで見る主要兆候と疾患	下血 ………………………………………… 15
腹痛 …………………………………… 12	下痢 ………………………………………… 16
悪心・嘔吐 …………………………… 14	便秘 ………………………………………… 16
胸やけ・げっぷ ……………………… 14	索　引 ……………………………………… 17

第1章 消化器総論

消化器の構造とはたらき ●片桐　聡 …… 28	腹水 ………………………………………… 42
消化器系の臓器の全景 ………………… 28	吐血・下血のメカニズム ………………… 43
腹部の臓器と消化管壁の構造 ………… 29	**栄養管理** ●山田卓司 …………………… 44
腹部横断面 ……………………………… 30	栄養補給法 ……………………………… 44
腹膜の構造 ……………………………… 31	末梢静脈栄養（PPN） ………………… 45
腹部縦断面 ……………………………… 31	中心静脈栄養（TPN） ………………… 45
腹部の動脈 ……………………………… 32	経静脈栄養のおもな合併症 …………… 45
腹部の静脈 ……………………………… 33	経管栄養 ………………………………… 46
消化器の血流 …………………………… 34	PEG（経皮内視鏡的胃瘻造設術） …… 46
消化器の神経支配 ……………………… 35	PEGの手技 ……………………………… 47
消化と吸収の流れ ……………………… 36	腸瘻造設術 ……………………………… 48
栄養素の化学的消化 …………………… 37	カテーテルの種類 ……………………… 48
消化管ホルモンのはたらき …………… 38	経腸栄養剤の種類 ……………………… 49
消化管の運動 …………………………… 39	管理上の注意 …………………………… 49
水分の流出入 …………………………… 39	経腸栄養のおもな合併症 ……………… 49
消化器の症候 ●片桐　聡 ……………… 40	**発生** ●山田卓司 ………………………… 50
腹痛の病態生理 ………………………… 40	原始腸管と器官 ………………………… 50
下痢の病態生理と原因疾患 …………… 41	消化管の発生 …………………………… 51
便秘の病態生理と原因疾患 …………… 41	先天性の消化管疾患 …………………… 52
悪心・嘔吐の病態生理 ………………… 42	**column 腫瘍マーカー** ●山田卓司　　52

第2章 食道の疾患

食道の構造と生理 ●太田正穂 ………… 54	**食道・胃静脈瘤** ●中村真一 …………… 60
食道の疾患一覧 ………………………… 54	Overview ……………………………… 60
食道の解剖 ……………………………… 55	病態生理 ………………………………… 61
食道の動脈 ……………………………… 56	検査・診断 ……………………………… 61
食道の静脈 ……………………………… 56	治療 ……………………………………… 62
食道のリンパ流 ………………………… 57	**胃食道逆流症（GERD）** ●太田正穂 …… 64
食道周囲の神経 ………………………… 57	Overview ……………………………… 64
食道の内視鏡像 ………………………… 58	病態生理 ………………………………… 65
嚥下のしくみ …………………………… 59	検査・診断 ……………………………… 65
column 逆流防止機構 ●太田正穂　　59	治療 ……………………………………… 67

| column バレット食道 ●太田正穂 ... 67
マロリー・ワイス症候群 ●太田正穂 ... 68
　Overview ... 68
　検査・診断 ... 69
　治療 ... 69
食道アカラシア ●成宮孝祐 ... 70
　Overview ... 70
　病態生理 ... 71
　検査・診断 ... 71
　治療 ... 73
| column 食道憩室 ●成宮孝祐 ... 73

食道がん ●成宮孝祐 ... 74
　Overview ... 74
　病態生理 ... 75
　検査・診断 ... 75
　治療 ... 78
食道裂孔ヘルニア ●成宮孝祐 ... 80
　Overview ... 80
　病態生理 ... 81
　検査・診断 ... 81
　治療 ... 81
| column 横隔膜ヘルニア ●成宮孝祐 ... 82

第3章　胃・十二指腸の疾患

胃・十二指腸の構造と生理 ●武市智志 ... 84
　胃・十二指腸の疾患一覧 ... 84
　胃・十二指腸の解剖 ... 85
　胃・十二指腸の動脈 ... 86
　胃・十二指腸の静脈 ... 86
　胃・十二指腸のリンパ流 ... 87
　胃・十二指腸の神経 ... 87
　胃の内視鏡像 ... 88
　胃のX線造影像 ... 88
　胃の消化運動 ... 89
　胃酸分泌機構 ... 89
| Column メネトリエ病（胃巨大皺襞症） ●武市智志 ... 89
胃・十二指腸潰瘍 ●武市智志 ... 90
　Overview ... 90
　誘因・原因 ... 91
　病態生理 ... 91
　検査・診断 ... 91
　治療 ... 93
急性胃炎／急性胃粘膜病変（AGML） ●武市智志 ... 94
　Overview ... 94
　誘因・原因 ... 95
　検査・診断 ... 95
　治療 ... 96
| column アニサキス症 ●武市智志 ... 96
慢性胃炎 ●武市智志 ... 97
　Overview ... 97
　病態生理 ... 98
　検査・診断 ... 98
　治療 ... 99
ピロリ菌感染症 ●谷口清章 ... 100

　Overview ... 100
　病態生理 ... 101
　検査・診断 ... 101
　治療 ... 101
胃ポリープ ●笹川剛 ... 102
　Overview ... 102
　病態生理 ... 103
　検査・診断 ... 103
　治療 ... 103
胃がん ●笹川剛 ... 104
　Overview ... 104
　病態生理 ... 105
　検査・診断 ... 105
　治療 ... 109
| column 術後補助化学療法 ●笹川剛 ... 111
胃切除後症候群 ●谷口清章 ... 112
　Overview ... 112
　病態生理 ... 113
　治療 ... 113
　ダンピング症候群　谷口清章 ... 114
　輸入脚症候群　谷口清章 ... 115
　ブラインドループ症候群（盲係蹄症候群）　谷口清章 ... 115
消化管間質腫瘍（GIST） ●谷口清章 ... 116
　Overview ... 116
　病態生理 ... 117
　検査・診断 ... 117
　治療 ... 119
| column その他の胃粘膜下腫瘍 ●谷口清章 ... 119
胃・十二指腸神経内分泌腫瘍 ●谷口清章 ... 120
　Overview ... 120
　検査・診断 ... 121

治療 … 121	治療 … 123
機能性ディスペプシア(FD) ●武市智志 … 122	**胃・十二指腸憩室** ●谷口清章 … 124
Overview … 122	Overview … 124
症状・臨床所見 … 123	病態生理 … 124
検査・診断 … 123	

第4章 小腸・大腸の疾患

腸の構造と生理 ●板橋道朗 … 126	治療 … 149
小腸・大腸の疾患一覧 … 126	**腸結核** ●井上雄志 … 150
小腸の解剖 … 127	Overview … 150
大腸の解剖 … 127	**虫垂炎** ●板橋道朗 … 151
小腸・大腸の断面 … 128	Overview … 151
小腸の組織像 … 129	症状・臨床所見 … 152
回盲部の構造 … 129	検査・診断 … 152
便をつくるしくみ … 129	治療 … 153
小腸・大腸の動脈 … 130	**薬剤性大腸炎** ●板橋道朗 … 154
小腸・大腸の静脈 … 130	Overview … 154
小腸・大腸のリンパ流 … 131	検査・診断 … 155
小腸・大腸の神経 … 131	**急性腸間膜動脈閉塞症** ●板橋道朗 … 156
大腸の注腸造影像 … 132	Overview … 156
大腸CT検査 … 132	病態生理 … 157
大腸の内視鏡像 … 133	検査・診断 … 157
column カプセル内視鏡 ●板橋道朗 … 133	**虚血性大腸炎** ●板橋道朗 … 158
腸閉塞(イレウス) ●井上雄志 … 134	Overview … 158
Overview … 134	病態生理 … 159
誘因・原因 … 135	検査・診断 … 159
検査・診断 … 135	治療 … 159
治療 … 136	**大腸憩室** ●井上雄志 … 160
column 腸管軸捻転 ●井上雄志 … 137	Overview … 160
感染性腸炎 ●板橋道朗 … 138	誘因・原因 … 161
Overview … 138	病態生理 … 161
病態生理 … 139	症状・臨床所見 … 161
症状・臨床所見 … 139	検査・診断 … 161
検査・診断 … 140	治療 … 162
治療 … 140	**大腸ポリープ** ●井上雄志 … 163
潰瘍性大腸炎(UC) ●板橋道朗 … 141	Overview … 163
Overview … 141	検査・診断 … 164
病態生理 … 142	治療 … 164
検査・診断 … 142	**大腸がん** ●井上雄志 … 165
治療 … 144	Overview … 165
クローン病 ●板橋道朗 … 146	病態生理 … 166
Overview … 146	症状・臨床所見 … 167
病態生理 … 147	検査・診断 … 167
症状・臨床所見 … 147	治療 … 169
検査・診断 … 147	**消化管ポリポーシス** ●井上雄志 … 174

消化管ポリポーシスの分類、特徴、治療方針 ·········· 175
　column 小腸がん ●井上雄志　175
家族性腺腫性ポリポーシス(FAP)　井上雄志
　　　　　　　　　　　　　　　　　　　　　176
　病態生理 ·········· 176
　検査・診断 ·········· 176
　治療 ·········· 176
　Column ポイツ・ジェガース症候群 ●井上雄志　177
　Column クロンカイト・カナダ症候群 ●井上雄志　177
大腸・小腸神経内分泌腫瘍 ●井上雄志 ·········· 178
　Overview ·········· 178

検査・診断 ·········· 179
　column カルチノイド症候群 ●井上雄志　179
過敏性腸症候群(IBS) ●井上雄志 ·········· 180
　Overview ·········· 180
　検査・診断 ·········· 181
　治療 ·········· 181
腹部ヘルニア／鼠径ヘルニア ●井上雄志 ·········· 182
　Overview ·········· 182
　鼠径ヘルニア　井上雄志 ·········· 183
　病態生理 ·········· 183
　治療 ·········· 184

第5章 直腸・肛門の疾患

直腸・肛門の構造と生理 ●板橋道朗 ·········· 186
　直腸・肛門の疾患一覧 ·········· 186
　直腸・肛門の解剖 ·········· 187
痔核 ●板橋道朗 ·········· 188
　Overview ·········· 188
　病態生理 ·········· 189
　検査・診断 ·········· 190
　column 直腸脱 ●板橋道朗　190

治療 ·········· 191
肛門周囲膿瘍・痔瘻 ●板橋道朗 ·········· 192
　Overview ·········· 192
　column 肛門管がん ●板橋道朗　192
　病態生理 ·········· 193
　検査・診断 ·········· 193
　治療 ·········· 193
　column 裂肛 ●板橋道朗　194

第6章 肝臓の疾患

肝臓の構造と生理 ●德重克年 ·········· 196
　肝臓の疾患一覧 ·········· 196
　肝臓の解剖 ·········· 197
　肝臓の動脈・静脈 ·········· 198
　column クイノーの区域分類 ●德重克年　198
　肝小葉 ·········· 199
　肝臓の機能 ·········· 199
　おもな肝機能検査 ·········· 200
　肝障害度分類 ·········· 201
　肝疾患の分類 ·········· 201
　腹部CT検査 ·········· 202
　腹部MRI検査 ·········· 202
　腹部超音波検査 ·········· 202
　ビリルビン代謝 ·········· 203
　黄疸の鑑別 ·········· 204
　column 体質性黄疸 ●德重克年　204
　肝性脳症 ·········· 205
急性肝炎 ●德重克年 ·········· 206
　Overview ·········· 206
　誘因・原因 ·········· 207

病態生理 ·········· 208
　検査・診断 ·········· 208
　治療 ·········· 209
劇症肝炎 ●江川裕人 ·········· 210
　Overview ·········· 210
　検査・診断 ·········· 211
　治療 ·········· 211
慢性肝炎 ●德重克年 ·········· 212
　Overview ·········· 212
　誘因・原因 ·········· 213
　検査・診断 ·········· 213
　治療 ·········· 214
肝硬変 ●德重克年 ·········· 215
　Overview ·········· 215
　誘因・原因 ·········· 216
　症状・臨床所見 ·········· 216
　検査・診断 ·········· 217
　治療 ·········· 218
肝不全 ●江川裕人 ·········· 219
　Overview ·········· 219

原発性胆汁性肝硬変（PBC）● 徳重克年 ……… 220	病態生理 …………………………………… 232
Overview ……………………………………… 220	検査・診断 ………………………………… 232
検査・診断 ………………………………… 221	治療 ………………………………………… 233
薬物性肝障害 ● 徳重克年 …………………… 222	原発性肝がん ● 有泉俊一 …………………… 234
Overview ……………………………………… 222	Overview ……………………………………… 234
病態生理 …………………………………… 223	肝細胞がん ● 有泉俊一 ……………………… 235
検査・診断 ………………………………… 223	Overview ……………………………………… 235
アルコール性肝障害 ● 徳重克年 …………… 224	誘因・原因 ………………………………… 236
Overview ……………………………………… 224	病態生理 …………………………………… 236
誘因・原因 ………………………………… 225	検査・診断 ………………………………… 236
検査・診断 ………………………………… 225	治療 ………………………………………… 239
自己免疫性肝炎 ● 徳重克年 ………………… 226	肝内胆管がん ● 有泉俊一 …………………… 241
Overview ……………………………………… 226	Overview ……………………………………… 241
病態生理 …………………………………… 227	転移性肝がん ● 有泉俊一 …………………… 242
検査・診断 ………………………………… 227	Overview ……………………………………… 242
治療 ………………………………………… 227	病態生理 …………………………………… 243
脂肪肝 ● 徳重克年 …………………………… 228	検査・診断 ………………………………… 243
Overview ……………………………………… 228	門脈圧亢進症 ● 中村真一 …………………… 244
誘因・原因 ………………………………… 229	Overview ……………………………………… 244
病態生理 …………………………………… 229	誘因・原因 ………………………………… 245
検査・診断 ………………………………… 229	病態生理 …………………………………… 245
肝膿瘍 ● 有泉俊一 …………………………… 231	検査・診断 ………………………………… 246
Overview ……………………………………… 231	column バッド・キアリ症候群 ● 中村真一 246
誘因・原因 ………………………………… 232	column 特発性門脈圧亢進症 ● 中村真一 246

第7章 胆道の疾患

胆道の構造と生理 ● 樋口亮太 …………… 248	治療 ………………………………………… 257
胆道の疾患一覧 …………………………… 248	急性胆管炎 ● 樋口亮太 ……………………… 258
胆嚢のはたらきと胆汁酸の循環 ………… 248	Overview ……………………………………… 258
胆嚢・十二指腸の解剖 …………………… 249	誘因・原因 ………………………………… 259
胆道の血管 ………………………………… 249	検査・診断 ………………………………… 259
腹部超音波検査 …………………………… 250	治療 ………………………………………… 259
腹部CT検査 ………………………………… 250	原発性硬化性胆管炎（PSC）● 樋口亮太 …… 260
磁気共鳴胆管膵管造影 …………………… 250	Overview ……………………………………… 260
内視鏡的逆行性胆管膵管造影 …………… 251	検査・診断 ………………………………… 261
経皮経肝的胆道造影 ……………………… 251	治療 ………………………………………… 261
胆石症 ● 樋口亮太 …………………………… 252	先天性胆道拡張症 ● 樋口亮太 ……………… 262
Overview ……………………………………… 252	Overview ……………………………………… 262
病態生理 …………………………………… 253	病態生理 …………………………………… 263
検査・診断 ………………………………… 254	検査・診断 ………………………………… 263
治療 ………………………………………… 255	治療 ………………………………………… 263
急性胆嚢炎 ● 樋口亮太 ……………………… 256	胆嚢がん ● 樋口亮太 ………………………… 264
Overview ……………………………………… 256	Overview ……………………………………… 264
症状・臨床所見 …………………………… 257	検査・診断 ………………………………… 265
検査・診断 ………………………………… 257	治療 ………………………………………… 265

胆管がん ●樋口亮太 ……………………… 266
　Overview ……………………………… 266
　検査・診断 …………………………… 267
治療 …………………………………… 267
column 胆嚢ポリープ ●樋口亮太　268
column 胆嚢腺筋腫症 ●樋口亮太　268

第8章 膵臓の疾患

膵臓の構造と生理 ●羽鳥　隆 …………… 270
　膵臓の疾患一覧 ………………………… 270
　膵臓の解剖 ……………………………… 271
　膵臓の血管 ……………………………… 271
　外分泌機能 ……………………………… 272
　内分泌機能 ……………………………… 272
　腹部超音波検査 ………………………… 273
　腹部CT検査 …………………………… 273
　磁気共鳴胆管膵管造影 ………………… 273
急性膵炎 ●羽鳥　隆 ……………………… 274
　Overview ……………………………… 274
　症状・臨床所見 ………………………… 275
　検査・診断 …………………………… 275
　治療 …………………………………… 277
　column 膵仮性嚢胞と膵膿瘍 ●羽鳥　隆　277
慢性膵炎 ●羽鳥　隆 ……………………… 278
　Overview ……………………………… 278
　病態生理 ……………………………… 279
　検査・診断 …………………………… 279
　治療 …………………………………… 281

自己免疫性膵炎 ●羽鳥　隆 ……………… 282
　Overview ……………………………… 282
　病態生理 ……………………………… 283
　検査・診断 …………………………… 283
　治療 …………………………………… 283
膵がん ●羽鳥　隆 ………………………… 284
　Overview ……………………………… 284
　病態生理 ……………………………… 285
　検査・診断 …………………………… 285
　治療 …………………………………… 286
膵嚢胞性腫瘍 ●羽鳥　隆 ………………… 288
　Overview ……………………………… 288
　検査・診断 …………………………… 289
　治療 …………………………………… 289
膵神経内分泌腫瘍 ●羽鳥　隆 …………… 290
　Overview ……………………………… 290
　検査・診断 …………………………… 291
　column クロモグラニンA ●羽鳥　隆　291
　column NETのWHO分類2010 ●羽鳥　隆　292

第9章 腹部の疾患・腹部外傷

腹部と腹膜の構造 ●大木岳志 …………… 294
　腹壁の区分分類 ………………………… 294
　腹膜と腹膜腔 …………………………… 294
　腹膜と腹部臓器の位置関係 …………… 295
　腹膜の吸収作用と浸透圧 ……………… 296
急性腹膜炎 ●大木岳志 …………………… 297
　Overview ……………………………… 297
　誘因・原因 …………………………… 298
　検査・診断 …………………………… 298
　治療 …………………………………… 299
column 横隔膜下膿瘍・ダグラス窩膿瘍 ●大木岳志　299

腹膜中皮腫 ●大木岳志 …………………… 300
　Overview ……………………………… 300
後腹膜腫瘍 ●大木岳志 …………………… 301
　Overview ……………………………… 301
column 腹膜偽粘液腫 ●大木岳志　301
腹部外傷 ●大木岳志 ……………………… 302
　Overview ……………………………… 302
　病態生理 ……………………………… 303
　検査・診断 …………………………… 303

チャートで見る主要兆候と疾患

消化器疾患の代表的な症状や所見から主要な病気を探し出せるようにしたチャートです。臨床の実際では各種の検査所見や問診の結果などをあわせて診断しますが、症状の要点を覚えていれば、いざというときの助けになります。

腹痛

最も一般的な症状で多岐にわたる。問診によって緊急性の有無を鑑別する。腹痛は発生のメカニズムから内臓痛・体性痛・関連痛→P40に分類され、また発生部位の分類も鑑別に重要である。

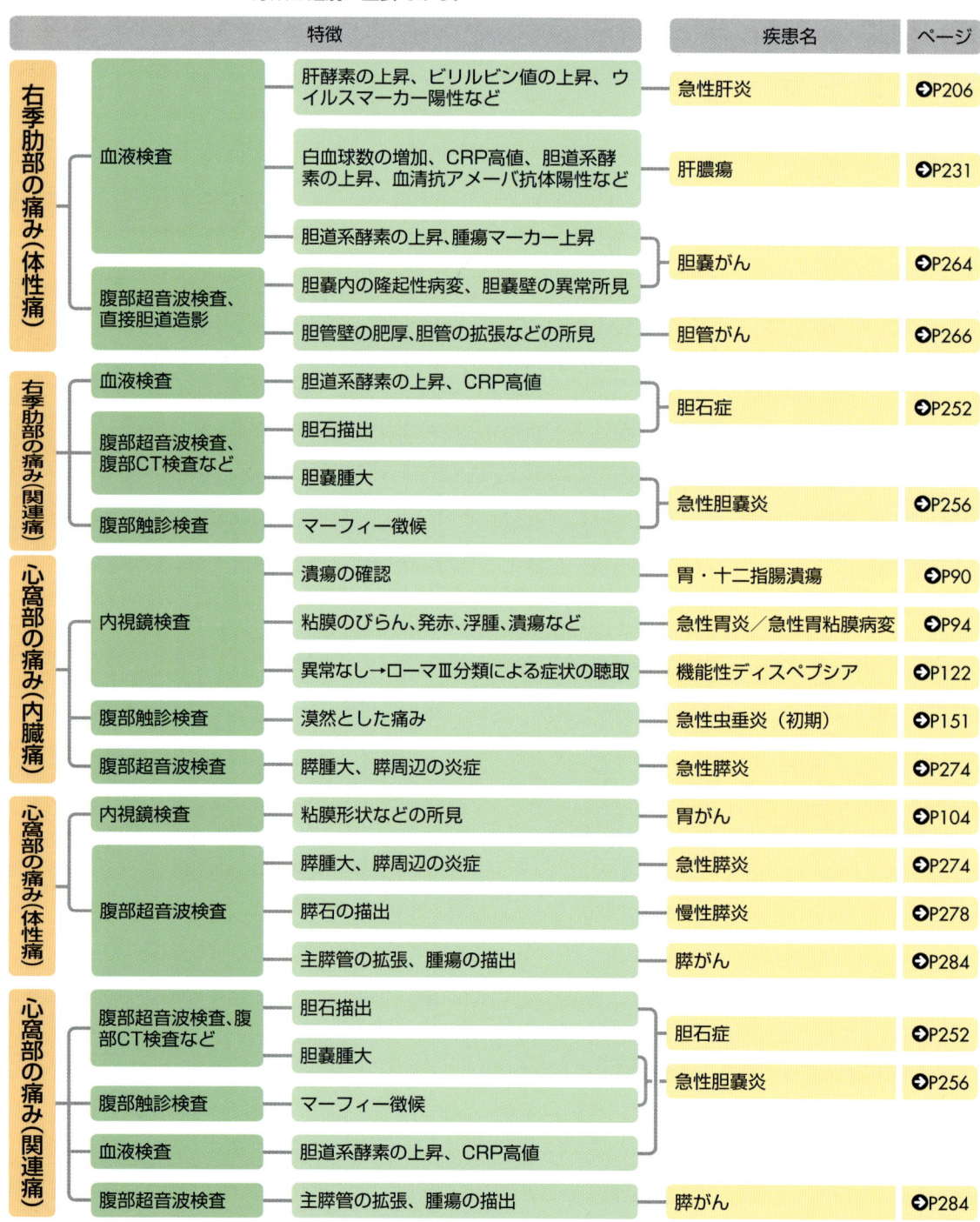

部位	検査	特徴	疾患名	ページ
右季肋部の痛み（体性痛）	血液検査	肝酵素の上昇、ビリルビン値の上昇、ウイルスマーカー陽性など	急性肝炎	➡P206
	血液検査	白血球数の増加、CRP高値、胆道系酵素の上昇、血清抗アメーバ抗体陽性など	肝膿瘍	➡P231
	腹部超音波検査、直接胆道造影	胆道系酵素の上昇、腫瘍マーカー上昇	胆嚢がん	➡P264
		胆嚢内の隆起性病変、胆嚢壁の異常所見	胆嚢がん	➡P264
		胆管壁の肥厚、胆管の拡張などの所見	胆管がん	➡P266
右季肋部の痛み（関連痛）	血液検査	胆道系酵素の上昇、CRP高値	胆石症	➡P252
	腹部超音波検査、腹部CT検査など	胆石描出	胆石症	➡P252
		胆嚢腫大	急性胆嚢炎	➡P256
	腹部触診検査	マーフィー徴候	急性胆嚢炎	➡P256
心窩部の痛み（内臓痛）	内視鏡検査	潰瘍の確認	胃・十二指腸潰瘍	➡P90
		粘膜のびらん、発赤、浮腫、潰瘍など	急性胃炎／急性胃粘膜病変	➡P94
		異常なし→ローマⅢ分類による症状の聴取	機能性ディスペプシア	➡P122
	腹部触診検査	漠然とした痛み	急性虫垂炎（初期）	➡P151
	腹部超音波検査	膵腫大、膵周辺の炎症	急性膵炎	➡P274
心窩部の痛み（体性痛）	内視鏡検査	粘膜形状などの所見	胃がん	➡P104
	腹部超音波検査	膵腫大、膵周辺の炎症	急性膵炎	➡P274
		膵石の描出	慢性膵炎	➡P278
		主膵管の拡張、腫瘍の描出	膵がん	➡P284
心窩部の痛み（関連痛）	腹部超音波検査、腹部CT検査など	胆石描出	胆石症	➡P252
		胆嚢腫大	急性胆嚢炎	➡P256
	腹部触診検査	マーフィー徴候	急性胆嚢炎	➡P256
	血液検査	胆道系酵素の上昇、CRP高値		
	腹部超音波検査	主膵管の拡張、腫瘍の描出	膵がん	➡P284

	特徴		疾患名	ページ
左季肋部の痛み（関連痛）	内視鏡検査	粘膜形状などの所見	胃がん	➡P104
	腹部超音波検査	膵腫大、膵周辺の炎症	急性膵炎	➡P274
		膵石の描出	慢性膵炎	➡P278
下腹部の痛み（内臓痛）	便潜血反応陰性／便脂肪検査陰性	器質異常なし	過敏性腸症候群	➡P180
下腹部の痛み（体性痛）	内視鏡検査	縦走潰瘍、敷石像、アフタなど／肛門部病変	クローン病	➡P146
		発赤、浮腫、縦走するびらん、潰瘍	虚血性大腸炎	➡P158
	X線造影検査	憩室の有無や分布	大腸憩室炎	➡P160
	腹部触診検査	右下腹部の圧痛、腹膜刺激症状（筋性防御、ブルンベルグ徴候）	急性虫垂炎（進行期）	➡P151
腹部全体の痛み（内臓痛）	腹部超音波検査	小腸にケルクリンクひだを確認	腸閉塞	➡P134（閉塞性イレウス）
	糞便細菌検査で菌検出	感染性腸炎（サルモネラ菌、腸炎ビブリオ菌、カンピロバクター菌、赤痢菌、チフス菌など）		➡P138
	ウイルスまたは細菌が産出する毒素の検出	感染性腸炎（ノロウイルス、ロタウイルス、コレラ菌、病原性大腸菌、黄色ブドウ球菌など）		
腹部全体の痛み（体性痛）	内視鏡検査	潰瘍の確認	消化管穿孔（胃・十二指腸潰瘍）	➡P90
	腹部超音波検査	腸管運動の低下、ケルクリンクひだの消失、腹水など	腸閉塞	➡P134（絞扼性イレウス）
	腹部CT検査	上腸間膜動脈の陰影欠損、血栓、腸管壊死などの所見	急性腸間膜動脈閉塞症	➡P156
	腹部触診検査	筋性防御、ブルンベルグ徴候	急性腹膜炎	➡P297

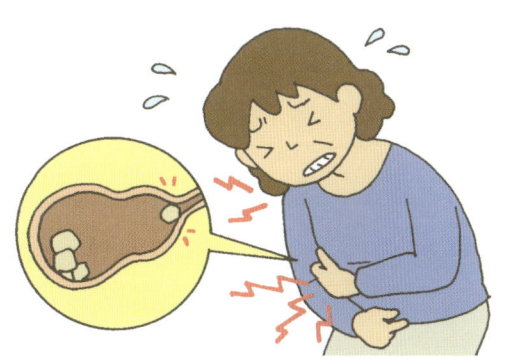

チャートで見る主要兆候と疾患

悪心・嘔吐

悪心は、嘔吐に先んじて胸部に感じる不快感。女性に対してはまず妊娠の可能性をチェックする。その他医療面接、随伴症状、既往歴などについて聴取する。

検査	特徴	疾患名	ページ
内視鏡検査	食物残渣の貯留（胃液は含まれない）	食道アカラシア	➡P70
	粘膜形状などの所見、ヨード染色		
	潰瘍の確認	胃・十二指腸潰瘍	➡P90
	粘膜のびらん、発赤、浮腫、潰瘍など	急性胃炎／急性胃粘膜病変	➡P94
	粘膜形状などの所見		
	胃の切除術後／器質的障害の確認	胃切除後症候群	➡P112
X線造影検査	食道下部の拡張、LESの狭窄	食道がん	➡P74
	食道壁の障害、内腔狭窄		
	病変の確認	胃がん	➡P104
血液検査	腸管内のガス、ニボーなどの特徴的所見	腸閉塞	➡P134
	血清蛋白、ヘマトクリット、白血球数の上昇		
	肝酵素、ビリルビン値の上昇、ウイルスマーカー陽性など	急性肝炎	➡P206
腹部超音波検査	膵腫大、膵周辺の炎症	急性膵炎	➡P274
糞便細菌検査で菌検出	感染性腸炎（サルモネラ菌、腸炎ビブリオ菌、カンピロバクター菌、赤痢菌、チフス菌など）		➡P138
ウイルスまたは細菌が産出する毒素の検出	感染性腸炎（ノロウイルス、ロタウイルス、コレラ菌、病原性大腸菌、黄色ブドウ球菌など）		
腹部触診検査	右下腹部の圧痛、腹膜刺激症状	急性虫垂炎	➡P151
	筋性防御、ブルンベルグ徴候	急性腹膜炎	➡P297

胸やけ・げっぷ

胸骨下部から心窩部にかけての熱感をともなう不快感。胃酸の逆流を胸痛や背部痛として訴える患者もいるので、虚血性心疾患との鑑別が必要になることもある。おもな原因はLES（下部食道括約筋）の機能不全による胃食道逆流症。
器質的疾患の有無を明らかにするために、内視鏡検査、X線検査を行う。
胃食道逆流症が疑われる場合にはPHモニタリング、食道内圧検査なども行う。

検査	特徴	疾患名	ページ
内視鏡検査	pH4未満の時間が24時間のうち4％以上	胃食道逆流症	➡P64
pHモニタリング	食道内圧の低下	逆流性食道炎（胃食道逆流症）	➡P64
	食道粘膜に発赤、びらん、潰瘍など		
	食道粘膜が円柱上皮に変化	バレット食道	➡P67
食道内圧検査	胃粘膜の発赤、びらん、萎縮など	慢性胃炎	➡P97
	食物残渣の貯留（胃液は含まれない）	食道アカラシア	➡P70
	粘膜形状などの所見、ヨード染色		
	粘膜形状などの所見	食道がん	➡P74
X線造影検査	食道下部の拡張、LESの狭窄		
	食道壁の障害、内腔狭窄		
	病変の確認	胃がん	➡P104

嚥下障害

口腔・咽頭・食道の、器質的・機能的疾患が原因。
飲みこみ始め（口腔相、咽頭相）の障害は中枢神経系、耳鼻咽喉科領域の疾患を疑う。
通過障害（食道相）は、食道の機能的障害と器質的障害に分けられる。

検査	特徴	疾患名	ページ
pHモニタリング	pH4未満の時間が24時間のうち4％以上	胃食道逆流症	●P64
食道内圧検査	食道内圧の低下	逆流性食道炎（胃食道逆流症）	●P64
食道内圧検査	蠕動波の消失、LESの弛緩不全	逆流性食道炎（胃食道逆流症）	●P64
内視鏡検査	食道粘膜に発赤、びらん、潰瘍など	逆流性食道炎（胃食道逆流症）	●P64
内視鏡検査	食物残渣の貯留（胃液は含まれない）	食道アカラシア	●P70
内視鏡検査	粘膜形状などの所見、ヨード染色	食道がん	●P74
X線造影検査	食道下部の拡張、LESの狭窄	食道アカラシア	●P70
X線造影検査	食道壁の障害、内腔狭窄	食道がん	●P74

吐血

トライツ靭帯より口側の消化管からの出血が一般的。まず喀血や鼻出血など、上部消化管以外からの出血との鑑別を行う。

検査	特徴	疾患名	ページ
内視鏡検査	静脈瘤の観察	食道・胃静脈瘤	●P60
内視鏡検査	食道粘膜に発赤、びらん、潰瘍など	逆流性食道炎（胃食道逆流症）	●P64
内視鏡検査	食道胃接合部の裂傷	マロリー・ワイス症候群	●P68
内視鏡検査	潰瘍の確認	胃・十二指腸潰瘍	●P90
内視鏡検査	粘膜のびらん、発赤、浮腫、潰瘍など	急性胃炎／急性胃粘膜病変	●P94
内視鏡検査	粘膜形状などの所見	胃がん	●P104
胸部CT検査・腹部X線検査	食道壁の裂傷	ブールハーフェ症候群	●P69

下血

黒色便は、血液が腸管内に長時間とどまっていたことを示す。おもに胃・十二指腸からの出血が疑われる。大腸下部から肛門部の出血は鮮紅色を呈する。黒色便と血便を総称して下血という。上部消化管から出血する疾患もすべて、下血の原因となる。

検査	特徴	疾患名	ページ
内視鏡検査	直腸から広がるびらん性病変、粘血便	潰瘍性大腸炎	●141
内視鏡検査	縦走潰瘍、敷石像、アフタなど／肛門部病変	クローン病	●146
内視鏡検査	発赤、浮腫、出血性びらん／抗生物質の投与後	出血性大腸炎（薬剤性大腸炎）	●154
内視鏡検査	偽膜形成／抗生物質の投与後	偽膜性大腸炎（薬剤性大腸炎）	●154
内視鏡検査	発赤、浮腫、縦走するびらん、潰瘍	虚血性大腸炎	●158
内視鏡検査	大腸粘膜表面の病変	大腸ポリープ	●163
内視鏡検査	内視鏡による生検	大腸がん	●165
X線造影検査	回盲部の変形、輪状・帯状潰瘍などの所見	腸結核	●150
X線造影検査	憩室の有無や分布	大腸憩室炎	●160
糞便細菌検査など	感染性腸炎（サルモネラ菌、腸炎ビブリオ菌、カンピロバクター菌、赤痢菌、病原性大腸菌、ノロウイルス、赤痢アメーバなど）		●P138

チャートで見る主要兆候と疾患

下痢

急性下痢（1〜2週間で終息）と慢性下痢（数週間持続する）に大別できる。
面接によって、発症からの経過や便の回数・形状、随伴症状、誘因となる食品の有無などを聞き取る。

分類			特徴	疾患名	ページ
急性下痢	便潜血反応陽性		感染性腸炎（サルモネラ菌、腸炎ビブリオ菌、カンピロバクター菌、赤痢菌、病原性大腸菌、ノロウイルス、赤痢アメーバなど）		➡P138
		内視鏡検査	発赤、浮腫、出血性びらん／抗生物質の投与後	出血性大腸炎（薬剤性大腸炎）	➡P154
		内視鏡検査	発赤、浮腫、縦走するびらん、潰瘍	虚血性大腸炎	➡P158
	便潜血反応陰性	内視鏡検査	偽膜形成／抗生物質の投与後	偽膜性大腸炎（薬剤性大腸炎）	➡P154
	糞便細菌検査で菌検出		感染性腸炎（サルモネラ菌、腸炎ビブリオ菌、カンピロバクター菌、赤痢菌、チフス菌など）		➡P138
	ウイルスまたは細菌が産出する毒素の検出		感染性腸炎（サルモネラ菌、腸炎ビブリオ菌、カンピロバクター菌、赤痢菌、病原性大腸菌、ノロウイルス、赤痢アメーバなど）		
慢性下痢	便潜血反応陽性	内視鏡検査	直腸から広がるびらん性病変、粘血便	潰瘍性大腸炎	➡P141
		内視鏡検査	縦走潰瘍、敷石像、アフタなど／肛門部病変	クローン病	➡P146
	便潜血反応陰性	便脂肪検査陰性	器質異常なし	過敏性腸症候群	➡P180
	糞便細菌検査で菌検出		感染性腸炎（サルモネラ菌、腸炎ビブリオ菌、カンピロバクター菌、赤痢菌、チフス菌など）		➡P138
			腸結核		➡P150
	鏡検による病原体確認		感染性腸炎（赤痢アメーバなど）		➡P138
	ウイルスまたは細菌が産出する毒素の検出		感染性腸炎（ノロウイルス、ロタウイルス、コレラ菌、病原性大腸菌、黄色ブドウ球菌など）		

便秘

成因別には、器質的な疾患が原因の便秘、機能性便秘、薬剤による便秘などに分類できる。
機能性の便秘は急性と慢性に分けられる。

分類		特徴	疾患名	ページ
器質性便秘	血便、便が細くなるなどの症状	内視鏡による生検	大腸がん	➡P165
	腹痛、嘔吐などの症状	単純X線検査	腸閉塞	➡P134
機能性便秘	慢性	兎糞様便、排便前に腹痛があるが排便すると軽快	痙攣性便秘	➡P41
		高齢者、やせ形の女性	弛緩性便秘	➡P41
		長期的な下剤の使用、痔疾などの肛門疾患をともなう	直腸性便秘	➡P41
	急性	旅行や環境の変化による一時的な便秘		
薬剤性便秘		鎮痛薬、鎮咳薬、抗うつ薬、抗不安薬、パーキンソン病治療薬などが原因による便秘		
症候性便秘		糖尿病、甲状腺機能低下症、膠原病、脳血管障害などの中枢神経疾患などが原因となる便秘		

索引

索引項目は、数字、欧文、和文に分けて配列した。
長音（ー）は、その直前の母音をもう一度読んでいる。

● 数字

24時間pHモニタリング検査	65
5-HIAA検査	120
Ⅳ型コラーゲン7S	200
3DCTアンギオグラフィー	246

● 欧文

ギリシア文字

α-アミラーゼ	37
α-フェトプロテイン	200
γ-GTP	200

A

ADH	225
AFLP	228
AFP	52、235
AFP-L3	200
AGML	94
AIP	282
ALDH	225
ALP	200
ALT	200
ALTA注入療法	191
AMA	220
AMA陰性PBC	220
APC遺伝子	165、174
ARDS	274
AST	200
A型胃炎	98
A型肝炎	207、208
A型肝炎ウイルス	207

B

BCAA	215
B-RTO	63
BT-PABA試験	278
B型胃炎	98
B型肝炎	207、209
B型肝炎ウイルス	207、212、216
B型慢性肝炎	212、214

C

CA19-9	52、165
CCK	38
CD34	116
CEA	52、165
CHDF	274
ChE	200
Clostridium difficile	154
CNSDC	220、221
CRBSI	44
CRT	79
C型肝炎	207、209
C型肝炎ウイルス	207、212、216
C型慢性肝炎	212、214

D

DIC	231、274、297
DLST	222
DNAプローブ法	138
D型肝炎	207
D型肝炎ウイルス	207

E

EHO	60
EIS	63
ELISA	138
EMR	110、164
ENBD	259、261
EOB造影MRI	235
EPBD	255
ERBD	261
ERCP	251、289
ESD	110、164
EST	255
ESWL	252、278
EVL	63
E型肝炎	207
E型肝炎ウイルス	207

F、G

FAP	176
FAST検査	303
FD	122
GCAP	145
GERD	64、65
GIP	38
GIST	116

H

HAV	207
HBe抗原	209
HBe抗体	209
HBs抗原	209
HBs抗体	209
HBV	207、212
HCV	207、212
HDV	207
HEV	207
HE染色	116、178
HUS	138

I

IAA	145
IACA	145
IBS	180
ICC	116
ICG試験	200
IFN	206
IgG	282
IgG型抗体	206
IgG型HA抗体	208
IgG型HBc抗体	209
IgM	220
IgM型抗体	206
IgM型HA抗体	208
IgM型HBc抗体	209
IPH	60
IPMN	288

K、L

KIT蛋白	116
Klebsiella oxytoca	154
KM01	52
LAP	200
LCAP	145

LES ·················· 54、59、65、71
LOHF ························· 210
LSIS法 ························ 194

M

MCN ·························· 288
MEOS ························· 225
Miles手術 ····················· 171
MOF ·························· 297
MRCP ················ 250、273、289
MYH遺伝子 ···················· 174

N

NAFLD ························ 229
NASH ···················· 229、230
NBI ························ 74、76
NERD ·························· 64
NEC ·························· 292
NET ·························· 292
NSAIDs ························ 90
NSAIDs大腸炎 ·················· 154

P

P-Ⅲ-P ························ 200
PBC ·························· 220
PBC-AIHオーバーラップ症候群 ·· 220
PCR法 ························· 138
PDT ·························· 266
PEG ······················· 46、47
PEG-IFN ······················ 212
PEIT ························· 240
PET ······················ 74、242
PFD試験 ······················ 278
PICC ··························· 45
PIVKA-Ⅱ ················· 52、235
PMCT ························· 240
PPH法 ························ 191
PPI ···························· 67
PPN ······················· 44、45
PSC ·························· 260
PTAD ························· 233
PTBD ························· 259
PTC ·························· 251
PTGBA ························ 257
PTGBD ························ 257

R、S

RFA ·························· 240
Riba ·························· 212
S-100 ························· 116
S状結腸 ·················· 32、33、127
S状結腸静脈 ···················· 33
S状結腸動脈 ···················· 32
SASI-Test ················ 120、292
SBS ·························· 156
SBチューブ ···················· 63
SCN ·························· 288
Span-1抗原 ···················· 52
SPN ·························· 288

T

TACE ························· 240
TIPS ····················· 60、244
TPN ······················ 44、45
TTT ·························· 200

U、V、Z

UC ··························· 141
VIP ···························· 38
VIPオーマ ···················· 290
ZTT ·························· 200

●和文

あ

アウエルバッハ神経叢 ···· 29、70、128
アスパラギン酸
　アミノトランスフェラーゼ ····· 200
アセトアルデヒド ··············· 225
アデノーマ ···················· 163
アニサキス症 ···················· 96
アフタ ························ 146
アメーバ性肝膿瘍 ··············· 232
アモキシシリン ················· 100
アラニンアミノトランスフェラーゼ
　···························· 200
アルカリホスファターゼ ········· 200
アルコール依存症 ··············· 224
アルコール性肝炎 ··············· 224
アルコール性肝炎
　──の臨床的診断基準 ········ 225
アルコール性肝硬変 ············· 224
アルコール性肝障害 ············· 224
アルコール性肝障害
　──の診断基準 ·············· 225
アルコール性肝線維症 ··········· 224
アルコール性脂肪肝 ········ 224、229
アルコール性慢性膵炎 ··········· 278
アルコール脱水素酵素 ··········· 225
アルゴンプラズマ凝固法 ·········· 68
アルデヒド脱水素酵素 ··········· 225
アルブミン ··············· 200、215
悪性黒色腫 ····················· 74
悪性腫瘍 ······················ 104
悪性中皮腫 ···················· 300
悪性貧血 ······················· 97
圧痛点 ························ 152

い

イマチニブ ···················· 116
イレウス ······················ 134
インスリノーマ ················· 290
インスリン ················· 38、272
インターフェロン ·········· 206、212
インターフェロンα ············· 290
インドシアニングリーン試験 ····· 200
イントロデューサー原法 ·········· 47
イントロデューサー変法 ·········· 47
一時的ストーマ ················· 173
胃 ····················· 28、32、33、84
胃のX線造影像 ·················· 88

胃の消化運動 …………………… 89
胃の内視鏡像 …………………… 88
胃悪性リンパ腫 ………………… 119
胃圧痕 …………………………… 197
胃液 ……………………………… 36
胃潰瘍 …………………………… 91
胃潰瘍と胃がんの鑑別 ………… 107
胃がん …………………………… 104
　　——の進行度の分類 ……… 108
　　——の進行度別治療方針チャート
　　　　……………………………… 109
　　　——の深達度の分類 ……… 108
　　——の組織型分類 ………… 105
　　——の肉眼的分類 ………… 107
　　——のリンパ節郭清の定義 … 111
　　——のリンパ節転移の分類 … 108
胃巨大皺襞症 …………………… 89
胃酸分泌機構 …………………… 89
胃酸分泌抑制薬 ………………… 67
胃・十二指腸 …………………… 84
　　——の解剖 ………………… 85
　　——の静脈 ………………… 86
　　——の神経 ………………… 87
　　——の動脈 ………………… 86
　　——のリンパ流 …………… 87
胃・十二指腸潰瘍 ……………… 90
　　——のステージ分類 ……… 92
　　——の治療のフローチャート … 93
　　——の病態分類 …………… 92
胃・十二指腸憩室 ……………… 124
胃・十二指腸神経内分泌腫瘍 … 120
胃食道逆流症 …………………… 64
胃切除後症候群 ………………… 112
胃腺 ……………………………… 85
胃腺腫 …………………………… 103
胃腺腫と胃がんの鑑別 ………… 107
胃全摘術 ………………………… 110
胃相 ……………………………… 89
胃体部 …………………………… 85
胃底腺 …………………………… 85
胃底腺ポリープ ………………… 103
胃底部 …………………………… 85
胃粘膜下腫瘍 …………………… 119
胃壁 ……………………………… 85
胃ポリープ ……………………… 102
胃MALTリンパ腫 ……………… 100
胃抑制ポリペプチド …………… 38
胃瘻 ……………………………… 46
萎縮性胃炎 …………… 97、98、102
異所性膵 ………………………… 119
遺伝性非ポリポーシス大腸がん … 165

咽頭 ……………………………… 28

———— う ————

ウィップルの3徴 ……………… 290
ウィップル法 …………………… 287
ウイルス性肝炎 ………………… 207
ウイルスマーカー ……………… 206
ウイルソン病 …………… 201、215
ウルソデオキシコール酸 … 215、220
ウレアーゼ ……………………… 100
ウロビリノゲン ………………… 203
右胃静脈 ………………………… 86
右胃大網静脈 …………………… 86
右胃大網動脈 …………………… 86
右胃動脈 ………………………… 86
右結腸曲 ………………………… 127
右結腸静脈 ……………………… 33
右結腸動脈 ……………………… 32

———— え ————

永久的ストーマ ………………… 173
栄養管理 ………………………… 44
栄養サポート …………………… 44
壊疽性虫垂炎 …………………… 151
壊疽性膿皮症 …………………… 141
嚥下 ……………………………… 59
塩酸バンコマイシン …………… 154
炎症性ポリープ ………………… 163
炎症性ポリポーシス …………… 175
円柱上皮 ………………………… 67

———— お ————

オッディ括約筋 ………………… 248
横隔静脈系短絡 ………………… 245
横隔膜下膿瘍 …………………… 299
横隔膜上憩室 …………………… 73
横隔膜ヘルニア ………………… 82
横行結腸 ………………………… 127
黄疸 …………………… 203、204
嘔吐 ……………………………… 42
嘔吐中枢 ………………………… 42
悪心 ……………………………… 42

———— か ————

カイロミクロン ………………… 37
ガストリノーマ ………………… 290
ガストリン ……………………… 38

カタル性虫垂炎 ………………… 151
カテーテル ……………………… 48
カテーテル関連血流感染 ……… 44
カハール介在細胞 ……………… 116
カプセル内視鏡 ………………… 133
カルシウム拮抗薬 ……………… 70
カルチノイド …………………… 163
カルチノイド腫瘍 ……………… 234
カルチノイド症候群 …… 120、179
カレン徴候 ……………………… 275
カローの三角 …………………… 249
カントリー線 …………………… 197
カンピロバクター腸炎 ………… 139
外頸静脈 ………………………… 45
外肛門括約筋 …………… 186、187
外痔核 …………………………… 189
外痔静脈叢 ……………………… 187
外縦筋 …………………………… 29
外傷性横隔膜ヘルニア ………… 82
外鼠径ヘルニア ………………… 183
外分泌機能 ……………………… 272
外ヘルニア ……………………… 182
回結腸静脈 ……………………… 33
回結腸動脈 ……………………… 32
回腸 ……………………………… 127
回腸肛門管吻合 ………………… 145
回腸肛門吻合 …………………… 145
回腸静脈 ………………………… 33
回転異常 ………………………… 52
回盲部 …………………………… 129
回盲弁 …………………………… 129
改訂シドニー分類 ……… 95、99
潰瘍性大腸炎 ……… 141、148、260
　　——の病期による分類 …… 141
　　——の臨床経過による分類 … 141
下咽頭 …………………………… 28
下行結腸 ……………… 32、33、127
下大静脈 ……………… 33、45、198
下大静脈系 ……………………… 33
下腸間膜静脈 …………… 33、130
下腸間膜動脈 …………… 32、130
下部食道括約筋 …… 54、59、64、71
下部胆管 ………………………… 249
化学的消化 ……………………… 37
化学放射線療法 ………………… 79
化学療法 ………………………… 284
化膿性虫垂炎 …………………… 151
顎下腺 …………………………… 28
核酸アナログ製剤 ……………… 212
拡大手術 ………………………… 104
過形成性ポリープ ……… 103、163

過形成性ポリポーシス……………175
過誤腫性ポリープ…………163、174
過敏性腸症候群………………180
仮性憩室………………………150
仮性膵囊胞……………………288
家族性腺腫性ポリポーシス‥175、176
括約筋温存術…………………193
顆粒球吸着療法………………145
肝移植……………218、235、260
肝炎ウイルス………206、234、236
肝円索…………………………197
肝外肝静脈閉塞………………245
肝外胆管切除·肝管空腸吻合法……263
肝外門脈閉塞…………………245
肝外門脈閉塞症………………60
肝芽腫…………………………234
肝鎌状間膜……………………197
肝がん…………………………234
肝機能検査……………………200
肝血管腫………………………196
肝後性黄疸……………………203
肝酵素…………………………200
肝硬変…………………………215
肝細胞がん……………234、235
　　──の診断アルゴリズム………235
　　──の治療アルゴリズム………239
肝細胞性黄疸………203、204
肝細葉…………………………199
肝疾患の分類…………………201
肝障害度分類…………201、239
肝静脈…………………………33
肝性黄疸………………………203
肝性脳症………205、210、215、245
肝生検…………………………217
肝切除…………………………239
肝前性黄疸……………………203
肝臓………………28、32、33、196
　　──の機能……………………199
　　──の動脈·静脈………………198
　　──の腹部MRI検査……………202
　　──の腹部CT検査……………202
　　──の腹部超音波検査…………202
肝動注化学療法………………235
肝動脈化学塞栓療法…………240
肝内肝静脈閉塞………………245
肝内結石………………………253
肝内胆管がん………………234、241
肝内胆汁うっ滞性黄疸………203、204
肝内門脈閉塞…………………245
肝囊胞…………………………196
肝膿瘍…………………………231

肝不全…………………………219
肝包虫症………………………196
肝門部胆管……………………249
管腔臓器損傷…………………302
管内性転移……………………150
間欠痛…………………………122
間接ビリルビン………………203
癌臍……………………………242
感染性腸炎……………………138
嵌頓……………………………80
嵌頓痔核………………………189
感冒様症状……………………208
乾酪性肉芽腫…………………150
関連痛…………………………40
緩和手術………………………104

━━━━ き ━━━━

キモトリプシン………………37
キャトル法……………………287
機械的イレウス………………135
機能性胃腸症…………………122
機能性ディスペプシア………122
機能性NET……………………290
機能的イレウス………………135
気胸……………………………44
奇静脈系短絡…………………245
偽小葉…………………………217
偽膜……………………………154
偽膜性大腸炎…………………155
逆流性食道炎…………………64
逆流防止機構…………………59
吸収不良症候群………………126
急性胃炎………………………94
急性胃粘膜病変………………94
急性A型肝炎…………………208
急性肝炎………………………206
急性肝炎重症型………………210
急性肝不全…………210、219
急性呼吸窮迫症候群…………274
急性膵炎………………………274
　　──の診断基準………………276
急性胆管炎……………………258
　　──の重症度判定基準………258
　　──の診断基準………………258
急性胆囊炎……………………256
　　──の重症度判定基準………256
　　──の診断基準………………256
急性虫垂炎……………………153
急性腸間膜動脈閉塞症………156
急性妊娠脂肪肝………………228

急性腹症………………………151
急性腹膜炎……………………297
急性蜂窩織性胃炎……………94
急性薬物性肝障害……………223
急性裂肛………………………194
凝固法…………………………93
狭帯域光観察…………………74
胸部下部食道…………………55
胸部上部食道…………………55
胸部中部食道…………………55
局注法…………………………93
虚血性大腸炎…………………158
巨赤芽球性貧血………………112
菌交代現象……………………154
筋性防御………………152、296
筋層………………29、85、128
金属音…………………………134

━━━━ く ━━━━

クイノーの区域分類…………198
クールボアジェ徴候…………266
クッシング症候群……………228
グラム陰性……………………100
クラリスロマイシン…………100
クリグラー·ナジャール症候群……204
グリソン鞘……………………199
グリチルリチン酸……………215
クリップ法……………………93
グリフィス点…………………159
グルカゴノーマ………………290
グルカゴン………………38、272
グレイ·ターナー徴候…………275
クレブシエラ-オキシトカ………154
クローンカイト·カナダ症候群
　　…………………………175、177
クローン病………146、148、192
クロストリジウム-ディフィシル
　　……………………………154
クロモグラニンA……………291
空腸……………………………127
空腸間置法……………………110

━━━━ け ━━━━

ケルクリンクひだ……………128
経管栄養………………………44、46
経頸静脈的肝内門脈大循環短絡術
　　……………………………60、244
経口栄養………………………44
経肛門的直腸局所切除術……171

経腸栄養剤 49
経鼻栄養 46
経皮経肝胆道ドレナージ 259
経皮経肝胆嚢吸引穿刺 257
経皮経肝胆嚢ドレナージ 257
経皮経肝的胆道造影 251
経皮経肝膿瘍ドレナージ 233
経皮的エタノール注入療法 240
経皮的マイクロ波凝固療法 240
経皮内視鏡的胃瘻造設術 46
頸部食道 55
痙攣性イレウス 135
痙攣性便秘 41
外科的肛門管 187
劇症肝炎 210
下血 43
下痢 41
血液分泌性膵症 278
血管作動性腸ポリペプチド 38
血管形成異常 126
血球成分除去療法 145
血胸 44
血行性転移 287
血栓症 157
血栓性外痔核 189
結核菌 150
結紮切除術 191
結節性紅斑 141
結腸圧痕 197
結腸がんの切除術 170
結腸がんの部位別切除範囲 170
結腸ひも 127
結腸膨起 128
限局性腹膜炎 297
原始腸管 50
原発性肝がん 234
原発性硬化性胆管炎 260
原発性胆汁性肝硬変 220
　──の診断基準 221
原発巣 234

こ

コーデン病 175
ゴリガー分類 189
コリンエステラーゼ 200
コレシストキニン 38、248
コレステロール 37、200
コレステロール結石 252、253
コレラ 139
高IgE血症 282

高γグロブリン血症 226、282
抗ガストリン薬 96
抗コリン薬 96
抗TNFα製剤 146
抗ミトコンドリア抗体 220
硬化性唾液腺炎 282
硬化療法 191
交感神経 35
後胸骨裂孔ヘルニア 82
口腔 28
膠原病 226
交叉切開法 153
好酸球性胃腸炎 84
膠質反応 200
光線力学的治療 266
酵素免疫測定法 138
後腸 50
後天性横隔膜ヘルニア 82
後腹膜炎症所見 153
後腹膜器官 31、295
後腹膜腫瘍 301
後腹膜線維症 282
肛門 127、186
肛門管がん 192
肛門鏡診 190
肛門挙筋 186
肛門櫛 187
肛門周囲膿瘍 192
肛門柱 187
肛門直腸指診 188
肛門洞 187
絞扼性イレウス 135
骨粗鬆症 112
骨代謝異常 113
骨軟化症 112
骨盤底筋 186
骨盤内炎症所見 153
固有肝動脈 198
混合型肝がん 234

さ

サルモネラ腸炎 139
細菌性肝膿瘍 232
細菌性赤痢 139
細胆管がん 234
細胆管細胞がん 234
左胃静脈 86
左胃大網静脈 86
左胃大網動脈 86
左胃動脈 86

左結腸曲 127
左結腸静脈 33
左結腸動脈 32
鎖骨下静脈 45
嗄声 74
残胃がん 113
酸化マグネシウム 180

し

シートン法 193
シェーグレン症候群 220
シャルコーの3徴 258
ショイエルの病期分類 221
ショートカテーテル 45
ショートバレット食道 67
ジルベール症候群 204
耳下腺 28
痔核 188
痔静脈叢 188
痔帯 187
痔瘻 192
痔瘻がん 192
弛緩性便秘 41
敷石像 146
磁気共鳴胆管膵管造影 250、273、289
色素結石 252、253
自己抗体 260、282
自己免疫 196、220、226、270
自己免疫性肝炎 226
　──の分類 227
自己免疫性膵炎 282
　──の診断基準 283
自律神経系 35
歯状線 187、188
持続的濾過透析 274
実質臓器損傷 302
脂肪肝 228
尺側皮静脈 45
若年性ポリポーシス 175
斜線維 29
縦隔 80
縦走潰瘍 146
縦走筋層 29、85、128
集学的治療 284
重症急性膵炎 274
十二指腸 84、127、249
十二指腸潰瘍 91
十二指腸憩室 124
十二指腸乳頭部がん 262

絨毛……………………128	常染色体……………………174	ズデック点……………………159
絨毛腺腫……………………163	漿膜………29、54、85、128	ステロイド……………………282
縮小手術……………………104	静脈栄養……………………44	ステント挿入術……………79
主細胞………………………85	食事療法……………………228	ストーマ……160、165、172、173
主膵管型IPMN………………288	食道……………………28、54	ストリックランド＆マッケイ分類‥98
受傷機転……………………302	──の解剖……………………55	スニチニブ……………………116
出血性大腸炎………………155	──の区分……………………55	膵液……………………36、272
術後漿液腫…………………184	──の静脈……………………56	膵外分泌腫瘍………………284
術後補助化学療法…………111	──の動脈……………………56	膵仮性嚢胞……………274、277
腫瘍…………………………288	──の内視鏡像………………58	膵がん…………………………284
腫瘍マーカー	──のリンパ流………………57	──の進行度分類……………286
………52、104、234、264、291	食道アカラシア………………70	膵管内乳頭粘液性腫瘍………288
腫瘤形成型肝内胆管がん………241	食道・胃静脈瘤………………60	膵漿液性嚢胞腫瘍……………288
小胃症状……………………113	食道胃接合部……………55、68	膵神経内分泌腫瘍……………290
小腸……………………28、126	食道拡張型……………………71	膵性糖尿病……………………278
小腸の解剖…………………127	食道拡張度の分類……………71	膵石……………………………278
小腸がん……………………175	食道がん………………………74	膵全摘術………………………287
小腸腫瘍……………………126	──の所属リンパ節群………78	膵臓……………………28、270
小腸・大腸の静脈…………130	──の進行度…………………77	──の血管……………………271
小腸・大腸の神経…………131	──の進行度別治療方針……78	──の腹部CT検査……………273
小腸・大腸の動脈…………130	──の深達度…………………77	──の腹部超音波検査………273
小腸・大腸のリンパ流……131	──の肉眼的分類……………77	膵体尾部がん…………………285
小滴性脂肪肝………………228	食道憩室………………………73	膵体尾部切除術………………287
小葉間結合組織……………199	食道再建術……………………79	膵体部…………………………271
上咽頭…………………………28	食道残胃吻合法………………110	膵・胆管合流異常………263、266
上行結腸………………32、33、127	食道周囲の神経………………57	膵頭十二指腸切除術…………287
上大静脈………………………45	食道静脈瘤の治療の選択……62	膵頭部…………………………271
上腸間膜静脈…………………33	食道内圧測定…………………72	膵頭部がん……………………285
上腸間膜動脈………32、130、156	食道粘膜………………………64	膵粘液性嚢胞腫瘍……………288
上腸間膜動脈性十二指腸閉塞症……84	食道閉塞………………………52	膵嚢胞性腫瘍…………………288
上直腸静脈……………………33	食道離断術……………………60	膵膿瘍…………………………277
上直腸動脈……………………32	食道裂孔ヘルニア……………80	膵尾部…………………………271
上皮性腫瘍……………………284	食道瘻造設術…………………79	隅越分類………………………193
上部胆管………………………249	腎圧痕…………………………197	
消化管アミロイドーシス……126	腎静脈系短絡…………………245	**せ**
消化管アレルギー……………84	心因性嘔吐……………………42	
消化管運動機能改善薬………67	心理的療法……………………180	セクレチン……………………38
消化管間質腫瘍………………116	神経内分泌がん………………292	セフェム系……………………154
消化管憩室……………………160	神経内分泌細胞………120、290	制酸薬……………………67、96
消化管穿孔……………………90	神経内分泌細胞マーカー……178	生体アミン……………………178
消化管の運動…………………39	神経内分泌腫瘍………270、292	生理活性アミン………………178
消化管の発生…………………51	進行肝細胞がん………………237	生理的狭窄部位………………55
消化管ベーチェット…………126	人工肛門………………160、172	赤痢アメーバ…………………231
消化管壁………………………29	滲出液…………………………42	切開開放術……………………193
消化管ポリポーシス…………174	滲出性下痢……………………41	舌下腺…………………………28
消化管ホルモン………………38	浸潤性膵管がん………………284	線維化……………213、217、278
消化器…………………………28	浸透圧性下痢…………………41	腺がん…………………………104
──の血流……………………34		腺管腺腫………………………163
──の神経支配………………35	**す**	腺腫……………………163、166
消化吸収障害…………………113		腺房細胞………………………272
症候性PBC……………………220	スクラーゼ……………………37	腺房中心細胞…………………272

穿孔性腹膜炎 …………………… 151
腺腫-がん連関 …………………… 166
洗浄細胞診 ……………………… 104
全身性進行性硬化症 ……………… 64
選択的動脈内刺激薬注入法 ‥120、292
前腸 ………………………………… 50
疝痛発作 ………………………… 252
先天性横隔膜ヘルニア …………… 82
先天性消化管疾患 ………………… 52
先天性鼠径ヘルニア …………… 182
先天性胆道拡張症 ……………… 262
蠕動運動 …………………… 39、89
蠕動不穏 ………………………… 134
前方切除術 ……………………… 171

――― そ ―――

ソマトスタチノーマ …………… 290
ソマトスタチン …………… 38、272
ソマトスタチンアナログ ……… 290
総肝管 …………………………… 249
総肝動脈 ………………………… 32
総胆管 …………………………… 249
総胆管結石 ……………………… 253
早期肝細胞がん ………………… 237
臓器損傷分類 …………………… 303
臓側腹膜 ………………… 31、294
双孔式ストーマ ………………… 172
塞栓症 …………………………… 157
側副血行路 ……… 60、61、244、245
側方皮下内括約筋切開法 ……… 194
鼠径部の構造 …………………… 183
鼠径ヘルニア …………………… 182
組織学的分類 …………………… 178

――― た ―――

ターコット症候群 ……………… 175
ダイレクト・クーゲル法 ……… 184
ダグラス窩 ……………………… 187
ダグラス窩膿瘍 ………………… 299
ダブルトラクト法 ……………… 110
ダブルバルーン内視鏡 ………… 147
ダンピング症候群 ……………… 114
体外衝撃波結石破砕療法 ‥‥252、278
体質性黄疸 ………………… 203、204
体性痛 ……………………… 40、151
大十二指腸乳頭 ………………… 249
大腿静脈 ………………………… 45
大腿ヘルニア …………………… 183
大腿輪 …………………………… 182

大腸 ………………………… 28、126
――の解剖 …………………… 127
――CT検査 ………………… 132
――の注腸造影像 …………… 132
――の内視鏡像 ……………… 133
大腸がん ………………………… 165
――の進行度 ………………… 168
――の治療方針 ……………… 169
――の転移性肝がん ………… 243
――の肉眼的分類 …………… 168
――の病期分類 ……………… 168
――の壁深達度 ……………… 168
大腸憩室 ………………………… 160
大腸・小腸神経内分泌腫瘍 …… 178
大腸全摘出術と再建法 ………… 145
大腸ポリープ …………………… 163
大滴性脂肪肝 …………………… 228
唾液 ……………………………… 36
唾液腺 …………………………… 28
多臓器不全 ……………………… 297
多発進行肝細胞がん …………… 240
多発性内分泌腫瘍 ……………… 120
多発性内分泌腫瘍1型 ………… 290
短胃静脈 ………………………… 86
短胃動脈 ………………………… 86
短腸症候群 ……………………… 156
胆管がん ………………………… 266
――のTNMによる病期分類 … 267
胆管細胞がん …………………… 234
胆管嚢胞腺がん ………………… 234
胆汁 ……………………………… 36
胆汁酸 ……………………… 37、248
胆石症 …………………………… 252
胆石溶解療法 …………………… 252
胆道 ……………………………… 248
――の血管 …………………… 249
――の腹部ＣＴ検査 ………… 250
――の腹部超音波検査 ……… 250
胆道がん ………………………… 262
胆道系酵素 ………………… 200、231
胆嚢 ………………………… 28、249
胆嚢管 …………………………… 249
胆嚢がん ………………………… 264
――のTNMによる病期分類 … 265
胆嚢結石 ………………………… 253
胆嚢・十二指腸の解剖 ………… 249
胆嚢腺筋腫症 …………………… 268
胆嚢摘出術 ……………………… 265
胆嚢動脈 ………………………… 249
胆嚢ポリープ …………………… 268
単孔式ストーマ ………………… 172

単純性イレウス ………………… 135
単純性脂肪肝 ……………… 229、230

――― ち ―――

チモール混濁試験 ……………… 200
チャイルド-ピュースコア ……… 218
チャイルド法 …………………… 287
遅発性肝不全 …………………… 210
中咽頭 …………………………… 28
中結腸静脈 ……………………… 33
中結腸動脈 ……………………… 32
中心静脈栄養 ……………… 44、45
中枢性嘔吐 ……………………… 42
中腸 ……………………………… 50
中毒性肝障害 …………………… 223
中毒性巨大結腸症 ……………… 141
中皮 ……………………………… 300
中部胆管 ………………………… 249
中輪筋 …………………………… 29
虫垂 ………………………… 32、33、127
虫垂炎 …………………………… 151
虫垂ラップ四角形 ………… 151、152
肘正中皮静脈 …………………… 45
腸液 ……………………………… 36
腸炎ビブリオ …………………… 139
腸管運動異常 …………………… 41
腸管減圧療法 …………………… 137
腸管軸捻転 ……………………… 137
腸管絨毛腺腫 …………………… 163
腸管出血性大腸菌 ………… 138、139
腸肝循環 ………………………… 248
腸間膜 …………………………… 295
腸間膜静脈系短絡 ……………… 245
腸結核 ……………………… 148、150
腸重積症 ………………………… 134
腸絨毛 …………………………… 29
腸上皮化生 ………………… 97、102
腸相 ……………………………… 89
腸閉塞 …………………………… 134
腸リンパ管拡張症 ……………… 126
腸瘻 ………………………… 46、48
直接鏡検 ………………………… 138
直接ビリルビン ………………… 203
直腸 ………………… 32、33、127、186
直腸がんの切除法 ……………… 171
直腸局所切除術 ………………… 171
直腸静脈叢 ……………………… 187
直腸性便秘 ……………………… 41
直腸切断術 ……………………… 171
直腸脱 …………………………… 190

つ、て

- ツェンカー憩室 …………………… 73
- デスミン …………………………… 116
- デスモイド腫瘍 …………………… 174
- デノボがん ………………………… 166
- デュークス分類 …………………… 168
- デュビン・ジョンソン症候群 …… 204
- 転移性肝がん ……………………… 242
- 伝染性単核球症 …………………… 196

と

- トリグリセリド …………………… 37
- トリプシン ………………………… 37
- 導管細胞 …………………………… 272
- 陶器様胆嚢 ………………………… 264
- 透析 ………………………………… 296
- 橈側皮静脈 ………………………… 45
- 動注療法 …………………………… 274
- 動脈塞栓術 ………………………… 160
- 特異体質的肝障害 ………………… 223
- 特殊療法 …………………………… 219
- 特発性細菌性腹膜炎 ……………… 297
- 特発性門脈圧亢進症 ………… 60、246
- 吐血 ………………………………… 43
- 鳥肌胃炎 …………………………… 97

な

- 内科的保存的治療 ………………… 278
- 内頸静脈 …………………………… 45
- 内肛門括約筋 ………………… 186、187
- 内痔核 ……………………………… 189
- 内視鏡 ……………………………… 58
- 内視鏡的萎縮境界 ………………… 99
- 内視鏡的逆行性胆管膵管造影 ………………………………… 251、289
- 内視鏡的逆行性胆道ドレナージ … 261
- 内視鏡的経鼻胆道ドレナージ ………………………………… 259、261
- 内視鏡的硬化療法 ………………… 63
- 内視鏡的止血術 …………………… 93
- 内視鏡的静脈瘤結紮術 …………… 63
- 内視鏡的乳頭括約筋切開術 ……… 255
- 内視鏡的乳頭バルーン拡張術 …… 255
- 内視鏡的粘膜下層剥離術 …… 110、164
- 内視鏡的粘膜切除術 ………… 110、164
- 内痔静脈叢 ………………………… 187
- 内斜筋 ……………………………… 29
- 内臓痛 ………………………… 40、151
- 内鼠径ヘルニア …………………… 183
- 内腸骨静脈 ………………………… 130
- 内腸骨動脈 ………………………… 130
- 内分泌機能 ………………………… 272
- 内分泌細胞 ………………………… 85

に

- ニッシェ …………………………… 91
- ニッセン法 ………………………… 67
- 肉腫 ………………………………… 74
- 日本住血吸虫症 …………………… 196
- 乳酸脱水素酵素 …………………… 242
- 尿中ウロビリノゲン ……………… 203
- 妊娠悪阻 …………………………… 68

ね、の

- 粘膜 …………………… 29、85、128
- 粘膜保護薬 …………………… 67、96
- 脳相 ………………………………… 89
- 脳腸相関 …………………………… 180
- 囊胞 …………………………… 270、288
- 膿瘍 ………………………………… 231

は

- パイエル板 ………………………… 128
- ハウストラ …………………… 128、129
- バウヒン弁 ………………………… 129
- バクテリアルトランスロケーション ……………………………………… 44
- ハッサブ手術 ……………………… 60
- バッド・キアリ症候群 …………… 246
- バルーン閉塞下逆行性経静脈的塞栓術 ……………………………………… 63
- ハルトマン手術 …………………… 162
- バレット食道 ……………………… 67
- バンチ症候群 ……………………… 246
- 敗血症性ショック ………………… 297
- 胚子 ………………………………… 50
- 播種性血管内凝固症候群 ………………………… 231、274、297
- 播種性転移 ………………………… 287
- 白血球除去療法 …………………… 145
- 発生 ………………………………… 50
- 羽ばたき振戦 ……………………… 205
- 板状硬 ……………………………… 296
- 汎発性血管内凝固症候群 ………………………… 231、274、297
- 汎発性腹膜炎 ……………………… 297

ひ

- ヒアルロン酸 ……………………… 200
- ヒータープローブ法 ……………… 90
- ヒールドロップサイン …………… 152
- ヒス角 ……………………………… 59
- ヒスタミンH_2受容体拮抗薬 …… 67、96
- ビリルビン …………………… 200、203
- ビリルビン代謝 …………………… 203
- ビルロートⅠ法 …………………… 110
- ビルロートⅡ法 …………………… 110
- ピロリ菌感染症 …………………… 100
- びまん性腹膜炎 …………………… 297
- 非アルコール性脂肪肝 …………… 229
- 非アルコール性脂肪性肝炎 ‥229、230
- 非アルコール性慢性膵炎 ………… 278
- 非乾酪性肉芽腫 …………………… 146
- 非機能性NET ……………………… 290
- 非ステロイド性抗炎症薬 ………… 90
- 非代償性肝硬変 …………………… 216
- 非びらん性胃食道逆流症 ………… 64
- 皮下静脈叢 ………………………… 187
- 脾腫 ………………………………… 245
- 脾静脈 ……………………………… 33
- 脾臓 …………………………… 32、33
- 脾動脈 ……………………………… 32
- 脾彎曲部 …………………………… 159
- 微絨毛 ……………………………… 126
- 表層性胃炎 ………………………… 98
- 貧血 ………………………………… 113

ふ

- ブールハーフェ症候群 …………… 69
- フォン・ヒッペル・リンドウ病 … 178
- ブチルスコポラミン臭化物 ……… 180
- ブドウ球菌腸炎 …………………… 139
- ブラインドループ症候群 ………… 115
- プル法 ……………………………… 47
- ブルンベルグ徴候 …………… 152、296
- プロコラーゲンⅢペプチド ……… 200
- プロスタグランジン製剤 ………… 96
- プロトロンビン …………………… 200
- プロトンポンプ阻害薬 ……… 67、96
- 風船化 ……………………………… 224
- 腹腔鏡下手術 ……………………… 172
- 腹腔動脈 ……………………… 32、86
- 腹水 …………………… 42、215、245
- 腹痛 ………………………………… 40
- 腹部アンギナ ……………………… 156
- 腹部外傷 …………………………… 302

腹部CT	30
腹部食道	55
腹部大動脈	32
腹部ヘルニア	182
腹壁静脈系短絡	245
壁細胞	85
壁側腹膜	31、294
便秘	41
扁平上皮	67
腹壁	294
——の4区分	294
——の9区分	294
腹壁皮下静脈怒張	245
腹膜	31、294
——の吸収作用	294
腹膜炎顔貌	297
腹膜偽粘液腫	301
腹膜腔	294
腹膜後器官	295
腹膜刺激症状	152、156、296
腹膜中皮腫	300
腹膜内器官	31、295
腹膜播種	104
副交感神経	35
副細胞	85
副腎皮質ホルモン薬	282
複雑性イレウス	135
不整形腫瘤	146
不随意運動	54
腐食性胃炎	94
振り子運動	39
分枝型IPMN	288
分子標的療法	234
分節運動	39
分泌性下痢	41
糞石	151
噴門腺	85
噴門側胃切除術	110

へ

ベーチェット病	43
ペグインターフェロン	212
ヘッセルバッハ三角	182、183
ペプシン	37
ペプチダーゼ	37
ペプチド	37
ヘマトキシリン・エオシン染色	116
ヘマトクリット	134
ヘモグロビン	203
ヘモクロマトーシス	215
ヘラー・ドール法	73
ヘリコバクター・ピロリ	100
ヘルニア嵌頓	183
ヘルニアの基本構造	183
ヘルマン線	187
閉鎖孔ヘルニア	182
閉塞性イレウス	135
閉塞性黄疸	203、204、264、284
壁細胞	85
壁側腹膜	31、294
便秘	41
扁平上皮	67

ほ

ポイツ・ジェガース症候群	175、177
ポジトロン断層撮影法	74
ホットバイオプシー	164
ボツリヌス菌	70
ボツリヌス菌腸炎	139
ポリカルボフィルカルシウム	180
ポリペクトミー	102、164、165
ポリメラーゼ連鎖反応法	138
蜂窩織炎性虫垂炎	151
放射線性腸炎	165
傍腹直筋切開法	153
補酵素	224
母子感染	206

ま

マーフィー徴候	257
マイスネル神経叢	29、128
マックバーニー点	152
マルターゼ	37
マレイン酸トリメブチン	180
マロリー体	224
マロリー・ワイス症候群	68
末梢静脈栄養	44、45
末梢性嘔吐	42
末梢挿入中心静脈カテーテル	45
麻痺性イレウス	135、156
慢性胃炎	97
慢性肝炎	212
——の肝組織診断基準	213
慢性肝不全	219
慢性膵炎	278
——の臨床診断基準	280
——の臨床病期	279
慢性腸間膜虚血	156
慢性非化膿性破壊性胆管炎	220、221
慢性腹膜炎	297
慢性薬物性肝障害	223

み、む

ミクロソームエタノール酸化系	225
ミセル	37
ミリガン-モルガン法	191
ミリッツィ症候群	256
未分化がん	234
無効造血	203
無症候性PBC	220
無漿膜野	197

め

メッケル憩室	160
メッシュプラグ法	184
メトロニダゾール	154、231
メネトリエ病	89
迷入膵	119
免疫染色	116
免疫抑制薬	210

も

モチリン	38
モリソン窩	302
モルガーニヘルニア	82
盲係蹄症候群	115
盲腸	127
門脈	33、60、86、130、198
門脈圧亢進症	244
門脈血行異常症	244
門脈小葉	199
門脈-大循環シャント	244、245
門脈三つ組	198

や

薬剤性大腸炎	154
薬物刺激試験	222
薬物性肝障害	222
——の診断基準	223
——の分類	223
薬物性脂肪肝	228
薬物療法	206

ゆ、よ

幽門腺	85
幽門側胃切除術	110
幽門部	85
輸入脚症候群	115

溶血性黄疸……………………203、204	リバビリン………………………212	レンメル症候群…………………124
溶血性尿毒症症候群……………138	リン脂質……………………………37	裂肛………………………………194
	リンパ行性転移…………………287	連続携行式腹膜透析……………296

ら

	リンパ節郭清……………165、170	
ライ症候群………………………228	硫酸亜鉛試験……………………200	## ろ、わ
ラクターゼ…………………………37	粒子線療法………………………235	ロイシンアミノペプチダーゼ……200
ラジオ波熱凝固療法……………240	良性リンパ濾胞性ポリポーシス…175	ローゼンシュタイン徴候………152
ラレイヘルニア……………………82	輪状膵…………………………………52	ローター症候群…………………204
ランゲルハンス島………………272	輪状ひだ…………………29、128	ローマⅢ……………………123、181
ランツ点…………………………152	輪走筋層……………29、85、128	ロキタンスキー憩室………………73
卵黄腸管……………………………52		ロサンゼルス分類…………………66

り

	## る、れ	ロブジング徴候…………………152
	ルーワイ法………………………110	漏出液………………………………42
リパーゼ……………………37、272	類洞………………………………199	輪ゴム結紮術……………………191
	レイノルズの5徴………………258	

【参考文献】

林紀夫・日比紀文・坪内博仁／編集『標準消化器病学』 医学書院、2003年
松田明子ほか／著『系統看護学講座　専門分野Ⅱ　成人看護学5　消化器』 医学書院、2011年
財団法人日本消化器病学会／監修『消化器病診療－良きインフォームド・コンセントに向けて』 日本消化器病学会、2004年
佐藤千史・井上智子／編集『人体の構造と機能からみた　病態生理ビジュアルマップ2　消化器疾患』 医学書院、2010年
Moore and Persaud／著、瀬口春道・小林俊博・Eva Garcia del Saz／訳『受精卵からヒトになるまで　原著第6版』　医歯薬出版、2007年
今村正之／総監修『膵・消化管神経内分泌腫瘍（NET）　診断・治療　実践マニュアル』 総合医学社、2011年
東口髙志／編集『NST完全ガイド　栄養療法の基礎と実践』 照林社、2005年
田中雅夫／監修『やさしくわかる内視鏡　検査・治療・ケア』 照林社、2011年
坂井建雄・大谷修／監訳『プロメテウス解剖学アトラス　頸部／胸部／腹部・骨盤部』 医学書院、2008年
坂井建雄・橋本尚詞／著『ぜんぶわかる人体解剖図』 成美堂出版、2010年
栗原毅／監修『パッと引けてしっかり使える検査値の読み方』 成美堂出版、2010年

日本消化器病学会ホームページ　http://www.jsge.or.jp/index.html
医療情報サービスMindsホームページ　http://minds.jcqhc.or.jp/n/

第 1 章
消化器総論

消化器の構造とはたらき ── 28
消化器の症候 ── 40
栄養管理 ── 44
発生 ── 50
　Column 腫瘍マーカー ── 52

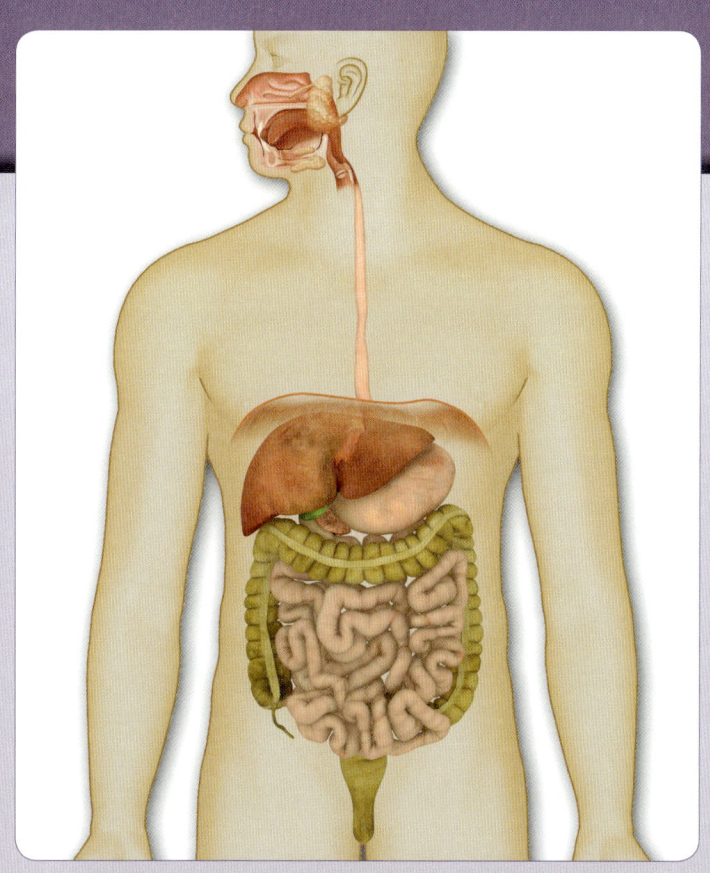

消化器系の器官は頭部から腹部の下端まで続き、大半は腹部にある

消化器の構造とはたらき

担当：片桐 聡

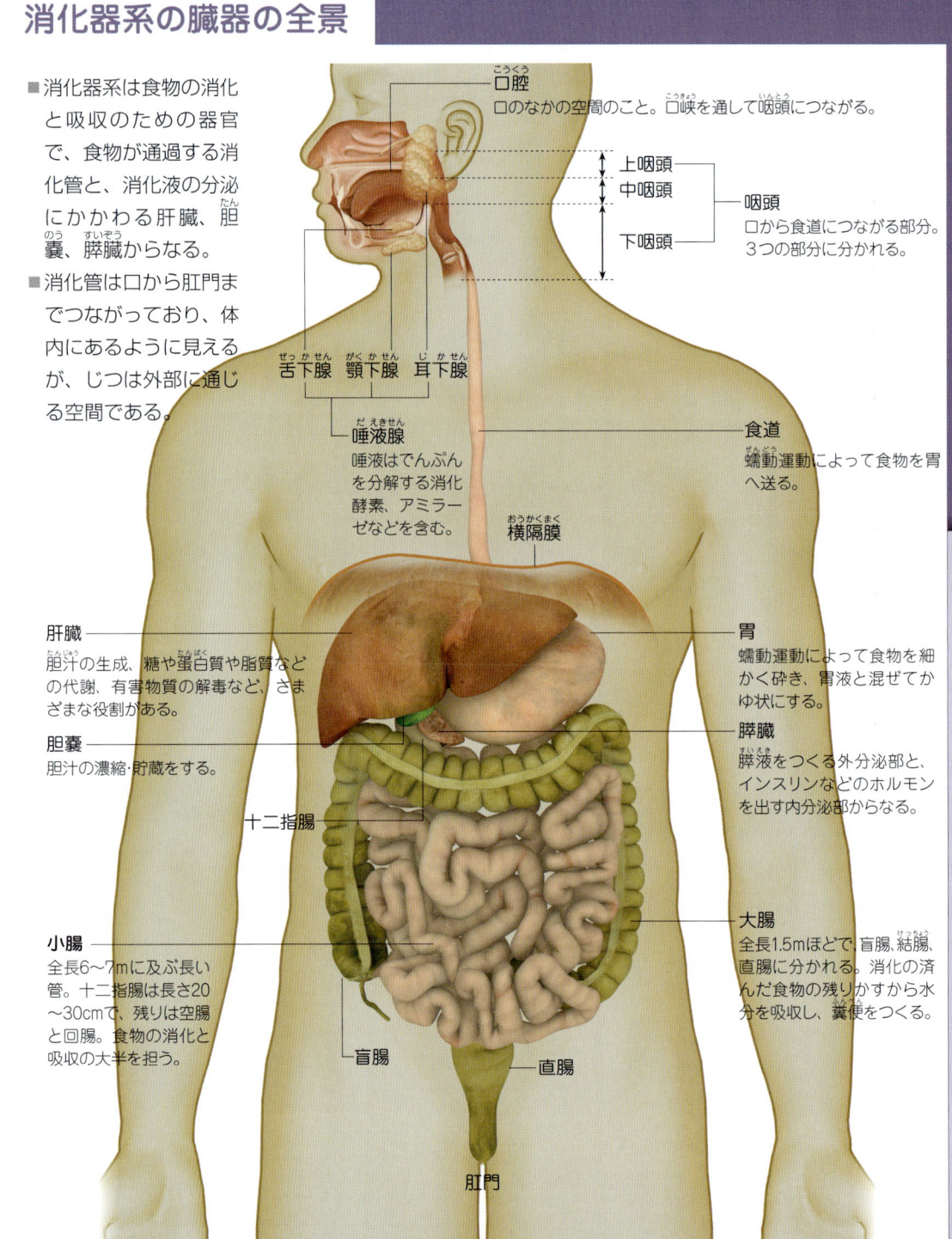

消化器系：alimentary system, digestive system／口腔：oral cavity／咽頭：pharynx／胃：stomach, ventricle／小腸：small intestine／十二指腸：duodenum／空腸：jejunum／回腸：ileum／大腸：large bowel, large intestine

腹部の臓器と消化管壁の構造

- 消化管の壁は、内側から粘膜、筋層、漿膜（外層）に大きく分かれる。器官によって独特の構造をもつ。

食道の構造

食道の粘膜は重層扁平上皮に覆われている。**漿膜がなく**、疎性結合組織からなる外膜に覆われる。

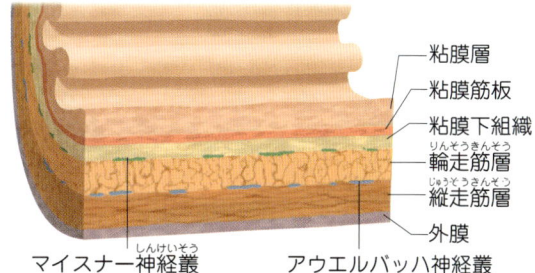

胃の構造

胃の筋層は平滑筋で、他の消化管と違い、**3層**に分かれている。

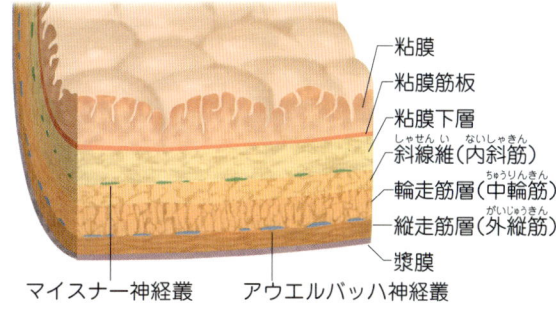

小腸の構造

小腸の粘膜の表面は、上皮細胞に覆われ、**腸絨毛**が密生している ➡ P128。

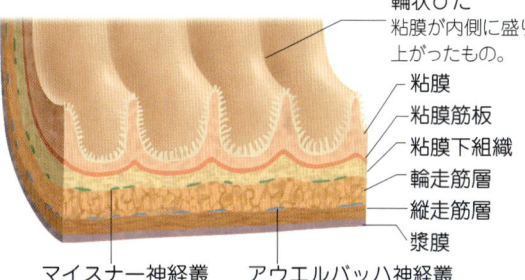

大腸の構造

小腸と違い、腸絨毛や輪状ひだがない。

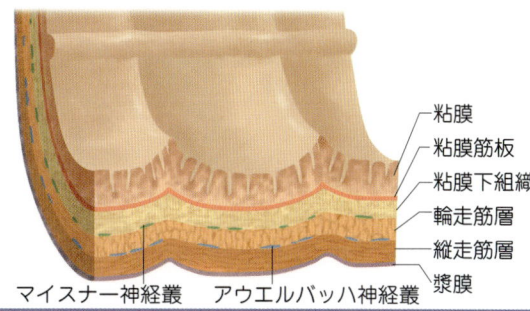

上行結腸：ascending colon／横行結腸：transverse colon／下行結腸：descending colon／S状結腸：sigmoid colon／盲腸：cecum／直腸：rectum／肛門：anus／肝臓：liver／胆嚢：gallbladder／膵臓：pancreas

消化器の構造とはたらき

腹部横断面

- 腹部のCT（コンピュータ断層撮影法）やMRI（磁気共鳴画像診断法）は、臓器の大きさや位置関係がわかりやすい。通常は身体の下面（足のほう）から見上げた向きで表される。
- CTでは密度の高い部位（造影剤、骨、石灰化、出血、金属など）が白く写り、密度の低い部位（脂肪組織、消化管内のガス、脳脊髄液など）は黒っぽく見える。

腹部CT像

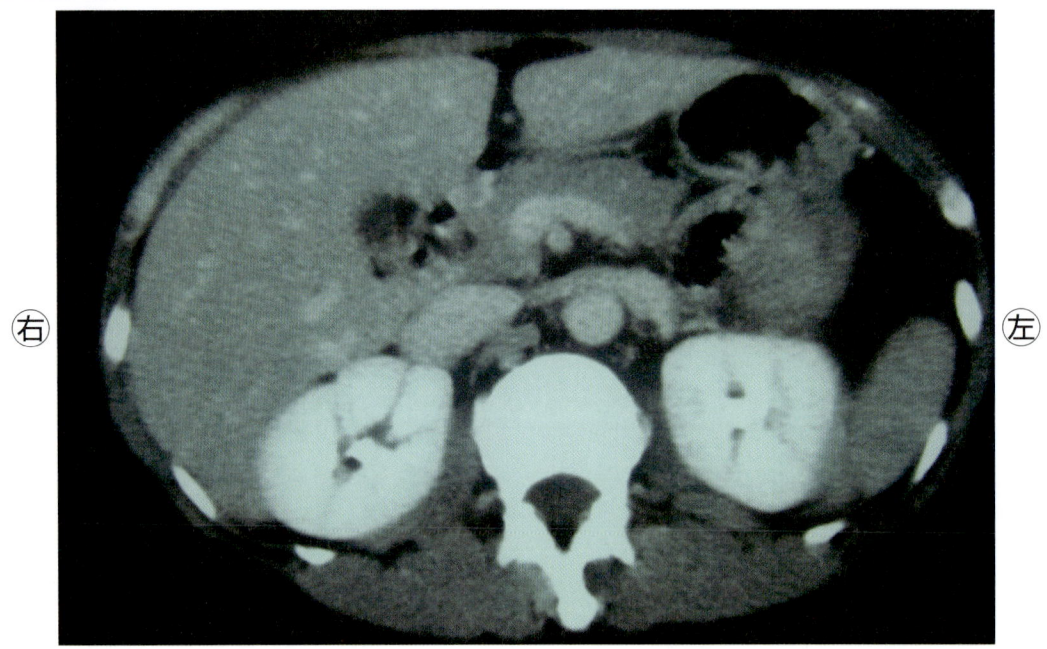

図解解説

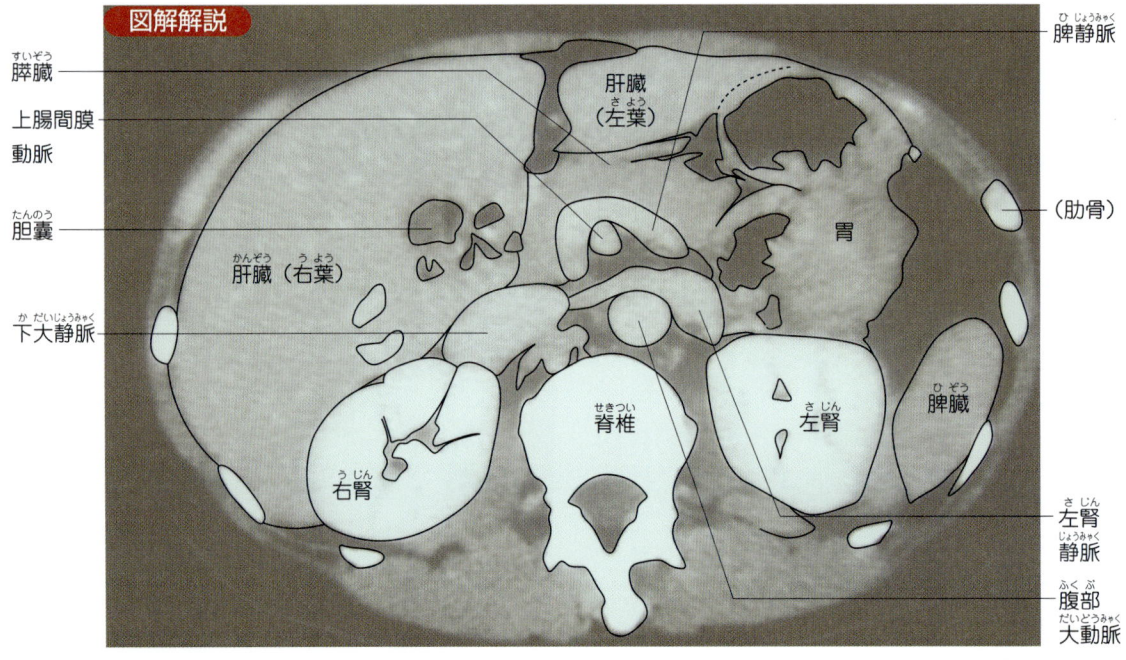

コンピュータ断層撮影法：computed tomography, computerized tomography（CT）／磁気共鳴画像診断法：magnetic resonance imagination（MRI）／横断面：cross section／水平断面：horizontal section／正中断面：midline section

腹膜の構造

- 腹壁の内面や、腹腔内の臓器の表面は、滑らかな**腹膜**で覆われている。臓器の表面を覆う腹膜（漿膜）は臓側腹膜、腹壁の内面を覆う腹膜は壁側腹膜ともよばれる。
- 臓側腹膜と壁側腹膜に囲まれた空間を腹膜腔という。腹膜腔にはごく少量の液体（漿液）があ⑦り、臓器が動く際の摩擦を軽減するはたらきがある。
- 間膜は、臓器に分布する血管や神経が通るところであり、腹部の臓器を壁側腹膜につなぎとめている。つまり臓側腹膜は間膜を通じて、壁側腹膜と一続きになっている。

腹部水平断面

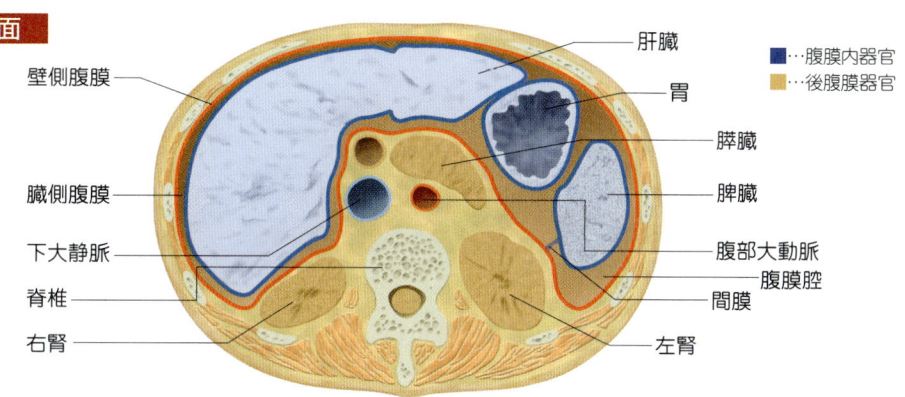

腹部縦断面

- 大部分が腹膜に覆われている臓器（胃、空腸、回腸、肝臓など）を、**腹膜内器官**という。肝臓以外は間膜によって後腹壁につり下げられている状態なので、腹腔内で、ある程度自由に動くことができる。肝臓は、横隔膜に付着する部分のみ、腹膜がない（無漿膜野）。
- 腹膜腔より後方にあり、腹膜に覆われていない、または一部しか覆われていない臓器（腎臓、十二指腸、膵臓など）を、**後腹膜器官**（腹膜後器官）という。

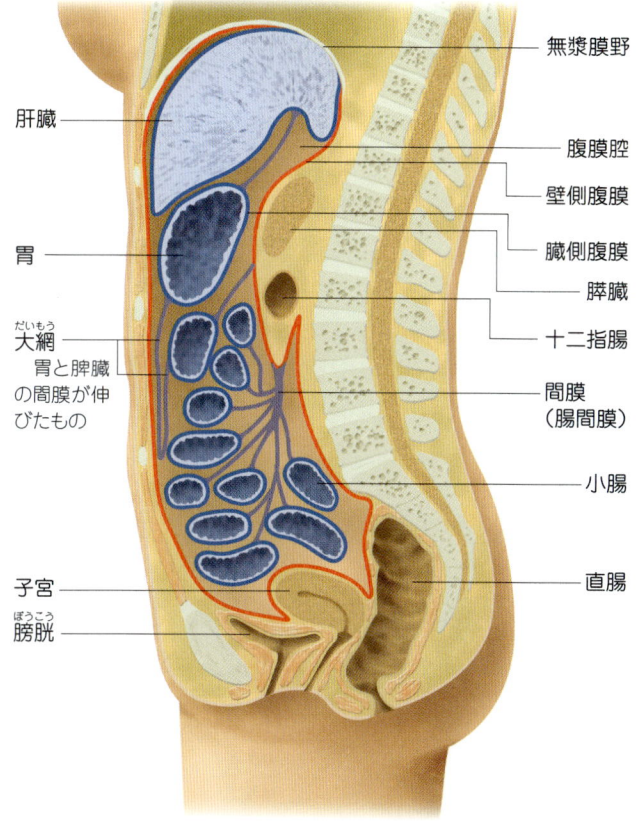

漿膜：serosa／腹膜：peritoneum／臓側腹膜：visceral peritoneum／壁側腹膜：parietal peritoneum／腸間膜：mesentery／腹膜腔：peritoneal cavity／腹膜内器官：intraperitoneal organ／後腹膜器官：retroperitoneal organ

消化器の構造とはたらき

腹部の動脈

- 腹部の最も太い動脈は腹[部]大動脈とよばれ、消化器、泌尿生殖器、腹壁へ血液を供給する。
- 腹部の消化器に注ぐ血管の枝は、**腹腔動脈**、**上腸間膜動脈**、**下腸間膜動脈**の3本があり、胎生期の前腸動脈、中腸動脈、後腸動脈→P50に由来する。それぞれ1本ずつで、左右1対になっていないことが特徴。
- 腹腔動脈は、胃と十二指腸の上半分、脾臓、膵臓、肝臓に分布する。
- 上腸間膜動脈は、小腸の大部分（十二指腸の下半分、空腸、回腸）と大腸の右半分（盲腸、上行結腸、横行結腸の一部）に分布する。
- 下腸間膜動脈は、大腸の左半分（横行結腸の一部、下行結腸、S状結腸、直腸の上部）に分布する。

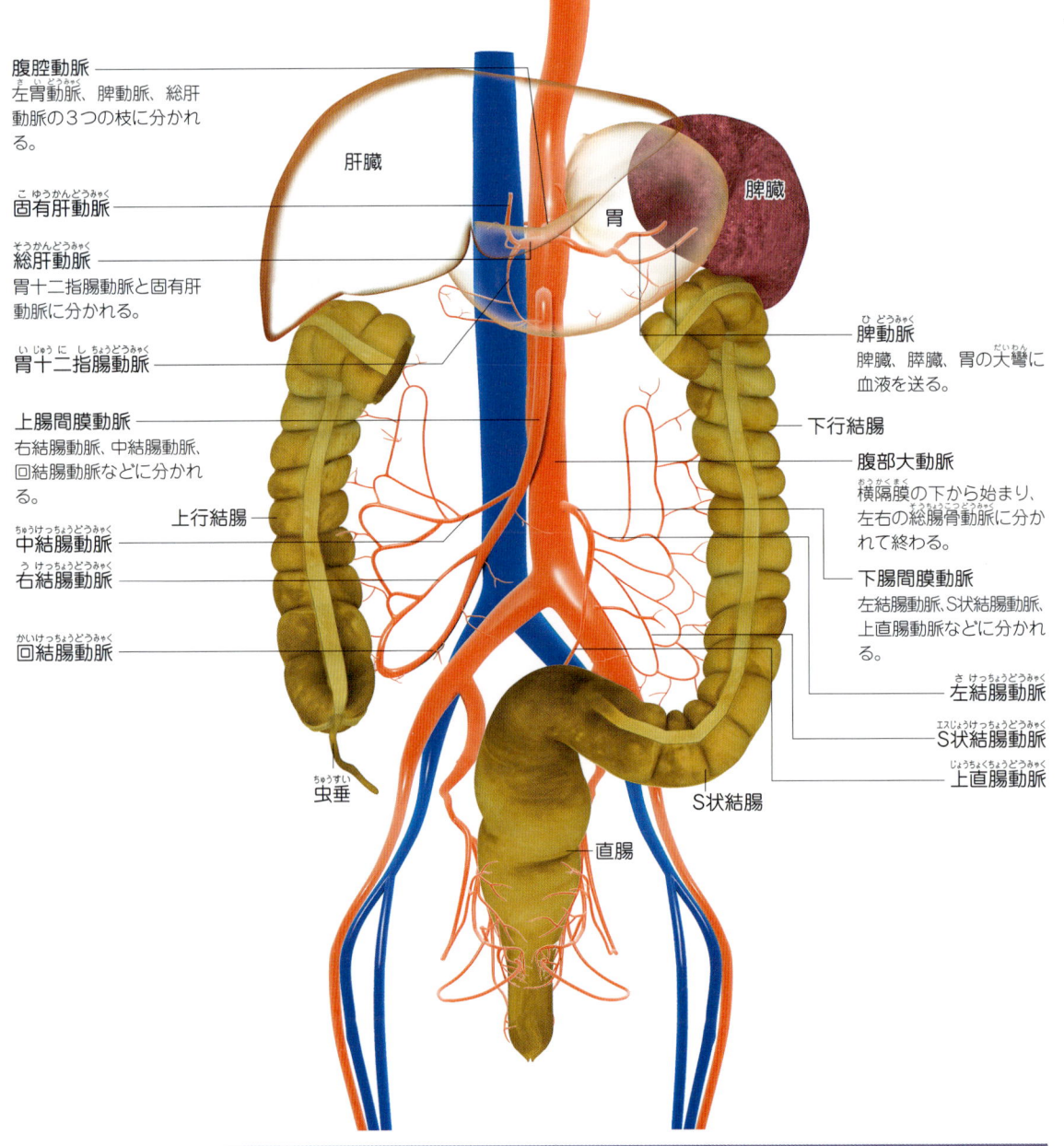

腹腔動脈：celiac artery／上腸間膜動脈：superior mesenteric artery／下腸間膜動脈：inferior mesenteric artery／左胃動脈：left gastric artery／脾動脈：splenic artery／総肝動脈：common hepatic artery／胃十二指腸動脈：gastroduodenal artery／固有肝動脈：proper hepatic artery

腹部の静脈

- 腹部の静脈には、**下大静脈系**と**門脈系**の2つの系統がある。下大静脈系は、腎臓や腹壁、骨盤内臓、下肢などから下大静脈に直接注ぐ。
- 消化器と脾臓からの血液は、門脈から肝臓に運ばれ、代謝された後に下大静脈に注ぐ。
- 門脈には、脾静脈、上腸間膜静脈、下腸間膜静脈のほか、胃の小彎側の静脈などからの血液も集まってくる。
- 門脈系と大静脈系の間には側副路（バイパス）が発達することがある。肝硬変⇒P215などにより門脈の血流障害が起きると、血液は側副路を逆流し、食道静脈瘤⇒P60や痔核⇒P188の原因となることもある。

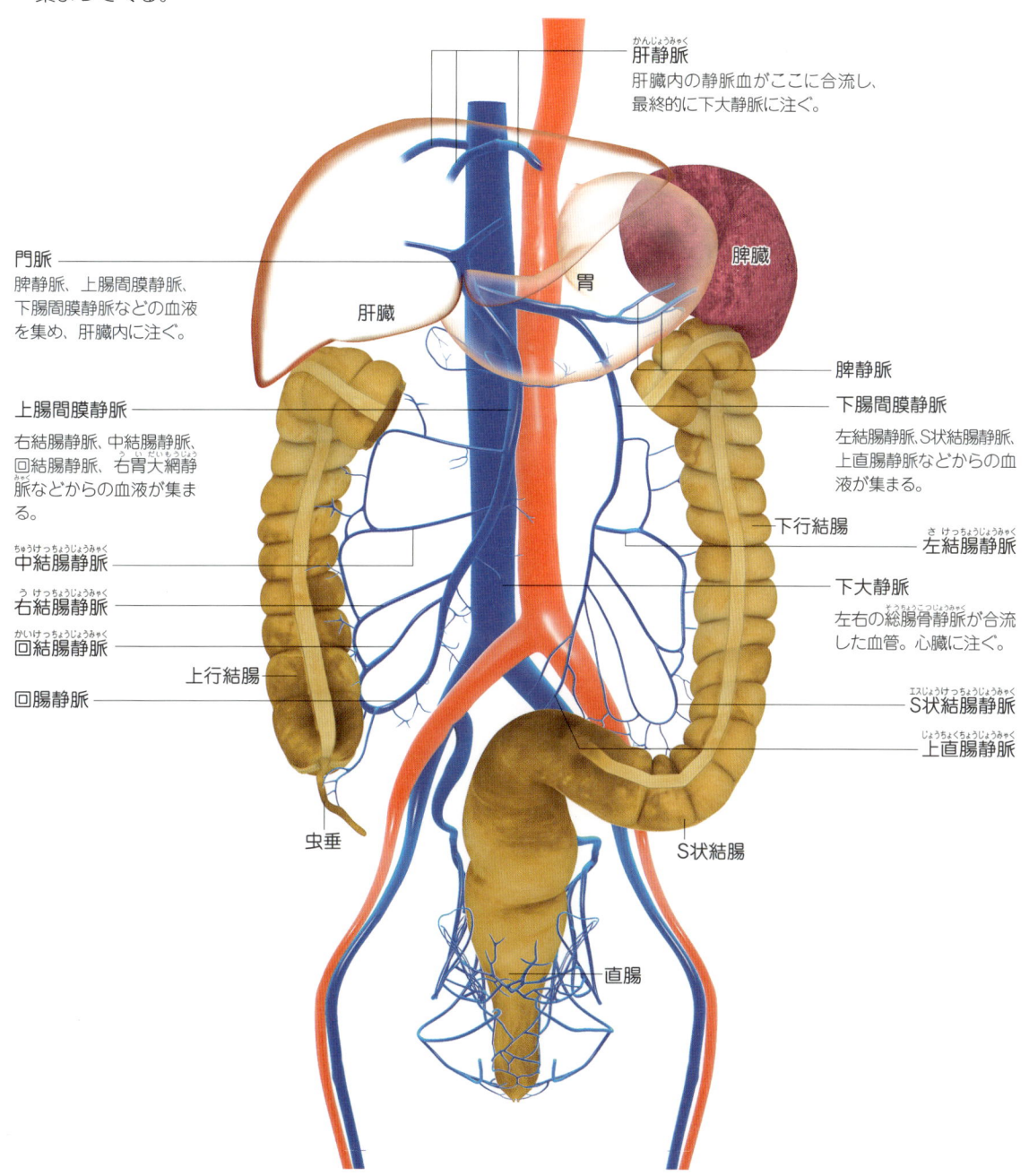

下大静脈：inferior vena cava／門脈：portal vein／脾静脈：splenic vein／上腸間膜静脈：superior mesenteric vein／下腸間膜静脈：inferior mesenteric vein／右結腸静脈：right colic vein／回結腸静脈：ileocolic vein／右胃大網静脈：right gastro-omental vein／上直腸静脈：superior rectal vein

消化器の構造とはたらき

消化器の血流

- 食道には、鎖骨下動脈、胸部大動脈、左胃動脈からの血液が集まる。
- 胃には、脾動脈、腹腔動脈、胃十二指腸動脈からの血液が集まる。
- 膵臓の場合、頭部は、胃十二指腸動脈と下膵十二指腸動脈から、尾部は脾動脈の膵枝から血液が供給される。
- 直腸には、下腸間膜動脈と内腸骨動脈からの血液が集まる。

- 食道静脈に分布する血管は食道静脈叢を形成し、腕頭静脈や奇静脈を経由して上大静脈へ流れる経路と、左胃静脈を経由して門脈へ行く経路がある。
- 胃の小彎側の血管（左胃静脈と右胃静脈）は、門脈に合流する。大彎側にある大網静脈は、脾静脈と上腸間膜静脈につながり、最終的に門脈に合流する。
- 肝臓に入る血管には固有肝動脈と門脈があり、そのうち門脈からの血液が7〜8割を占める。

動脈血の流れ

（図：大動脈弓、鎖骨下動脈、甲状頸動脈、下甲状腺動脈、胸部大動脈、食道動脈、食道枝、腹腔動脈、右胃動脈、総肝動脈、固有肝動脈、左胃動脈、右胃大網動脈、脾動脈、胆嚢動脈、胃十二指腸動脈、左胃大網動脈、十二指腸枝、膵枝、腹部大動脈、下膵十二指腸動脈、上腸間膜動脈、前後上膵十二指腸動脈、下腸間膜動脈、中結腸動脈、空腸動脈、左結腸動脈、右結腸動脈、回腸動脈、回結腸動脈、虫垂動脈、上直腸動脈、中直腸動脈、S状結腸動脈、下直腸動脈、総腸骨動脈、内陰部動脈、内腸骨動脈）

静脈血の流れ

（図：腕頭静脈、上大静脈、下甲状腺静脈、奇静脈、下大静脈、食道静脈、短胃静脈、肝静脈、左胃静脈、門脈、右胃静脈、脾静脈、胆嚢静脈、左胃大網静脈、上腸間膜静脈、右胃大網静脈、膵静脈、膵十二指腸静脈、中結腸静脈、下腸間膜静脈、右結腸静脈、空腸静脈、左結腸静脈、回結腸静脈、回腸静脈、虫垂静脈、上直腸静脈、S状結腸静脈、中直腸静脈、下直腸静脈、内陰部静脈、内腸骨静脈、総腸骨静脈）

大動脈弓：aortic arch／胸部大動脈：thoracic aorta／腹部大動脈：abdominal aorta／総腸骨動脈：common iliac artery／上大静脈：superior vena cava／下大静脈：inferior vena cava／奇静脈：azygos vein／肝静脈：hepatic vein／食道静脈：oesophageal vein／総腸骨静脈：common iliac vein

消化器の神経支配

- ほとんどの臓器は、意思とは無関係にはたらく**自律神経系**に支配されている。また、**交感神経**と**副交感神経**という、正反対のはたらきをする神経の両方に支配されている。
- 交感神経は身体の運動器系が活発になるようにはたらきかけ、内臓の機能を抑制する。
- 交感神経は内臓だけでなく、血管や皮膚、骨格➚筋などに広く分布する。
- 副交感神経は身体が休息しているときにはたらく神経で、内臓の活動を促進する。消化器系の臓器では、消化と吸収を盛んにする。
- 副交感神経の分布は内臓がおもで、皮膚や骨格筋には分布しない。神経線維が含まれる神経も、顔面神経、迷走神経など4つだけである。

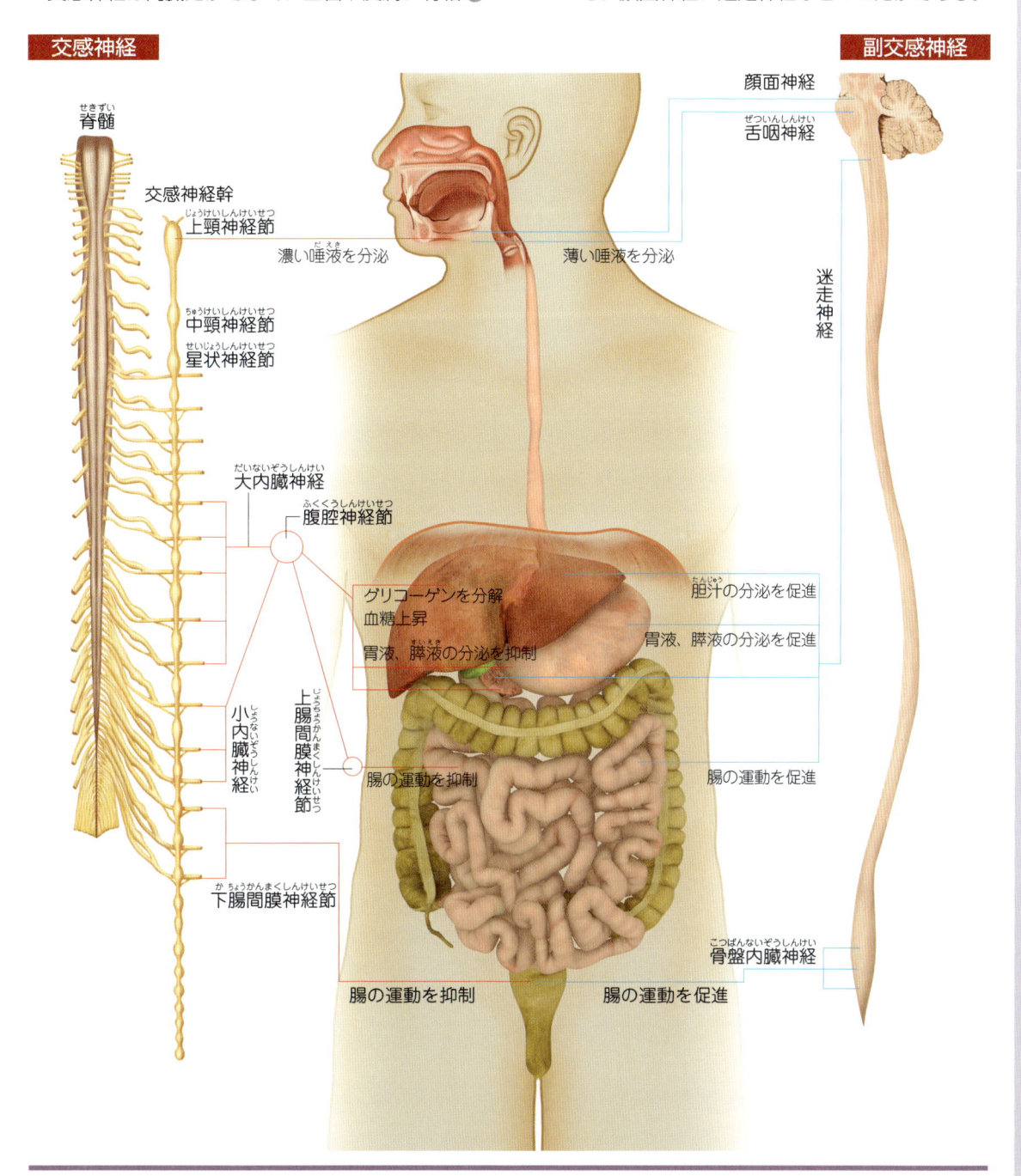

交感神経

- 脊髄
- 交感神経幹
- 上頸神経節 — 濃い唾液を分泌
- 中頸神経節
- 星状神経節
- 大内臓神経
- 腹腔神経節 — グリコーゲンを分解／血糖上昇／胃液、膵液の分泌を抑制
- 小内臓神経
- 上腸間膜神経節 — 腸の運動を抑制
- 下腸間膜神経節 — 腸の運動を抑制

副交感神経

- 顔面神経
- 舌咽神経 — 薄い唾液を分泌
- 迷走神経 — 胆汁の分泌を促進／胃液、膵液の分泌を促進／腸の運動を促進
- 骨盤内臓神経 — 腸の運動を促進

交感神経系：sympathetic nervous system／副交感神経系：parasympathetic nervous system／脊髄：spinal cord／顔面神経：facial nerve／舌咽神経：glossopharyngeal nerve／迷走神経：vagus nerve／骨盤内臓神経：pelvic splanchnic nerve／腹腔神経節：celiac ganglion

消化器の構造とはたらき

消化と吸収の流れ

- 口から入った食物は、消化液に含まれるさまざまな消化酵素によって小さな分子に分解され、小腸で吸収される。
- 食物が飲み込まれると、8〜12秒で胃に達する。胃のなかには2〜6時間ほど、小腸のなかには4〜14時間ほど存在し、個人差はあるがおおむね食事から30〜68時間ほどで、便として排泄される。

消化液の成分と食物の消化・吸収

口腔 → でんぷんなどの炭水化物を分解

唾液
耳下腺、顎下腺、舌下腺などから分泌される。食物の通過を助けるムチン、殺菌作用のある酵素リゾチーム、でんぷんを分解する酵素α-アミラーゼなどが含まれる。

咽頭 → **食道** → **胃**

胃液
胃腺から分泌される。主成分は胃酸（塩酸）、ペプシノーゲン、粘液。ペプシノーゲンは胃酸の作用により、ペプシンという蛋白質分解酵素に変わる。

胃：蛋白質を分解。アルコールを吸収

胆汁
肝臓でつくられ、胆嚢で濃縮されて分泌される。脂肪の消化を助ける胆汁酸を含む。ビリルビン（古くなって壊された赤血球の残骸）も含まれるため黄褐色をしている。

膵液
膵臓から分泌される。胃液を中和する重炭酸イオンと、α-アミラーゼ、トリプシノーゲン、キモトリプシノーゲン、リパーゼなど多くの消化酵素を含む。トリプシノーゲンとキモトリプシノーゲンは、小腸に入るとトリプシン、キモトリプシンという蛋白質分解酵素に変わる。

小腸（十二指腸） → でんぷん、蛋白質、脂質を分解 → **小腸（空腸、回腸）**

全体の80〜90%の水を吸収。糖類、アミノ酸、脂肪、電解質（ナトリウム、カリウム、カルシウム、鉄など）、ビタミンを吸収

腸液
腸腺から分泌される。マルターゼ、ラクターゼ、スクラーゼといった炭水化物分解酵素や、蛋白質分解酵素であるペプチダーゼなど多くの酵素を含む。

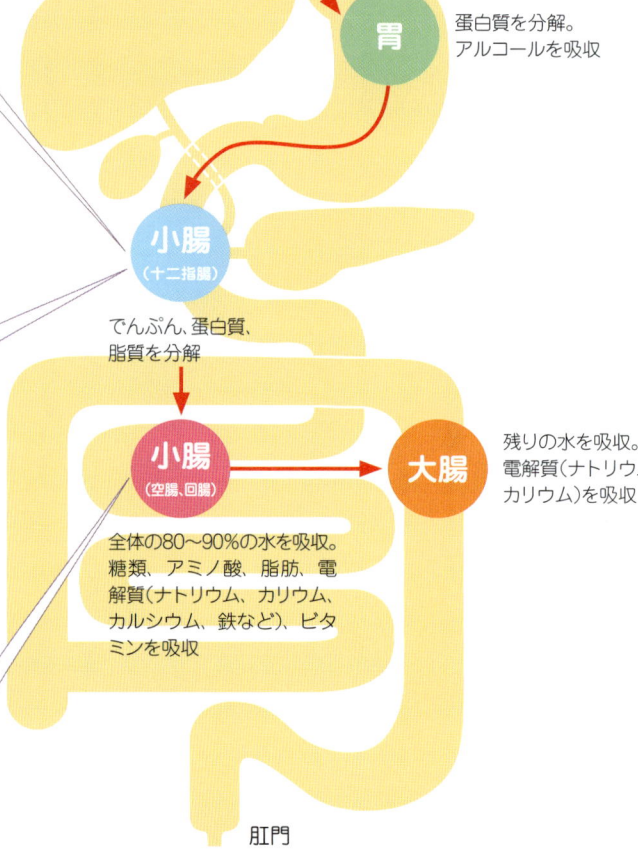

小腸 → **大腸**
残りの水を吸収。電解質（ナトリウム、カリウム）を吸収

肛門

消化：digestion／消化液：digestive juices, peptic juice／消化酵素：digestive enzyme／唾液：saliva／胃液：gastric juice／胆汁：bile／膵液：pancreatic juice／腸液：intestinal juice

栄養素の化学的消化

- 食物の消化には、歯で咀嚼したり胃で撹拌したりする「機械的消化」と、消化酵素によって体内に取り込めるようにする「化学的消化」の2種類がある。
- 酵素は、でんぷんや蛋白質を断片化するはさみのような物質で、種類によってはたらく場所や作用する対象が異なる。

炭水化物

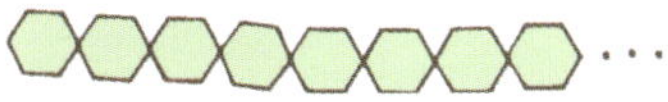

でんぷん
炭水化物として最も多く摂取される。グルコース（ブドウ糖）が直線状につながった多糖類。

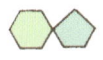

砂糖
主成分はスクロース（ショ糖）という二糖類。

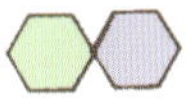

ラクトース（乳糖）
乳汁の成分である二糖類。

フルクトース（果糖）
果実などに含まれる単糖類。

唾液・膵液

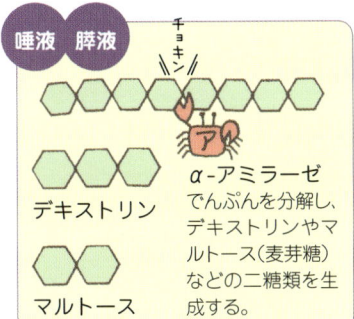

α-アミラーゼ
でんぷんを分解し、デキストリンやマルトース（麦芽糖）などの二糖類を生成する。

デキストリン
マルトース

腸液

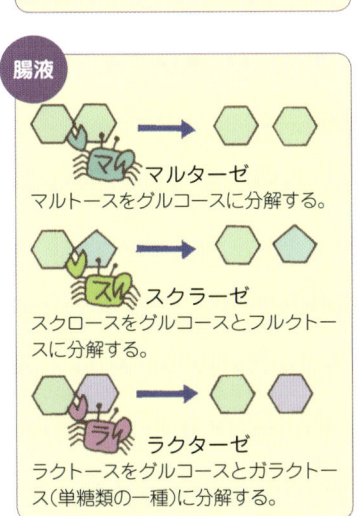

マルターゼ
マルトースをグルコースに分解する。

スクラーゼ
スクロースをグルコースとフルクトースに分解する。

ラクターゼ
ラクトースをグルコースとガラクトース（単糖類の一種）に分解する。

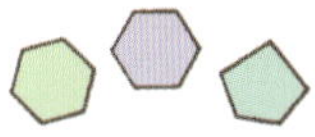

単糖類 → 小腸上皮細胞に吸収 ➡ 毛細血管から門脈へ

蛋白質

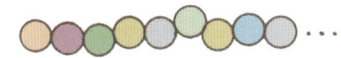

多種類のアミノ酸がペプチド結合によってつながった、ポリペプチド鎖でできている。

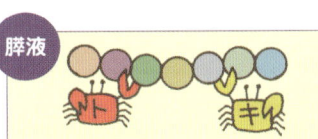

胃液

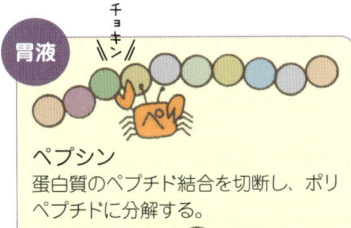

ペプシン
蛋白質のペプチド結合を切断し、ポリペプチドに分解する。

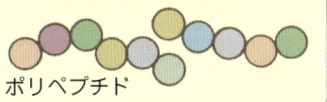

ポリペプチド

膵液

トリプシン、キモトリプシン
ポリペプチドを切断してペプチドにする。

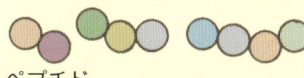

ペプチド
アミノ酸分子が2個以上結合したもの。アミノ酸2個のものをジペプチド、3個のものをトリペプチド、数個から数十個のものをオリゴペプチドという。

腸液

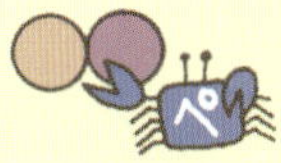

ペプチダーゼ
ペプチドをアミノ酸に分解する酵素。作用するペプチドの種類や場所によって、いろいろな種類がある。

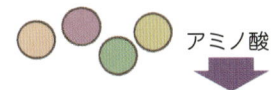

アミノ酸 → 小腸上皮細胞に吸収 ➡ 毛細血管から門脈へ

脂質

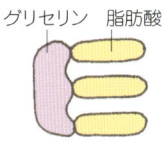

トリグリセリド
グリセリン1分子と脂肪酸3分子が結合したもの。食物として摂取する脂質のほとんどがこれにあたり、中性脂肪ともよばれる。

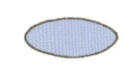

コレステロール
細胞膜の構成成分。水に溶けず、血液中では蛋白質と結合する。

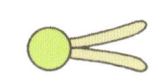

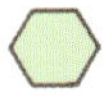

リン脂質
細胞やミトコンドリアの膜の構成成分。親水性の部分と疎水性の部分がある。

膵液・胆汁

胆汁酸
消化酵素ではないが、水に溶けないトリグリセリドを乳化することで、リパーゼが作用しやすくなる。

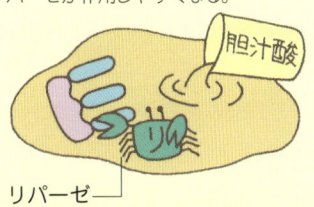

リパーゼ
トリグリセリドをグリセリンと脂肪酸に分解する。

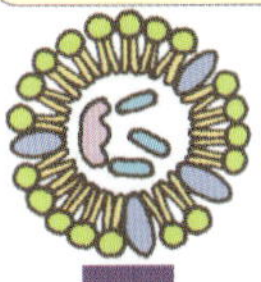

ミセル
グリセリン、脂肪酸、コレステロール、リン脂質が、胆汁酸の作用によって集合した粒子

→ 小腸上皮細胞に吸収

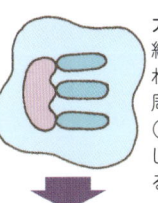

カイロミクロン
細胞内で再び合成されたトリグリセリドの周囲を、アポリポ蛋白（脂肪と蛋白質が結合した物質）が包んでいる状態

→ リンパ管

アミラーゼ：amylase／マルターゼ：maltase／スクラーゼ：sucrase／ラクターゼ：lactase／ペプシン：pepsin／ペプチド：peptide／ペプチダーゼ：peptidase／アミノ酸：amino acid／トリグリセリド：triglyceride／コレステロール：cholesterol／リン脂質：phospholipid／リパーゼ：lipase

消化器の構造とはたらき

消化管ホルモンのはたらき

- **消化管ホルモン**は、消化機能にかかわる**化学物質**で、胃、腸、膵臓から分泌される。
- 消化管ホルモンは食物の流れに刺激を受けて分泌され、消化液の分泌や腸の運動を促進・抑制する。

おもな消化管ホルモンと作用

ホルモン	分泌部位	おもな作用
ガストリン	胃幽門前庭部のG細胞	胃酸、ペプシンの分泌を促進
		下部食道括約筋収縮→食道への逆流を防ぐ
		幽門括約筋を弛緩→十二指腸への流入を促す
		胃腸の運動を亢進
セクレチン	十二指腸～上部空腸のS細胞	胃酸分泌を抑制
		幽門括約筋を収縮→胃への逆流を防ぐ
		胆汁の産出を促進
		膵液（重炭酸・水分）の分泌を促進→酸性の胃液を中和
コレシストキニン（CCK）（パンクレオザイミン）	十二指腸～上部空腸のI細胞	胆嚢を収縮→胆汁を分泌
		膵液（酵素）の分泌を促進
		オッディ括約筋を弛緩→胆汁と膵液を分泌
		胃酸分泌を抑制
モチリン	十二指腸～上部空腸のM細胞	胃・十二指腸から下部消化管への収縮運動
胃抑制ポリペプチド（GIP）	十二指腸～上部空腸のK細胞	インスリン分泌を促進
		胃酸分泌と胃運動を抑制
血管作動性腸ポリペプチド（VIP）	全消化管壁のH細胞	胃酸分泌を抑制
		腸液分泌を促進
		血管拡張
インスリン	膵臓のB細胞	グリコーゲンを合成→血糖値を低下
グルカゴン	膵臓のA細胞	グリコーゲンを分解→血糖値を上昇
		胃腸の運動を抑制
ソマトスタチン	膵臓のD細胞	胃酸、膵液の分泌を抑制
		ガストリン、セクレチン、インスリン、グルカゴンの分泌を抑制

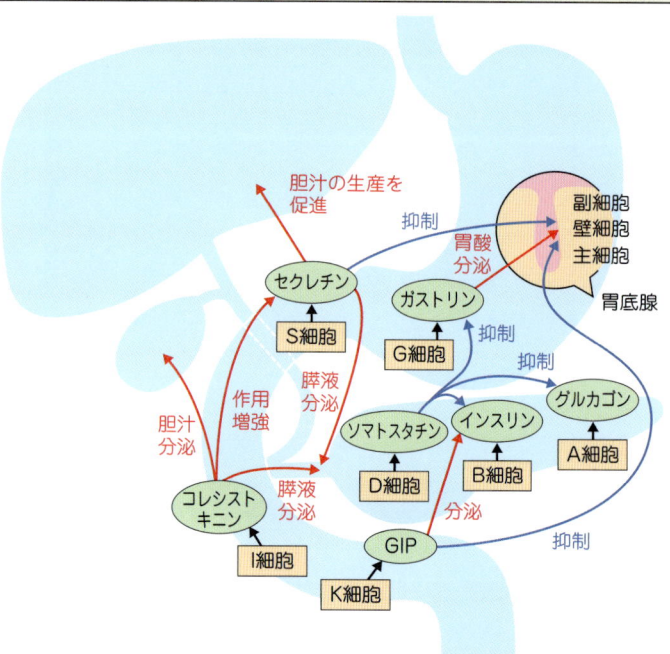

ガストリン：gastrin／セクレチン：secretin／コレシストキニン：cholecystokinin／モチリン：motilin／胃抑制ポリペプチド：gastric inhibitory polypeptide／血管作動性腸ポリペプチド：vasoactive intestinal polypeptide／インスリン：insulin／グルカゴン：glucagon／ソマトスタチン：somatostatin

消化管の運動

- 食道から大腸までの消化管の運動は、筋層の**平滑筋**が収縮することによって起こる。この運動は**不随意**で、自律神経系や消化管ホルモンによ㋐って支配される（嚥下●P59）。
- 消化管の運動は、食物が消化管内を通過している間と空腹時では異なる収縮をする。

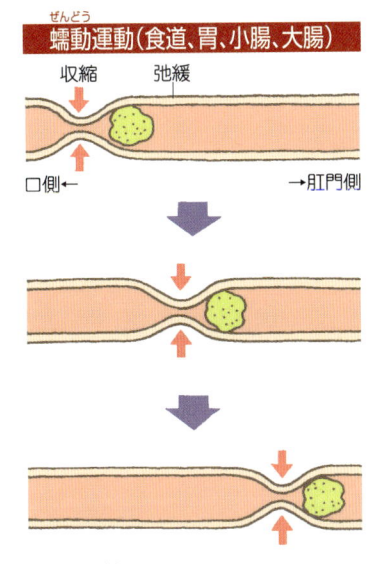

蠕動運動（食道、胃、小腸、大腸）

収縮 弛緩
口側← →肛門側

口側の輪筋の収縮に合わせて肛門側の筋が弛緩する運動。この繰り返しで、内容物が肛門側へ移動する。

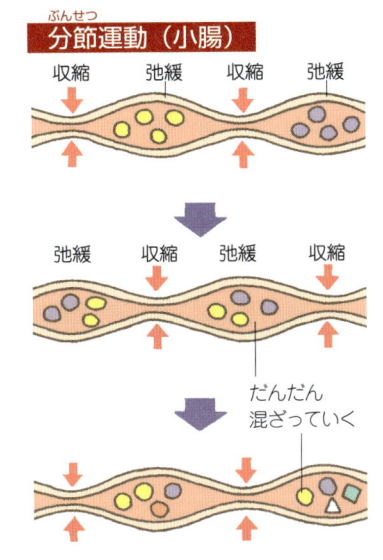

分節運動（小腸）

収縮 弛緩 収縮 弛緩
弛緩 収縮 弛緩 収縮

だんだん混ざっていく

筋の収縮と弛緩が交互に起こることにより腸管にくびれが生じ、内容物と消化液が効率よく撹拌される。

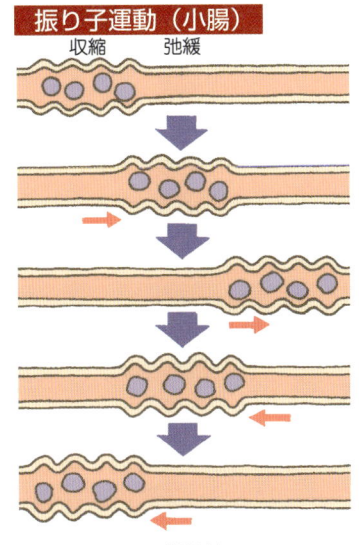

振り子運動（小腸）

収縮 弛緩

比較的狭い範囲の縦走筋が、収縮と弛緩を繰り返す運動。内容物は振り子のように行ったり来たりする。

水分の流出入

- 消化管に毎日入ってくる水のうち、口から入るのは約**2L**程度。そのほか、消化管内へ消化液として分泌される水分が約**7L**ある。
- 消化管に入る約**9L**の水分のうち、ほとんどは小腸や大腸で再吸収され、糞便中に出ていくのは約0.1L程度である。

消化管に入ってくる水（1日あたり）

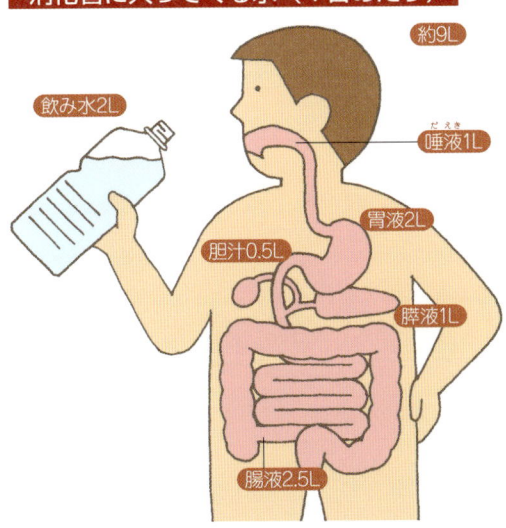

約9L
飲み水2L
唾液1L
胃液2L
胆汁0.5L
膵液1L
腸液2.5L

消化管から出ていく水（1日あたり）

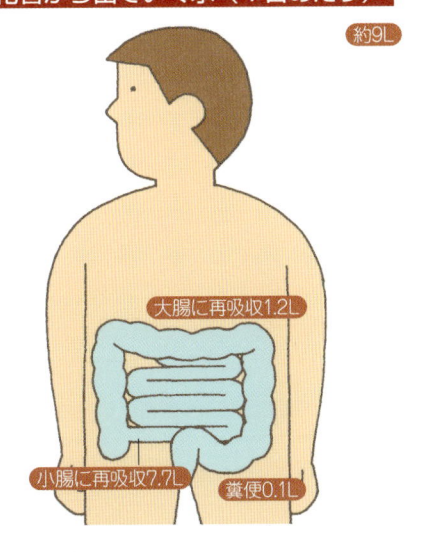

約9L
大腸に再吸収1.2L
小腸に再吸収7.7L
糞便0.1L

胃腸の運動性：gastrointestinal motility／蠕動運動：peristalsis／分節運動：segmenting movement／振り子運動：pendular movement／輪筋：circular muscle, orbicular muscle／縦走筋：longitudinal muscle

消化器疾患における症候の特徴と病態生理

消化器の症候

担当：片桐 聡

腹痛の病態生理

- 腹痛は消化器疾患において最も多くみられる症状で、発生のメカニズムから**内臓痛**、**体性痛**、**関連痛**に分類される。
- たとえば急性虫垂炎では、初期は心窩部に内臓痛を感じるが、炎症が進行すると右下腹部の関連痛、さらに体性痛に移行する。

腹痛の分類

	内臓痛	体性痛	関連痛
機序	消化管の内腔や壁が伸展する刺激が、臓器に分布する神経に伝わることで生じる。	炎症部位の近くの腹膜、腸間膜、横隔膜に炎症が及ぶことで生じる。	内臓からの強い信号が脊髄を伝わる際、隣接する神経線維を刺激し、その神経が支配する皮膚領域に痛みを生じる。
発生時期	初期	進行期	内臓痛の増悪期
痛みの特徴	おもに正中線上に自覚される、漠然とした鈍痛。間欠性。血圧低下、悪心・嘔吐、発汗などをともなうこともある。	局在が明確で鋭い痛みが持続する。腹膜刺激症状や筋性防御をともなう。体位を変えると痛みが増すことが多い。	神経の分布する部位に限局して、鋭い痛みを生じる。腹部以外に感じられるものを放散痛という（胆石発作の際の右肩痛など）。

関連痛の生じる部位

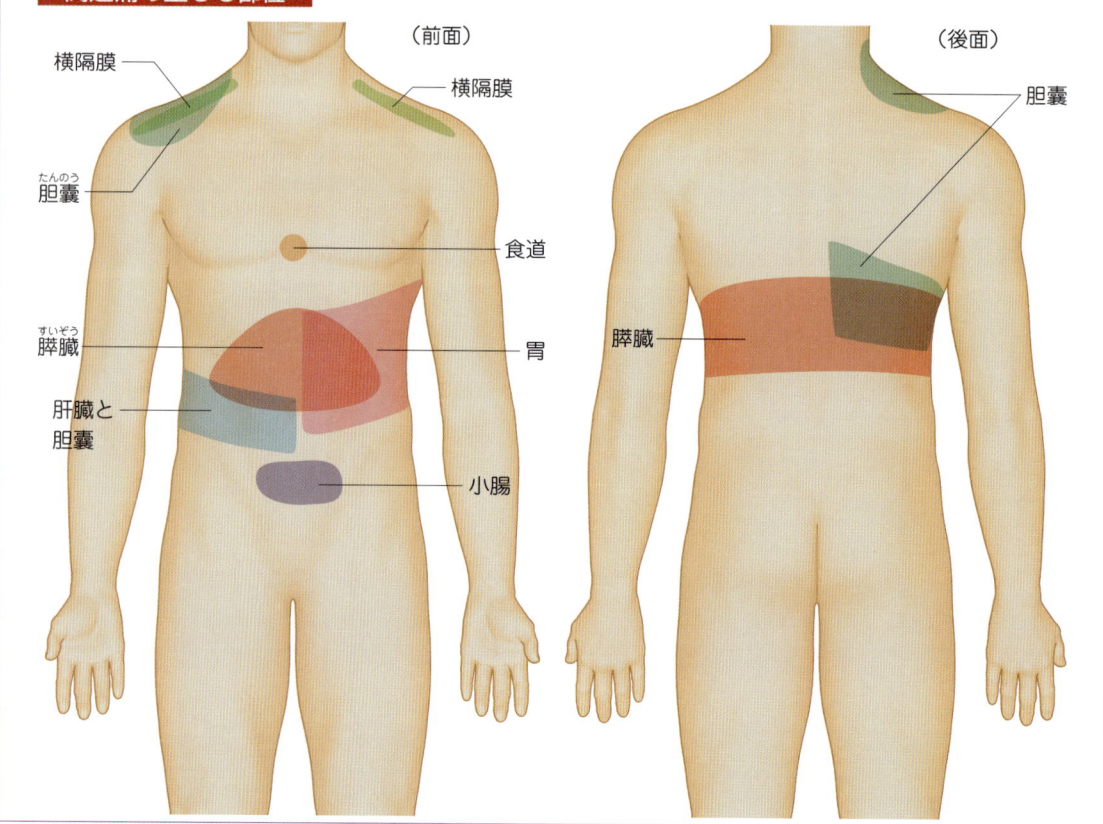

（前面）
- 横隔膜
- 横隔膜
- 胆嚢
- 膵臓
- 食道
- 胃
- 肝臓と胆嚢
- 小腸

（後面）
- 胆嚢
- 膵臓

腹痛：abdominal pain／内臓痛：visceral pain／体性痛：somatic pain／関連痛：referred pain／放散痛：radiating pain／腹膜刺激症状：peritoneal irradiation sign／筋性防御：muscular defense

下痢の病態生理と原因疾患

- 糞便に含まれる水分量が通常（70〜80%）より増加し、泥状（80〜90%）・液状（90%以上）の便を排泄する状態を**下痢**という。
- 激しい下痢の際、1回あたりの排便量が少なく、かつ頻繁に便意を催すことがある。これをしぶり腹（テネスムス）という。

下痢の分類

	浸透圧性下痢	分泌性下痢	滲出性下痢	腸管運動異常
機序	腸管の内腔に吸収されにくい高浸透圧の物質があり、水が管内に集まることによる。	消化管粘膜からの分泌が異常に亢進し、水様便となる。絶食でも改善しにくい。	腸粘膜の炎症により、多量の滲出液や血液細胞が腸管内に出る。粘血便が見られることも。	腸管の運動が異常に亢進されることにより吸収が阻害される。逆に腸管運動が低下することで、腸内細菌が異常増殖し、下痢になることもある。
急性（1〜2週間で終息）の原因	塩類下剤 ソルビトール ラクツロース	コレラ菌、腸管出血性大腸菌、ブドウ球菌などの感染	病原性大腸菌、サルモネラ、エルシニアなどの感染、抗生物質 虚血性腸炎	
慢性（数週間以上持続）の原因	乳糖不耐症 慢性膵炎→P278 輸入脚症候群→P115 短腸症候群など	ガストリノーマ VIPオーマ→P290 カルチノイド症候群→P179	潰瘍性大腸炎→P141 クローン病→P146 腸結核→P150 放射線照射性腸炎	過敏性腸症候群→P180 糖尿病 強皮症

便秘の病態生理と原因疾患

- 便秘とは糞便中の水分量が少なく（70%以下）、4日以上排便のない状態をいうが、個人差が大きいため明確な定義はむずかしい。
- 成因により、腸の狭窄や拡張が原因の器質的便秘、器質的原因が認められない機能性便秘、薬物による便秘、内分泌疾患や代謝疾患などの全身性疾患から引き起こされる症候性便秘がある。
- 機能性便秘は、一時的な原因によって起こる急性便秘と、慢性便秘に分けられる。

慢性便秘の分類

	痙攣性便秘	弛緩性便秘	直腸性便秘
機序	副交感神経が過剰に緊張することにより、腸内容物が停滞する。過敏性腸症候群→P180など。	長期間の寝たきりや食事制限により、腸管の緊張や蠕動運動が低下する。	習慣的に排便を我慢したり、下剤や浣腸を多用することで、排便反射が起こりにくくなる。

下痢：diarrhea, fluor／急性下痢症：acute diarrhea／慢性下痢：chronic diarrhea／しぶり腹（テネスムス）：tenesmus／腸管運動：intestinal motility／便秘：constipation／器質的便秘：organic constipation／機能性便秘：functional constipation／痙攣性便秘：spastic constipation／過敏性腸症候群：irritable bowel syndrome

消化器の症候

悪心・嘔吐の病態生理

- **嘔吐**とは、胃の内容物が食道を経由して口腔内に逆流してくる現象である。嘔吐に先駆けて生じる不快感を**悪心**（吐き気）というが、原因によっては悪心をともなわずに嘔吐する。
- 嘔吐は、延髄にある**嘔吐中枢**が刺激されることで起こる。具体的には幽門の閉鎖、胃の逆蠕動、噴門の弛緩、横隔膜および腹筋の収縮などである。軟口蓋は挙上し、呼吸は一時停止して、吐物が気道へ入ることを防ぐ。
- 嘔吐の際、近くの呼吸中枢や唾液分泌中枢、血管運動中枢が刺激されるため、唾液分泌亢進、冷や汗、徐脈・頻脈などをともなう。

嘔吐の分類

	末梢性嘔吐	中枢性嘔吐		心因性嘔吐
機序	消化管や咽頭など末梢からの刺激が嘔吐中枢にはたらきかける。	延髄にある化学受容器引金帯（CTZ）が嘔吐中枢を刺激する。	脳圧の亢進や脳虚血により、嘔吐中枢が直接刺激される。	大脳皮質からの刺激が嘔吐中枢を刺激。
原因	・急性虫垂炎、腸閉塞、胃・十二指腸潰瘍などの消化器疾患 ・心筋梗塞などの心疾患 ・咽頭への刺激 ・乗り物酔い、メニエール病など	・腎不全、糖尿病性ケトアシドーシスなどによる異常代謝産物 ・薬物中毒 ・細菌感染症 ・酸素欠乏	・脳圧亢進（脳腫瘍、脳血管障害、脳炎など） ・低血圧	・悪臭、痛みなどの不快な刺激 ・精神的ストレスなど

腹水

- 通常、腹腔内には少量（30〜40mL）の**滲出液**がある。この液体が大量に貯留した状態を**腹水**という。
- 腹水は性状により、**漏出液**と滲出液に分けられる。また、滲出性腹水は外観から、血性、乳び性、膿性、胆汁性などに分類される。

漏出液と滲出液の比較

	漏出液	滲出液
特徴	非炎症性 蛋白質や線維がほとんど含まれず、透明または黄褐色	炎症性・腫瘍性 白血球や血漿成分を多く含み、混濁あるいは血性、膿性
原因	肝硬変 ➡P215 門脈圧亢進症 ➡P244 バッド・キアリ症候群 ➡P246 ネフローゼ症候群 など	腫瘍 腹膜炎 ➡P297 急性膵炎 ➡P274 リンパ系閉塞 など

漏出性腹水の発生機序

さまざまな原因が関与するが、最も多いのは肝硬変などによる門脈圧の亢進である。

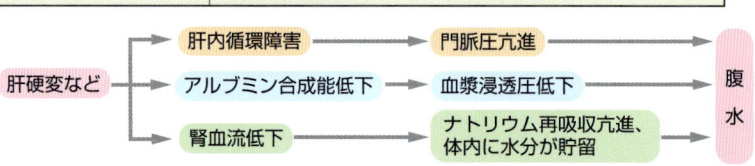

肝硬変など → 肝内循環障害 → 門脈圧亢進 → 腹水
　　　　　→ アルブミン合成能低下 → 血漿浸透圧低下 → 腹水
　　　　　→ 腎血流低下 → ナトリウム再吸収亢進、体内に水分が貯留 → 腹水

悪心・嘔吐：nausea and vomiting／嘔吐中枢：vomiting center／化学受容器引金帯：chemoreceptor trigger zone（CTZ）／糖尿病性ケトアシドーシス：diabetic ketoacidosis／腹水：ascites／漏出性腹水：transudative ascites／滲出性腹水：exudative ascites／バッド・キアリ症候群：Budd-Chiari syndrome／ネフローゼ症候群：nephrotic syndrome

吐血・下血のメカニズム

- 吐血は、小腸のトライツ靭帯より口側にある消化管（食道、胃、十二指腸）からの出血が、嘔吐によって吐き出されることである。
- 血液は胃液と混ざると酸化され、黒褐色やコーヒー残渣様と形容される。吐血が大量で、鮮紅色の場合は、食道からの出血のほかに、気道からの喀血の可能性を考える必要がある。
- 下血は、血液あるいは血液が明らかに混ざった便が肛門から排泄されることで、上部・下部消化管いずれの出血でも起こる。
- 回盲部より口側の出血は、腸内細菌によって酸化され、黒色便またはタール便とよばれる。
- 結腸や肛門からの出血は赤色のことが多く、とくに直腸や肛門からの出血は鮮紅色。

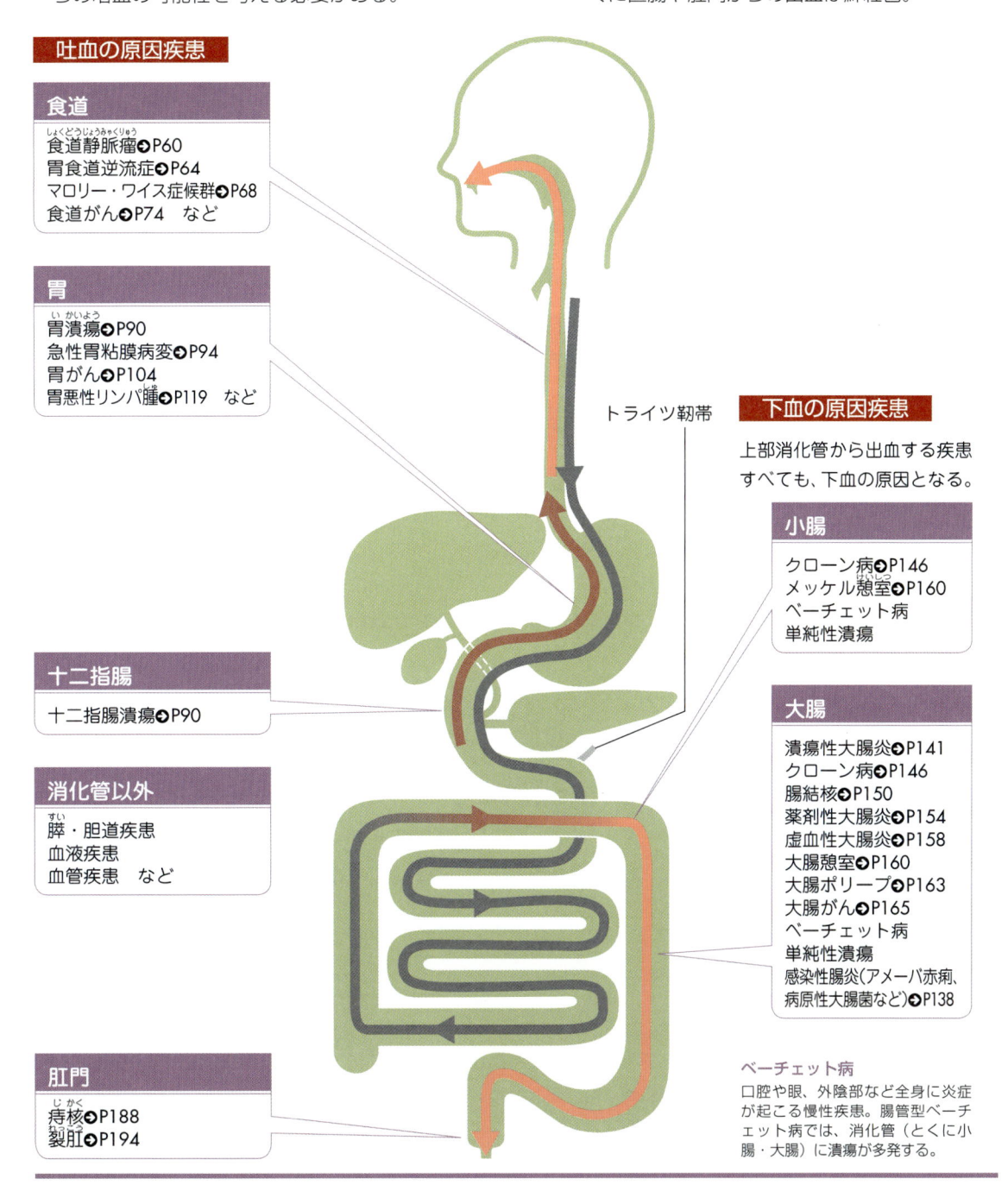

吐血の原因疾患

食道
食道静脈瘤 ⇒P60
胃食道逆流症 ⇒P64
マロリー・ワイス症候群 ⇒P68
食道がん ⇒P74　など

胃
胃潰瘍 ⇒P90
急性胃粘膜病変 ⇒P94
胃がん ⇒P104
胃悪性リンパ腫 ⇒P119　など

十二指腸
十二指腸潰瘍 ⇒P90

消化管以外
膵・胆道疾患
血液疾患
血管疾患　など

肛門
痔核 ⇒P188
裂肛 ⇒P194

トライツ靭帯

下血の原因疾患

上部消化管から出血する疾患すべても、下血の原因となる。

小腸
クローン病 ⇒P146
メッケル憩室 ⇒P160
ベーチェット病
単純性潰瘍

大腸
潰瘍性大腸炎 ⇒P141
クローン病 ⇒P146
腸結核 ⇒P150
薬剤性大腸炎 ⇒P154
虚血性大腸炎 ⇒P158
大腸憩室 ⇒P160
大腸ポリープ ⇒P163
大腸がん ⇒P165
ベーチェット病
単純性潰瘍
感染性腸炎（アメーバ赤痢、病原性大腸菌など）⇒P138

ベーチェット病
口腔や眼、外陰部など全身に炎症が起こる慢性疾患。腸管型ベーチェット病では、消化管（とくに小腸・大腸）に潰瘍が多発する。

吐血：hematemesis／下血：melena／喀血：hemoptysis, blood spitting／トライツ靭帯：Treitz's ligament／消化管出血：gastrointestinal bleeding, hemorrhage of digestive tract／ベーチェット病：Behcet's disease／感染性大腸炎：infectious colitis／単純性潰瘍：simple ulcer

患者の栄養状態や病態を改善するための、最も基本的な治療のひとつ

栄養管理

担当：山田卓司

栄養補給法

- さまざまな疾患や症例に応じて、栄養管理を適切に実施することを**栄養サポート**という。
- 栄養サポートを、医師、看護師、薬剤師、管㋐理栄養士、臨床検査技師など多くの職種で実施する集団を栄養サポートチームという。

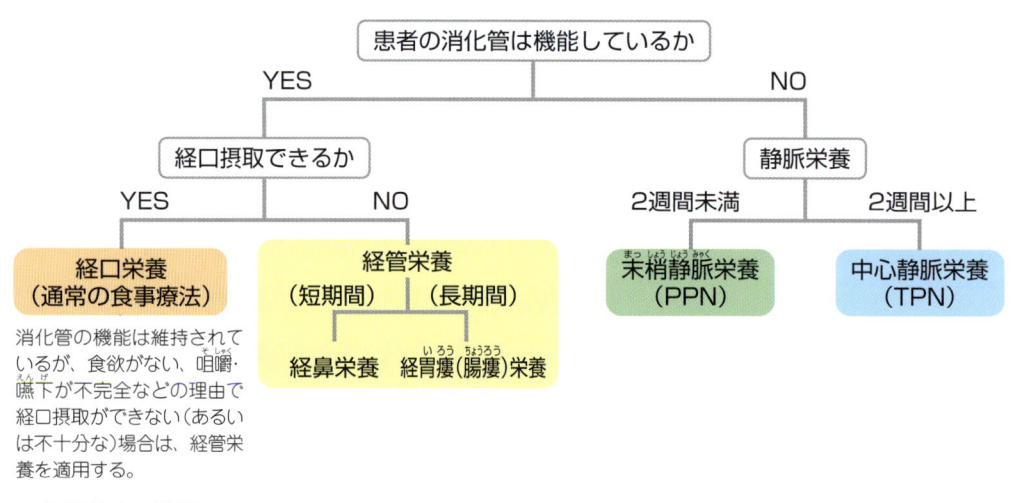

```
            患者の消化管は機能しているか
           ┌─────YES─────┴─────NO─────┐
       経口摂取できるか                静脈栄養
       ┌─YES─┴─NO─┐            ┌─2週間未満─┴─2週間以上─┐
    経口栄養      経管栄養         末梢静脈栄養       中心静脈栄養
  （通常の食事療法） （短期間）（長期間）    （PPN）           （TPN）
                  ┌───┴───┐
                経鼻栄養  経胃瘻（腸瘻）栄養
```

消化管の機能は維持されているが、食欲がない、咀嚼・嚥下が不完全などの理由で経口摂取ができない（あるいは不十分な）場合は、経管栄養を適用する。

■ 各栄養法の比較

	経口栄養	経管栄養 ➡ P46	末梢静脈栄養（PPN）	中心静脈栄養（TPN）
長所	・食欲と味覚が満たされ、精神的満足が得られる。	・感染リスクが少ない。 ・コストが比較的安価。 ・消化管の機能が維持されやすい。	・消化管の安静を保つことができる。 ・中心静脈栄養に比べて手技や管理が容易であり、合併症が少ない。	・消化管の安静を保つことができる。 ・高カロリーの輸液を投与できる。
短所	・食欲や病態によって摂取量が左右される。 ・消化管の安静が必要となる疾患や手術後は適用できない。	・消化管の機能に障害がある場合は適用できない。 ・下痢や腹部膨満など、消化器系の副作用が起こる場合がある。	・高カロリーの輸液を投与できない。 ・一定期間留置すると、静脈炎が発生する。	・カテーテルの挿入時や留置にともなう合併症のリスクがある。 ・カテーテル関連血流感染*が発生する場合がある。

用語解説

カテーテル関連血流感染（CRBSI）
カテーテル皮膚挿入部や、カテーテル内腔（輸液バッグや輸液ライン）を介して細菌感染すること。挿入部の消毒とドレッシングが重要となる。

バクテリアルトランスロケーション ➡ P45
消化管の粘膜が萎縮することで、腸内細菌やその毒素が血液やリンパ組織を通して全身に移行し、敗血症が起こる。

血胸、気胸 ➡ P45
血胸は血液、気胸は空気が、胸膜腔に貯留した状態。穿刺時に誤って血管や肺を損傷することによって起こる。

栄養サポート：nutrition support／栄養サポートチーム：nutrition support team（NST）／末梢静脈栄養：peripheral parenteral nutrition（PPN）／中心静脈栄養：total parenteral nutrition（TPN）／カテーテル：catheter／バクテリアルトランスロケーション：bacterial translocation（BT）

末梢静脈栄養（PPN）

- 経静脈栄養には、**PPN（末梢静脈栄養）**と**TPN（中心静脈栄養）**の2つがある。
- 末梢静脈栄養は橈側皮静脈、尺側皮静脈、肘正中皮静脈など、四肢の末梢静脈に短いカテーテルを挿入する。成人の場合は下肢より上肢のほうが、感染症のリスクが低い。
- 末梢静脈栄養剤の成分は、糖、アミノ酸、脂肪乳剤からなる。1日あたりのエネルギー投与量は1000～1200kcalが限度なので、長期的に用いると低栄養状態に陥ってしまう。

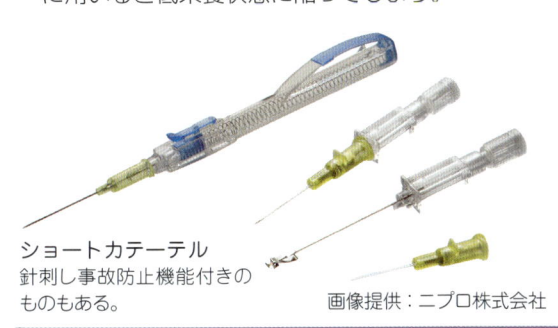

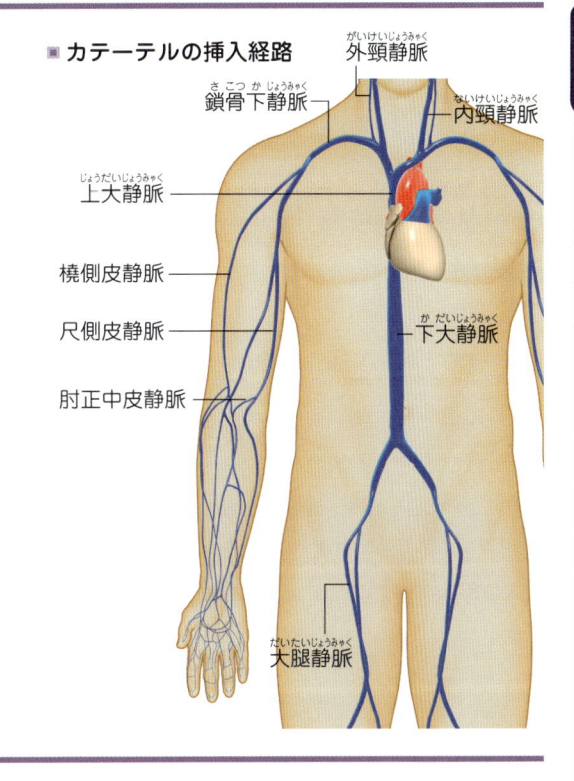

■ カテーテルの挿入経路

外頸静脈／鎖骨下静脈／内頸静脈／上大静脈／橈側皮静脈／尺側皮静脈／下大静脈／肘正中皮静脈／大腿静脈

ショートカテーテル
針刺し事故防止機能付きのものもある。
画像提供：ニプロ株式会社

中心静脈栄養（TPN）

- 中心静脈栄養では、上大静脈あるいは下大静脈にカテーテルを留置し、糖、アミノ酸、電解質を含む高カロリー輸液を投与する。カテーテルを挿入する経路にはさまざまなものがあり、成人では、内頸静脈や鎖骨下静脈から上大静脈へ入れるケースが多いが、動脈穿刺や血胸・気胸などの重篤な合併症を生じる場合がある。近年では穿刺時の安全性から、**末梢挿入中心静脈カテーテル(PICC)**が注目されつつある。

■ 末梢挿入中心静脈カテーテル（PICC）

輸液バッグ／上大静脈／カテーテル

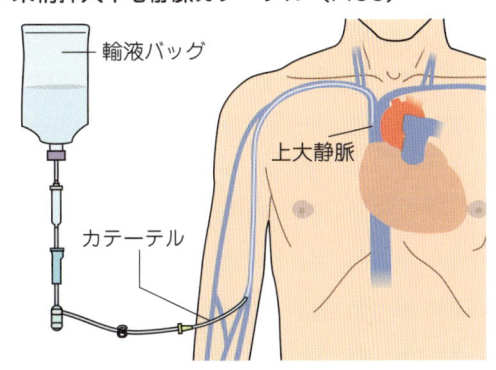

経静脈栄養のおもな合併症

- 中心静脈栄養ではとくに、長期的にカテーテルを留置するため、カテーテルの閉塞や位置異常などの機械的な合併症や、感染症などが発生しやすい。
- 静脈栄養は栄養素が静脈内に直接投与されるため、経腸栄養に比べて代謝性の合併症を起こす危険が高い。

カテーテルに起因する合併症	・カテーテルの閉塞	代謝に起因する合併症	・糖代謝異常
	・カテーテルの先端位置異常、破損		・電解質異常
	・静脈内血栓		・必須脂肪酸欠乏症
	・カテーテル関連血流感染（CRBSI）		・ビタミン・ミネラル欠乏症　など
挿入手技に起因する合併症	・動脈穿刺	消化器の合併症	・肝機能異常
	・血胸、気胸		・バクテリアルトランスロケーション

カテーテル関連血流感染：catheter-related bloodstream infection（CRBSI）／中心静脈カテーテル：central venous catheter（CVC）／末梢挿入中心静脈カテーテル：peripherally inserted central catheter（PICC）／経静脈高カロリー輸液：intravenous hyperalimentation（IVH）

栄養管理

経管栄養

- 栄養療法を選択する際には、消化管が機能しているなら、経管栄養を採用するのが原則である。経管栄養には経口栄養も含まれるが、現場⑦では経管栄養をさすことが多い。
- 経管栄養は、**経鼻栄養**と**胃瘻・腸瘻**に大別され、期間の長短によって選択する。

経管栄養の種類

経鼻栄養
- 短期間(4～6週間以内)
- チューブを鼻から挿入し、消化管に留置する。
- 瘻孔を造設するよりも、留置が比較的容易。比較的安価。
- 患者が違和感や苦痛を覚え、自分で抜去することがある。
- 固定の仕方が悪いと、鼻翼に潰瘍ができる。
- 経瘻孔栄養法に比べて、嚥下訓練を行いにくい。

経胃瘻(腸瘻)栄養
- 長期間(4～6週間以上)
- 胃または腸に瘻孔をつくり、栄養チューブを留置する。
- 経鼻栄養チューブに比べて患者の違和感が少なく、在宅でも管理しやすい。
- 腸瘻の場合は胃の貯留能が活用できないため、投与速度を上げると下痢などの消化器症状を起こすことがあり、注意が必要。

胃食道逆流による誤嚥性肺炎のリスク
- ない → 幽門前(胃)投与
- ある → 幽門後(通常は空腸)投与(胃には投与しない)

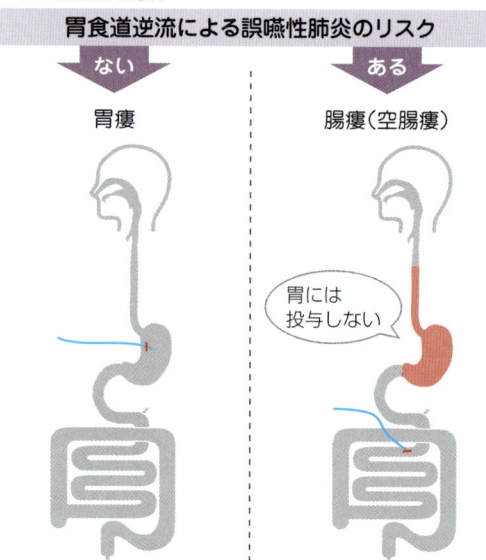

胃食道逆流による誤嚥性肺炎のリスク
- ない → 胃瘻
- ある → 腸瘻(空腸瘻)(胃には投与しない)

PEG(経皮内視鏡的胃瘻造設術)

- 胃瘻を造設する方法には外科的開腹手術もあるが、現在では、短時間で造設でき患者の苦痛が少ないことから、**PEG(経皮内視鏡的胃瘻造設術)**が主流になっている。
- PEGの手技はプル(Pull)・プッシュ(Push)⑦法、イントロデューサー(Introducer)法の2つに大きく分けられる。どちらも、胃に内視鏡を挿入して空気を送り、胃をふくらませることで胃壁と腹壁を密着させ、最短距離の瘻孔をつくるという原理は同じである。
- PEGの適応と禁忌

適応	禁忌
・脳血管障害、認知症などのために自発的に摂食できない	・通常の内視鏡検査ができない状態(ショック、腹膜炎など)
・神経筋疾患などのため、嚥下不能または困難	・内視鏡が通過不可能な咽頭、食道の狭窄
・咽喉頭、食道、胃噴門部狭窄	・補正できない出血傾向
・長期成分栄養を必要とするクローン病など	・胃前壁を腹壁に近接できない状況(腹水、術後胃、胃の腫瘍性病変、妊娠など)
・誤嚥性肺炎を繰り返す	・腹膜透析
・減圧目的(幽門狭窄、上部小腸閉塞による逆流を防ぐ) など	・非協力的な患者と家族 など

日本消化器内視鏡学会監修『消化器内視鏡ガイドライン第3版』より一部改変

経腸栄養:enteral nutrition(EN), enteral feeding／経口栄養:oral nutrition／経管栄養:tube feeding／経鼻栄養:nasal feeding／瘻孔:fistula／胃瘻:gastric fistula／腸瘻:intestinal fistula／胃食道逆流:gastroesophageal reflux／誤嚥性肺炎:aspiration pneumonia／幽門:pylorus

PEGの手技

- プル・プッシュ法は、口腔咽頭を通してカテーテルを留置する方法である。右の図の手順❹で、カテーテルを胃内腔から外に出す際に、引き出すのがプル法、押し出すのがプッシュ法。
- プル・プッシュ法では太いカテーテルを使える利点がある。反面、カテーテルが口腔内を通過するために創感染のリスクがある。
- イントロデューサー原法では創感染のリスクが低い利点がある。その一方、カテーテル径が細いため、後で太いカテーテルに交換する必要があること、バルーン型カテーテルは事故抜去のリスクがあることなどの欠点もある。
- 現在では、イントロデューサー法に改良を加えた**イントロデューサー変法**が主流である。初期から太いカテーテルを使用でき、バンパー型カテーテルのため事故抜去のリスクが低い。

プル (Pull) 法

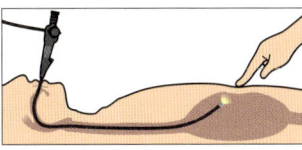

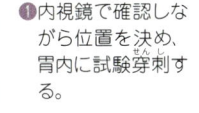

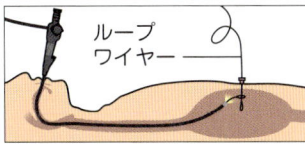

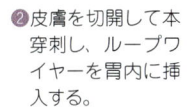

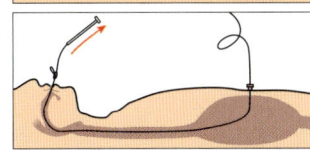

❶ 内視鏡で確認しながら位置を決め、胃内に試験穿刺する。

❷ 皮膚を切開して本穿刺し、ループワイヤーを胃内に挿入する。

❸ 内視鏡でループワイヤーを把持したまま、口腔外へ引き出す。

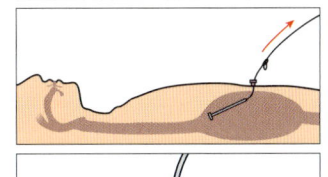

❹ ループワイヤーにカテーテルを結びつけ、腹壁側のワイヤーを引いて胃内に引き込む。

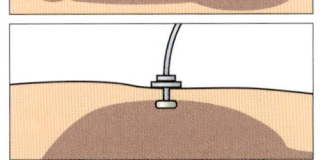

❺ カテーテルを固定する。

イントロデューサー (Introducer) 原法

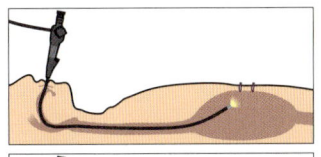

❶ 穿刺部位をはさむ位置で、胃壁を2〜4か所固定する。

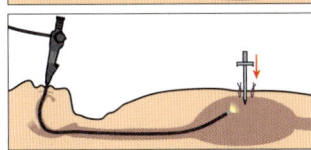

❷ 皮膚を切開し、トロカール針を胃内に穿刺する。

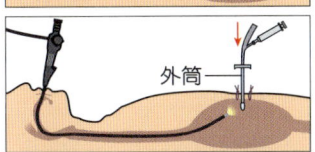

❸ 内針を抜き、外筒を介してバルーン型カテーテルを挿入する。

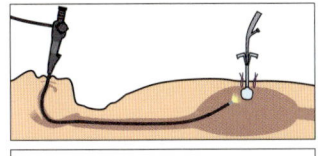

❹ カテーテルを滅菌精製水でふくらませた後、外筒を分割して取り除く。

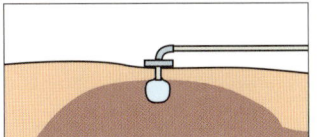

❺ カテーテルを固定板で腹壁に固定する。

イントロデューサー変法

❶ 穿刺部位をはさむ位置で、胃壁を2〜4か所固定する。

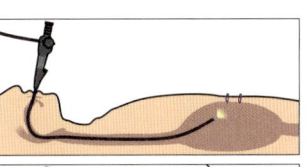

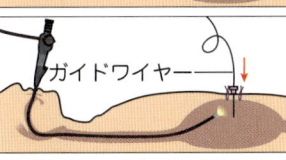

❷ 皮膚を切開し、細い針で穿刺して、ガイドワイヤーを胃内に挿入する。

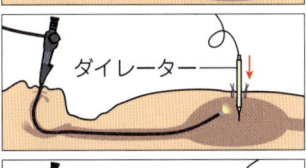

❸ ガイドワイヤーに沿わせてダイレーターを挿入し、瘻孔を拡張する。

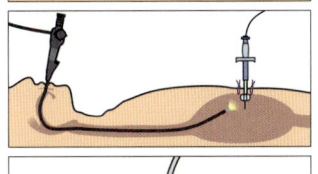

❹ ダイレーターを抜去し、ガイドワイヤーに沿わせてバンパー型カテーテルを挿入する。

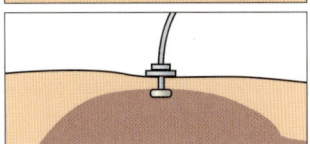

❺ カテーテルを固定板で腹壁に固定する。

経皮内視鏡的胃瘻造設術：percutaneous endoscopic gastrostomy (PEG) ／プル法：pull method／プッシュ法：push method／イントロデューサー法：introducer method

栄養管理

腸瘻造設術

- 腸瘻の造設方法には、開腹手術で行うほか、PEJ（経皮内視鏡的空腸瘻造設術）、PEG-J ㋐（経胃瘻的空腸栄養チューブ）がある。PEJの手技は基本的にプル法によるPEGと同じ。

開腹手術

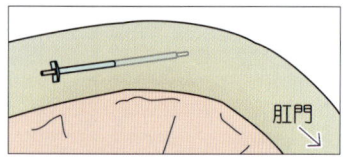

❶ 腸間膜と反対側の腸管壁に穿刺し、カテーテルを挿入する。

❷ チューブを肛門側に向けて挿入し、腸管壁に縫合する。

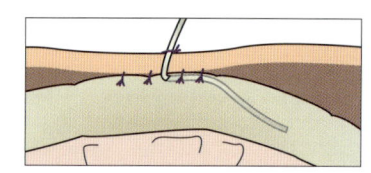

❸ チューブの口側に近い端を腹壁の外へ出し、縫合固定する。

カテーテルの種類

- カテーテルには、胃内と腹壁の外部にそれぞれ固定具がついている。外部固定具にはボタン型とチューブ型、内部固定具にはバルーン型とバンパー型がある。

カテーテルの基本形

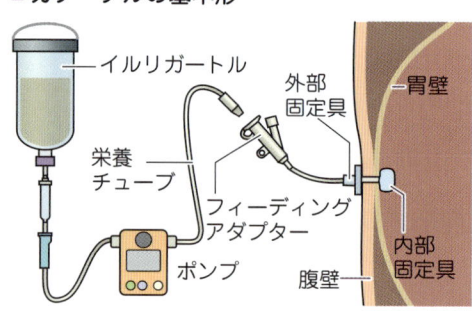

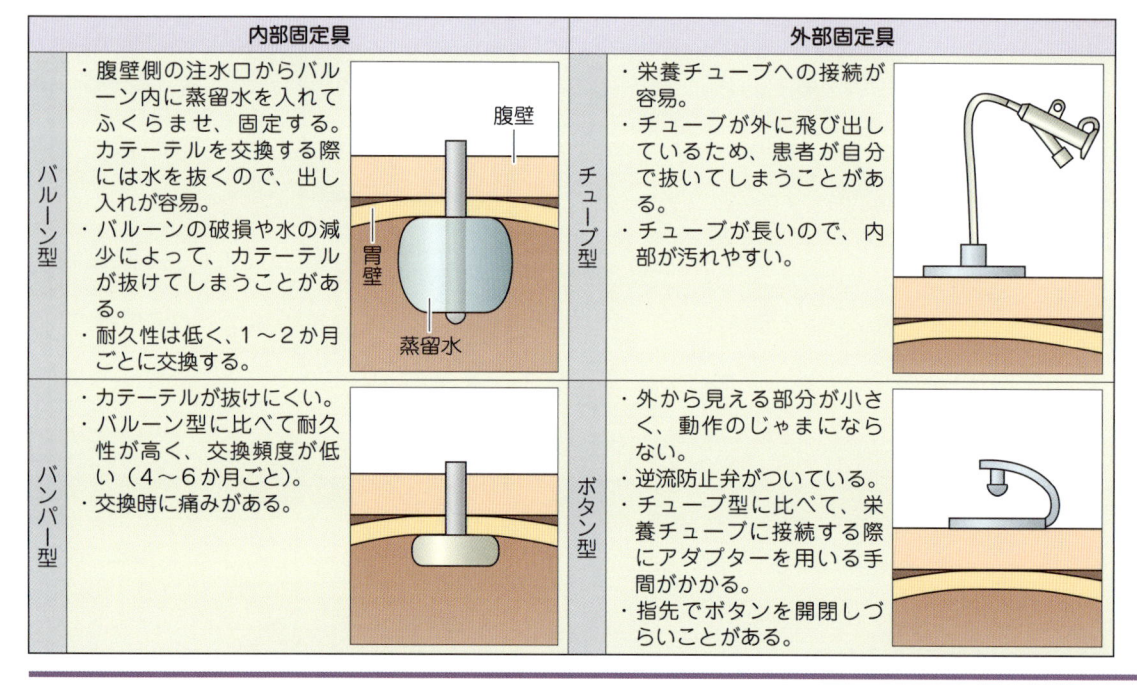

イルリガートル／栄養チューブ／フィーディングアダプター／ポンプ／外部固定具／胃壁／内部固定具／腹壁

	内部固定具		外部固定具
バルーン型	・腹壁側の注水口からバルーン内に蒸留水を入れてふくらませ、固定する。カテーテルを交換する際には水を抜くので、出し入れが容易。 ・バルーンの破損や水の減少によって、カテーテルが抜けてしまうことがある。 ・耐久性は低く、1～2か月ごとに交換する。	チューブ型	・栄養チューブへの接続が容易。 ・チューブが外に飛び出しているため、患者が自分で抜いてしまうことがある。 ・チューブが長いので、内部が汚れやすい。
バンパー型	・カテーテルが抜けにくい。 ・バルーン型に比べて耐久性が高く、交換頻度が低い（4～6か月ごと）。 ・交換時に痛みがある。	ボタン型	・外から見える部分が小さく、動作のじゃまにならない。 ・逆流防止弁がついている。 ・チューブ型に比べて、栄養チューブに接続する際にアダプターを用いる手間がかかる。 ・指先でボタンを開閉しづらいことがある。

空腸瘻造設：jejunostomy／経皮内視鏡的空腸瘻造設術：percutaneous endoscopic jejunostomy（PEJ）／経胃瘻的小腸瘻造設術：PEG-jejurostomy（PEG-J）

経腸栄養剤の種類

- 経腸栄養剤は一般に、窒素源の分解の程度により分類される。そのほか、医薬品か食品か、粉末か液体か、濃度の高さなどによる分類もある。また、肝不全、腎不全、糖尿病などの病態㋐に応じて成分比を変更、あるいは特殊な栄養素を強化した病態別経腸栄養剤もある。
- 近年、誤嚥防止を目的とした、適度な粘度をもつ半固形化栄養剤が注目されている。

■ 窒素源による経腸栄養剤の分類

天然濃厚流動食	人工濃厚流動食		
	・天然の食品を人工的に処理したもの。成分比や添加物により多くの種類がある。		
	半消化態栄養剤	消化態栄養剤	成分栄養剤
・天然の食品を原料とした流動食。	・窒素源は蛋白質。	・窒素源はアミノ酸、またはジペプチドやトリペプチド⇒P37。	・窒素源は合成アミノ酸のみ。
・窒素源は蛋白質。			
・食品扱い。	・食品扱いと医薬品扱いがあるが、成分上の違いはない。	・医薬品扱い。	・医薬品扱い。
・正常な消化吸収能力をもつ患者に適応。	・消化吸収能力が正常か、軽度障害の患者に適応。	・消化がほとんど不要なので、消化吸収能が低下している患者に適応。	・消化が不要なので、消化吸収能が低下している患者に適応。
・流動性が低いため、太いチューブが必要。そのため経鼻栄養には適さない。	・粉末と液体両方の剤型がある。	・粉末と液体両方の剤型がある。	・剤型は粉末。
	・栄養剤のpHが酸性に傾くと、蛋白質が固形化（カード化）してチューブが詰まることがある。		・浸透圧が高いため、下痢を起こす可能性がある。
			・脂肪がほとんど含まれないため、長期的に投与する場合には必須脂肪酸欠乏症に注意する。

管理上の注意

- 栄養剤の投与速度が速いと、腸管で吸収しきれずに下痢や腹痛の原因となる。ポンプを用いて、ようすを見ながら一定速度で投与する。
- 経腸栄養バッグやチューブなどの器具は、可能であればディスポーザブルのものを使用する。繰り返し使用する場合は、中性洗剤で洗った後、次亜塩素酸ナトリウム溶液で消毒する。
- チューブの閉塞を防ぐため、定期的にフラッシュ（水を勢いよく注入する）を行ったり、専用ブラシで洗浄したりする。
- 胃瘻の場合はバンパー埋没を予防するため、1日1回以上、カテーテルが360度回転するか確認する。

経腸栄養のおもな合併症

- 消化器関連の合併症を防ぐためには、患者に合った経腸栄養剤を選び、適切な速度と量で投与㋐する。また、チューブやバンパーを衛生的に管理することも重要である。

栄養ルートに関係する合併症	消化器関連の合併症
・チューブの誤挿入 ・チューブの閉塞 ・チューブの抜去、破損 ・胃瘻周辺からの栄養剤漏れ ・皮膚や粘膜のただれ、潰瘍 ・バンパーの埋没	・胃食道逆流、誤嚥 ・下痢 ・腹痛、腹部膨満 ・感染症
	代謝に起因する合併症
	・高血糖、低血糖 ・ビタミン、微量元素欠乏症

経腸栄養剤：enteral feeding formula／半消化態栄養剤：low residue diet（LRD）,polymeric formula／消化態栄養剤：oligomeric formula／成分栄養剤：elemental diet（ED）

消化にかかわる器官は、受精後第4～8週に内胚葉からつくられる

発生

担当：山田卓司

原始腸管と器官

- 人間の受精卵は受精後3週間で外胚葉、内胚葉、中胚葉に分かれ、さまざまな器官や組織のもととなる。外胚葉からは表皮や神経系などがつくられ、中胚葉は循環器系や泌尿生殖器系などのもととなる。内胚葉からは消化器㋐系や呼吸器系がつくられる。
- 第4週に**原始腸管**が形成される。原始腸管は前腸、中腸、後腸の3つの部分に分けられる。その後、第4～8週の間に主要な器官がすべて形成される。

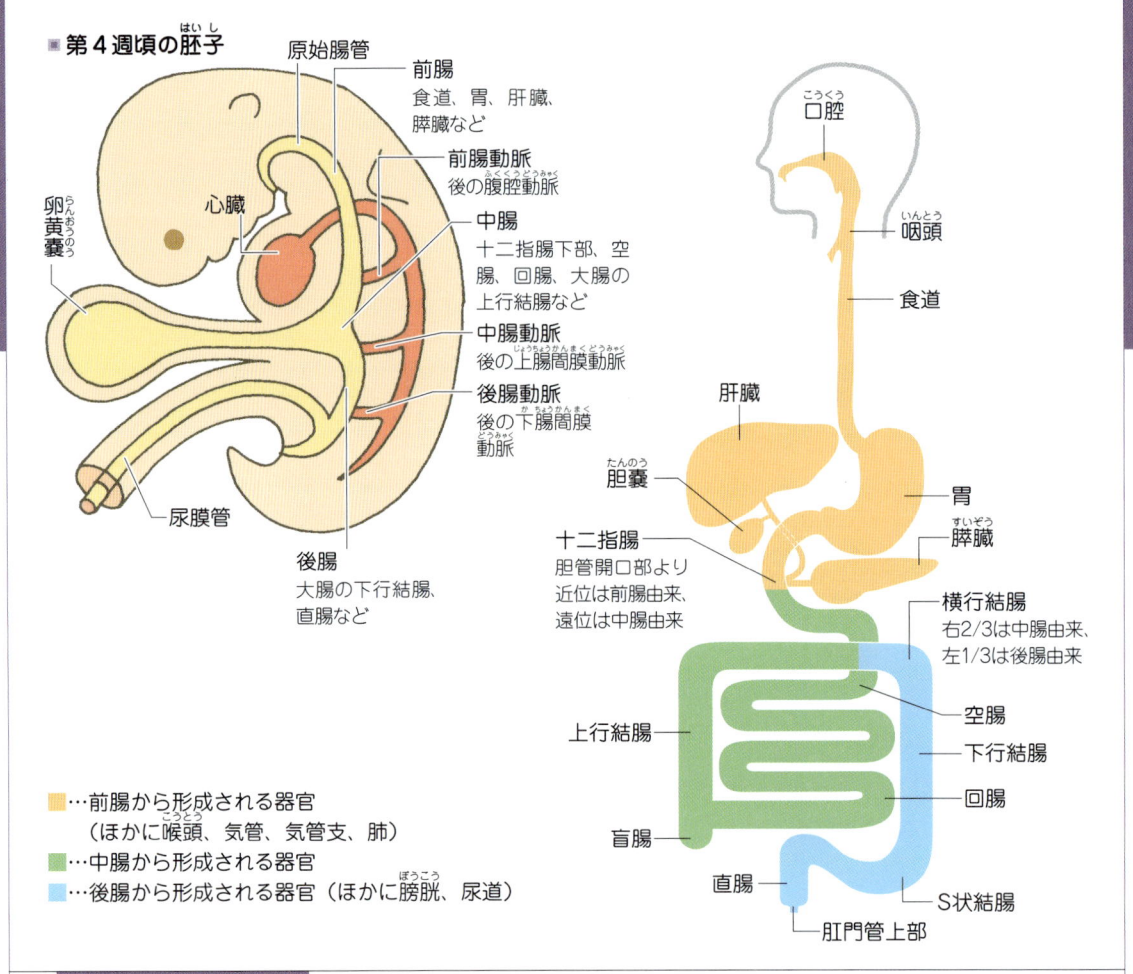

第4週頃の胚子

- 原始腸管
- 前腸：食道、胃、肝臓、膵臓など
- 前腸動脈 後の腹腔動脈
- 中腸：十二指腸下部、空腸、回腸、大腸の上行結腸など
- 中腸動脈 後の上腸間膜動脈
- 後腸動脈 後の下腸間膜動脈
- 卵黄嚢
- 心臓
- 尿膜管
- 後腸：大腸の下行結腸、直腸など

- 口腔
- 咽頭
- 食道
- 肝臓
- 胆嚢
- 十二指腸：胆管開口部より近位は前腸由来、遠位は中腸由来
- 胃
- 膵臓
- 横行結腸：右2/3は中腸由来、左1/3は後腸由来
- 上行結腸
- 空腸
- 下行結腸
- 回腸
- 盲腸
- 直腸
- S状結腸
- 肛門管上部

■…前腸から形成される器官（ほかに喉頭、気管、気管支、肺）
■…中腸から形成される器官
■…後腸から形成される器官（ほかに膀胱、尿道）

用語解説

胚子（embryo）
受精から第8週末までの、発生初期のヒトをさす。第4～8週の間に、生きていくうえで重要な器官のほとんどが形成される。これ以降を胎児という。

外胚葉：ectoderm／内胚葉：endoderm／中胚葉：mesoderm／原始腸管：primordial gut／前腸：foregut／中腸：midgut／後腸：hindgut／腹腔動脈：celiac artery／上腸間膜動脈：superior mesenteric artery／下腸間膜動脈：inferior mesenteric artery

消化管の発生

- 胃は拡大するにつれ、長軸に沿って時計回りに90度回転する。
- 中腸は成長するにつれ、U字形のループをつくりながら腹腔の外に突出する。そして横軸（上腸間膜動脈）に沿って反時計回りに270度回転する。

第6週初め

肝臓、胃、脾臓は正中断面上に配置されている。

中腸が伸びながらループをつくり、腹腔に収容できない分が臍帯に突出する（生理的臍帯ヘルニア）。

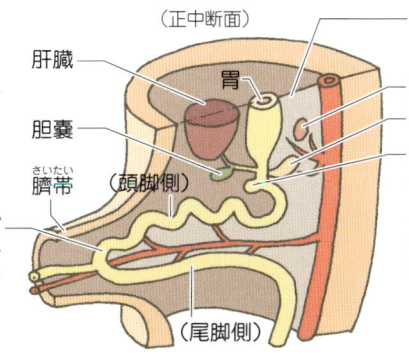

（正中断面）: 肝臓、胃、胆嚢、臍帯、（頭脚側）、（尾脚側）、背側胃間膜、脾臓、背側膵芽、腹側膵芽

膵臓のもととなる背側膵芽ができ、続いて腹側膵芽が総胆管の入り口近くに発生する。

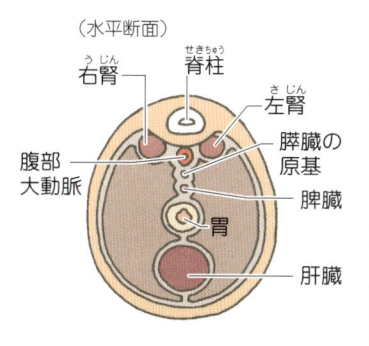

（水平断面）: 右腎、脊柱、左腎、腹部大動脈、膵臓の原基、脾臓、胃、肝臓

第10週頃

中腸ループが腹腔内に戻り始めながら180度回転したところ。

十二指腸の発達にともない、腹側膵芽が総胆管とともに背側へ移動し、背側膵芽と癒合する。

頭脚側が成長して小腸となる。

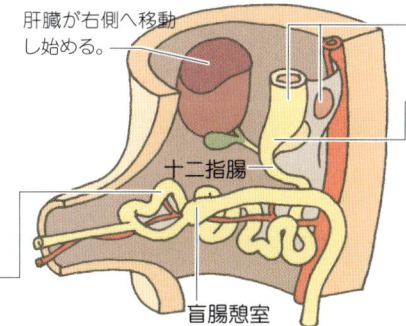

肝臓が右側へ移動し始める。十二指腸、盲腸憩室

脾臓や胃は左側に移動し始める。

胃の背側縁は腹側縁よりも発達し、左へ移動しながら大彎となる。

尾脚側には、将来盲腸と虫垂になる盲腸憩室ができる。

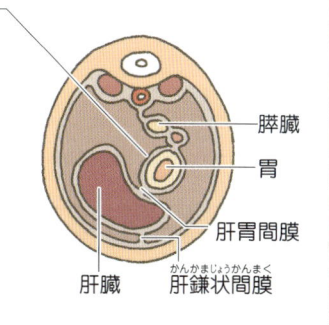

膵臓、胃、肝胃間膜、肝臓、肝鎌状間膜

第11週頃

中腸ループがさらに90度回転し、合計270度の回転を終える。

盲腸は右上腹部にある。

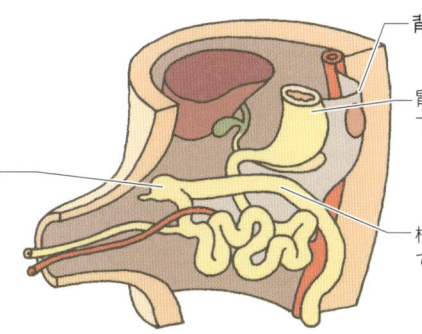

背側胃間膜、胃の頭部は左やや下方に移動する。横行結腸ができる。

消化管の完成

盲腸が右下腹部に移動する。

上行結腸ができる。
卵黄腸管は退行して閉塞する。

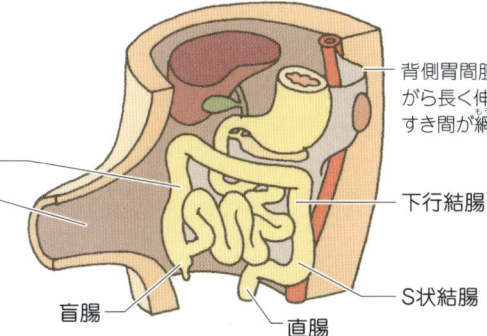

盲腸、下行結腸、S状結腸、直腸

背側胃間膜が左に引っぱられながら長く伸びて大網となり、すき間が網嚢となる。

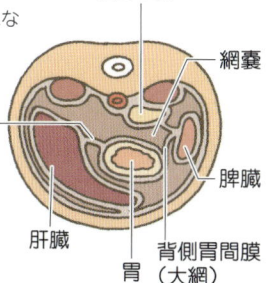

膵臓は後腹壁に押しつけられ、後腹膜臓器となる。

網嚢、肝胃間膜（小網）、脾臓、肝臓、胃、背側胃間膜（大網）

胃：stomach／肝臓：liver／脾臓：spleen／膵臓：pancreas／背側膵芽：dosal pancreatic bud／胆嚢：gallbladder／臍帯：umbilical cord／背側胃間膜：dorsal mesogastrium／盲腸憩室：cecum diverticulum／大網：greater omentum／小網：lesser omentum／中腸ループ：midgut loop／生理的臍帯ヘルニア：physiological umbilical herniation／卵黄腸管：vitelline duct

発生／腫瘍マーカー

先天性の消化管疾患

食道、十二指腸、回腸などの腸管の内腔は、上皮細胞が第5～7週の間に急速に発達することで一時的に閉鎖される。通常は胚子期（第8週）の終わりまでに上皮細胞が変成し、再び開通するが、これが不完全である場合、食道狭窄、十二指腸閉塞などの先天的疾患を引き起こす。そのほか中腸の回転異常、腸重積 ➡P135 などによる血流障害も原因と考えられている。

おもな先天性消化管疾患のしくみ

■食道閉塞

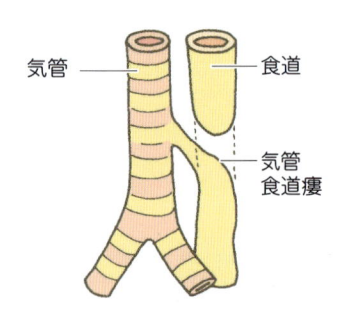

前腸の頭側部において、気管が食道からうまく分離できない場合に起こる。気管と食道が連絡してしまう気管食道瘻を合併することが多い。

■輪状膵

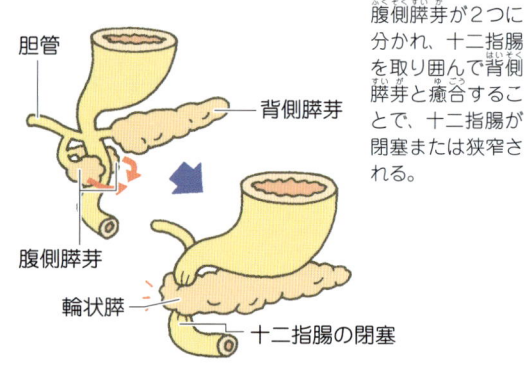

腹側膵芽が2つに分かれ、十二指腸を取り囲んで背側膵芽と癒合することで、十二指腸が閉塞または狭窄される。

■回転異常

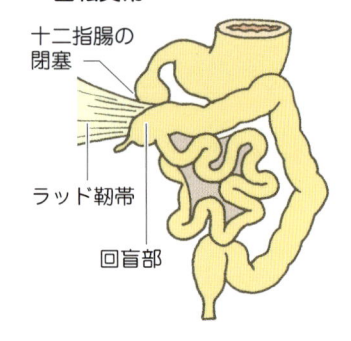

無回転、回転不足、逆回転など種類によってさまざまな病態がある。たとえば回転が180度で止まった場合、回盲部を腹壁に固定するラッド靱帯が右上腹部に生じてしまい、十二指腸を閉塞する。

■卵黄腸管の遺残

卵黄腸管の閉塞が不完全で、回腸と腹壁との間に線維性索などが残るもの。ここに腸管が巻きついて腸閉塞 ➡P134 を起こすこともある。回腸壁が突出した部分をメッケル憩室 ➡P160 という。

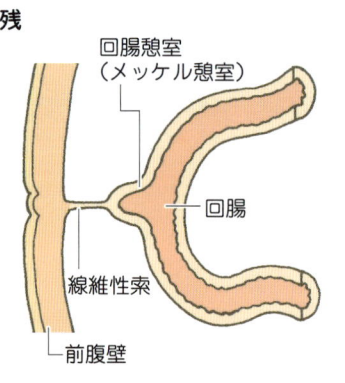

Column

腫瘍マーカー

担当：山田卓司

● 体内に腫瘍（がん）ができることによって血液中に多く出現する特殊な物質を、腫瘍マーカーという。腫瘍マーカーの数値のみでがんの存在を特定できるわけではないが、がんの進行に比例して数値が上昇し、治療が有効であれば低下するため、治療効果の判定などに役立つ。

■消化器がんのおもな腫瘍マーカー

マーカー名	胃がん	大腸がん	肝がん	胆道がん	膵がん
CEA（がん胎児性抗原）	○	◎	○	○	○
AFP（α-フェトプロテイン）			○		
PIVKA-Ⅱ			◎		
CA19-9（糖鎖抗原19-9）	△	△	△	◎	◎
Span-1抗原	△	△	○	◎	◎
KMO 1	△		◎	◎	◎

腸重積：intussusception／先天性食道閉塞：congenital esophageal obstruction／気管食道瘻：tracheoesophageal fissure／輪状膵：annular pancreas, ring pancreas／腸回転異常：malrotation of intestine／腸管無回転症：non-rotation of intestine／メッケル憩室：meckel diverticulum／腸閉塞：bowel obstruction, intestinal obstruction／ラッド靱帯：Ladd band

第 2 章
食道の疾患

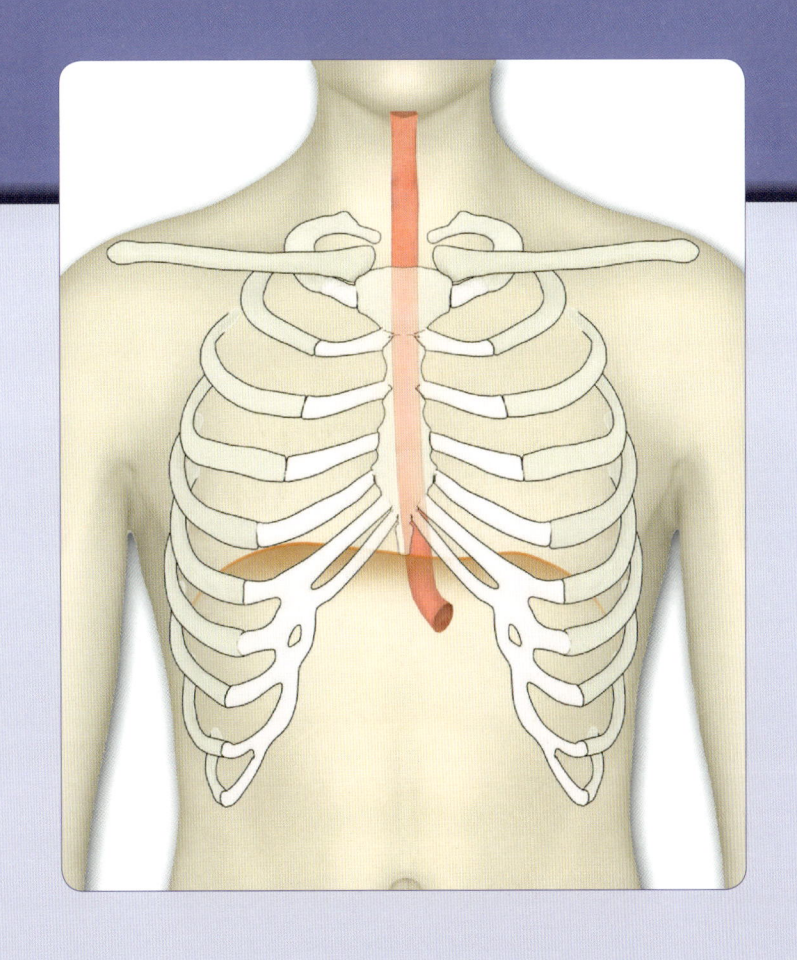

食道の構造と生理	54
Column 逆流防止機構	59
食道・胃静脈瘤	60
胃食道逆流症（GERD）	64
Column バレット食道	67
マロリー・ワイス症候群	68
食道アカラシア	70
Column 食道憩室	73
食道がん	74
食道裂孔ヘルニア	80
Column 横隔膜ヘルニア	82

口腔から胃まで食物を運ぶための消化管

食道の構造と生理

担当:太田正穂

食道の疾患一覧

■ 食道の位置

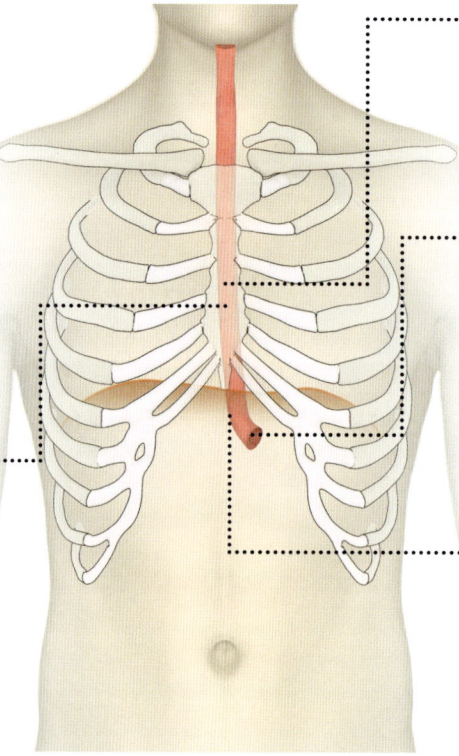

食道・胃静脈瘤 ➡P60
食道と胃の静脈が拡張して隆起し、蛇行を見せる病態。肝硬変(➡P215)が原因の場合が多い。

胃食道逆流症（GERD）➡P64
食道内に胃酸を含んだ胃内容物が逆流することによって、食道粘膜が冒される。

マロリー・ワイス症候群 ➡P68
嘔吐によって食道下部に裂傷が生じ、出血を起こす。

バレット食道 ➡P67
胃食道逆流症によって食道下部粘膜が胃酸に冒され、胃粘膜と同様の粘膜へと変化する。

食道アカラシア ➡P70
食道筋肉の弛緩不全により食道胃接合部の開大が不十分になり、食物の通過障害が起こる。

食道がん ➡P74
食道粘膜に起こる悪性腫瘍。

食道裂孔ヘルニア ➡P80
横隔膜から食道裂孔を介して胃の全層が胸腔へ脱出した病態。胃食道逆流症の原因ともなる。

- 食道は、咽頭と胃をつなぐ長さ約25cm、直径1〜2cmほどの管である。
- 食道は括約筋を有しており、口腔から咽頭を通じて胃まで食物を送り込む蠕動運動が行われている。
- 喉頭の輪状軟骨の下から第4胸椎の高さで大動脈と交差する。気管と心臓の後方を抜けて、第10胸椎で食道裂孔を通過し、噴門につながる。
- 食道の通過路には、心臓をはじめとして肺、気管、気管支、大動脈、横隔膜、迷走・反回・横隔神経などの重要臓器がある。

用語解説

漿膜（➡P29食道の構造）
消化管には通常、外膜の外側に漿膜があるが、食道には存在しない。そのため食道がんは周囲へ浸潤しやすい。

下部食道括約筋（LES）（➡P59逆流防止機構）
食道に重要な逆流防止機構の一種で、食道下端部に存在する平滑筋の高圧帯。胃から食道への逆流を防いでいる。

不随意運動（➡P59嚥下のしくみ）
咀嚼の後に起こる一連の嚥下作業上における、意識的に制止することのできない反射運動。

食道：esophagus／食道・胃静脈瘤：gastroesophageal varices／胃食道逆流症：gastroesophageal reflux disease（GERD）／バレット食道：Barrett esophagus／マロリー・ワイス症候群：Mallory-Weiss syndrome／食道アカラシア：esophageal achalasia／食道がん：carcinoma of the esophagus, esophageal carcinoma／食道裂孔ヘルニア：esophageal hiatal hernia／咽頭：pharynx／胃：stomach／喉頭：larynx／食道裂孔：esophageal hiatus

食道の解剖

- 食道は、頸部、胸部、腹部の3つに分けられている。食道がんの区分としては、そのうちの胸部を上部・中部・下部の3つに分けており、計5区分としている（右表参照）。
- 食道の上部と下部、そして中間部の3か所（食道入口部、気管分岐部・大動脈交差部、食道裂孔部）には、食物流動時に食道を閉鎖させる生理的狭窄部位があり、食物の通過を助け、胃や食道からの逆流も防いでいる。

■ 食道の区分

頸部食道（Ce）		食道入口部より胸骨上縁まで
胸部	上部食道（Ut）	胸骨上縁より気管分岐部下縁まで
	中部食道（Mt）	気管分岐部下縁より食道胃接合部までを2等分した上半分
	下部食道（Lt）	気管分岐部下縁より食道胃接合部までを2等分した下半分のなかの胸腔内食道
腹部食道（Ae）		食道裂孔上縁から食道胃接合部まで

日本食道学会編『臨床・病理 食道癌取扱い規約』（第10版補訂版）より改変

食道の各部名称

■ 左側から見た図

- 甲状軟骨
- 輪状軟骨
- 気管
- 胸骨
- 心臓
- 頸部食道(Ce)
- 胸部上部食道(Ut)
- 胸部中部食道(Mt)
- 胸部下部食道(Lt)
- 腹部食道(Ae)

■ 正面から見た図

＊は生理的狭窄部位

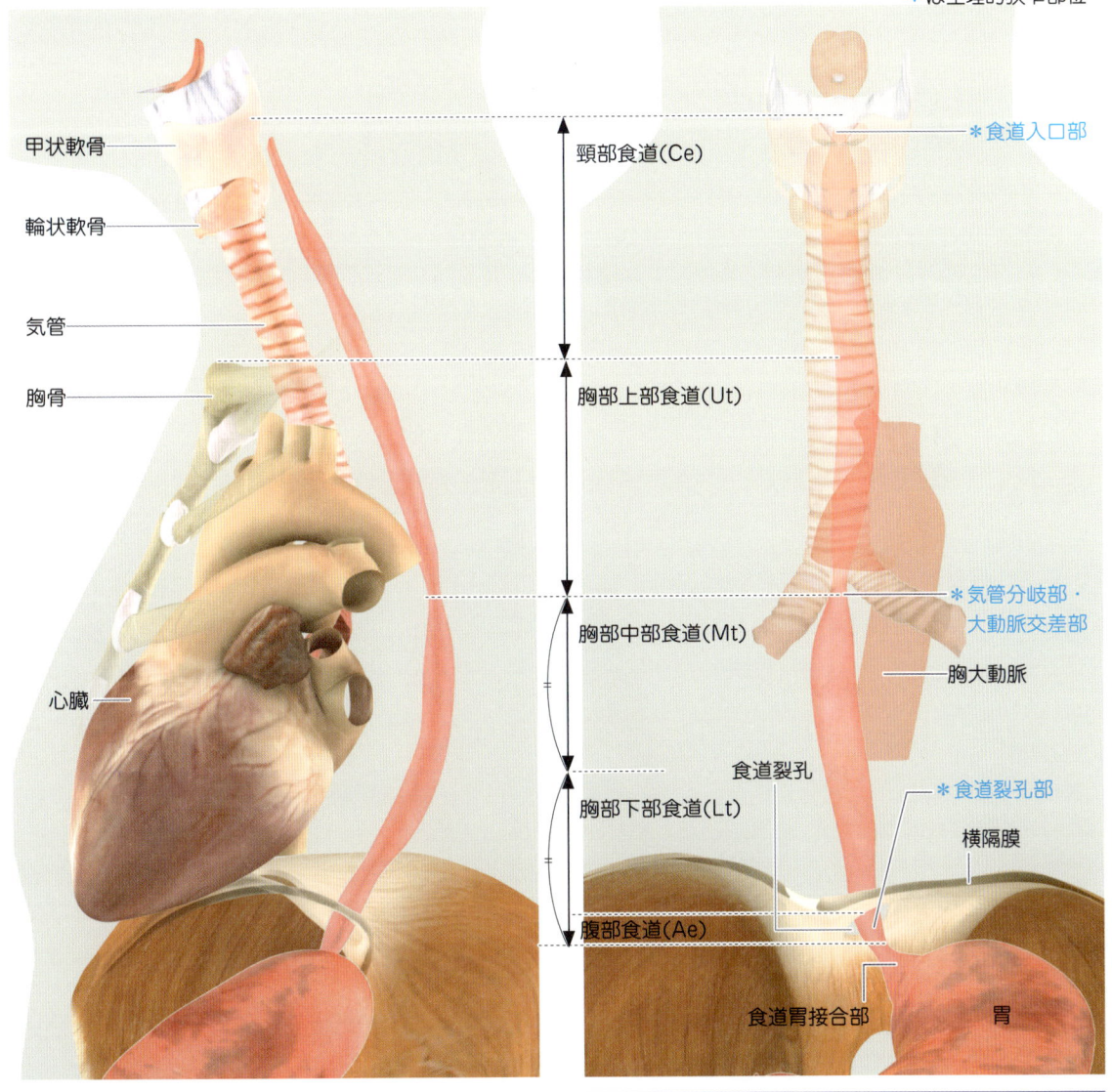

- ＊食道入口部
- ＊気管分岐部・大動脈交差部
- 胸大動脈
- 食道裂孔
- ＊食道裂孔部
- 横隔膜
- 食道胃接合部
- 胃

頸部食道：cervical esophagus (Ce)／胸部上部食道：upper thoracic esophagus (Ut)／胸部中部食道：middle thoracic esophagus (Mt)／胸部下部食道：lower thoracic esophagus (Lt)／腹部食道：abdominal esophagus (Ae)／甲状軟骨：thyroid cartilage／輪状軟骨：cricoid cartilage／横隔膜：diaphragm

食道の構造と生理

食道の動脈

■食道の動脈血流は、以下のようになっている。

【上部食道】
大動脈弓
→鎖骨下動脈→甲状頸動脈→下甲状腺動脈→上部食道

【中部食道】
胸部大動脈→食道動脈
→中部食道

【下部食道】
腹腔動脈
→左胃動脈→下部食道
→下横隔動脈

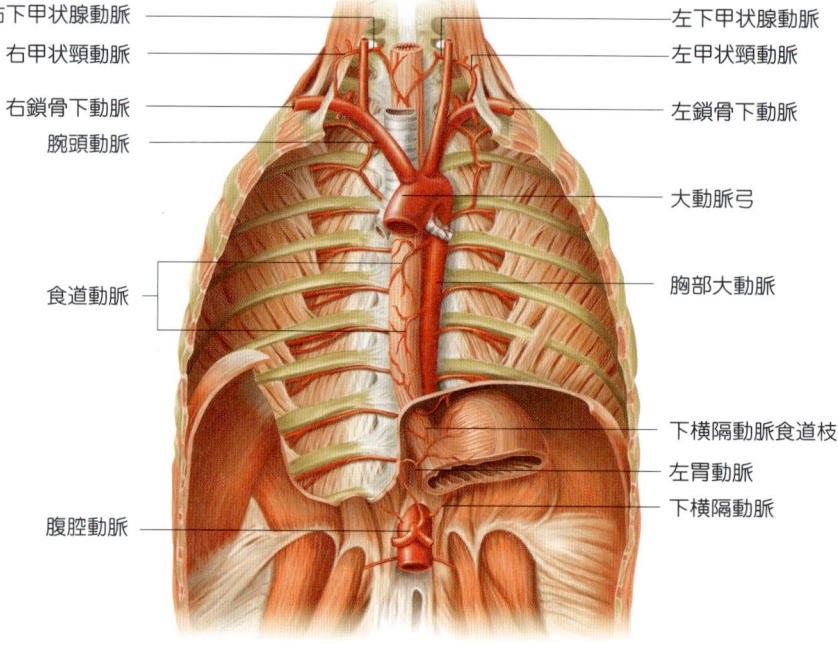

図中ラベル：右下甲状腺動脈／右甲状頸動脈／右鎖骨下動脈／腕頭動脈／食道動脈／腹腔動脈／左下甲状腺動脈／左甲状頸動脈／左鎖骨下動脈／大動脈弓／胸部大動脈／下横隔動脈食道枝／左胃動脈／下横隔動脈

食道の静脈

食道の静脈血流は、以下のように流れている。

【上部食道】
上部食道→下甲状腺静脈
→上大静脈

【中部食道】
中部食道→食道静脈
（以下、右ルートは奇静脈へ、左ルートは半奇静脈へ）
奇静脈→上大静脈
半奇静脈→副半奇静脈→上大静脈

【下部食道】
下部食道→左胃静脈
（以下左胃静脈から門脈と左下横隔静脈の2ルートに）
→門脈
→左下横隔静脈→下大静脈

■食道粘膜下層には多くの静脈叢が存在し、門脈圧亢進症（◎P244）などによって食道静脈瘤が生じる。

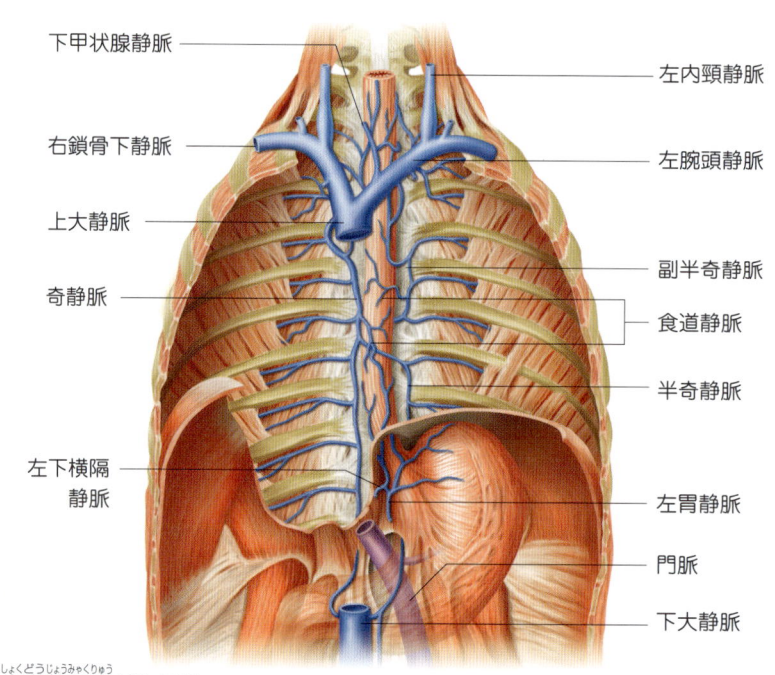

図中ラベル：下甲状腺静脈／右鎖骨下静脈／上大静脈／奇静脈／左下横隔静脈／左内頸静脈／左腕頭静脈／副半奇静脈／食道静脈／半奇静脈／左胃静脈／門脈／下大静脈

動脈：artery／大動脈弓：aortic arch／胸部大動脈：thoracic aorta／総頸動脈：common carotid artery／鎖骨下動脈：subclavian artery／腹部大動脈：abdominal aorta／上大静脈：superior vena cava／鎖骨下静脈：subclavian vain／腕頭静脈：brachiocephalic vein／奇静脈：azygos vein／半奇静脈：hemiazygos vein／門脈：portal vein／下大静脈：inferior vena cava

食道のリンパ流

- 食道にはリンパ管やリンパ節が多く存在する。また食道には漿膜がないため◆P29、リンパ節への転移が起こりやすい。

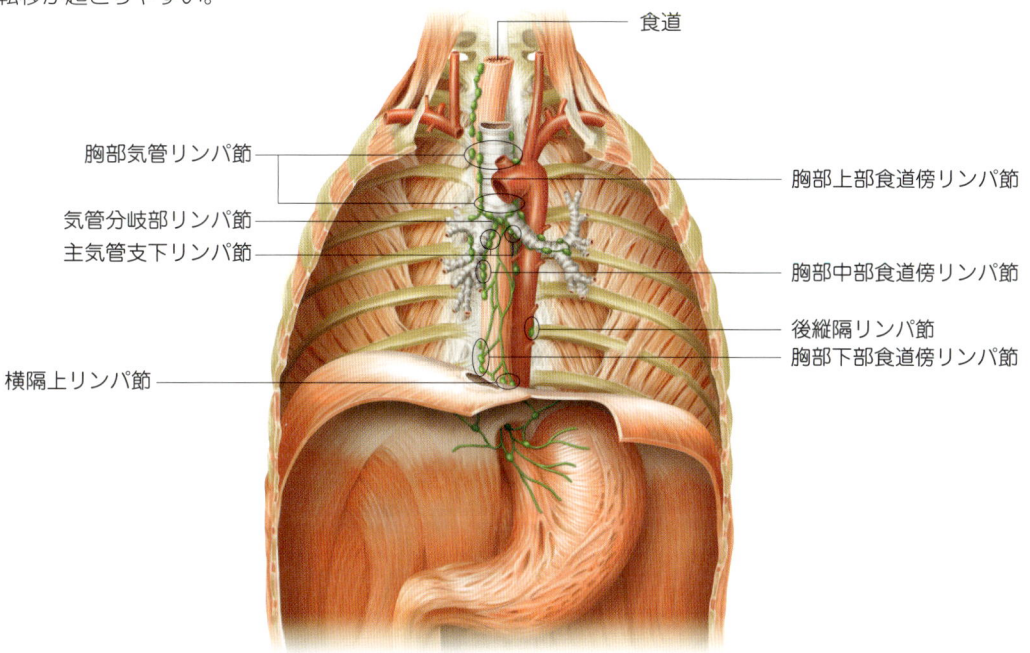

図中ラベル：
- 食道
- 胸部気管リンパ節
- 気管分岐部リンパ節
- 主気管支下リンパ節
- 横隔上リンパ節
- 胸部上部食道傍リンパ節
- 胸部中部食道傍リンパ節
- 後縦隔リンパ節
- 胸部下部食道傍リンパ節

食道周囲の神経

- 右迷走神経は、鎖骨下動脈の前方を通って大動脈弓の下部から食道の後方を通過する。
- 左迷走神経は、大動脈の前方を通って大動脈⑦弓の下部から食道の前方を下降する。双方とも食道裂孔を通って腹腔に入る。

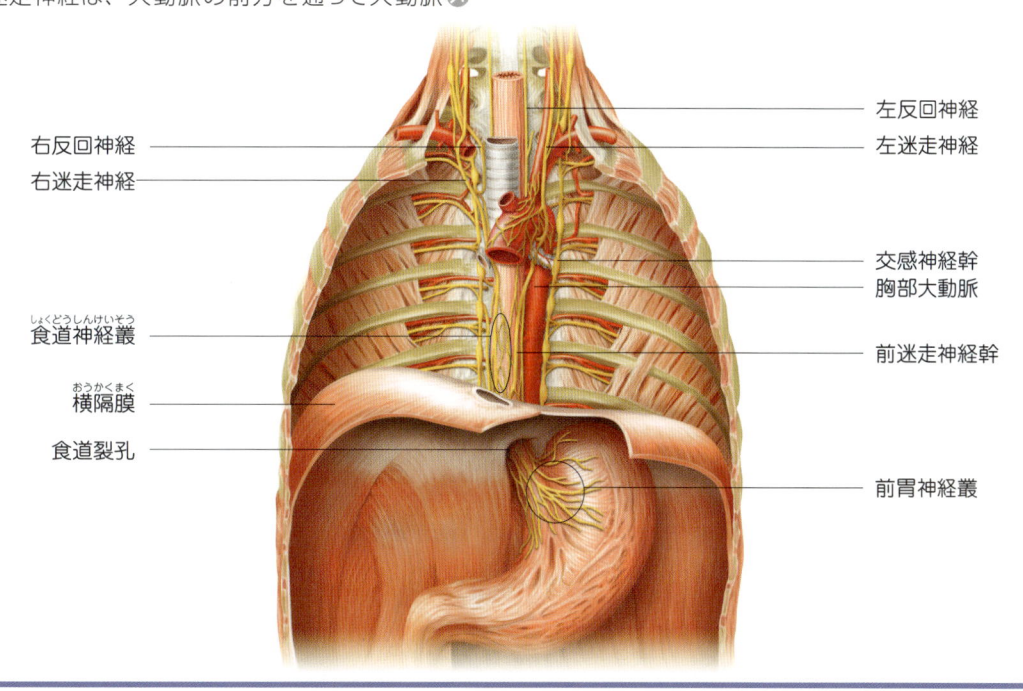

図中ラベル：
- 右反回神経
- 右迷走神経
- 食道神経叢
- 横隔膜
- 食道裂孔
- 左反回神経
- 左迷走神経
- 交感神経幹
- 胸部大動脈
- 前迷走神経幹
- 前胃神経叢

気管支：bronchus（単数），bronchi（複数）／食道傍リンパ節：juxtaesophageal lymph nodes／胸管：thoracic duct／迷走神経：vagus nerve, vagus／反回神経：recurrent laryngeal narve／食道神経叢：esophageal plexus／迷走神経幹：vagal trunk／食道裂孔：esophageal hiatus

食道の構造と生理／逆流防止機構

食道の内視鏡像

- 食道の内視鏡による所見では、食道粘膜や粘膜下層の血管の状態などが直接観察でき、食道がんをはじめとするさまざまな食道疾患の発見・治療に有効である。

■食道入口部

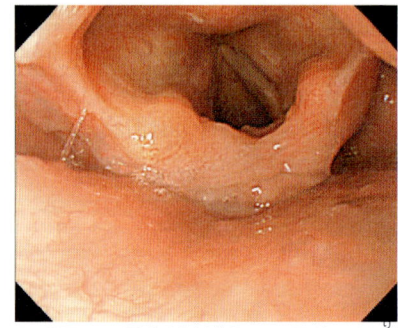

下咽頭の一番奥が食道入口。両脇には梨状陥凹がみられる。

■気管分岐部・大動脈交差部

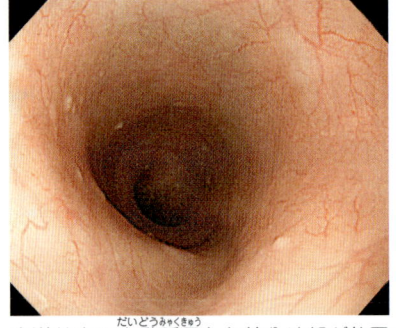

食道前方に大動脈弓と気管分岐部が位置する場所で、生理的狭窄部位である。

■食道裂孔部

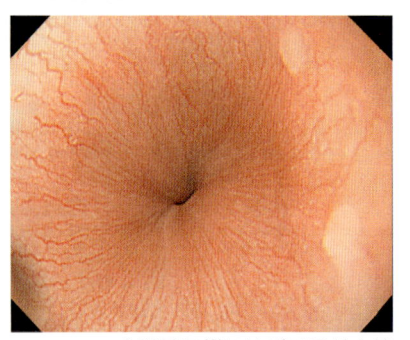

食道壁に縦に伸びる柵状血管の一番奥が食道・胃接合部である。胃の内容物が食道へ逆流するのを防いでいる（逆流防止機構→P59）。

内視鏡とは

- 先端にCCDをつけた細い管を体内に挿入し、体内の内腔を直接観察する機器。
- 先端には、気体や液体を注入できるノズル、薬剤の散布、吸引、鉗子などによる処置を施せる装置も装着可能。
- 口腔から挿入する経口内視鏡と、鼻腔から挿入する経鼻内視鏡がある。
- 経鼻内視鏡は約6mmと細く、咽頭反射による嘔吐感が起きないため、検査を受ける人の負担を軽減できる。
- 消化管の観察では、カプセル状の小型カメラを服用するカプセル内視鏡→P133もある。

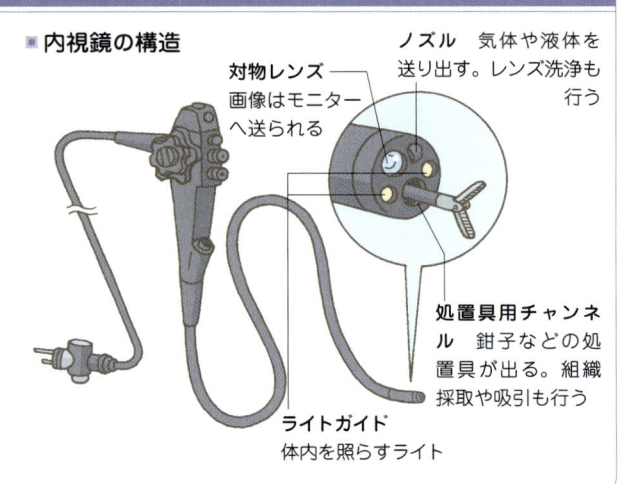

■内視鏡の構造

ノズル　気体や液体を送り出す。レンズ洗浄も行う

対物レンズ　画像はモニターへ送られる

処置具用チャンネル　鉗子などの処置具が出る。組織採取や吸引も行う

ライトガイド　体内を照らすライト

内視鏡検査：endoscopy／食道内視鏡検査：esophagoscopy／経鼻内視鏡／transnasal endoscopy／下咽頭：hypopharynx／食道入口部：esophageal orifice／梨状陥凹：pyriform sinus／大動脈弓：aortic arch

嚥下のしくみ

- 口腔から摂取された食物を、咽頭と食道を通じて胃まで送り込む一連の運動を**嚥下**という。
- 嚥下は以下の3期に区別される。第1期の口腔期のみが随意運動で、それ以降は不随意運動である。

【第1期】口腔期
咀嚼された食塊が、挙上した舌によって咽頭に送られる（随意運動）。

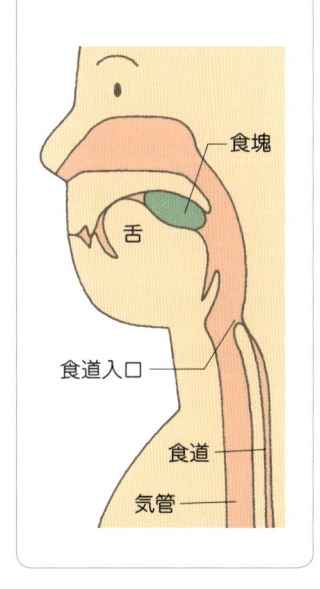

【第2期】咽頭期
軟口蓋が鼻腔と咽頭の間をふさぎ（鼻咽腔閉鎖）、舌根・咽頭壁が運動して食塊を送る。舌骨と喉頭が挙上し、喉頭蓋が下に反転して気管の入口をふさぐ（喉頭閉鎖）。上部食道括約筋（輪状咽頭筋）が弛緩し、食道入口部が開大する。

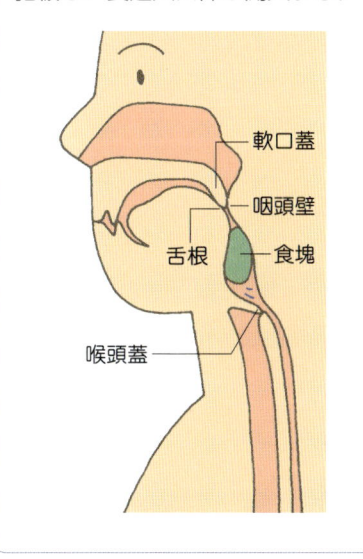

【第3期】食道期
食道壁の蠕動運動により、食塊が食道入口部から胃へと移動する。上部食道括約筋は収縮して食道入口部が閉鎖され、食塊の逆流を防ぐ。

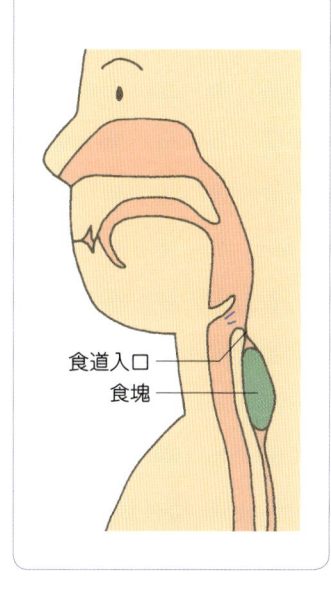

Column

逆流防止機構

担当：太田正穂

- 胃の入口である食道胃接合部（EGJ）には、胃内容物の逆流を防ぐための逆流防止機構が存在する。
- 逆流防止機構は、右表にある5つの機能が複合的に行われることによって成り立っている。
- とくに重要なのは**下部食道括約筋（LES）**で、嚥下の刺激に応じて弛緩・収縮を行っている。

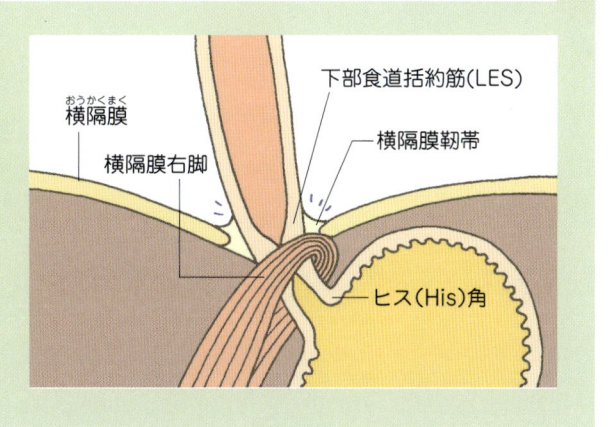

嚥下：swallowing／嚥下障害：dysphagia／弛緩：relaxation／軟口蓋：soft palate／喉頭蓋：epiglottis／蠕動運動：peristalsis／下部食道括約筋：lower esophageal sphincter (LES)／食道胃接合部：esophagogastric junction (EGJ)

静脈がふくれ上がり、破裂すると危険な病態 　　　　　　　　　I85 / I86.4 / I98.2

食道・胃静脈瘤
しょくどう　い　じょうみゃくりゅう
gastroesophageal varices

担当：中村真一

Overview

肝機能障害によって門脈*圧亢進症➡P244が起こり、大静脈系との間にできた側副血行路*（短絡路）の血流が増加して怒張・蛇行した病態。食道と胃上部の粘膜下層にある静脈がこの病態になると、食物の運搬や消化の刺激を受けて破裂の危険が高まる。

誘因・原因

- 原因となる肝機能障害は、肝硬変（ウイルス性、アルコール性など）が約80%、その他は特発性門脈圧亢進症*、肝外門脈閉塞症*、バッド・キアリ症候群➡P246など。

病態生理 ➡P61

- 門脈圧亢進症によって食道や胃の粘膜下層の静脈が怒張・蛇行し、側副血行路が形成される。
- 静脈瘤の血管はもろく、破裂しやすい。大量出血を起こすと生命にかかわる。

症状・臨床所見

- 無症状。静脈瘤が破裂すると吐血、下血をきたし、大量出血ではショック状態となる。

検査・診断 ➡P61〜62

| 血液検査 | X線造影検査 | 内視鏡検査 |

- X線造影や内視鏡により、怒張・蛇行した静脈瘤が認められる。
- 内視鏡の所見分類➡P62に従って診断する。

治療 ➡P62〜63

| 内視鏡治療 | 経静脈的治療 | 外科的治療 | 薬物療法 |

- 内視鏡的硬化療法（EIS）、内視鏡的静脈瘤結紮術（EVL）で静脈瘤の破裂防止・止血。
- 経静脈的治療として、バルーン閉塞下逆行性経静脈的塞栓術（B-RTO）で静脈瘤の破裂防止。経頸静脈的肝内門脈大循環短絡術（TIPS）*で門脈圧を低下。
- 外科的治療として、食道離断術*、ハッサブ（Hassab）手術*、シャント手術で静脈瘤への血行を遮断。
- バソプレシン、β遮断薬、硝酸薬の薬物療法で門脈圧を低下。

用語解説

門脈
消化管や脾臓からの血液を受け、消化管で吸収された栄養分を肝臓へ運ぶための静脈。

側副血行路
血管になんらかの阻害因子があって血流が滞った場合に、血流を通じさせるためにできる迂回路のこと。短絡路（シャント）ともいう。

特発性門脈圧亢進症（IPH） ➡P246
門脈圧亢進症と類似しているが、相違点は発生に肝硬変がかかわっていない点。肝硬変による血小板の減少を認めず、脾腫と汎血球減少がみられる。発症原因は不明。

肝外門脈閉塞症（EHO）
肝外門脈の閉塞から門脈圧亢進を示す疾患。原因には門脈血栓、門脈の先天性形態異常のほかに、胆道系疾患、血液疾患、膵臓疾患などがある。

経頸静脈的肝内門脈大循環短絡術（TIPS）
肝静脈と肝内門脈の間に金属ステントでシャントを形成し、門脈圧を低下させる。

食道離断術
食道胃静脈瘤の血行を遮断し、血液供給をなくす外科的治療。脾臓の摘出も行う。比較的肝機能が良好な場合に選択する術法。

ハッサブ（Hassab）手術
食道への血行は遮断せず、腹部食道・胃上部の血行遮断のみを行う。脾臓も摘出する。胃静脈瘤に治療効果が高い。

肝硬変：liver cirrhosis／門脈圧亢進症：portal hypertension／上大静脈：superior vena cava／短絡路：shunt／食道胃静脈瘤破裂：gastroesophageal variceal bleeding／特発性門脈圧亢進症：idiopathic portal hypertension (IPH)／肝外門脈閉塞症：extrahepatic portal vein obstruction (EHO)／吐血：hematemesis／下血：melena／経頸静脈的肝内門脈大循環短絡術：transjugular intrahepatic portosystemic shunt (TIPS)／脾臓：spleen

病態生理

- 門脈圧亢進症によって胃、腸管、脾臓からの血流が滞り、迂回のための側副血行路が形成される。
- 食道や胃の粘膜下層の血流が増加し、静脈が怒張・蛇行する。

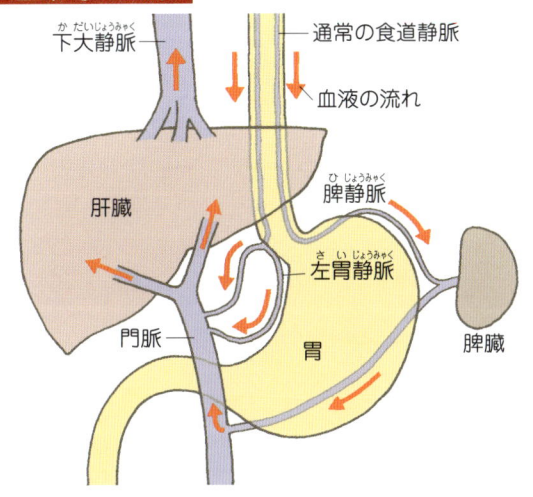

正常時の血流
下大静脈／通常の食道静脈／血液の流れ／肝臓／脾静脈／左胃静脈／門脈／胃／脾臓

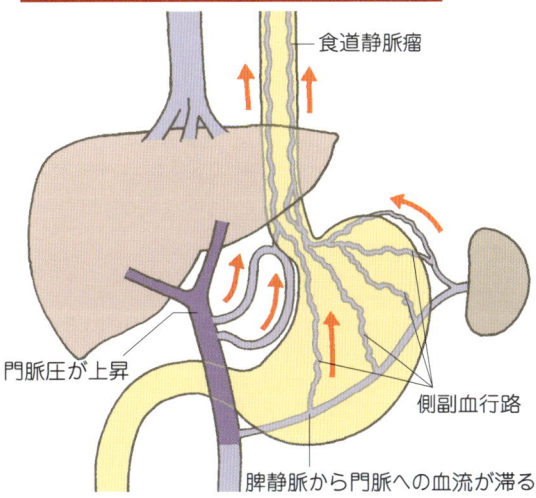

食道・胃静脈瘤が起きているとき
食道静脈瘤／門脈圧が上昇／側副血行路／脾静脈から門脈への血流が滞る

検査・診断

特徴的な検査所見		
血液検査	血小板数減少、汎血球減少、高アンモニア血症	
内視鏡検査	静脈瘤の色、発赤、出血の有無などで判定（所見分類→P62参照）	
X線造影検査	食道下部を中心にした静脈の怒張・蛇行	

X線造影検査

- 診断としては内視鏡のほうが精度が高い。また、門脈造影では側副血行路の状態を確認する。

■X線造影像

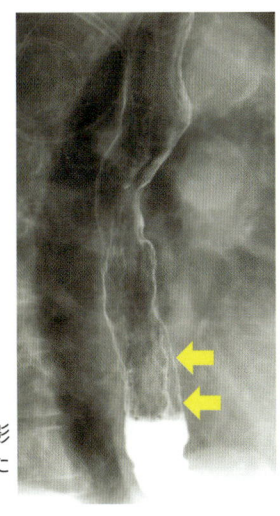

食道下部のX線造影像。連珠状に隆起した静脈瘤が確認できる。

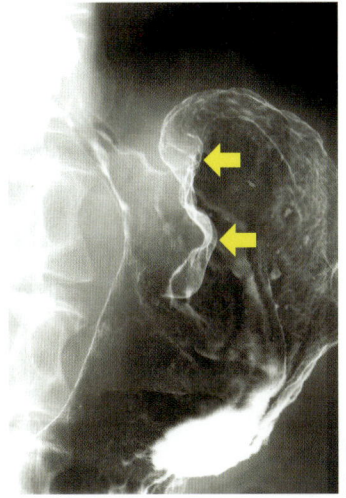

胃噴門部に結節状の隆起を認める。

門脈：portal vein／下大静脈：inferior vena cava／X線撮影：X-ray photography（X-P）／連珠状所見：pearl necklace sign

食道・胃静脈瘤

内視鏡検査

- 食道や胃の静脈瘤を直接観察する。右表の基準に従って、病態の程度を診断する。

内視鏡像

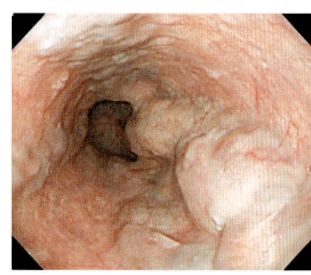

食道静脈瘤

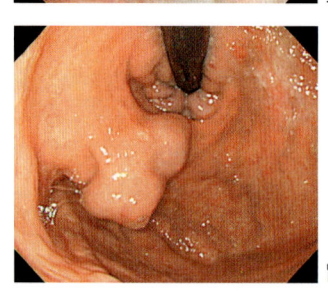

胃静脈瘤

所見分類

占居部位	Ls	上部食道まで
	Lm	中部食道にも及ぶ
	Li	下部食道のみ
	Lg-c	胃噴門輪に近接する
	Lg-f	胃噴門輪より離れて孤在
形態	F0	静脈瘤として認められない
	F1	直線的な細い静脈瘤
	F2	連珠状の中等度の静脈瘤
	F3	結節状・腫瘤状の太い静脈瘤
静脈瘤の色調	Cw	白
	Cb	青
発赤 ミミズ腫れ(RWM)・チェリーレッドスポット(CRS)・血マメ(HCS)様所見を示す	RC0	発赤なし
	RC1	限局性に少数認める
	RC2	RC1とRC3の間
	RC3	全周性に多数認める
出血	出血中	噴出性出血
		滲み出る出血
	止血後	赤色栓
		白色栓
粘膜 (+)(−)で表す	E	びらん
	UI	潰瘍
	S	瘢痕

日本門脈圧亢進症学会編『門脈圧亢進症取扱い規約改訂第2版』を元に作成

治療

治療の目的

内視鏡治療	内視鏡的硬化療法（EIS）・内視鏡的静脈瘤結紮術（EVL）。粘膜線維化治療としてアルゴンプラズマ凝固法（APC）など。

※出血時、内視鏡的止血が困難な場合は、SBチューブによる緊急止血処置を行う。

経静脈的治療	バルーン閉塞下逆行性経静脈的塞栓術（B-RTO）、経頸静脈的肝内門脈大循環短絡術（TIPS）
外科的治療	食道離断術、ハッサブ（Hassab）手術、シャント手術
薬物療法	バソプレシン、β遮断薬、硝酸薬

食道静脈瘤の治療の選択

治療法は次の3通りに大別される。
① 予防的治療（未出血時）
② 緊急的治療（出血後の止血）
③ 待期的治療（止血後の再発防止）

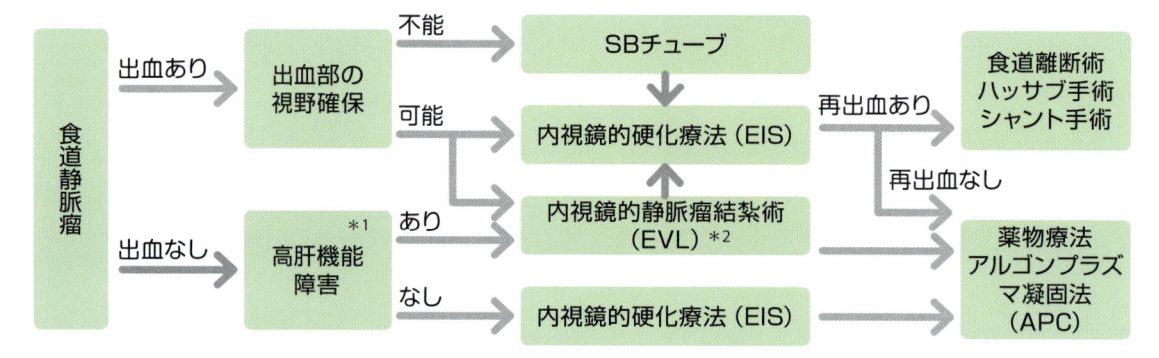

食道静脈瘤
- 出血あり → 出血部の視野確保 → 不能：SBチューブ／可能：内視鏡的硬化療法（EIS）
- 出血なし → 高肝機能障害*1 → あり：内視鏡的静脈瘤結紮術（EVL）*2 ／なし：内視鏡的硬化療法（EIS）

再出血あり → 食道離断術・ハッサブ手術・シャント手術
再出血なし → 薬物療法・アルゴンプラズマ凝固法（APC）

*1 総ビリルビン4mg/dL以上、アルブミン2.5g/dL以下、血小板2万/μL以下などの場合はEISは選択できない。
*2 胃静脈瘤の場合、再出血の危険が高いためEVLは行わない。EISかB-RTOが有用。

内視鏡検査：endoscopy／占居部位：location of the lesion／形態：form／色調：color／発赤所見：red color sign／ミミズ腫れ：red wale marking（RWM）／チェリーレッドスポット：cherry-red spot（CRS）／血マメ：hematocystic spot（HCS）／出血所見：bleeding sign／噴出性出血：spurting bleeding／滲み出る出血：oozing bleeding／赤色栓：red plug／白色栓：white plug／粘膜所見：mucosal finding／バソプレシン：vasopressin

内視鏡的硬化療法（EIS）

- 内視鏡下に食道内部から静脈瘤内に硬化剤を注入し、側副血行路となった静脈を塞栓させる。

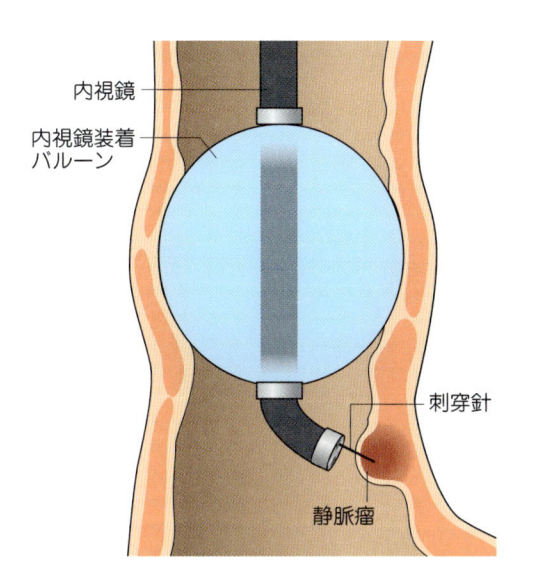

内視鏡
内視鏡装着バルーン
刺穿針
静脈瘤

内視鏡的静脈瘤結紮術（EVL）

- 内視鏡下に静脈瘤（または出血部）をゴムバンドで結紮し、結紮部分を壊死させる。
- EISを併用することもある。

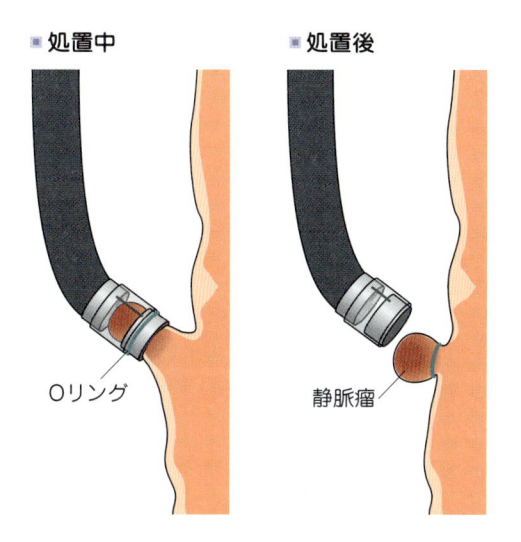

処置中　　処置後
Oリング　　静脈瘤

SBチューブによる緊急止血処置

- 静脈瘤破裂の際、緊急的に止血を行うのに有効。ただし患者の負担はたいへん大きい。
- バルーンのついたチューブを挿入し、胃上部でふくらませて口腔側に牽引する。食道内の患部でもう1つバルーンをふくらませて、患部を圧迫止血する。

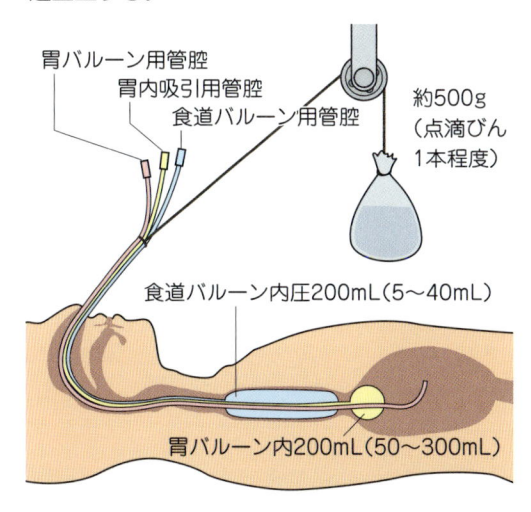

胃バルーン用管腔
胃内吸引用管腔
食道バルーン用管腔
約500g（点滴びん1本程度）
食道バルーン内圧200mL（5〜40mL）
胃バルーン内200mL（50〜300mL）

※バルーンは一時的な止血法で、長時間留置すると食道粘膜が虚血して粘膜損傷が起こる。できるだけ早期（12時間以内）に抜去し、内視鏡治療などを行うべきである。

バルーン閉塞下逆行性経静脈的塞栓術（B-RTO）

- 胃静脈瘤で、胃腎シャントを有する症例に行える。
- 大腿静脈からカテーテルを挿入し、胃静脈瘤まで進める。胃腎シャント内でバルーンをふくらませてシャントを閉塞し、胃静脈瘤に硬化剤を注入する。

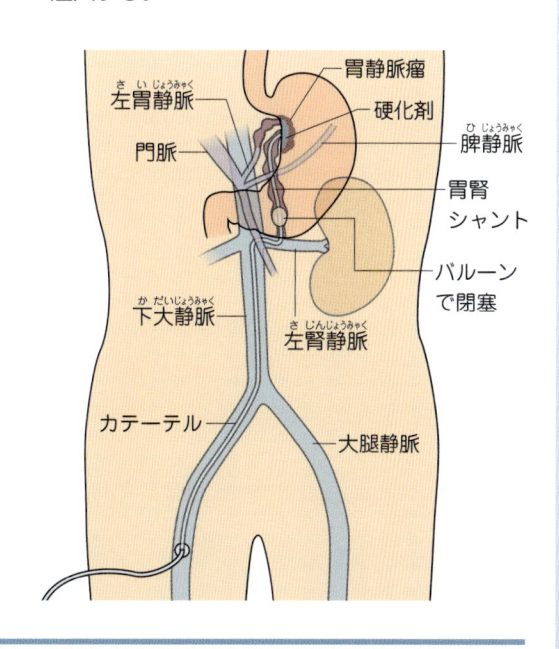

左胃静脈
門脈
下大静脈
胃静脈瘤
硬化剤
脾静脈
胃腎シャント
バルーンで閉塞
左腎静脈
カテーテル
大腿静脈

内視鏡的硬化療法：endoscopic injection sclerotherapy（EIS）／内視鏡的静脈瘤結紮術：endoscopic variceal ligation（EVL）／バンド結紮：band ligation／バルーン閉塞下逆行性経静脈的塞栓術：balloon occluded-retrograde trasvenous obliteration（B-RTO）／SBチューブ：Sengstaken-Blakemore tube／圧迫壊死：pressure necrosis／胃静脈瘤：gastric varices／大腿静脈：femoral vein

胃から食道へ胃内容物が逆流して起こる病態

K21

胃食道逆流症（GERD）
gastroesophageal reflux disease

担当：太田正穂

Overview

胃酸を含んだ胃内容物が、食道へ逆流するために、食道粘膜*が刺激を受けて食道の不快感（胸やけ、呑酸など）が生じる病態。

誘因・原因

- **下部食道括約筋（LES）の機能低下**による弛緩。食道裂孔ヘルニア●P80や、加齢によっても起こる。
- 腹圧の上昇（前かがみな姿勢、肥満、腹部のきつい服装）、食生活（過食・脂肪分の多い食事、食後すぐの就寝）。
- 食道や胃の蠕動運動の低下（全身性進行性硬化症*）。

病態生理 ●P65

- 胃酸を含んだ胃内容物が食道に逆流し、食道粘膜を刺激する。

症状・臨床所見

- 胸やけ、呑酸、食道の逆流感、のどのつかえ、飲み込みにくさ、過度のげっぷなど。
- 声のしわがれ、喘息様症状、胸痛などもみられる。

検査・診断 ●P65〜66

| 内視鏡検査 | 24時間pHモニタリング検査 | 食道内圧検査 |

- 内視鏡検査で食道粘膜に発赤やびらん、潰瘍が認められれば**逆流性食道炎**。びらんなどが認められなくても、愁訴症状があれば非びらん性胃食道逆流症（NERD）*とする。
- 24時間pHモニタリングは、自覚症状はあるが内視鏡検査で所見が認められない場合の診断に有効。

治療 ●P67

| 薬物療法 | 外科的療法* | 生活指導 |

- 胃酸分泌抑制薬（プロトンポンプ阻害薬［PPI］、H_2受容体拮抗薬）、制酸薬、消化管運動機能改善薬、粘膜保護薬。
- 腹腔鏡によるニッセン（Nissen）法の噴門形成術。
- 腹圧を高めないような習慣、食生活の改善、就寝時上半身挙上（枕を高くするなど）など、日常生活における指導も有効。

用語解説

食道粘膜
食道粘膜は酸に弱く、そのため胃食道逆流症などで胃酸に冒されると、大きなダメージを負う。変化としては、酸に弱い食道粘膜が酸に強い胃粘膜様となり、バレット食道（●P67）となる危険がある。バレット食道は食道腺がんを誘発する。

全身性進行性硬化症
膠原病の一種で、内臓を含む全身の皮膚が硬化する病態。内視鏡による組織検査で皮膚生検を行い診断する。悪性腫瘍への進行もある。

非びらん性胃食道逆流症（NERD）
内視鏡検査では食道粘膜のびらんや潰瘍などの異常所見がないにもかかわらず、自覚症状がある病態のこと。日本では近年増加傾向にあり、中高年の女性に多くみられている。診断にはpHモニタリング検査が用いられる。

GERDの外科的療法
GERDは薬物療法によって症状が緩和できるが、物理的な治療法とはいえず、長期的に薬物投与を続ける必要がある。外科的療法（ニッセン法）は発症起因である噴門弛緩の改善に効果があり、近年症例も増加している。

非びらん性胃食道逆流症：non-erosive reflux disease（NERD）／逆流性食道炎：reflux esophagitis／下部食道括約筋：lower esophageal sphincter（LES）／食道裂孔ヘルニア：esophageal hiatal hernia／胃液：gastric juice

病態生理

- 食道胃接合部に存在する逆流防止機構⇒P59が正常に機能せず、胃内容物が食道へ逆流したために、食道粘膜が冒されたり、さまざまな自覚症状が現れる。

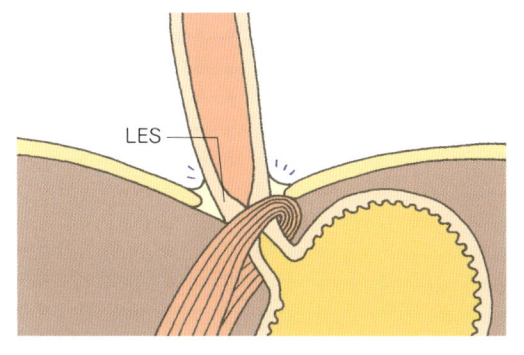

正常な状態
食塊の通過がない時は、下部食道括約筋（LES）が食道を閉鎖し、胃からの逆流は起こらない。

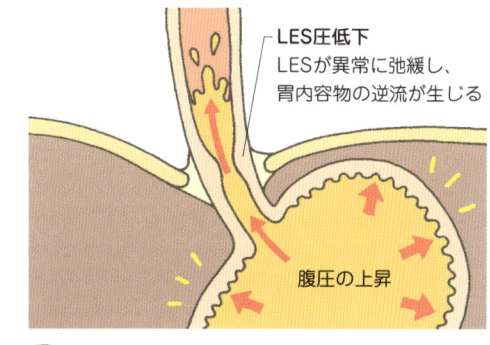

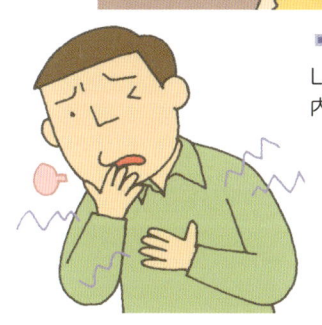

GERD
LES圧低下
LESが異常に弛緩し、胃内容物の逆流が生じる
腹圧の上昇
LESが弛緩しており、胃内容物の逆流が起こる。

検査・診断

特徴的な検査所見		
内視鏡検査	食道胃接合部の発赤・びらん・潰瘍・白苔	
食道内圧検査	食道内圧の低下	
24時間pHモニタリング検査	pHが4未満の時間が4％以上	

24時間pHモニタリング検査

- 食道下部のpHを測り、胃酸の逆流の有無と頻度、重症度を調べる検査。
- 小型のpHセンサー付きのカテーテルを鼻から挿入し、携帯式の記録装置にpH値を24時間にわたり記録する。
- pHセンサーは食道と胃に設置され、胃内pHと食道内pHの変化発生時間が確認できる。
- 24時間中、pHが4未満の時間が4％以上の場合はGERDと診断する。

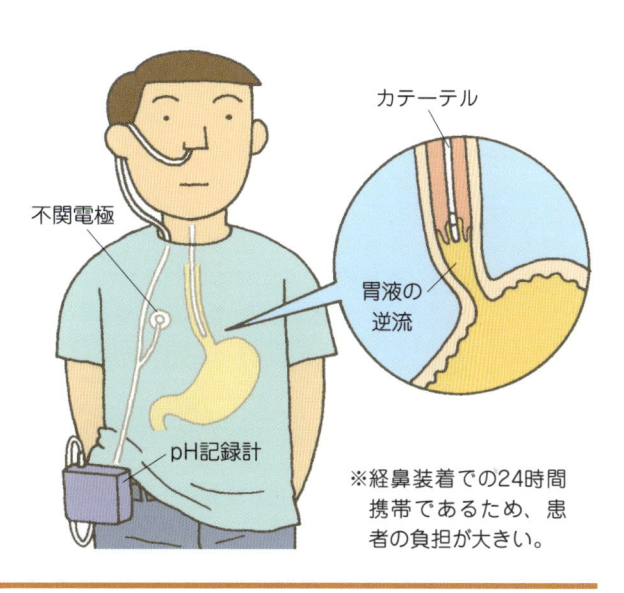

カテーテル
不関電極
胃液の逆流
pH記録計

※経鼻装着での24時間携帯であるため、患者の負担が大きい。

食道胃接合部：esophagogastric junction（EGJ）／胸やけ：heartburn／呑酸：acid reflux／胸痛：chest pain／喘鳴：wheezing／咽喉頭違和感：pharyngolaryngeal paresthesia／食道pHモニタリング：esophageal pH monitoring

胃食道逆流症（GERD）／バレット（Barrett）食道

内視鏡検査

- 内視鏡検査では、食道胃接合部（EGJ）周辺の病変の重症度を診断する。所見で、発赤、びらん、潰瘍、白苔などの粘膜異常を確認する。

- 病変の重症度は、その症状と広がり具合から、ロサンゼルス分類（LA分類）によって診断する。

■ 重症度分類〔ロサンゼルス分類（LA分類）〕

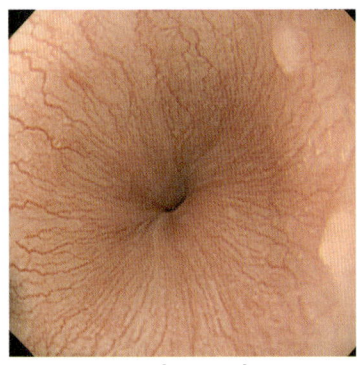

1 Grade N（nomal）
内視鏡的にはとくに変化が認められない状態

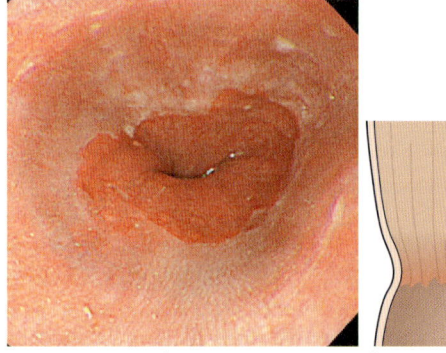

2 Grade M（minimal change）
びらんなどの粘膜障害は認められないが、発赤・白苔など色調変化のある状態

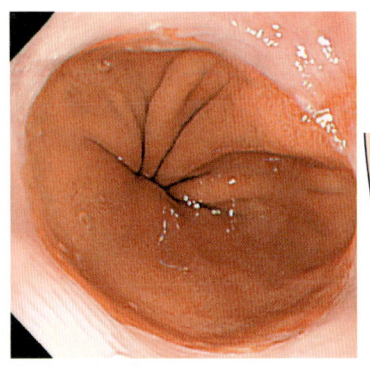

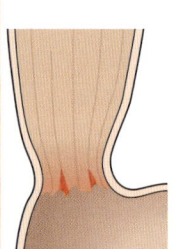

3 Grade A
直径5mm以内の粘膜障害が認められる状態

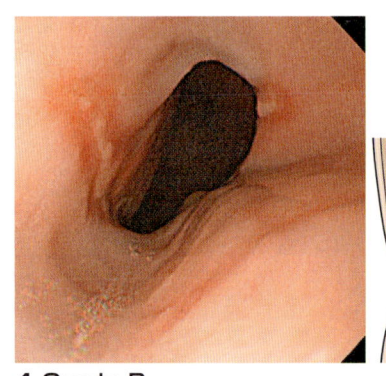

4 Grade B
直径5mm以上の粘膜障害が1か所以上あるが、互いの粘膜障害は連続していない状態

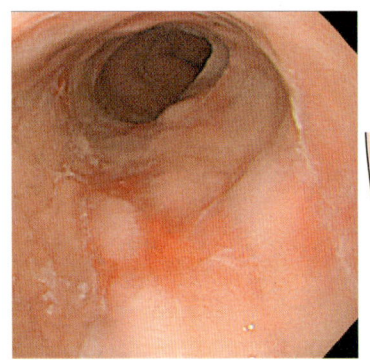

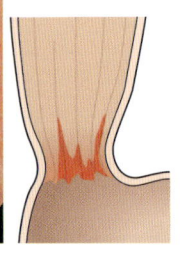

5 Grade C
粘膜障害が複数の粘膜ひだとつながっているが、全周の3/4を超えていない状態

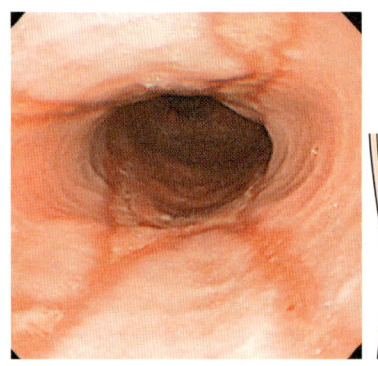

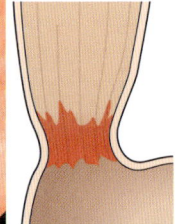

6 Grade D
粘膜障害が全周の3/4以上に広がっている状態

発赤：flare／びらん：erosion／潰瘍：ulcer／白苔：white coat／食道胃接合部：esophagogastric junction（EGJ）／粘膜障害：mucosal membrane disorder

治療

治療の目的
- **薬物療法**：胃酸分泌抑制薬・制酸薬で胃酸分泌を減少。消化管運動機能改善薬、粘膜保護薬
- **外科的療法**：ニッセン法（Nissen法）による噴門の締着

薬物療法

- GERDの治療には薬物療法が功を奏している。とくに、胃酸分泌抑制薬であるPPI（プロトンポンプ阻害薬）とH₂RA（ヒスタミンH₂受容体拮抗薬）の処方が最も効果が高い。
- 胃酸分泌抑制薬と併用して、消化管運動機能改善薬、制酸薬、粘膜保護薬も効果がある。

外科的療法

- GERDの治療はおもに生活指導と薬物療法だが、これによって物理的な要因が改善するわけではなく、また薬も長期間服用しなくてはならないため、手術を選択する場合がある。
- 腹腔鏡によるニッセン法の噴門形成術は、全身麻酔下で行う。

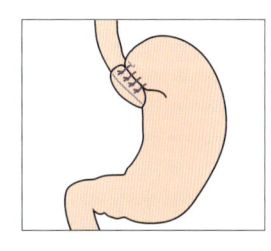

おもな治療薬 ※副作用も考慮し、処方には十分注意する。

分類	おもな薬剤	薬効
胃酸分泌抑制薬 PPI	オメプラゾール、ランソプラゾール、ラベプラゾール	胃酸の分泌抑制
胃酸分泌抑制薬 H₂RA	シメチジン、ラニチジン、ファモチジンなど	
制酸薬	水酸化アルミニウムゲル、水酸化マグネシウム	胃酸を中和する
消化管運動機能改善薬	モサプリド	蠕動運動機能を改善
粘膜保護薬	アルギン酸ナトリウム	粘膜保護

ニッセン法
食道全周を、胃を巻きつけるようにして縫合する。

Column

バレット（Barrett）食道

K22.1
担当：太田正穂

- 食道下部の扁平上皮が、GERDにより胃酸の逆流を長期間受けたことで、胃粘膜と同様の円柱上皮（バレット上皮）に変化した状態をいう。バレット食道は食道腺がんのリスクを高めるため、定期的な検査が重要である。

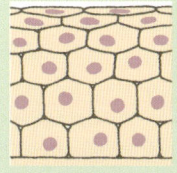

扁平上皮
細胞が何層にも重なっていて機械的に強じん。

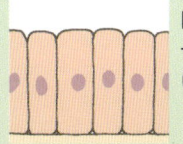

円柱上皮
円柱状の細胞が一層に並ぶ。酸に強い。

ショートバレット食道（SSBE） 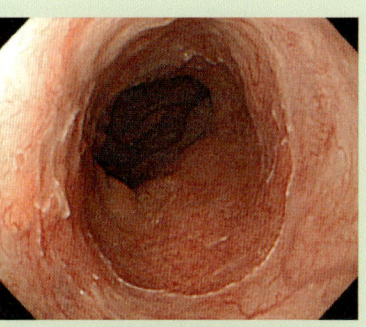
バレット上皮が食道胃接合部（EGJ）から3cm未満のものをショートバレット食道という。

検査・診断
内視鏡で食道下部を観察し、染色液や組織生検でバレット上皮を確認する。

治療
胃酸分泌抑制薬が有効だが、変化した円柱上皮を元に戻すことは困難である。
※ピロリ菌感染症 ➡ P100の除菌を行うと、胃酸の分泌が過剰になり、バレット食道が発症・悪化する場合がある。

プロトンポンプ阻害薬：proton pump inhibitor（PPI）／ヒスタミンH₂受容体拮抗薬：histamine H₂ receptor antagonist（H₂RA）／腹腔鏡下手術：laparoscopic surgery／ニッセン法（Nissen法）：Nissen fundoplication／バレット食道：Barrett esophagus／ショートバレット食道：short segment Barrett esophagus（SSBE）／バレット上皮：Barrett epithelium／ピロリ菌（ヘリコバクター・ピロリ）：Helicobacter pylori

嘔吐が原因となり、食道下部が裂傷して出血する

K22.6

マロリー・ワイス症候群
Mallory-Weiss syndrome

担当：太田正穂

Overview
嘔吐により腹圧が急に上昇し、**食道胃接合部（EGJ）**付近で**裂傷**が起こって出血する病態。多くが吐血だが、約10％で下血もみられる。上部消化管出血の約5％を占めており、出血量が多い場合にはショック状態を起こす危険もある。

誘因・原因
- 嘔吐による腹圧の上昇。最も多いのが飲酒、その他妊娠悪阻*、乗り物酔い、抗がん剤の副作用、脳腫瘍などもある。
- 嘔吐以外では、咳、くしゃみ、しゃっくり、排便時のいきみなど、腹圧の上昇により起こる場合がある。
- 内視鏡検査など医原性原因もありえる。
- 食道裂孔ヘルニア⮕P80を合併していることが多い。
- ブールハーフェ症候群⮕P69との鑑別が重要。

病態生理
- 食道胃接合部付近で裂傷が起こり、吐血（まれに下血）。

症状・臨床所見
- 嘔吐後に鮮血の混じった吐血、下血がみられる。

検査・診断 ⮕P69

| 血圧／血液検査 | 内視鏡検査 |

- 血圧、血液検査などで、貧血の有無と出血量を推定する。
- 内視鏡検査による食道胃接合部の裂傷の確認。

治療 ⮕P69

| 内視鏡的治療 |

- 出血量が少なく止血している場合は経過観察でよい。
- 出血が続いていたり、再出血の可能性がある場合には内視鏡的止血術を行う。内視鏡的止血術はおもに、クリッピング⮕P69、高張Naエピネフリン（HSE）およびエタノールの局注*、アルゴンプラズマ凝固法（APC）*。
- その他、状況に応じて絶食、補液。酸分泌抑制薬、止血薬、粘膜保護薬などの薬物療法。

用語解説

妊娠悪阻
つわりのこと。妊娠初期に起こる吐き気や嘔吐などの不快症状。妊娠によるホルモンの変化が原因と考えられている。

高張Naエピネフリン（HSE）およびエタノールの局注
どちらの薬剤も血管を収縮させ、血栓を形成して止血する作用をもつ。裂傷部位周辺に局注する。

アルゴンプラズマ凝固法（APC）
アルゴンガスと高周波電流によって、患部を焼灼する組織凝固法。消化管出血や腫瘍の焼灼に有効。

嘔吐：vomiting／食道胃接合部：esophagogastric junction（EGJ）／吐血：hematemesis／下血：melena／貧血：anemia／内視鏡検査：endoscopy／内視鏡的止血術：endoscopic hemostasis／高張Naエピネフリン：hypertonic saline-epinephrine（HSE）／アルゴンプラズマ凝固法：argon plasma coagulation（APC）

検査・診断

特徴的な検査所見
- 血圧／血液検査：貧血
- 内視鏡検査：食道胃接合部の裂傷の確認

ブールハーフェ(Boerhaave)症候群との鑑別

- 突発性食道破裂ともいう。マロリー・ワイス症候群と同じ上部食道管出血で、両者とも腹圧の急な上昇が原因で吐血するが、ブールハーフェ➐症候群は、食道壁全層が断裂するために重症化する。

- マロリー・ワイス症候群とブールハーフェ症候群の鑑別点

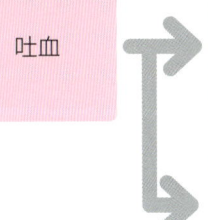

吐血
- 吐血量は少ない
- 胸痛～上腹部の激痛
- 呼吸困難、ショック症状

→ 胸部CT検査・腹部X線検査
- 食道下部（とくに左側に好発）に、食道壁全層を裂く裂傷確認。
- 胸水・縦隔気腫・気胸がみられる。

→ ブールハーフェ症候群
※緊急手術が必要なことがある

- 吐血量は少ない～多い
- その他の所見はなし

→ 内視鏡検査 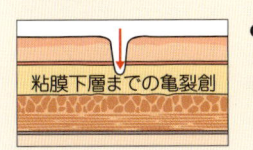
- 食道胃接合部の胃側に裂傷がある。

→ マロリー・ワイス症候群

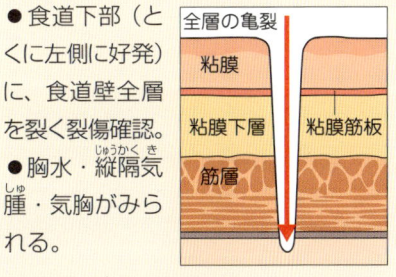

（全層の亀裂：粘膜／粘膜下層／粘膜筋板／筋層）
（粘膜下層までの亀裂創）

治療

治療の目的
- 内視鏡的治療：内視鏡的止血術（クリッピング、高張Naエピネフリン[HSE]およびエタノールの局注、アルゴンプラズマ凝固法[APC]による止血）

クリッピング

- 内視鏡的止血術としてクリッピングが行われることがある。
- 内視鏡を用いて、裂傷部位をクリップで止めて止血する。クリップの多くはその後自然に排泄される。

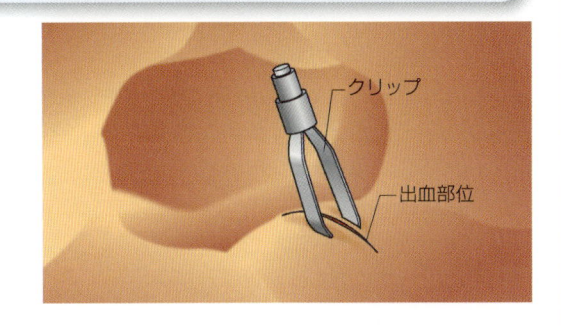

（クリップ／出血部位）

ブールハーフェ症候群：Boerhaave syndrome／コンピュータ断層撮影法：computed tomography (CT)／胸部CT：chest computed tomography／腹部X線撮影法：abdominal radiography／胸水：pleural effusion, pleural fluid／縦隔気腫：mediastinal emphysema／気胸：pneumothorax

食道筋の運動障害で食物の通過障害が起こる　　K22.0

食道アカラシア
しょくどう
esophageal achalasia

担当：成宮孝祐

Overview

食物を胃まで送るための食道の蠕動運動の減弱・欠落と、下部食道括約筋（LES）◯P59の弛緩不全により、胃への食物通過が困難となり、食道が**異常拡張**する病態。

誘因・原因

- 詳しい原因は不明。アウエルバッハ（Auerbach）神経叢*◯P29の機能不全が一因と考えられている。
- ストレスも関与する。

病態生理 ◯P71

- 食道の運動障害とLESの弛緩不全によって、食物が胃へ流れなくなり、食道内に貯留される。
- 滞留した内容物の影響で食道筋層は拡張し、粘膜に炎症をきたす。

症状・臨床所見

- 長期にわたる嚥下障害、食道逆流、胸痛、胸部不快感、誤嚥性肺炎。
- とくに冷たい流動物で増悪する。軽快〜増悪を反復する傾向がある。
- 幼少期からのどのつかえ感のある人は、罹患率が高い。
- 悪化後は潰瘍、腫瘍、食道がん◯P74の併発がみられる。

検査・診断 ◯P71〜72

| X線造影検査 | 内視鏡検査 | 食道内圧測定 |

- 最も有用な検査はX線造影検査。食道下部の形態を観察し、LESの弛緩不全・食道拡張などの病態を確認する。
- 食道内圧検査で食道壁の蠕動運動やLESの弛緩不全を確認。
- 内視鏡検査で食物残渣の有無を確認する。

治療 ◯P73

| 内視鏡的治療 | 腹腔鏡的治療 | 薬物療法 |

- バルーンによる内視鏡的拡張術で、LESの伸張を行う。
- 腹腔鏡によるヘラー・ドール法。
- 薬物療法として、カルシウム拮抗薬*、亜硝酸薬によるLESの弛緩。ほかに漢方薬（芍薬甘草湯など）。
- ボツリヌス菌*毒素注入術も有効。

用語解説

アウエルバッハ（Auerbach）神経叢
食道・胃・小腸・大腸などの消化管の縦走筋層と輪走筋層の間にある腸管神経系の一部で、筋層間神経叢ともいう。これらの筋層に運動刺激と粘膜への分泌刺激を及ぼし、消化管を支配して蠕動を調節している。

カルシウム拮抗薬
血管壁の筋細胞にカルシウムイオンが流入するのを抑制し、血圧を下げるはたらきをもつ。おもに降圧薬として使用される。アカラシアの場合はLESの筋圧を低下させる効果がある。

ボツリヌス菌
非常に毒性の強い細菌の一種で、食中毒を発症する菌として有名。菌のもつ神経麻痺作用を有用した注入術として治療に利用される。神経麻痺による筋弛緩効果がある。

蠕動運動：peristalsis／下部食道括約筋：lower esophageal sphincter（LES）／弛緩：relaxation／アウエルバッハ神経叢：Auerbach plexus／筋層間神経叢：myenteric plexus／ストレス：stress／嚥下障害：dysphagia／胸痛：chest pain／誤嚥性肺炎（嚥下性肺炎）：aspiration pneumonia／食道内圧測定：measurement of esophageal pressure／カルシウム拮抗薬：calcium antagonist／亜硝酸薬：nitrous acid medicine

病態生理

- 食物が食道に送られると、嚥下による一連の反射運動によって食道に蠕動運動が起こり、食物を胃へと通過させる。この蠕動運動が起こらず、さらに胃の入口である**下部食道括約筋（LES）**が狭窄して開かず、食物が食道に貯留される。
- 貯留された内容物によって食道が異常に拡張する。貯留が長引くと食道筋や粘膜が障害される。
- 食道がん→P74の合併率が高い。

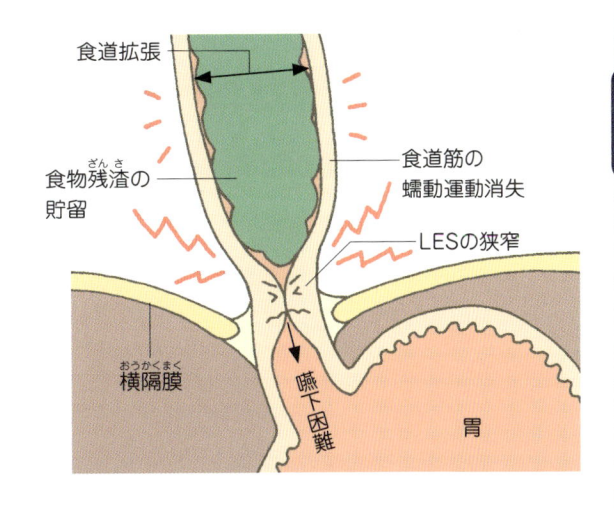

（図：食道拡張、食物残渣の貯留、食道筋の蠕動運動消失、LESの狭窄、横隔膜、嚥下困難、胃）

検査・診断

特徴的な検査所見

X線造影検査	LESの狭窄、食道拡張
内視鏡検査	食物残渣の貯留、蠕動運動の消失、LESの狭窄
食道内圧測定	蠕動運動波の消失、LESの弛緩不全

X線造影検査

- 造影剤の通過状態を観察することで食道の形態異常が確認できる。ただし、初期の場合はX線造影では診断しにくいため、食道内圧検査が有用。
- 食道の拡張型・拡張度は右図の分類で診断する。形状は進行するにつれて、紡錘型→フラスコ型→S状型と変化していく。

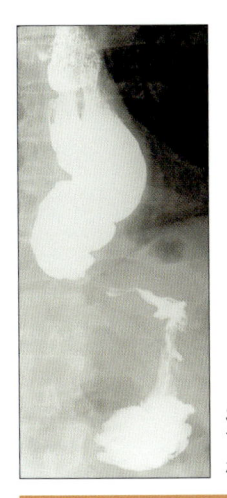

S状型のX線造影像。食道中部～下部の拡張と、下部のくちばし様狭窄像が確認できる。

■ 食道拡張型の分類

軽度→→→→→→→→→→重度

紡錘型（SP）	フラスコ型（F）	S状型（S）
下部がくちばし状・V字状に細い状態	下部がフラスコ状・U字状に膨らんだ状態	下部がS字状に蛇行した状態

■ 食道拡張度の分類　（食道最大横径／cm）

I度	最大横径3.5cm
II度	3.5～6.0cm
III度	6.0cm以上

嚥下：swallowing／粘膜障害：mucosal membrane disorder／食道がん：carcinoma of the esophagus, esophageal carcinoma／狭窄：stricture／食物残渣：saburra, food residue／胸部X線撮影：chest roentgenography／鳥のくちばし状徴候：bird's beak sign／紡錘型：spindle type（SP）／フラスコ型：flask type（F）／S状型：sigmoid type（S）／拡張：dilation

食道アカラシア／食道憩室

内視鏡検査

- この病態は機能的疾患であり、器質的疾患（下記参照）の除外診断が必要である。内視鏡検査はこの判別に有用。
- 食道内では、拡張・蛇行した食道の形態と食物残渣を認める。
- 胃食道逆流症（GERD）→P64と類似するが、内容物に胃液が含まれていないこと、咀嚼したままの形状であることが、明らかな相違点である。

器質的疾患
食道がん→P74、食道潰瘍、食道炎、マロリー・ワイス症候群→P68、食道静脈瘤→P60、食道憩室→P73、食道狭窄など

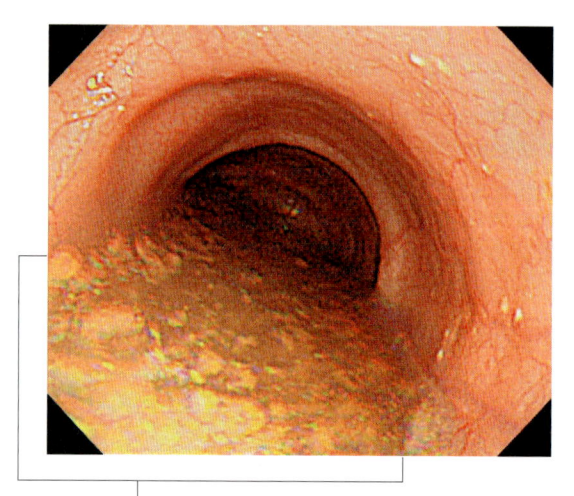

拡張した食道と、水分の貯留が確認できる

食道内圧測定

- 圧力計のついたカテーテルを経口で胃まで挿入し、食道〜食道胃接合部の圧力を確認する。
- 基準値の圧力と比較して、蠕動波の消失と嚥下時の下部食道括約筋（LES）弛緩不全を認める。
- LES静止圧は正常〜高値を示し、食道内静止圧は上昇する。

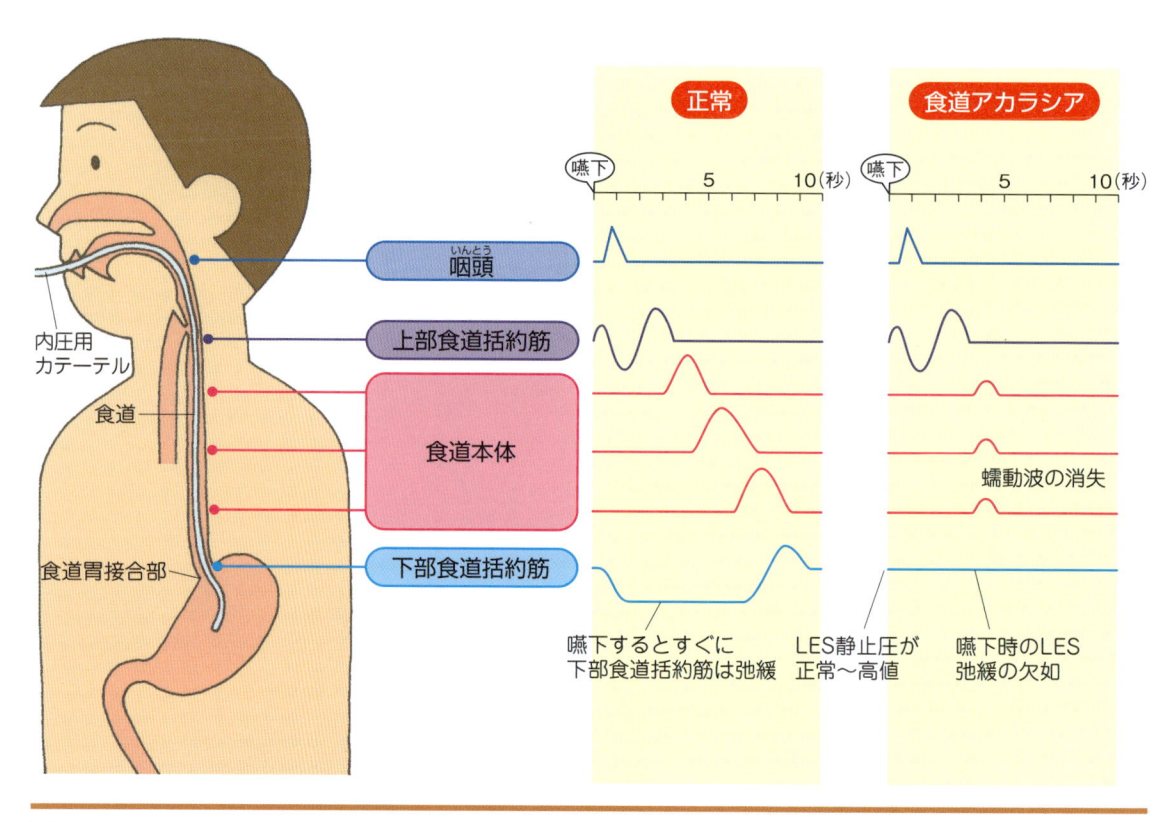

内圧用カテーテル／食道／食道胃接合部／咽頭／上部食道括約筋／食道本体／下部食道括約筋

正常：嚥下するとすぐに下部食道括約筋は弛緩／LES静止圧が正常〜高値

食道アカラシア：蠕動波の消失／嚥下時のLES弛緩の欠如

機能的疾患：functional disease／器質的疾患：organic disease／胃食道逆流症：gastroesophageal reflux disease (GERD)／食道がん：carcinoma of the esophagus, esophageal carcinoma／食道潰瘍：esophageal ulcer／食道炎：esophagitis／マロリー・ワイス症候群：Mallory-Weiss syndrome／食道静脈瘤：esophageal varices／食道狭窄：esophageal stenosis／食道内圧測定：measurement of esophageal pressure／下部食道括約筋：lower esophageal sphincter (LES)

治療

治療の目的		
内視鏡的治療	内視鏡的拡張術でLESを拡張	
薬物療法		カルシウム拮抗薬、亜硝酸薬でLESを弛緩。漢方薬（芍薬甘草湯など）
腹腔鏡的治療	ヘラー・ドール法（LHD）による下部食道筋層切開術・噴門形成術でLESを拡張	

内視鏡的治療

- 内視鏡下でLESにバルーンを挿入して加圧し、バルーンの拡大によってLESの狭窄を強制的に伸張させる。
- LES伸張時に痛みがともなうため、初期は低圧から始め、定期的に伸張する。
- 有効な治療法だが再発も多く、伸張効果が遅い場合にはヘラー・ドール法を選択する。

ヘラー・ドール法（LHD）

- 腹腔鏡下で、下部食道筋層切開術（ヘラー法）を行ってLESを開大させる。その後、胃からの逆流を防ぐために噴門形成術（ドール法）を行う。2つの工程を合わせてヘラー・ドール法という。
- ヘラー法で切開するのは粘膜外筋層だけで、粘膜層と粘膜下層は温存する。
- ドール法は、切開部分に胃底部を巻きつけて縫合することにより、LESが程よく締まり噴門の役割を果たす。

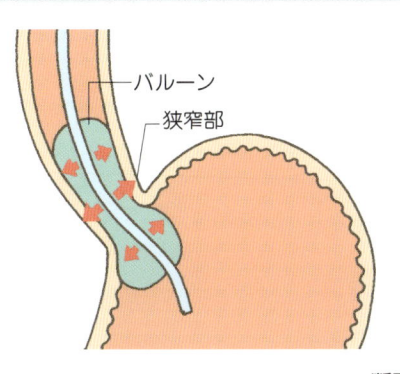

■ ヘラー法
外側からLESを、筋層のみを縦に切開する。

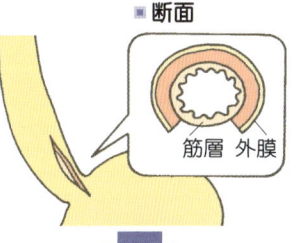

■ ドール法
切開した部分に胃底部を巻きつけるように縫合する。

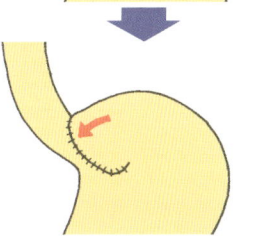

Column

食道憩室

K22.5 / Q39.6
担当：成宮孝祐

- 食道壁がポケット状に突出した病態。ほとんどが無症状だが、内部に食物残渣が貯留すると、臨床症状が現れることがある。
- X線検査・内視鏡検査で偶然発見されることが多い。
- 好発部位は、咽頭食道移行部・気管支分岐部・横隔膜直上で、発症には食道内側からの内圧性と、外側からの牽引性がある。
- 通常は経過観察でよいが、出血・穿孔など合併症のある場合には切除手術を行う。

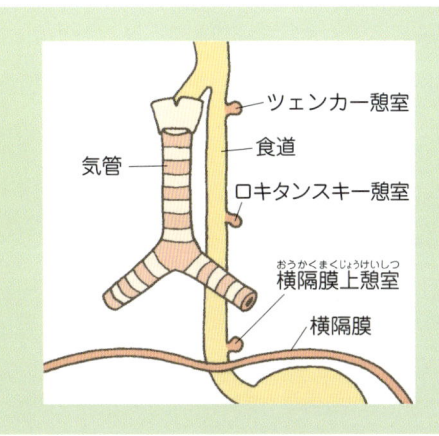

カルシウム拮抗薬：calcium antagonist／亜硝酸薬：nitrous acid medicine／食道胃接合部：esophagogastric junction (EGJ)／バルーン拡張：balloon dilation／腹腔鏡下手術：laparoscopic surgery／ヘラー・ドール法：Heller-Dor procedure／腹腔鏡下筋層切開術：laparoscopic Heller's myotomy (LHM)／食道憩室：esophageal diverticulum／食物残渣：saburra, food residue／ツェンカー憩室：Zenker diverticulum／ロキタンスキー憩室：Rokitansky diverticulum／横隔膜上憩室：epiphrenic diverticulum

食道内側の組織に発生するがん

食道がん
しょくどう
esophageal carcinoma

担当：成宮孝祐

C15

Overview

食道内側の組織に発生するがん。食道壁の粘膜の表面に発生する**扁平上皮がん**が最も多く、全体の90％以上を占める。そのほかに、腺上皮に発生する**腺がん**がある。進行するまで発見できないことが多いため、死亡率が高い。

誘因・原因

- ともに50代以降の男性に好発する。
- 扁平上皮がんでは、喫煙、飲酒、熱いものを好む（辛いものなど刺激物全般も含む）が高リスクである。
- 腺がんでは、胃食道逆流症（GERD）●P64とバレット食道●P67の発症が関連していると考えられている。

病態生理 ●P75

- 食道の粘膜から発症したがん細胞が増加し、食道粘膜を浸潤、内壁側も膨張して食物の通過を阻害する。
- 食道周辺には重要な臓器が多く、がんの浸潤が食道壁を越えると、気管、気管支、肺、心臓、胃、大腸など、周辺臓器に転移する。
- 遠隔転移によって骨、肝臓、脳にまで転移する危険もある。

症状・臨床所見

- 初期においてはほぼ無症状。進行すると、嚥下時疼痛（飲み込むときに食べ物がしみる、チクチクとした感じなど）、狭窄感、嚥下障害（食物がつかえる）、体重減少、胸やけ、胸痛・背部痛、むせるような咳、血痰、嗄声*などが起こる。

検査・診断 ●P75〜78

| X線造影検査 | 内視鏡検査 | PET／CT検査 | 超音波内視鏡（EUS） | 病理組織検査 |

治療 ●P78〜79

| 内視鏡的治療 | 外科的治療 | 放射線療法／化学療法 |

- 内視鏡的粘膜切除術（EMR）・内視鏡的粘膜下層剥離術（ESD）。
- 手術によるリンパ節郭清＋食道切除＋食道再建術。
- 放射線療法と化学療法（抗がん剤）。
- その他、姑息的治療として食道瘻造設術、ステント挿入術。

用語解説

嗄声
声がかすれたりしわがれたりした状態。食道がんの場合、食道近くにある反回神経●p57ががんによって障害されたことで起こる。

NBI（狭帯域光観察）●P76
ヨード（ルゴール）染色なしでがん細胞が確認できる、光学的な画像強調検査法。NBI光を当てると、血液に吸収される光と粘膜で反射・散乱される光の光発具合から、粘膜表面の血管や粘膜の微細模様から病変が確認できる。

PET（ポジトロン断層撮影法）●P76
陽電子放射断層撮影法ともいう。がん細胞は正常細胞よりも多くブドウ糖を取り込む性質があるため、事前にブドウ糖を含んだPET薬剤を注入してPETで撮影すると、ブドウ糖が多く集まる場所が映し出され、その集積度によって腫瘍の活性度を推定することができる。

肉腫 ●P75
非上皮性の悪性腫瘍の総称。筋肉、血管、骨、軟骨、脂肪、神経、造血組織などから発生し、早期に血行性転移を起こすことが多い。

悪性黒色腫 ●P75
メラノーマともよばれる、メラノサイト由来の皮膚がんの一種。皮膚のほかに口腔や眼窩にも発生する。皮膚に起こる場合では紫外線の影響が考えられる。

扁平上皮がん：squamous cell carcinoma／腺がん：adenocarcinoma／胃食道逆流症：gastroesophageal reflux disease (GERD)／バレット食道：Barrett esophagus／狭帯域光観察：narrow band imaging (NBI)／超音波内視鏡：endoscopic ultrasonography (EUS)／ポジトロン断層撮影法：positron emission tomography (PET)／内視鏡的粘膜切除術：endoscopic mucosal resection (EMR)／内視鏡的粘膜下層剥離術：endoscopic submucosal dissection (ESD)

病態生理

- 食道がんの90％以上は粘膜上皮から起こる扁平上皮がんで、肉腫や悪性黒色腫の発症はまれ。
- **胸部中部食道**が最も発生しやすい部位である（全体の50〜60％）。
- 食道内にがんが多発していることが多い。咽頭や喉頭、胃などにも重複がんが存在する場合も多い。

食道がんの発生部位と頻度

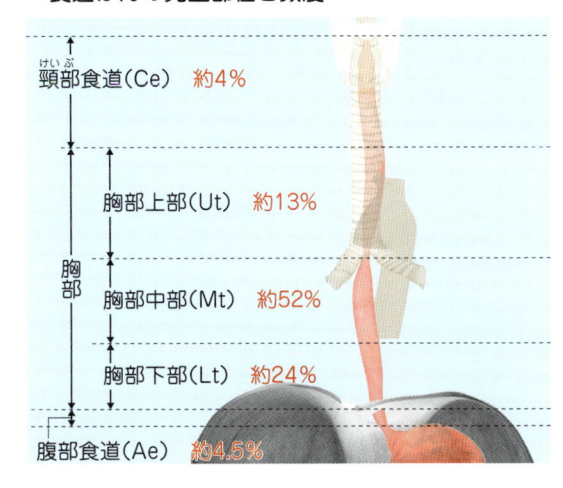

- 頸部食道（Ce）　約4％
- 胸部上部（Ut）　約13％
- 胸部中部（Mt）　約52％
- 胸部下部（Lt）　約24％
- 腹部食道（Ae）　約4.5％

検査・診断

特徴的な検査所見

X線造影検査	食道壁の障害、内腔狭窄など
内視鏡検査	粘膜障害の状態とがんの浸潤度の確認、組織生検、NBIやヨード（ルゴール）染色
PET／CT検査・超音波内視鏡（EUS）・病理組織検査	浸潤度の確認、他臓器への転移の有無

検査までの流れ

X線造影：食道の形態障害を確認
↓
内視鏡
- ●NBI・ヨード染色 ▶がん細胞を確認
- ●組織生検 ▶細胞採取
- ●超音波内視鏡 ▶浸潤度を確認

↓
PET／CT
- ●CT ▶浸潤度・進行度・他臓器への転移を確認
- ●PET ▶広域検索による転移の確認

↓
治療方針の決定 ➡P78

X線造影検査

- 患者に負担の少ない検査だが、早期がんの鑑別はむずかしい。
- 造影剤によって食道壁の障害や内腔狭窄、食道変形などが確認できる。

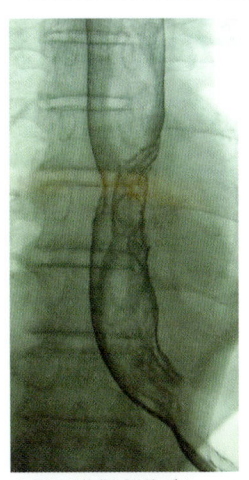

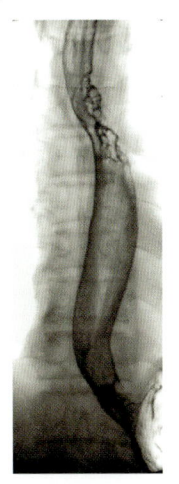

3型の進行食道がん

頸部食道：cervical esophagus（Ce）／胸部上部食道：upper thoracic esophagus（Ut）／胸部中部食道：middle thoracic esophagus（Mt）／胸部下部食道：lower thoracic esophagus（Lt）／腹部食道：abdominal esophagus（Ae）／コンピュータ断層撮影法：computerized tomography（CT）

食道がん

> 内視鏡検査／EUS／病理組織検査

- 直接観察による粘膜形状確認を行い、疑わしい場合にはNBI・ヨード染色によるがん細胞の有無確認、組織生検などを行う。

■ ヨード（ルゴール）染色検査
ヨード液を散布し、がん細胞の有無を確認する。
※ヨード過敏症の患者には施行不可能である。

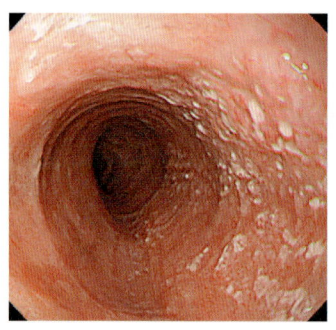

■ 狭帯域光観察（NBI）
光を当てて、がんによる血管や粘膜の異常を確認する。

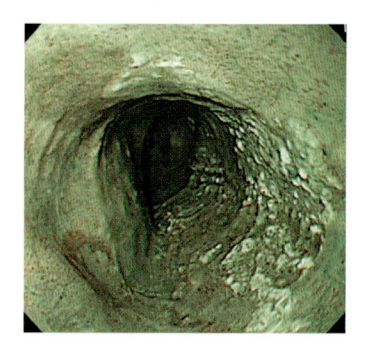

染色前
表在陥凹型の病巣が確認できる。

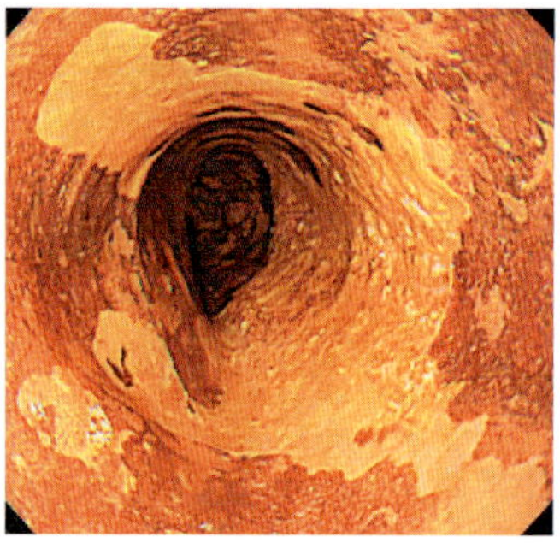

染色後
がん細胞はグリコーゲンが消費されているため、染色されずに残る。

茶色に見える（brownish area）。

■ 超音波内視鏡（EUS）
食道内部から超音波によってがんの浸潤度を確認する。

■ 内視鏡による直接観察
粘膜の形状から、表在型・進行型の判別を行う。

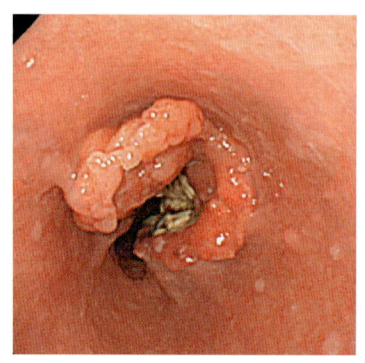

■ 病理組織標本
がん細胞の進行と種別を確認する。

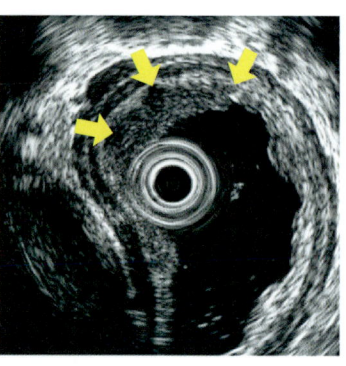

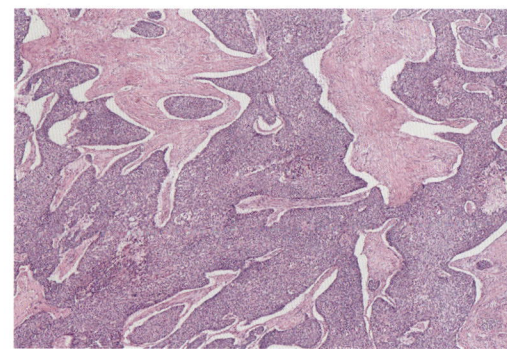

深達度SM2（がんが粘膜下層の上部2/3以内にとどまっている）

3型（→P77、潰瘍浸潤型）の進行がん

がん細胞により形成される角化部が確認できる。

> PET／CT検査

- がんの浸潤度や進行の度合い、他臓器への転移などを確認するために欠かせない。
- CTとPETを組み合わせたPET／CTという検査法を用いることが多い。

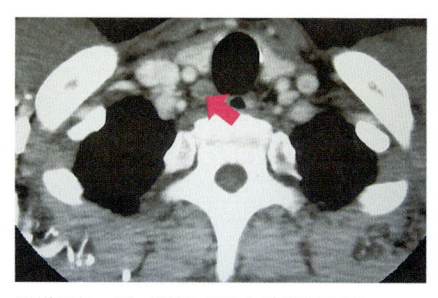

CT像では、リンパ節への腫大が確認できる。

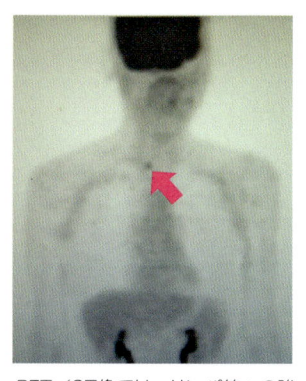

PET／CT像では、リンパ節への強い突出が認められ、リンパ節転移が確認できる。

狭帯域光観察：narrow band imaging（NBI）／超音波内視鏡：endoscopic ultrasonography（EUS）／ポジトロン断層撮影法：positron emission tomography（PET）／コンピュータ断層撮影法：computerized tomography（CT）

深達度（T）の分類

- 食道がんは表在型と進行型に分かれる。
- がんが粘膜下層までにとどまっているものを表在がん、粘膜下層を越えて固有筋層から外側に達しているものを進行がんという。
- 表在がんで深達度が粘膜筋板に達しておらず、リンパ節転移がなければ早期がんと定義される。

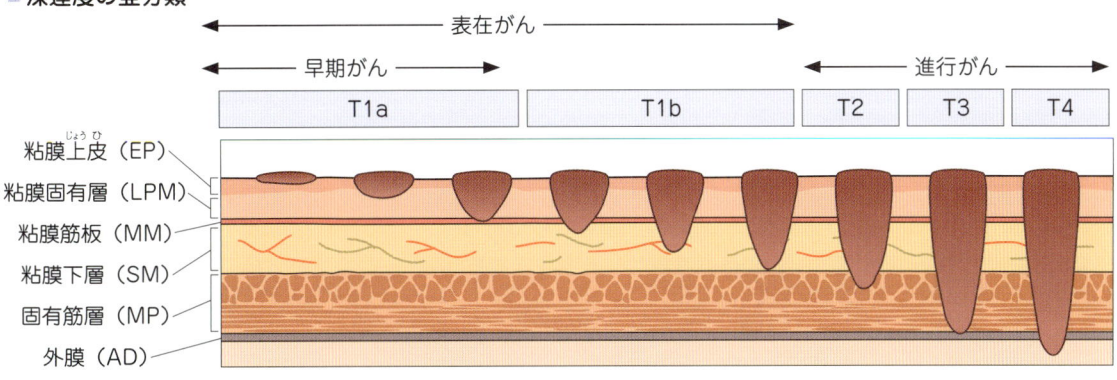

深達度の亜分類

表在がん：T1a、T1b
早期がん：T1a
進行がん：T2、T3、T4

粘膜上皮（EP）
粘膜固有層（LPM）
粘膜筋板（MM）
粘膜下層（SM）
固有筋層（MP）
外膜（AD）

T1a	がんが粘膜内にとどまる病変で、粘膜上皮内がEP、粘膜固有層がLPM、粘膜筋板に達する場合がMMに分類される
T1b	がんが粘膜下層にとどまる病変で、粘膜下層を3等分し、上1／3内がSM1、中1／3内がSM2、下1／3がSM3に分類される
T2	がんが固有筋層内にとどまる病変
T3	がんが食道外膜に浸潤している病変
T4	がんが食道周囲臓器に浸潤している病変

日本食道学会編『臨床・病理 食道癌取扱い規約』（第10版補訂版）より改変

肉眼的分類

- 表在型は肉眼的にⅠ,Ⅱ,Ⅲに分けられる。
- 進行型は肉眼的に1,2,3,4型に分けられる。

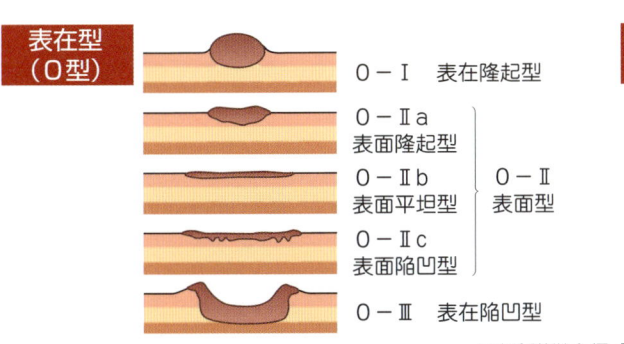

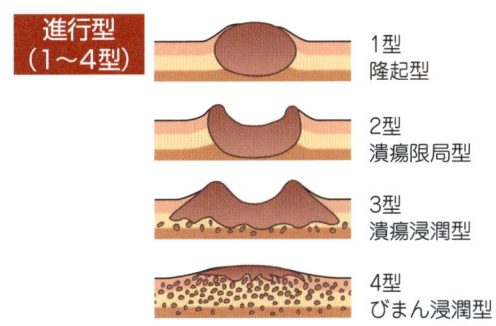

表在型（0型）
- 0-Ⅰ 表在隆起型
- 0-Ⅱa 表面隆起型 ┐
- 0-Ⅱb 表面平坦型 ├ 0-Ⅱ 表面型
- 0-Ⅱc 表面陥凹型 ┘
- 0-Ⅲ 表在陥凹型

進行型（1～4型）
- 1型 隆起型
- 2型 潰瘍限局型
- 3型 潰瘍浸潤型
- 4型 びまん浸潤型

日本食道学会編『臨床・病理 食道癌取扱い規約』（第10版補訂版）より改変

進行度（ステージ）の分類

- 進行度は、深達度（T）、リンパ節の転移（N）、遠隔転移（M）によるTNM分類で診断する。
- TNM分類には、食道がん取扱規約による分類と、国際的基準である国際対がん連合（UICC）による分類がある。臨床では前者が用いられることが多い。

食道がん取扱規約分類

転移＼壁深達度	N0	N1	N2	N3	N4	M1
T0,T1a	0期	Ⅰ期	Ⅲ期	Ⅲ期	Ⅳa期	Ⅳb期
T1b	Ⅰ期	Ⅱ期				
T2	Ⅱ期					
T3						
T4	Ⅲ期					

日本食道学会編『臨床・病理 食道癌取扱い規約』（第10版補訂版）より改変

粘膜上皮：epithelium（EP）／粘膜固有層：lamina propria mucosae（LPM）／粘膜筋板：muscularis mucosae（MM）／粘膜下層：submucosa（SM）／固有筋層：muscularis propria（MP）／外膜：adventitia（AD）

食道がん

食道がんの所属リンパ節群

- 食道周辺にはリンパ節が多く存在しており、また食道に漿膜がないため転移しやすい。広範囲にわたってリンパ節転移を起こす場合がある。

食道のおもな所属リンパ節

100浅頸リンパ節／101頸部食道傍リンパ節／102深頸リンパ節／102mid 中深頸リンパ節／103咽頭周囲リンパ節／104鎖骨上リンパ節／105胸部上部食道傍リンパ節／106胸部気管リンパ節／107気管分岐部リンパ節／108胸部中部食道傍リンパ節／109主気管支下リンパ節／110胸部下部食道傍リンパ節／111横隔上リンパ節／112後縦隔リンパ節

1右噴門リンパ節／2左噴門リンパ節／3小彎リンパ節／4sa大彎リンパ節左群／4sb大彎リンパ節左群／5幽門上リンパ節／6幽門下リンパ節／7左胃動脈幹リンパ節／8a総肝動脈幹前上部リンパ節／9腹腔動脈周囲リンパ節／10脾門リンパ節／11p脾動脈幹近位リンパ節／11d脾動脈幹遠位リンパ節／16a2腹部大動脈周囲リンパ節a2／19横隔下リンパ節／20食道裂孔部リンパ節

リンパ節転移の分類

N0	リンパ節転移を認めない
N1	第1群のリンパ節のみへの転移
N2	第2群のリンパ節までの転移
N3	第3群のリンパ節までの転移
N4	第3群より遠位のリンパ節までの転移

占居部位別リンパ節転移の分類

			N1（第1群）	N2（第2群）	N3（第3群）
頸部		CePh	101,102	103,104,106rec*	100,105
		Ce	101,106rec*	102,104,105	100
胸部	上部	Ut	105,101,106rec	104,106tbL,107,108,109	102mid,106pre,106tbR,110,111,112,1,2,3,7
	中部	Mt	108,106rec	101,105,106tbL,107,109,110,1,2,3,7	104,111,112,20
	下部	Lt	110,1,2	106rec,107,108,109,111,112,3,7,20	101,105,106tbL,9,19
腹部		Ae	110,1,2,3,7,20	108,111,8a,9,11p,19	106rec,107,(109),112,(4sa),(4sb),(4d),(5),(6),11d
胃食道接合部		EG	110,1,2,3,7,20	108,111,8a,9,11p,19	106rec,107,(109),112,(4sa),(4sb),(4b),(5),(6),11d
		GE	1,2,3,7,20	4sa,4sb,8a,9,11p,19	(108),(10),(111),(112),4d,5,6,8p,10,11d,(16a2/b1)

＊頸部から郭清できる範囲のリンパ節
（ ）は必ずしも郭清しなくてよいリンパ節

日本食道学会編『食道癌診断・治療ガイドライン　2012年4月版（第3版）』より改変

治療

治療の目的

内視鏡的治療	内視鏡的粘膜切除術（EMR）、内視鏡的粘膜下層剥離術（ESD）で切除
外科的治療	リンパ節郭清および食道切除と食道再建術、食道切除不能な場合に食道瘻造設術、ステント挿入術など

放射線療法／化学療法	放射線の照射と抗がん剤でがん細胞の成長を阻害

- 進行度と患者の全身状態を把握したうえで治療方針を選択する。術後のQOL（生活の質）も重要。
- 完治を目指す根治治療と、症状を緩和する姑息的治療を、どう選択するか決定する。

進行度別治療方針チャート

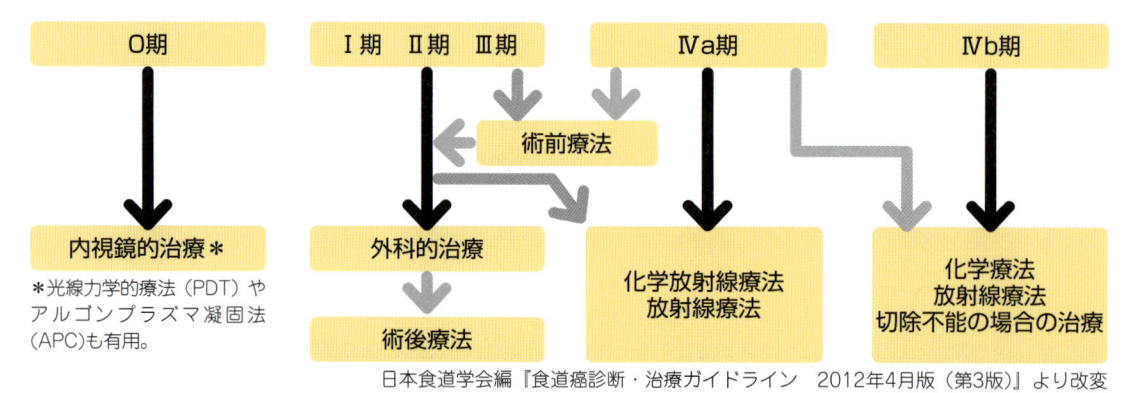

0期 → 内視鏡的治療＊
＊光線力学的療法（PDT）やアルゴンプラズマ凝固法（APC）も有用。

I期 II期 III期 → 外科的治療 → 術後療法
術前療法

IVa期 → 化学放射線療法／放射線療法

IVb期 → 化学療法／放射線療法／切除不能の場合の治療

日本食道学会編『食道癌診断・治療ガイドライン　2012年4月版（第3版）』より改変

内視鏡的粘膜切除術：endoscopic mucosal resection（EMR）／内視鏡的粘膜下層剥離術：endoscopic submucosal dissection（ESD）／リンパ節郭清：lymph node dissection／食道切除術：esophagectomy／QOL：quality of life／放射線療法：radiation therapy／化学療法：chemotherapy

内視鏡的治療

- 早期がんにのみ適用。リンパ節郭清はできない。

化学放射線療法（CRT）

- 抗がん剤と放射線を併用して行う治療法。

化学療法
抗がん剤を全身に送り、がん細胞を死滅させる全身治療。単独での完治は難しく、他の方法と併用する。とくに放射線との併用は効果が高い。

放射線療法
放射線を照射してがん細胞を死滅させたり、増殖を抑える。がんとその周辺のみの局所治療。術前・術後・再発時にも使用される。

食道瘻造設術（経皮経食道胃管挿入術＝PTEG）

- 食道切除が行えない場合で、食道からの食物の摂取が困難な場合に、外部からチューブを通して経管栄養を送るための処置である。
- 頸部食道を剥離露出し、外瘻チューブを胃まで挿入する。

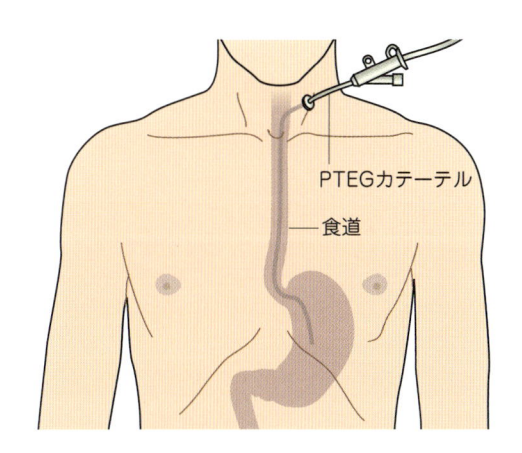

PTEGカテーテル
食道

ステント挿入術

- 食道瘻造設術と同じく、食道切除が不能な場合で、食道内腔の狭窄を改善するために行われる。
- 形状記憶合金を用いたステントを折り畳んだ状態で挿入し、患部で開いて狭窄部を開大する。
- 気管隣接部での気管瘻の瘻孔閉鎖にも使用される。

食道がん狭窄部位 → ステント

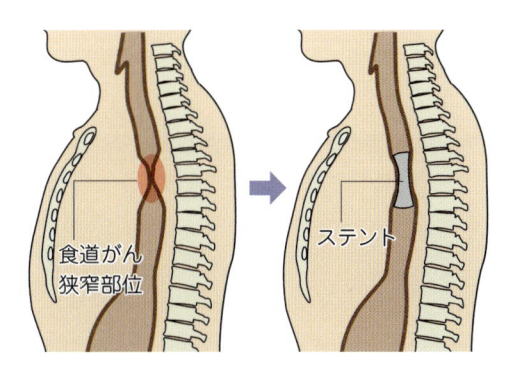

食道再建術

- Ⅰ期以上の進行度で手術が有効と考えられる場合には、最も一般的に食道切除が行われる。
- 病巣近辺には多くのリンパ節が存在するため、頸部・胸部・腹部の3領域リンパ節郭清が基本。
- リンパ節郭清と食道切除の後、食道を再建する。おもに胃で再建されるが、結腸や空腸でも行われる。

食道再建術の方法
❶胸壁前経路　❷胸骨後経路　❸後縦隔経路

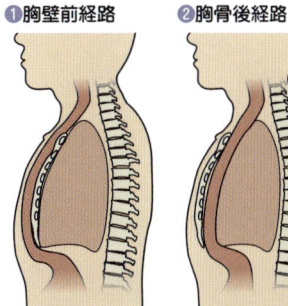

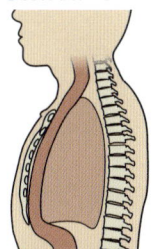

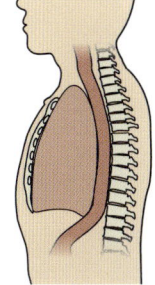

光線力学的療法：photodynamic therapy（PDT）／アルゴンプラズマ凝固法：argon plasma coagulation（APC）／経皮経食道胃管挿入術：percutaneous trans esophageal gastrotubing（PTEG）／リンパ節：lymph node／転移：metastasis／遠隔転移：distant metastasis

食道裂孔を通じて、胃が縦隔側へ脱出する病態　　　K44.9 / Q40.1

食道裂孔ヘルニア
しょくどうれっこう

esophageal hiatal hernia

担当：成宮孝祐

Overview

通常は横隔膜内に収まっているはずの胃が、食道裂孔を通じて縦隔*側へ脱出した病態。**横隔膜ヘルニア**→P82に分類される。
この疾患単独では無症状だが、バレット食道→P67や胃食道逆流症（GERD）→P64を合併すると愁訴症状が出る。

誘因・原因

- 生まれつき食道裂孔が緩い先天性のものと、後天性がある。
- 後天性では、加齢による横隔膜や下部食道括約筋（LES）の弛緩によって食道裂孔が緩むことで起こる。高齢女性に好発する。
- 肥満、前かがみの姿勢など、腹圧のかかる生活習慣も誘因。

病態生理 →P81

- 横隔膜にある食道裂孔から、胃が縦隔側へ脱出する。
- 脱出の仕方によって、滑脱型・傍食道型・混合型の3パターンに分けられ、そのうち滑脱型が全体の約90%を占める。
- 嵌頓*や絞扼を起こしている場合は、直ちに手術を行うことがある。

症状・臨床所見

- この病態による症状はほぼ無症状だが、逆流性食道炎を併発すると胸やけ、呑酸、胸痛が起こる。
- 傍食道型や混合型で嵌頓や絞扼が起こると、強い胸腹痛を起こす。

検査・診断 →P81

| X線造影検査 | 内視鏡検査 |

- X線造影検査や内視鏡検査で、縦隔側への胃の脱出と形態を確認する。

治療 →P81

| 薬物療法 | 腹腔鏡的治療 |

- 無症状で合併症を併発していない場合は経過観察でよい。
- 胃食道逆流症をともなう場合は、胃酸分泌抑制薬（PPI、ヒスタミンH_2受容体拮抗薬）などの薬物療法を行う。
- 傍食道型、もしくは難治の胃食道逆流症を合併している場合には、腹腔鏡による手術（おもにニッセン［Nissen］法）→P67。

用語解説

縦隔
頸部より下の、左右の肺に挟まれた部分のことで、前方は胸骨内面、後方は脊椎前面まで、下部は横隔膜をもって区切られた領域である。縦隔には心臓、気管、気管支、食道、大血管、リンパ節などの重要な器官が存在している。

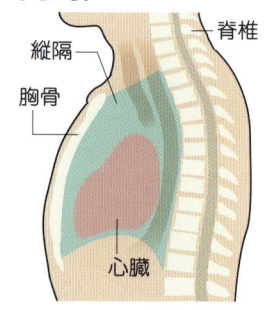

（図：脊椎・縦隔・胸骨・心臓）

嵌頓
脱出した臓器が脱出元である裂孔部分に締めつけられた病態。長時間嵌頓が続くと、脱出部分に血液障害が生じ、壊死・壊疽となる。おもに激痛が起こる。

横隔膜ヘルニア：diaphragmatic hernia／胃食道逆流症：gastroesophageal reflux disease（GERD）／胸やけ：heartburn／呑酸：acid reflux／胸痛：chest pain／プロトンポンプ阻害薬：proton pump inhibitor（PPI）／ヒスタミンH_2受容体拮抗薬：histamine H_2 receptor antagonist／嵌頓ヘルニア：incarcerated hernia／絞扼性ヘルニア：strangulated hernia

病態生理

- 食道などが横隔膜を通過している食道裂孔の緩みから、横隔膜内の胃が食道裂孔を通じて食道側へ脱出する。
- 脱出の形態には下図の3パターンがあり、滑脱型が全体の約90％を占める。
- 胃の脱出は腹圧によって変化し、立位と臥位、また呼吸の状態によっても胃が出入りする。
- 重症例では胃全体が脱出する場合もある。

食道裂孔ヘルニアの分類

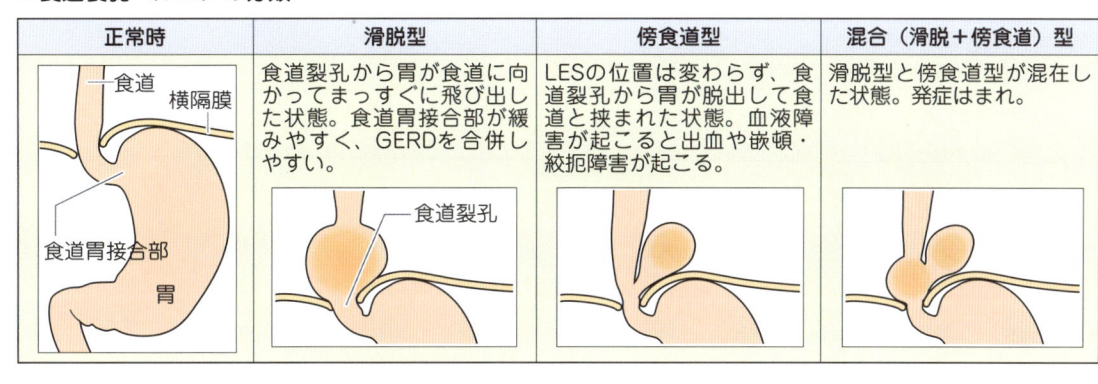

正常時	滑脱型	傍食道型	混合（滑脱＋傍食道）型
食道／横隔膜／食道胃接合部／胃	食道裂孔から胃が食道に向かってまっすぐに飛び出した状態。食道胃接合部が緩みやすく、GERDを合併しやすい。	LESの位置は変わらず、食道裂孔から胃が脱出して食道と挟まれた状態。血液障害が起こると出血や嵌頓・絞扼障害が起こる。	滑脱型と傍食道型が混在した状態。発症はまれ。

検査・診断

特徴的な検査所見

- **X線造影検査**：縦隔側への胃の脱出、形態の判別
- **内視鏡検査**：縦隔側への胃の脱出、形態の判別、嵌頓や絞扼、出血の有無

X線造影・内視鏡検査

- X線撮影では、仰向けのほか、頭低位、息を止めた状態など腹圧のかかる体位で撮影すると確認しやすい。
- 内視鏡検査は、食道からの見下ろし像と、胃からの反転見上げ像の両方で確認する。

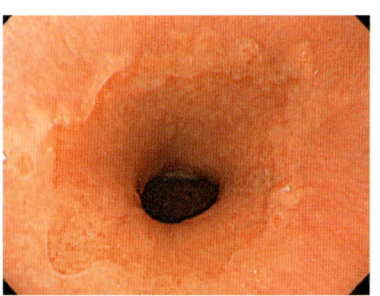

内視鏡の見下ろし像
食道胃接合部と胃の一部が食道側へ脱出している。

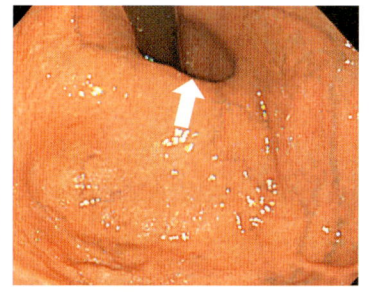

反転見上げ像
胃の一部が食道へ脱出している。

治療

治療の目的

- **薬物療法**：胃酸分泌抑制薬（PPI、ヒスタミンH_2受容体拮抗薬）など ※GERDをともなう場合
- **腹腔鏡的治療**：ニッセン法、ヒル法、ドール法、ベルセーマークⅣ法で、脱出した胃を引き戻して食道裂孔を縫縮 ※傍食道型、もしくは難治のGERDを合併した場合

滑脱型：sliding type／傍食道型：paraesophageal type／食道裂孔：esophageal hiatus／横隔膜：diaphragm／腹部X線撮影法：abdominal radiography／内視鏡検査：endoscopy／腹腔鏡手術：laparoscopic surgery／ニッセン法(Nissen法)：nissen fundoplication

横隔膜ヘルニア

Column

横隔膜(おうかくまく)ヘルニア

K44 / Q79.0 / S27.8
担当：成宮孝祐

- 横隔膜とは胸腔(きょうくう)と腹腔(ふくくう)とを区切る膜状の筋肉である。
- 横隔膜は1枚でつながっているが、大動脈・大静脈・食道が通過する部分のみあながあいている（大動脈裂孔・大静脈孔・食道裂孔(れっこう)の3孔）。
- 上部は肺に隣接しており、横隔膜の収縮によって胸腔が拡縮し、呼吸（腹式呼吸）を行う際に重要な役割を担っている。
- この筋肉にもとからあいているあな（おもに食道裂孔）や、なんらかの異常によりできた亀裂から、胃腸などの臓器が脱出した病態を横隔膜ヘルニアという。
- 横隔膜ヘルニアは、おもに先天性と後天性、外傷性に分類される。

■ 横隔膜ヘルニアの分類

先天性横隔膜ヘルニア
- ボックダレック（Bochdalek）ヘルニア（後外側裂孔ヘルニア）
- 後胸骨裂孔ヘルニア（右側：モルガーニ（Morgagni）ヘルニア、左側：ラレイ（Larrey）ヘルニア）

後天性横隔膜ヘルニア
- 食道裂孔ヘルニア

外傷性横隔膜ヘルニア

■ 横隔膜ヘルニアの発症部位

後胸骨裂孔ヘルニア
本来胸骨に密着しているはずの横隔膜の一部の密着が弱く、すき間があくためにそこに臓器が侵入した状態。発症が右と左に分かれており、表のように分類する。

モルガーニヘルニア
右側に起こる。ラレイヘルニアに比べて発症率が高い。無症状な場合が多い。

ラレイヘルニア
左側に起こる。

外傷性横隔膜ヘルニア
外傷的に強い打撃を受けて横隔膜が裂け、そこから腹腔内の臓器が脱出して起こる。肺を圧迫し、呼吸に影響をきたす。

食道裂孔ヘルニア ➡P80
食道裂孔から胃が脱出した状態。食道胃接合部の弛緩(しかん)によるGERDの発症や、ヘルニア部が裂孔の収縮を受けてうっ血・出血を起こす。

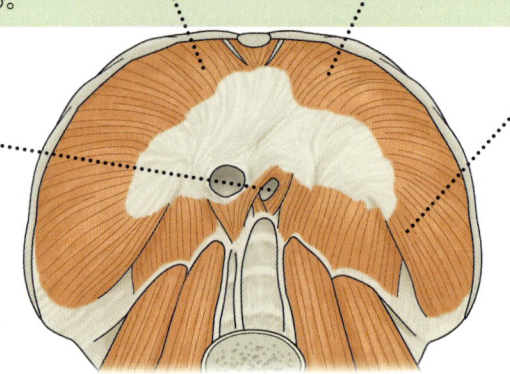

ボックダレック・ヘルニア
胎児時における横隔膜の形成不全により、横隔膜が閉じきれていない状態。ほとんどは生後すぐに発見されるが、まれに後天的に咳(せき)や打撲(だぼく)などで発症することもあり、これを遅発性という。

（足のほうから見上げた図）

■ 横隔膜ヘルニアの症状・治療

- 種類によって症状は異なるが、重要なのは呼吸困難。とくに外傷性の場合は嘔吐(おうと)やショック症状などがみられ、早急の対応が必要。
- ボックダレックの場合も出産直後から呼吸困難やチアノーゼがみられ、胸部が膨隆、腹部が陥凹するのが特徴。緊急処置が必要となる。救命率は50％ほど。
- 後胸骨裂孔はとくに症状はないことが多い。ただし呼吸困難が起こる場合には手術などの対応が必要。術後の予後は良好である。

先天性横隔膜ヘルニア：congenital diaphragmatic hernia／ボックダレックヘルニア：Bochdalek hernia／モルガーニヘルニア：Morgagni hernia／ラレイヘルニア：Larrey hernia／食道裂孔ヘルニア：esophageal hiatal hernia／外傷性横隔膜ヘルニア：traumatic diaphragmatic hernia／呼吸困難：dyspnea／チアノーゼ：cyanosis

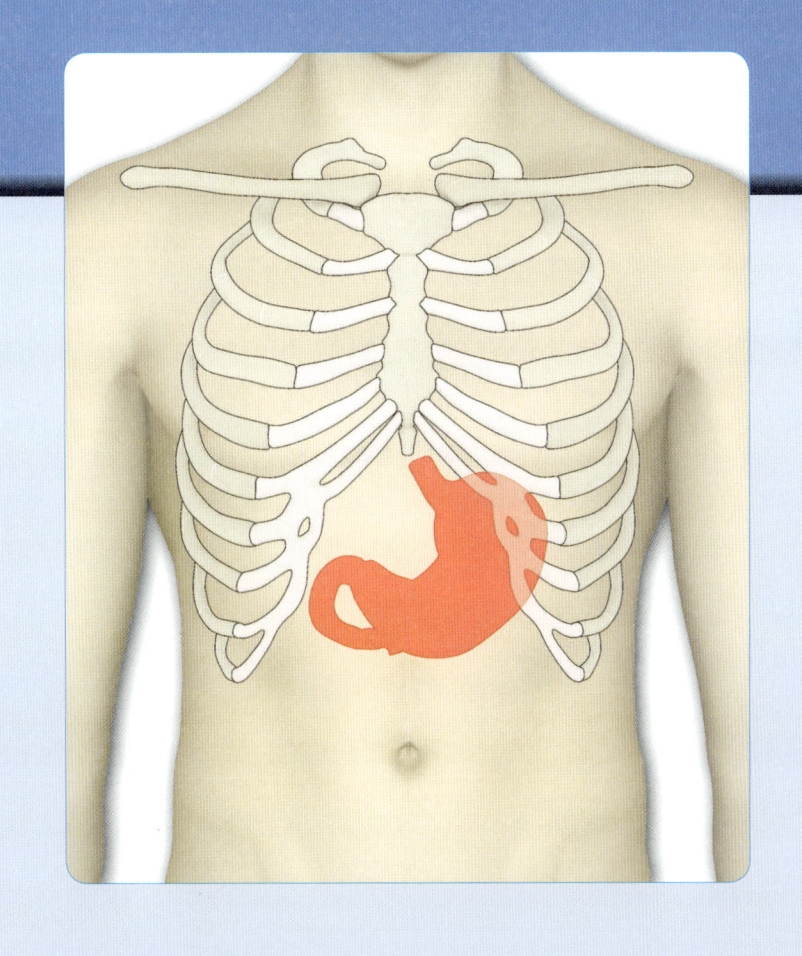

第3章
胃・十二指腸の疾患

- 胃・十二指腸の構造と生理 ―― 84
  - **Column**メネトリエ病（胃巨大皺襞症）― 89
- 胃・十二指腸潰瘍 ―― 90
- 急性胃炎／急性胃粘膜病変（AGML）―― 94
  - **Column**アニサキス症 ―― 96
- 慢性胃炎 ―― 97
- ピロリ菌感染症 ―― 100
- 胃ポリープ ―― 102
- 胃がん ―― 104
  - **Column**術後補助化学療法 ―― 111
- 胃切除後症候群 ―― 112
- ダンピング症候群 ―― 114
- 輸入脚症候群 ―― 115
- ブラインドループ症候群（盲係蹄症候群）― 115
- 消化管間質腫瘍（GIST）―― 116
  - **Column**その他の胃粘膜腫瘍 ―― 119
- 胃・十二指腸神経内分泌腫瘍 ―― 120
- 機能性ディスペプシア（FD）―― 122
- 胃・十二指腸憩室 ―― 124

食物を「消化」するための重要な消化器官

胃・十二指腸の構造と生理

担当：武市智志

胃・十二指腸の疾患一覧

胃・十二指腸潰瘍 ▶P90
粘膜障害が進んで、粘膜筋板より奥までえぐれた状態。ピロリ菌感染症と薬剤が2大原因。

慢性胃炎 ▶P97
長期にわたり胃粘膜の障害が繰り返すことによる慢性的な炎症。多くはピロリ菌感染症が原因。

胃ポリープ ▶P102
粘膜上皮に突出した、限局性で良性の隆起性病変。自覚症状はほとんどない。

胃がん ▶P104
胃粘膜に起こる悪性腫瘍。

上腸間膜動脈性十二指腸閉塞症（上腸間膜動脈症候群）*

消化管アレルギー*

好酸球性胃腸炎*

■ 胃の位置

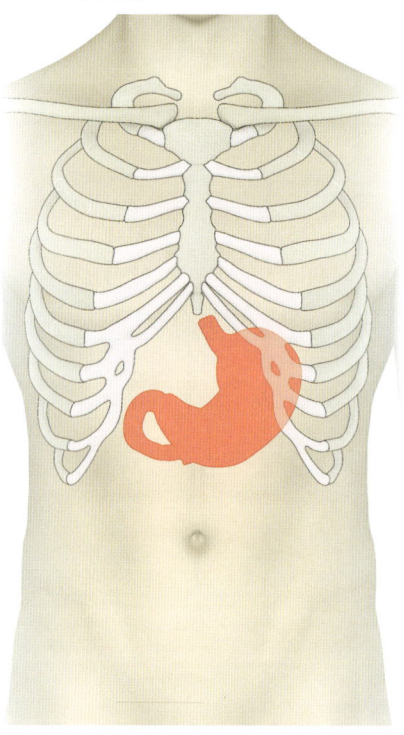

急性胃炎/急性胃粘膜病変（AGML）▶P94
胃の粘膜障害が原因で、突発的な腹痛、悪心、吐血、下血などが起こる。

ピロリ菌感染症 ▶P100
ピロリ菌に感染して起こる、胃粘膜の障害。潰瘍や胃炎、がんなどを誘因する。

消化管間質腫瘍（GIST）▶P116
胃粘膜下にできる間葉系腫瘍の一種。多くは無症状。

胃・十二指腸神経内分泌腫瘍 ▶P120
神経内分泌細胞に由来する悪性の粘膜下腫瘍。

機能性ディスペプシア（FD）▶P122
器質的な疾患がなく、長期間にわたり上腹部の不快症状がある。

胃・十二指腸憩室 ▶P124
胃や十二指腸の壁が袋状に突出した病態。多くは無症状。

- 胃は、食道とつながった管状の消化管が袋状にふくらんだ器官で、食物を一時的に貯留して消化・殺菌し、十二指腸へと送る。容積は約1.5L。
- 十二指腸は全長約6mある小腸の一部で、長さは25cmほどでC字型に屈曲している。胃からの食物をさらに消化し、空腸へ送る。
- 胃の食道側の入口には噴門が、十二指腸側の㋐
- ㋐ 出口には幽門があり、胃酸によって酸性化した胃内容物の通過を制限している。
- 十二指腸に送られた食物は、胆嚢から分泌した胆汁と、膵臓から分泌した膵液の消化酵素と混合し消化される。
- 十二指腸内には、膵液が流れ込む小十二指腸乳頭という管と、膵管と総胆管が合流する大十二指腸乳頭（ファーター乳頭）が開口する。

用語解説

上腸間膜動脈性十二指腸閉塞症
十二指腸の水平脚が、上腸間膜動脈によって圧迫・閉塞した病態。腹痛、腹部膨満感、食欲不振、胆汁性嘔吐などが起こる。食物摂取で増悪する。痩せ型・内臓下垂の人に多い。

消化管アレルギー
食物アレルギーのうち、おもに腹痛、嘔吐、下痢、血便などの消化器症状が出現する病態。

好酸球性胃腸炎
白血球の一種である好酸球の増加によって起こる。症状は腹痛、下痢、嘔吐等で、内視鏡検査では胃腸壁の肥厚、浮腫、発赤、びらんなどが認められる。組織検査では好酸球が多く存在する。治療はステロイドの内服。

胃：stomach／十二指腸：duodenum／小腸：small intestine／噴門：cardia／幽門：pylorus／胃液：gastric juice／胃酸：gastric acid／胆嚢：gallbladder／膵臓：pancreas／大十二指腸乳頭（ファーター乳頭）：major duodenal papilla／十二指腸乳頭部：duodenal papilla／膵管：pancreatic duct／総胆管：common bile duct

胃・十二指腸の解剖

- 胃は3つの部位に分けられており、噴門より高い部分を**胃底部**、それより下を**胃体部**、胃角から幽門までを**幽門部**という。
- 十二指腸は胃側から上部、下行部、水平部、上行部の4つに分けられ、トライツ靱帯（図では見えていない）を境にして空腸につながる。

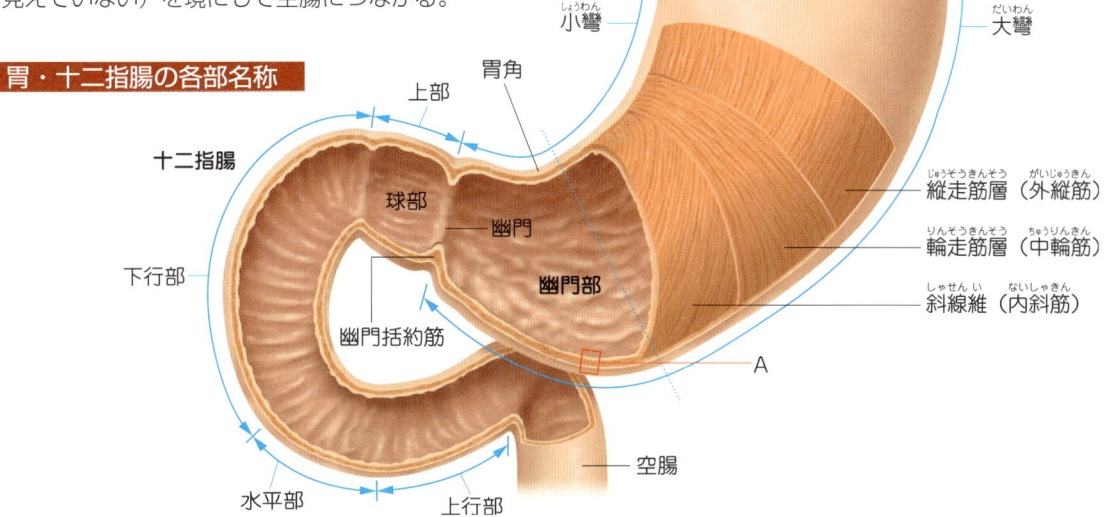

胃・十二指腸の各部名称

（図：食道、胃底部、噴門、胃体部、小彎、大彎、胃角、上部、球部、下行部、幽門、幽門括約筋、幽門部、縦走筋層（外縦筋）、輪走筋層（中輪筋）、斜線維（内斜筋）、A、空腸、水平部、上行部、十二指腸）

胃壁の構造 （上図のAの拡大）

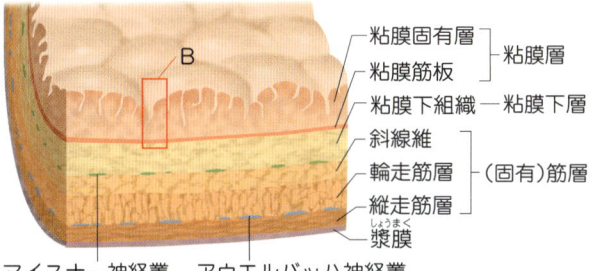

（図：B、粘膜固有層、粘膜筋板＝粘膜層、粘膜下組織＝粘膜下層、斜線維、輪走筋層、縦走筋層＝（固有）筋層、漿膜、マイスナー神経叢、アウエルバッハ神経叢）

- 胃壁は、内側から粘膜層、粘膜下層、筋層の3層構造となっているのが特徴である。

胃腺の種類

- 胃壁に分泌する腺は胃の部位によって異なる。胃底部と胃体部の粘膜固有層には、胃液を分泌する胃腺（胃底腺）がある。

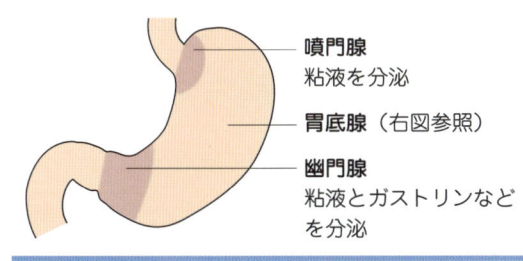

- 噴門腺：粘液を分泌
- 胃底腺（右図参照）
- 幽門腺：粘液とガストリンなどを分泌

胃腺（胃底腺）の構造 （左図のBの拡大）

- 胃粘膜には胃小窩という胃腺の開口部が開いている。胃腺の大部分を占める胃底腺は、副細胞、主細胞、壁細胞の3つの外分泌細胞で構成される。

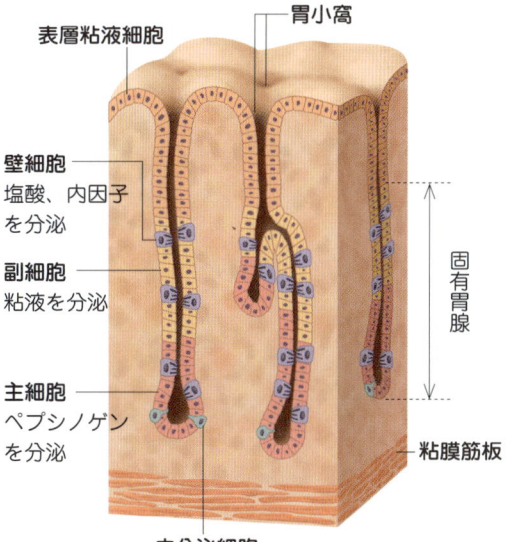

（図：表層粘液細胞、胃小窩、壁細胞（塩酸、内因子を分泌）、副細胞（粘液を分泌）、主細胞（ペプシノゲンを分泌）、固有胃腺、粘膜筋板、内分泌細胞：15種類以上あり、G細胞やD細胞→P38が消化管ホルモンを分泌）

胃体部：gastric corpus／胃底部：gastric fundus／空腸：jejunum／大彎：greater curvature of stomach／小彎：lesser curvature of stomach／幽門括約筋：pyloric sphincter／胃角：ventricular angle／ガストリン：gastrin／胃小窩：gastric pits／胃底腺：fundic gland／胃粘膜：gastric mucosa／壁細胞：parietal cell／主細胞：chief cell／副細胞：mucous neck cell／塩酸：hydrochloric acid／内因子：intrinsic factor／ペプシノゲン：pepsinogen／胃腸内分泌細胞：gastrointestinal endocrine cell

胃・十二指腸の構造と生理

胃・十二指腸の動脈

■ 胃のおもな動脈は以下の5つで、すべて**腹腔動脈**から分岐している。

【左胃動脈】
腹腔動脈→左胃動脈→小彎上部

【短胃動脈】
腹腔動脈→脾動脈→短胃動脈→胃底部大彎部

【左胃大網動脈】
腹腔動脈→脾動脈→左胃大網動脈→大彎上部

【右胃動脈】
腹腔動脈→総肝動脈→右胃動脈→小彎下部

【右胃大網動脈】
腹腔動脈→総肝動脈→胃十二指腸動脈→右胃大網動脈→大彎下部

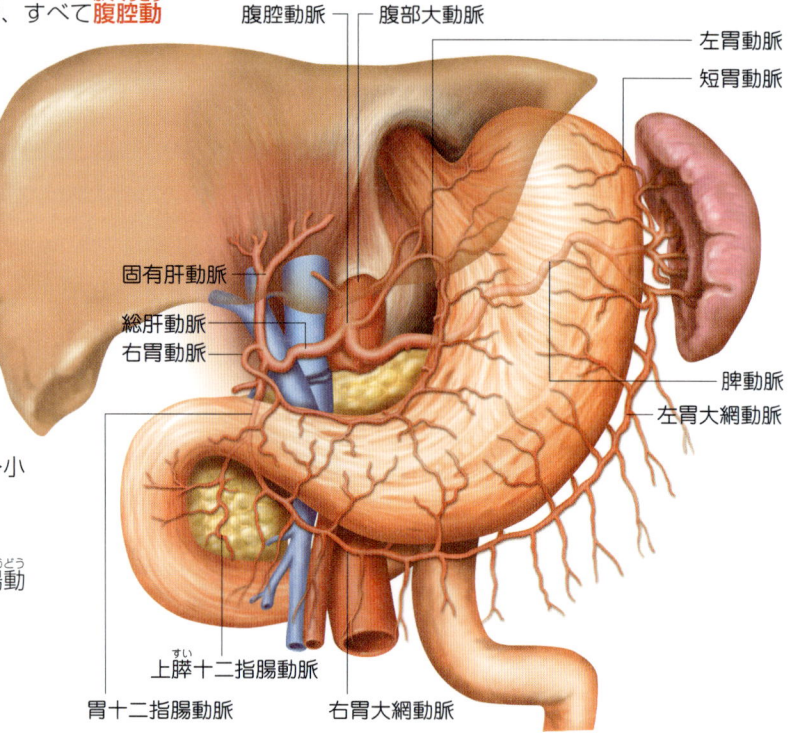

(図：腹腔動脈、腹部大動脈、左胃動脈、短胃動脈、固有肝動脈、総肝動脈、右胃動脈、脾動脈、左胃大網動脈、上膵十二指腸動脈、胃十二指腸動脈、右胃大網動脈)

胃・十二指腸の静脈

■ 胃のおもな静脈は、5つの動脈からの流通を受けた以下の5つである。すべて**門脈**へ還流する。

【左胃静脈】
（左胃動脈系→）小彎上部→左胃静脈→門脈

【短胃静脈】
（短胃動脈系→）胃底部大彎部→短胃静脈→脾静脈→門脈

【左胃大網静脈】
（左胃大網動脈系→）大彎上部→左胃大網静脈→脾静脈→門脈

【右胃静脈】
（右胃動脈系→）小彎下部→右胃静脈→門脈

【右胃大網静脈】
（右胃大網動脈系→）大彎下部→右胃大網静脈→上腸間膜静脈→門脈

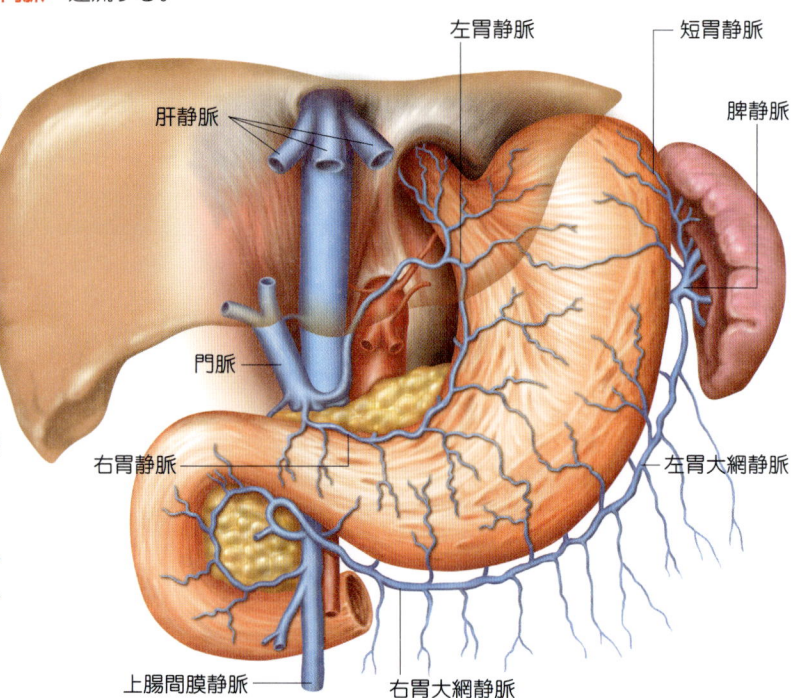

(図：左胃静脈、短胃静脈、肝静脈、脾静脈、門脈、右胃静脈、左胃大網静脈、上腸間膜静脈、右胃大網静脈)

左胃動脈：left gastric artery／短胃動脈：short gastric artery／左胃大網動脈：left gastroomental artery／右胃動脈：right gastric artery／右胃大網動脈：right gastro-omental artery／胃十二指腸動脈：gastroduodenal artery／上膵十二指腸動脈：superior pancreaticoduodenal artery／左胃静脈：left gastric vein／短胃静脈：short gastric vein／左胃大網静脈：left gastro-omental vein／右胃静脈：right gastric vein／右胃大網静脈：right gastro-omental vein

胃・十二指腸のリンパ流

- 胃の周辺リンパ節は、噴門リンパ節、左胃リンパ節、右胃リンパ節、左胃大網リンパ節、右胃大網リンパ節、幽門リンパ節で、腹腔リンパ節へ流入する。

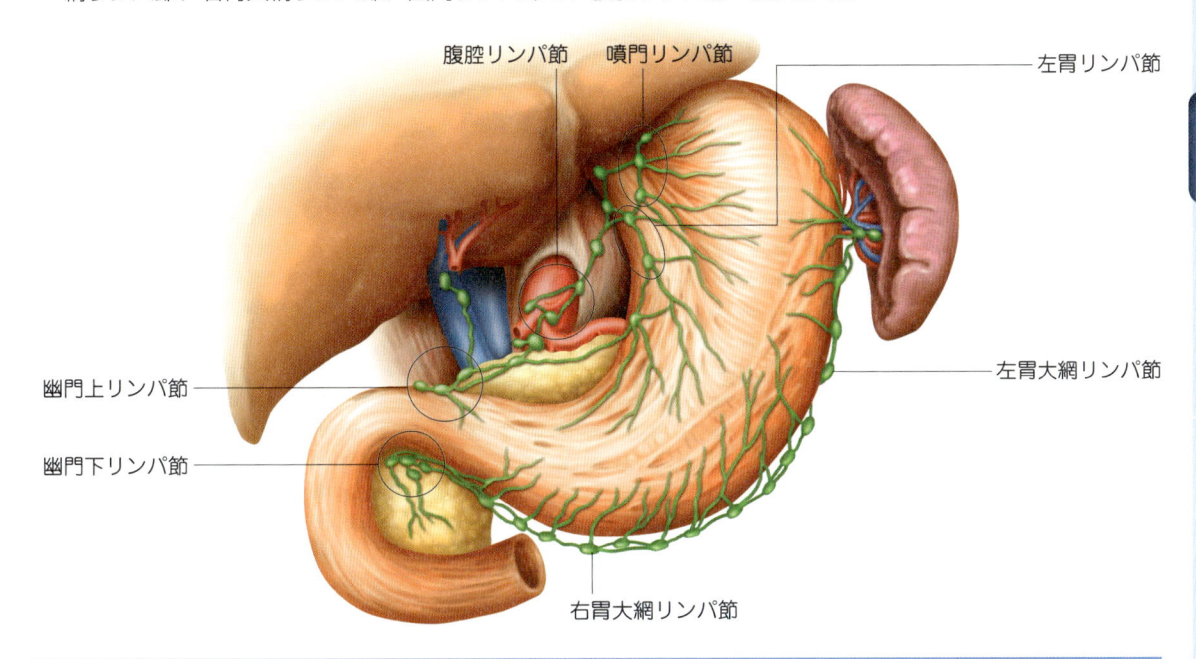

胃・十二指腸の神経

- 胃と十二指腸は交感神経（内臓神経）と副交感神経（迷走神経）に支配されている。
- 交感神経は腹腔神経節から胃に分布し、胃の運動を抑制する。
- 副交感神経系は前迷走神経と後迷走神経に分かれて胃に分布し、胃の運動を促進する。
- 十二指腸を支配する神経の一部は上腸間膜動脈神経叢から出る。

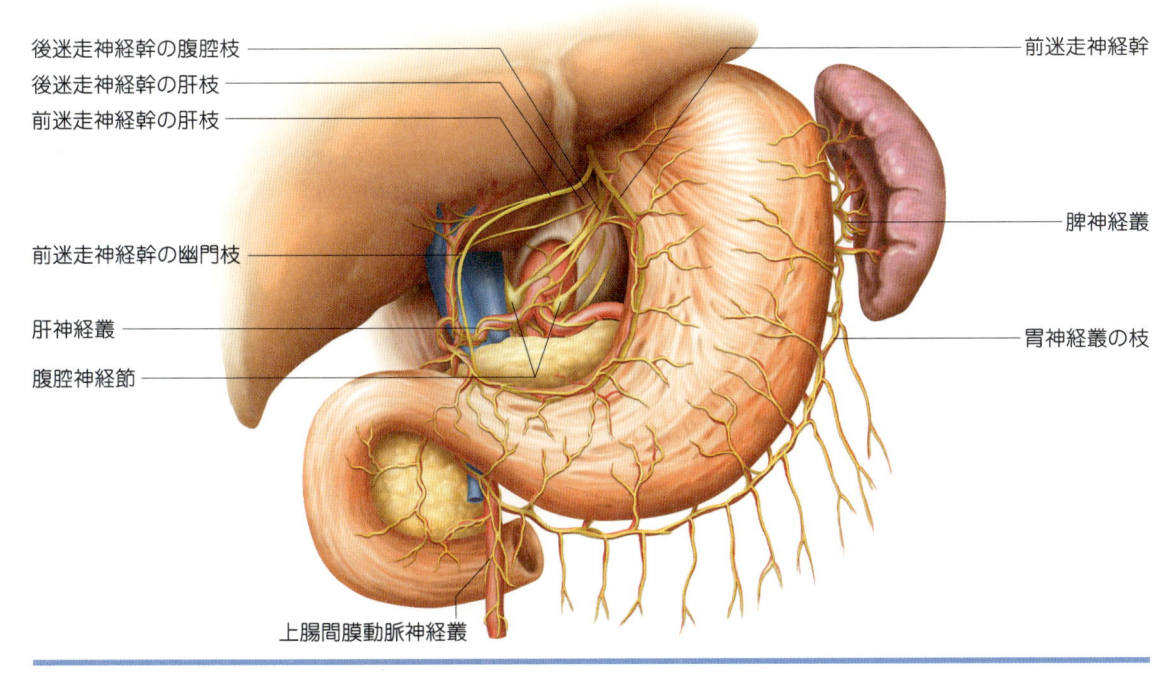

左胃リンパ節：left gastric lymph nodes／右胃リンパ節：right gastric lymph nodes／左胃大網リンパ節：left gastro-omental lymph nodes／右胃大網リンパ節：right gastro-omental lymph nodes／幽門リンパ節：pyloric nodes／腹腔リンパ節：celiac nodes／迷走神経：vagus nerve／前迷走神経幹：anterior vagal trunk／後迷走神経幹：posterior vagal trunk／腹腔神経節：celiac ganglia／胃神経叢：gastric plexus

胃・十二指腸の構造と生理／メネトリエ病（胃巨大皺襞症）

胃の内視鏡像

- 経口および経鼻で内視鏡を挿入し、内部から病変を観察する。肉眼での観察のほか、拡大したり、超音波や色素染色などを用いた検査も可能である。

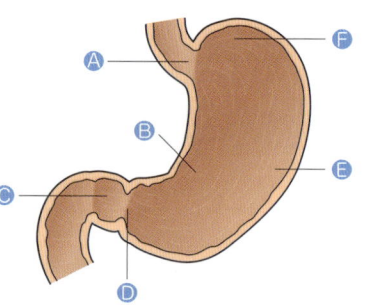

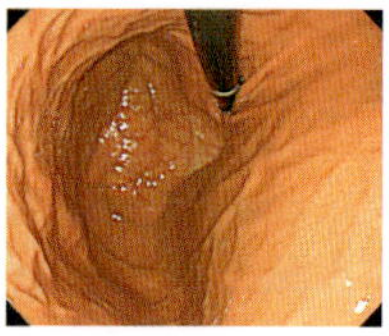

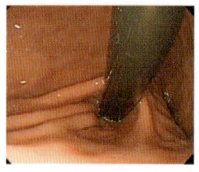

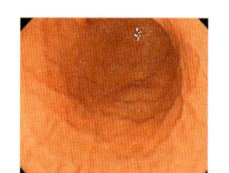

Ⓐ 噴門部
Ⓑ 胃角部
Ⓒ 十二指腸球部 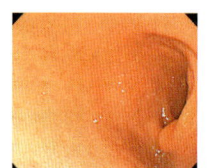
Ⓓ 幽門括約筋 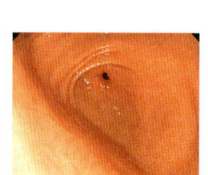
Ⓔ 胃体部（大彎）
Ⓕ 胃底部

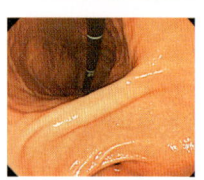

胃のX線造影像

- 胃や十二指腸のX線造影検査には、おもに充満法（充盈法）と二重造影法、粘膜法、圧迫法が用いられる。

充満法（充盈法）

- 造影剤（硫酸バリウム）を管腔内に充満させて撮影する。輪郭部の観察に有効。

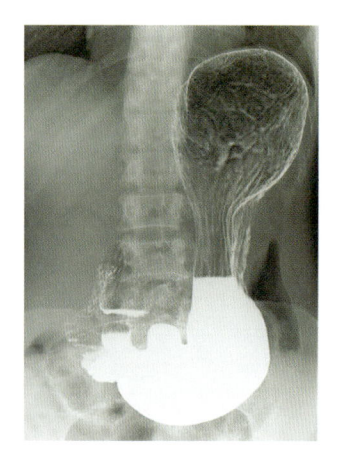

二重造影法

- 造影剤を服用後、発泡剤やカテーテルでの空気挿入を行って胃内をふくらませ、体位変換により造影剤を粘膜面に付着させて撮影する。粘膜面と内壁の変化が観察できる。

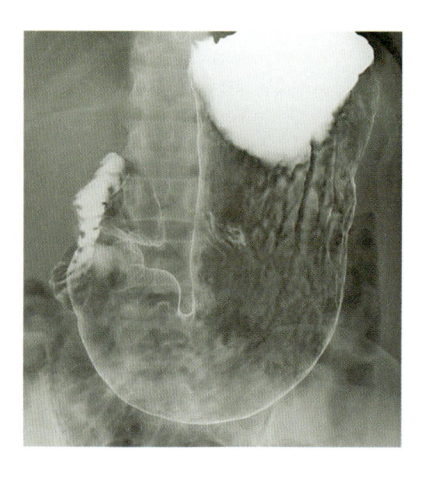

■ 体位変換による造影剤付着

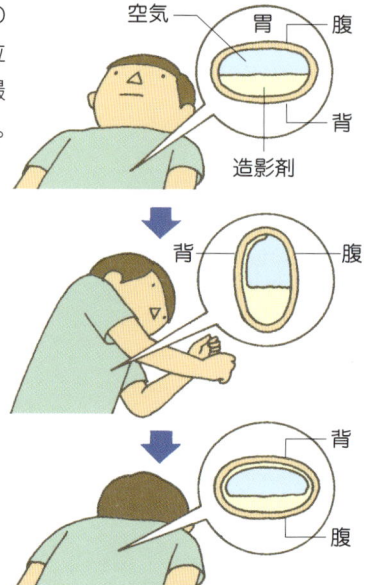

空気／胃／腹／背／造影剤

粘膜法

- 造影剤を少量用いる方法。粘膜の状態が確認できる。

圧迫法

- 腹部を外部から圧迫した状態で撮影する。二重造影法の際に併用する。粘膜の凹凸状態が確認できる。

内視鏡検査：endoscopy／食道内視鏡：esophagoscope／経鼻内視鏡：transnasal endoscopy／噴門：cardia／胃角：ventricular angle／幽門：pylorus／幽門括約筋：pyloric sphincter／胃体部：gastric corpus／大彎：greater curvature of stomach／胃底部：gastric fundus／腹部X線撮影：chest radiography／造影剤：contrast material, contrast medium／充満法：filling picture／二重造影法：double contrast radiography／圧迫像：compression picture

胃の消化運動

- 胃に食物が侵入すると、蠕動(ぜんどう)運動が発生する。胃底部から収縮が開始され、強い収縮の波が次第に下部に向かって進み、食物を奥へ送る。
- 幽門は、食物が未消化のうちは閉じているが、消化や食物の流動状態、pHなどによって次第に開き、食物は十二指腸へ送り出される。

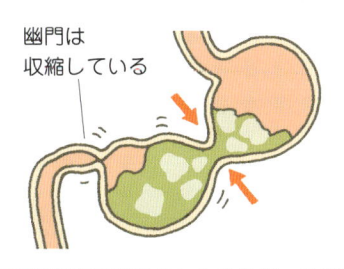

❶胃底部に貯蔵された食物は、胃底の弛緩・拡張により徐々に幽門側へ送られる。

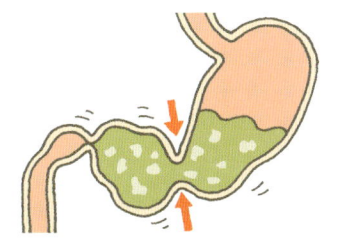

❷胃体部の蠕動運動により、胃液と混和・粉砕される。幽門はまだ閉口している。

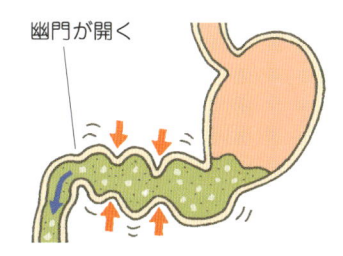

❸消化されたら幽門が開き十二指腸へ移行する。未消化のものは胃体部で再度混和・粉砕されることを繰り返す。

胃酸分泌機構

- 胃液の分泌は食物摂取に関する刺激によって、脳相、胃相、腸相の3つに分けて伝導される。

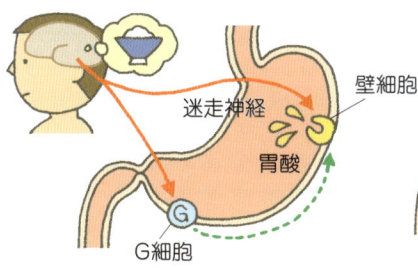

脳相
食物を連想することにより、条件反射的に胃液を分泌させる。

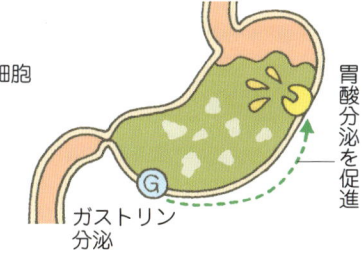

胃相
食物が胃内に入ったことで胃液が分泌される。

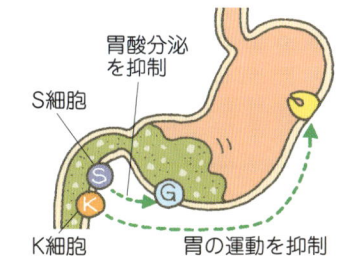

腸相
胃で消化された食物が十二指腸に入り、消化液が分泌され胃液の分泌が抑制される。

Column

メネトリエ病(びょう)（胃巨大皺襞症(いきょだいすうへきしょう)）

K29.6
担当：武市智志

- 上腹部痛や嘔吐(おうと)、下痢、倦怠感(けんたいかん)などが起こる病気で、胃の内部に巨大皺襞が形成される。血液検査では低蛋白(たんぱく)血症が発症。中年以降の男性に多く発症する。
- 成人ではピロリ菌感染症➡P100、小児ではサイトメガロウイルス感染者に多く発症する。

⚠ **検査・診断**
- 血液検査で低蛋白血症が確認できる。内視鏡検査で胃粘膜の巨大な肥厚、被蓋上皮細胞(ひがいじょうひ)の過形成、固有胃腺(いせん)の萎縮(いしゅく)が認められる。

💊 **治療**
- ほとんどが投薬と、高蛋白質食などの食事療法で治療が可能。

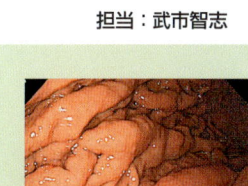

内視鏡像
粘膜の肥厚が確認できる。

蠕動運動：peristalsis／脳相：cephalic phase／胃相：gastric phase／腸相：intestinal phase／ガストリン：gastrin／メネトリエ病：Ménétrier disease／腹痛：abdominal pain／嘔吐：vomiting／下痢：diarrhea／倦怠感：malaise／低蛋白血症：hypoproteinemia／サイトメガロウイルス：cytomegalovirus

粘膜組織が深く欠損した病態

K25 K26

胃・十二指腸潰瘍
gastroduodenal ulcer

担当：武市智志

Overview

胃や十二指腸から分泌される消化液によって、**粘膜組織が欠損**した状態。おもな症状は心窩部痛や嘔吐、出血などだが、出血が止まらないと外科的手術となったり、消化管穿孔*を起こすと急性腹膜炎 ➡P297を発症するなど、重症化する場合もある。

誘因・原因 ➡P91

- ピロリ菌感染症➡P100とNSAIDs*（非ステロイド性抗炎症薬）の副作用が2大原因。
- ストレス、飲酒、喫煙、塩分の過剰摂取なども誘因となる。

病態生理 ➡P91

- 粘膜障害により組織が欠損した状態。粘膜内だけの欠損では**びらん**、粘膜筋板より深い場合には**潰瘍**と診断される。
- 潰瘍の3大合併症といわれる出血、狭窄、穿孔に注意が必要。

症状・臨床所見

- 心窩部痛、悪心、嘔吐、食欲不振、吐血、黒色便、貧血など。
- 穿孔の場合は、腹膜炎による腹部の激痛や右肩に放射痛が起こる。
- 幽門・十二指腸球部に狭窄が起こると、腹部膨満感、嘔吐が頻発。

検査・診断 ➡P91〜92

| X線造影検査 | 内視鏡検査 | ピロリ菌感染検査 |

- X線造影では、潰瘍の存在診断はできても悪性か良性かの判断に乏しいため、内視鏡による質的診断が必要となる。

治療 ➡P93

| ピロリ菌除菌治療 | 内視鏡的止血術 | 外科的治療 | 薬物療法 |

- ピロリ菌感染症の場合は除菌が最優先となる。
- NSAIDsは服用を中止するのが最善。
- 出血のある場合は内視鏡的止血術を行う。止血が不成功の場合には外科的治療を選択する。

予後

- 比較的良好。

用語解説

消化管穿孔
なんらかの原因で、消化管の粘膜組織が欠損し、漿膜まで貫通してあながあいた状態。胃・十二指腸では潰瘍が原因である場合が多い。穿孔が起こると、消化管内容物が腹腔内に漏れて腹膜炎を起こす。早急な診断・治療が必要。

NSAIDs（非ステロイド性抗炎症薬）
ステロイド以外の抗炎症薬の総称。鎮痛・解熱・消炎作用をもつ。シクロオキシゲナーゼ（COX1,2）の活性を阻害することで作用する。COX1が阻害されると、胃・十二指腸潰瘍や消化管出血を誘因する。

ヒータープローブ法 ➡P93
発熱させたプローブを出血部に接着し、熱焼却によって血管を収縮させ止血する方法。

消化性潰瘍：peptic ulcer／非ステロイド性抗炎症薬：non-Steroidal anti-inflammatory drugs (NSAIDs)／びらん：erosion／吐血：hematemesis／下血：melena／貧血：anemia／内視鏡検査：endoscopy／消化管穿孔：gastrointestinal perforation／腹膜炎：peritonitis／ヒータープローブ法：heater probe coagulation

誘因・原因

- 胃・十二指腸潰瘍は、おもに**ピロリ菌感染症** ⊃P100と**NSAIDs**（非ステロイド性抗炎症薬）の副作用によって起こる。NSAIDsの服用によって起こる消化性潰瘍をNSAIDs潰瘍という。
- NSAIDsはシクロオキシゲナーゼ（COX-1,2）を阻害してプロスタグランジン（PG）の産出を抑制する。そのため胃粘膜では防御能が低下し、粘膜障害が発生しやすくなる。

NSAIDsが粘膜障害を起こすしくみ

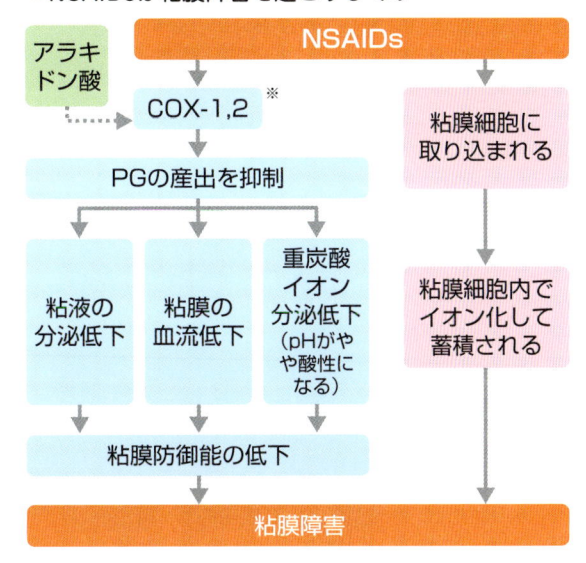

```
アラキドン酸 ┄┄→ NSAIDs
              ↓         ↓
           COX-1,2※    粘膜細胞に取り込まれる
              ↓         ↓
         PGの産出を抑制  粘膜細胞内でイオン化して蓄積される
         ↓   ↓   ↓
    粘液の  粘膜の  重炭酸イオン
    分泌低下 血流低下 分泌低下
                    （pHがやや酸性になる）
         ↓
    粘膜防御能の低下
              ↓
           粘膜障害
```

※COX-1が阻害されるとPGの産生が低下するが、COX-2のみを選択的に阻害するNSAIDsでは比較的低下しにくい。

病態生理

- 粘膜の防御能が低下し、粘膜組織が欠損してあながあいたようにくぼむ。

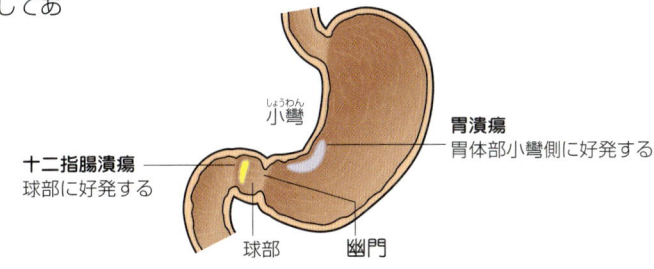

十二指腸潰瘍 球部に好発する
胃潰瘍 胃体部小彎側に好発する
小彎／球部／幽門

検査・診断

特徴的な検査所見	X線造影検査	粘膜面や消化管壁の異常
	内視鏡検査	潰瘍の確認、病期と深度の確認、悪性腫瘍との鑑別

X線造影検査

- 欠損部分に造影剤が入り、突出像が確認できる。これを**ニッシェ**という。
- 治癒期の潰瘍には、中心に向かって胃粘膜のひだが集中してできるニッシェが確認できる。

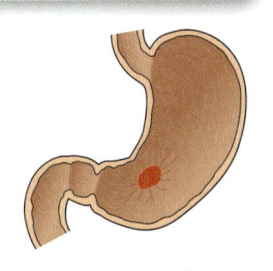

治癒期にできる集中線のニッシェ

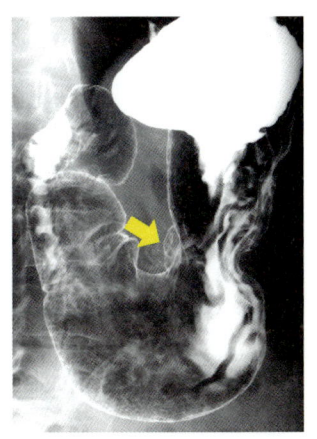

X線造影像 小彎側にニッシェが確認できる。

粘膜：mucosa／粘膜組織：mucous tissue／シクロオキシゲナーゼ：cyclooxygenase（COX）／プロスタグランジン：prostaglandin（PG）／アラキドン酸：arachidonic acid／胃粘膜防御能：gastric mucosal barrier／粘液分泌：mucous secretion／粘膜血流：mucosal blood flow／胃粘膜損傷：gastric mucosal injury／ニッシェ：niche

胃・十二指腸潰瘍

病態とステージ分類

- 病態分類は、潰瘍の深度を測るもので、潰瘍の重症度の診断に不可欠である。
- 病期の診断は、発見された潰瘍がどの過程であるかを把握するのに重要。

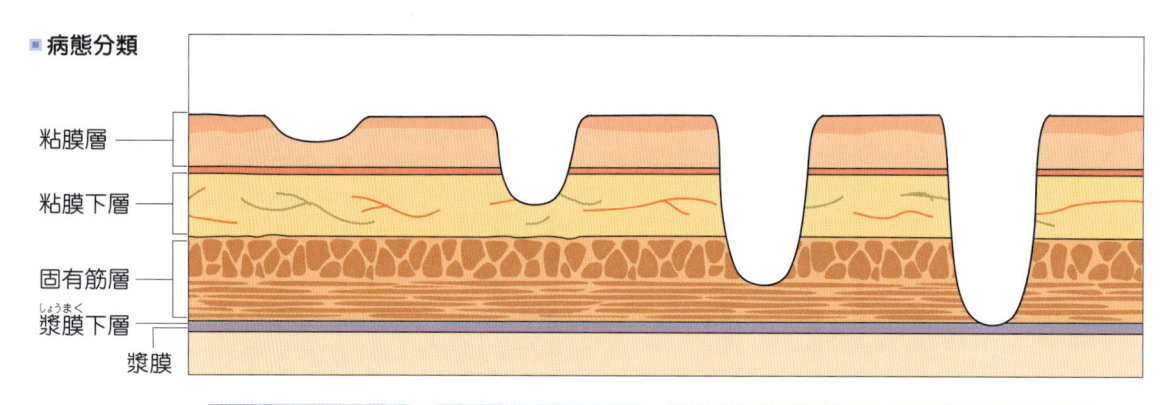

病態分類

粘膜層／粘膜下層／固有筋層／漿膜下層／漿膜

UI-I	UI-II	UI-III	UI-IV
粘膜層に限局する組織欠損（びらん）。	欠損が粘膜筋板より深くなるが、固有筋層には達しない。	欠損が固有筋層に及ぶが漿膜に達しないもの。	漿膜下層または漿膜に達したもの。漿膜を貫くと穿孔となる。

ステージ分類（崎田・三輪分類）

活動期（Active）		治癒期（Healing）		瘢痕期（Scarring）	
A1	A2	H1	H2	S1	S2
厚苔をつけていて周囲粘膜部が浮腫状にふくらみ、再生上皮がまったくみられない。	周囲の浮腫が減退し、潰瘍縁が明確にふちどられ、潰瘍縁においてわずかに再生上皮がでている。潰瘍辺縁の紅量や潰瘍底に純白の苔がみられることが多い。潰瘍縁まで粘膜ひだの集中がみられることが多い。	白苔が薄くなりはじめ、再生上皮が潰瘍内へせり出してきている。辺縁部から潰瘍底への粘膜の傾斜は緩やかになる。潰瘍としての粘膜欠損は明らかで潰瘍縁の線は明確にふちどられている。	H1がさらに縮小し、潰瘍のほとんどが再生上皮で覆われているが、わずかに白苔が残っている。	白苔が消失し、潰瘍の表面が再生上皮で覆われ、粘膜の発赤が強い（red scar）。	発赤が消失し、周囲の粘膜と同様かやや白色気味になる（white scar）。

内視鏡検査

- 病態の位置や大きさ、深度、病期の確認を行う。とくに深度は重要な判断基準となる。
- 悪性腫瘍との鑑別が重要であるため、肉眼的な判別とともに生検を行う。

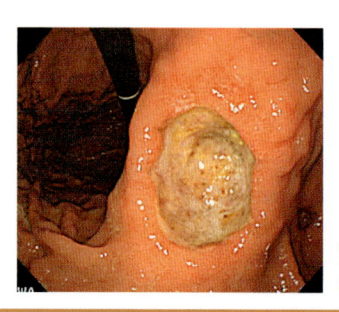

胃角部潰瘍
白苔が確認できる。

ステージ：stage／粘膜筋板：muscularis mucosae／限局性：localized／漿膜：serosa／穿孔：perforation／腫瘍：tumor／白苔：white coat／浮腫：edema／発赤：flare／生検：biopsy

治療

治療の目的		
内視鏡的止血術	クリッピング、エタノール局注、高張Na・エピネフリン（HSE）局注、アルゴンプラズマ凝固法（APC）、ヒータープローブ法などで止血	
外科的治療	患部を切除	
薬物療法	胃酸分泌抑制薬（PPI、H₂RA）で粘膜を保護	

■ 治療のフローチャート

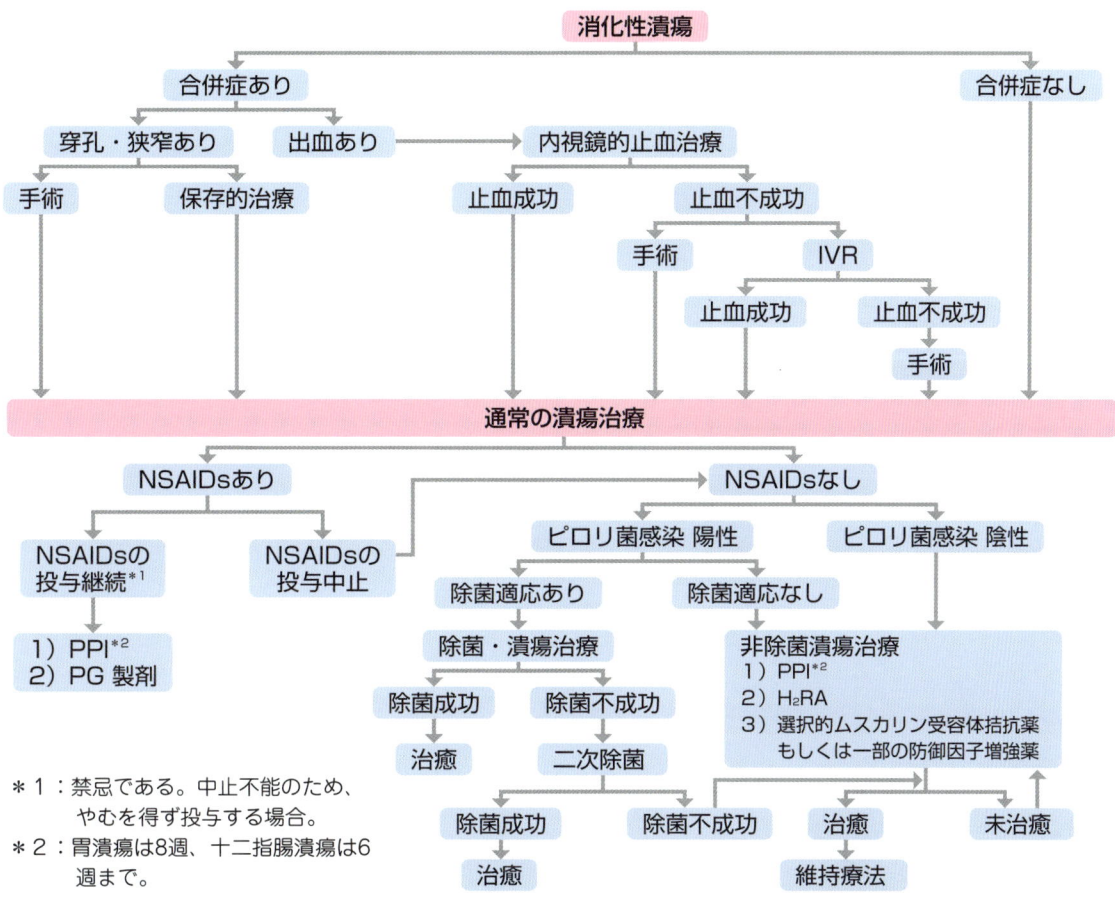

```
                        消化性潰瘍
            ┌──────────────┴──────────────┐
         合併症あり                      合併症なし
     ┌──────┴──────┐                         │
 穿孔・狭窄あり   出血あり → 内視鏡的止血治療   │
  ┌──┴──┐                ┌────┴────┐         │
 手術  保存的治療      止血成功   止血不成功    │
                          │      ┌───┴───┐    │
                          │     手術    IVR   │
                          │         ┌────┴────┐│
                          │      止血成功  止血不成功
                          │                  │
                          │                 手術
            └──────────────┬──────────────┘
                     通常の潰瘍治療
         ┌──────────────┴──────────────┐
     NSAIDsあり                    NSAIDsなし
   ┌──────┴──────┐            ┌──────┴──────┐
NSAIDsの     NSAIDsの    ピロリ菌感染 陽性  ピロリ菌感染 陰性
投与継続*¹   投与中止     ┌──────┴──────┐
 1) PPI*²                除菌適応あり  除菌適応なし
 2) PG製剤                    │            │
                          除菌・潰瘍治療   非除菌潰瘍治療
                        ┌────┴────┐       1) PPI*²
                     除菌成功  除菌不成功    2) H₂RA
                        │         │       3) 選択的ムスカリン受容体拮抗薬
                       治癒     二次除菌      もしくは一部の防御因子増強薬
                            ┌────┴────┐
                         除菌成功  除菌不成功  治癒    未治癒
                            │                  │
                           治癒              維持療法
```

*1：禁忌である。中止不能のため、やむを得ず投与する場合。
*2：胃潰瘍は8週、十二指腸潰瘍は6週まで。

日本消化器病学会編『消化性潰瘍診療ガイドライン』2009年より

内視鏡的止血術

■ 止血術には局注法、凝固法、クリップ法がある。患部の広さ、出血部位の深さ、周辺組織の固さなどを考慮して術法を選択する必要がある。

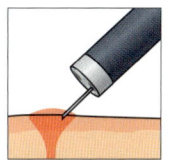

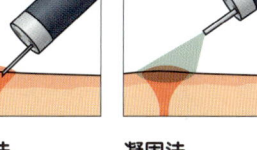

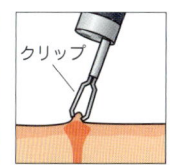

局注法
薬剤を組織内に注入して止血する（エタノール、高張Na・エピネフリン局注など）。

凝固法
熱により血管を凝固して止血（ヒータープローブ法・アルゴンプラズマ凝固法など）。

クリップ法
血管をクリップで把持して止血する。

内視鏡的止血術：endoscopic hemostasis／高張Na・エピネフリン：hypertonic saline-epinephrine（HSE）／エタノール：ethanol／アルゴンプラズマ凝固法：argon plasma coagulation（APC）／ヒータープローブ法：heater probe coagulation／プロトンポンプ阻害薬：proton pump inhibitor(PPI)／ヒスタミンH₂受容体拮抗薬：histamine H₂-receptor antagonist（H₂RA）／非ステロイド性抗炎症薬：non-steroidal anti-inflammatory drug（NSAIDs）

粘膜の炎症による突発的な腹痛や嘔吐 K29

急性胃炎／急性胃粘膜病変(AGML)
acute gastritis／acute gastric mucosal lesion

担当：武市智志

Overview

急性胃炎／急性胃粘膜病変（AGML）はどちらも、**粘膜の炎症**が原因で、突発的に腹痛、出血、嘔吐などが起こる病態である。AGMLは内視鏡の普及により確立された概念で、内視鏡検査により粘膜に顕著な炎症があり、急性胃炎よりも重症な病態に適応する。

誘因・原因 ➡P95
- NSAIDs（非ステロイド性抗炎症薬）服用による副作用。
- ピロリ菌感染症➡P100、とくに未感染の患者が感染した場合に頻発する傾向がある。ストレス、高濃度アルコールの多飲も誘因。
- アニサキス症➡P96からの発症もある。

病態生理
- なんらかの原因によって粘膜が炎症を起こした状態で、急性症状を引き起こす。
- 粘膜にはびらん、発赤、腫瘍などの粘膜障害が顕著に認められる。

症状・臨床所見
- 突発的な心窩部痛、嘔吐、悪心。吐血も起こる。症状が緩和しても、適切な治療を行わずに放置すると、慢性胃炎や胃・十二指腸潰瘍の起因となる。

検査・診断 ➡P95

| X線造影検査 | 内視鏡検査 | ピロリ菌感染検査 |

- 急性発症のため、緊急内視鏡検査を行う。粘膜の炎症が認められる。
- ピロリ菌感染の有無を検査➡P101する。

治療 ➡P96

| ピロリ菌除菌治療 | 薬物療法 |

- ピロリ菌感染症の場合は、除菌と並行して薬物療法を行う。
- NSAIDs服用者は服用を中止するのが最善。
- 出血のある場合は内視鏡的止血術➡P93を行う。

予後
- 保存的治療を行えば早期に軽快する。

用語解説

腐食性胃炎➡P95
誤飲や自殺企図によって腐食性薬物（強酸性物質、強アルカリ性物質、砒素、硝酸銀など）を摂取した場合に起こる急性胃炎。食道や心窩部に灼熱痛、激痛、嘔吐などが生じる。

急性蜂窩織性胃炎➡P95
粘膜の炎症部分から連鎖球菌などの細菌が侵入し、粘膜下層を中心に化膿性炎症を起こす。別名は急性化膿性胃炎。症状は発熱、悪寒、心窩部の激痛、悪心、膿汁の混ざった嘔吐。背臥位より座位で痛みが軽減することと、膿汁の嘔吐が特徴。重篤な疾患で、緊急対応が必要。

心窩部痛：epigastralgia／腹痛：abdominal pain／出血：hemorrhage／嘔吐：vomiting／粘膜炎：mucositis／非ステロイド性抗炎症薬：non-steroidal anti-inflammatory drugs (NSAIDs)／腐食性：escharotic／強酸性物質：strong acid／胃蜂窩織性胃炎：phlegmonous gastritis／連鎖球菌：streptococcus／細菌：bacteria／化膿性炎症：purulent inflammation／発熱：fever／膿汁：pus／重篤：serious

誘因・原因

- 発症には以下のような誘因がある。治療のためには誘因の特定が必要なため、問診による聴取が大切である。
- 聴取内容は、服薬歴、発症前の食事内容、飲酒、ストレスの有無、発症前の内視鏡の受診歴など。

急性胃炎・AGMLのおもな原因

1	薬物による副作用	NSAIDs（非ステロイド性抗炎症薬）、ステロイド薬、抗生物質、抗がん剤
2	ストレス	
3	感染症	ピロリ菌感染症、アニサキス症
4	嗜好物の摂取	高濃度のアルコール、香辛料、カフェイン、食物アレルゲン
5	腐食性化学物質（腐食性胃炎）	
6	全身性疾患	糖尿病、肝硬変、心不全、血液疾患など
7	医原性	内視鏡検査、経カテーテル肝動脈塞栓術、放射線照射など

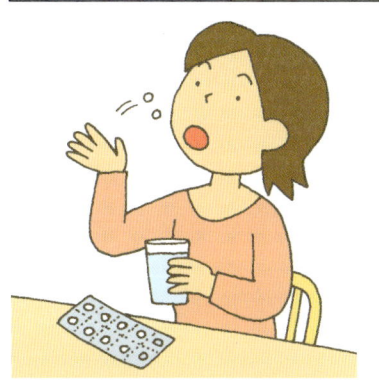

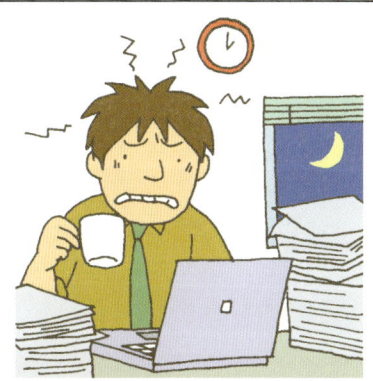

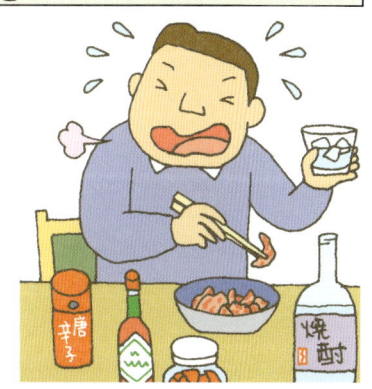

検査・診断

特徴的な検査所見	X線造影検査	消化管穿孔の有無、イレウス（腸閉塞）との鑑別	内視鏡検査	粘膜の炎症の状態を確認、アニサキス虫体摘出、止血
	その他	ピロリ菌感染検査		

急性胃炎の分類

- 急性胃炎の分類は改訂シドニー分類という国際的な分類法に基づき、右のように定義されている。AGMLにもほぼ類似した病態が起こる。
- 急性蜂窩織性胃炎はまれではあるが、予後不良の重篤疾患であり注意が必要。

改訂シドニー分類による急性胃炎の分類

1. 急性出血性胃炎、急性びらん性胃炎
2. ピロリ菌胃炎
3. 急性蜂窩織性胃炎

内視鏡検査

- 緊急内視鏡検査によって、びらん、発赤、浮腫、潰瘍などが確認できる。

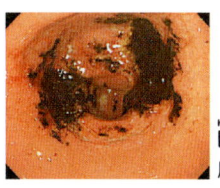

幽門部
広範に発赤、びらんを認める。

ストレス：stress／ステロイド薬：steroid drug／抗生物質：antibiotic／腐食性：escharotic／粘膜炎：mucositis／腸閉塞（イレウス）：ileus／びらん：erosion／発赤：flare／浮腫：edema／腫瘍：tumor

急性胃炎・急性胃粘膜病変（AGML）／アニサキス症

治療

| 治療の目的 | 薬物療法 | 胃酸分泌抑制薬（PPI、H_2RAなど）、粘膜保護薬などで症状を緩和 |

薬物療法

- プロトンポンプ阻害薬（PPI）、ヒスタミンH_2受容体拮抗薬（H_2RA）、制酸薬、胃粘膜保護薬などで比較的早期に軽快する。

おもな治療薬

作用	おもな薬剤	
胃酸分泌抑制	H_2RA	シメチジン、ラニチジン、ファモチジン
	PPI	オメプラゾール、ランソプラゾール
	抗ガストリン薬	プログルミド
	抗コリン薬	臭化チキジウム
	制酸薬	水酸化アルミニウムゲル、水酸化マグネシウム配合剤
粘膜血流改善	プロスタグランジン製剤	ミソプロストール
粘膜保護	粘膜保護薬	スクラルファート、テプレノン

Column

アニサキス症

B81.0
担当：武市智志

- アニサキスという回虫（体長20〜40mm）が寄生した魚介類を生食することで、人間の消化管に寄生して起こる病態。日本では年間2000〜3000人が発症している。
- アニサキス寄生の魚介類で生食しやすいのは、サバ、アオリイカ、ホッケ、サケなどである。
- 食後数時間で腹部に激痛と嘔吐が起こる。下痢と発熱がないのが食中毒との相違。
- アレルギー症状として蕁麻疹が起こることがある。

検査・診断
- 急性内視鏡検査で胃粘膜に侵入中の虫体を認める。出血部位を注意深く観察していると、中から虫体を発見することがある。

治療
- 内視鏡下で鉗子を用いて虫体を摘出する。内視鏡での摘出が不能な場合は、駆虫薬、抗アレルギー薬を投薬する。

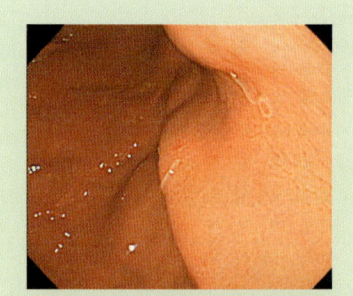

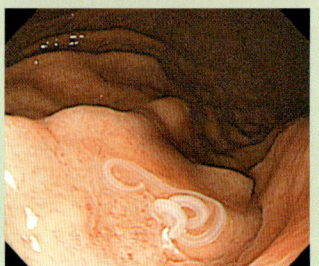

胃体部胃壁に侵入するアニサキスの幼虫

プロトンポンプ阻害薬：proton pump inhibitor(PPI)／ヒスタミンH_2受容体拮抗薬：histamine H_2-receptor antagonist／内視鏡的止血術：endoscopic hemostasis／アニサキス症：anisakiasis／回虫：ascaris lumbricoides／蕁麻疹：urticaria

持続的に粘膜炎症を起こしている状態　K29.5

慢性胃炎
まんせいいえん
chronic gastritis

担当：武市智志

Overview

胃粘膜が**長期間**持続的に、または繰り返し炎症を起こし続けた状態。胃粘膜の状態によって、表層性胃炎、びらん性胃炎、肥厚性胃炎、萎縮性胃炎*に分類する。表層性胃炎から始まり、悪化にともない萎縮性胃炎へと進行する。**萎縮性胃炎**は、自己免疫異常によって起こるA型胃炎と、その他のB型胃炎に大別される。

誘因・原因

- A型胃炎は日本ではまれで、大半はB型胃炎である。B型胃炎の原因の多くはピロリ菌感染症●P100である。

病態生理 ●P98

- 胃粘膜が長期にわたり障害を起こした結果、粘膜が炎症を繰り返し、びらんや萎縮、肥厚を起こした状態。
- 進行した萎縮性胃炎では、胃粘膜が腸粘膜様に変化する**腸上皮化生**（じょうひかせい）*がみられる。
- A型胃炎では悪性貧血*をともなう。

症状・臨床所見

- 上腹部不快感（腹痛、胃もたれ、食欲不振、腹部膨満感、吐き気）のほか、ほとんど自覚症状のない場合もある。
- 慢性胃炎の特殊型である鳥肌胃炎*では、小さな結節状隆起が無数発生し、鳥の皮のような病態が確認できる。

検査・診断 ●P98～99

| 内視鏡検査 | 病理組織検査 |

- 肉眼的または生検により、表在性変化と萎縮性変化、広がり具合、腸上皮化生の有無などを調べる。

治療 ●P99

| ピロリ菌除菌治療 | 薬物療法 |

- ピロリ菌感染症の場合は除菌治療を行う。

予後

- 良好。

用語解説

萎縮性胃炎
粘膜障害により胃腺細胞が破壊されて減少し、粘膜が萎縮して薄くなった病態。胃がんの誘因となる。加齢も原因のひとつで、高齢者に多くみられる。胃腺減少のため消化力低下が起こり、進行すると腸上皮化生となり消化力はさらに低下する。

腸上皮化生
胃酸などの消化液を分泌する胃腺をもつ胃粘膜が、消化作用をもたない腸粘膜様に変化する病態。進行により、初期は小腸粘膜様に、悪化すると大腸粘膜様へと変化する。胃がんのリスクとなる。

悪性貧血
萎縮性胃炎の進行により、ビタミンB₁₂の吸収を促進する内因子が低下し、ビタミンB₁₂が欠乏することで発症する巨赤芽球性貧血の一種。

鳥肌胃炎
粘膜固有層のリンパ濾胞が増生した状態で、粘膜に小さな結節状隆起が密集して認められる。幽門前庭部から胃角部で観察されることが多いが、合併症とされる胃がんは胃体部に発症するため、内視鏡観察の際は胃体部の確認に留意する。若年層、とくに女性に頻発する。ピロリ菌感染症が原因。

表層性胃炎：superficial gastritis／びらん性胃炎：erosive gastritis／肥厚性胃炎：hypertrophic gastritis／萎縮性胃炎：atrophic gastritis／腸上皮化生：intestinal metaplasia／自己免疫疾患：autoimmune disease／悪性貧血：pernicious anemia／鳥肌胃炎：nodular gastritis

慢性胃炎

病態生理

- 慢性胃炎は、その炎症の進行度によって、以下のように分類される。
- 萎縮性胃炎では、ストリックランド&マッケイ（Strickland & Mackay）分類により、さらにA型とB型に大別される。

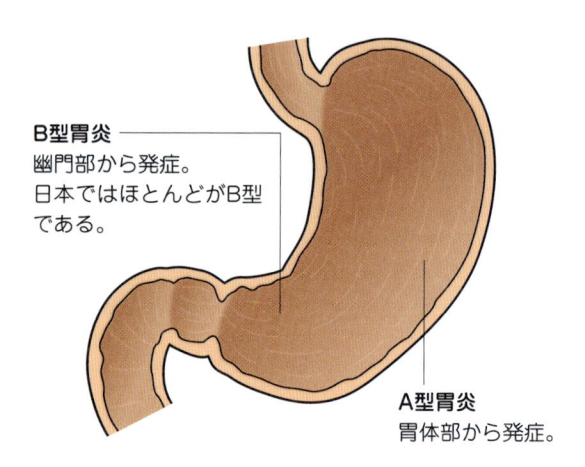

慢性胃炎の進行

軽度 → 表層性胃炎（粘膜表面に軽い炎症がある状態）
→ びらん性胃炎（粘膜表面がえぐれた状態）
→ 肥厚性胃炎（粘膜表面が厚くなった状態）
重度 → 萎縮性胃炎（胃粘膜が萎縮し薄くなった状態）
→ A型胃炎（胃体部から発生して広がる病態）／B型胃炎（幽門部から発生して噴門へ広がる病態）

B型胃炎：幽門部から発症。日本ではほとんどがB型である。

A型胃炎：胃体部から発症。

A・B型胃炎の分類（ストリックランド&マッケイ分類）

	A型	B型
誘因	自己免疫異常	おもにピロリ菌感染症
発症部位	胃体部	幽門部
酸分泌	無酸症	正常〜高酸
ガストリン値	異常高値	正常
その他	抗壁細胞抗体陽性、悪性貧血を合併	

検査・診断

特徴的な検査所見
- 病理組織検査：生検により重症度やA・B型の判別を行う。
- 内視鏡検査：発赤、びらんなど表層性変化と広がり、萎縮性変化、腸上皮化生の有無を調べる。

病理組織検査

- 軽度である表層性胃炎と、重症とされる萎縮性胃炎では、組織に変化がみられる。
- 萎縮性胃炎では、腸上皮化生（胃腺の萎縮）が認められる。

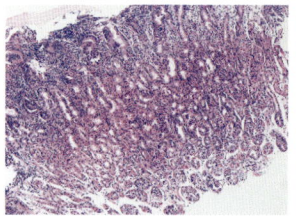

表層性胃炎の病理組織所見。炎症細胞の浸潤が認められる。

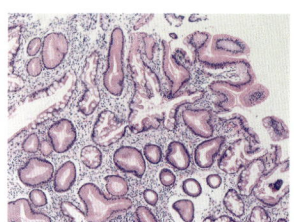

萎縮性胃炎の病理組織所見。胃腺の萎縮が認められる。

胃体部：gastric corpus／抗壁細胞抗体：antiparietal cell antibody／悪性貧血：pernicious anemia／ガストリン：gastrin／内視鏡検査：endoscopy／発赤：flare／びらん：erosion／表層性胃炎：superficial gastritis／萎縮性胃炎：atrophic gastritis／腸上皮化生：intestinal metaplasia

内視鏡検査

- 表層性変化と萎縮性変化の確認を行う。

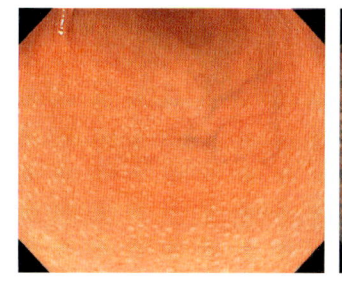

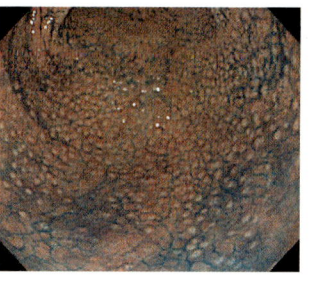

通常観察 　　　　インジゴカルミン染色

内視鏡的萎縮の分類

- B型胃炎の場合、萎縮は幽門側から始まり、胃体部小彎から大彎に向かって、噴門方向へと進展する。
- 噴門へ到達するまでがC（close）、噴門到達後をO（open）で表し、C-1（軽症）からO-3（重症）となる。

改訂シドニー分類

- 慢性胃炎は、ピロリ菌感染症の有無、炎症細胞浸潤度、萎縮度などから、改訂シドニー分類という国際的な分類法に基づき、スコア化されている。

■ 内視鏡的萎縮境界
（木村・竹村分類をもとに作成）

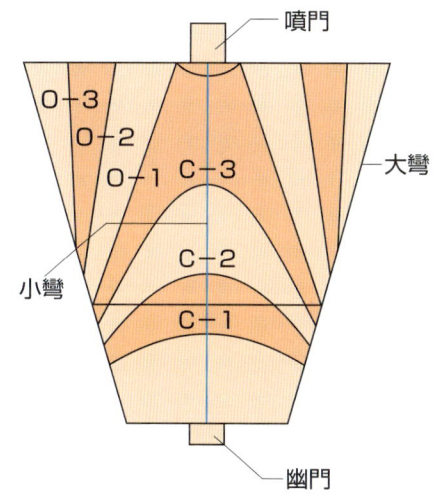

噴門／O-3／O-2／O-1／C-3／大彎／小彎／C-2／C-1／幽門

組織学部門

成因（接頭群）	局在（芯）	形態学（接尾群）
成因	急性胃炎／慢性胃炎／特殊型／汎胃炎	グレード分類：炎症／活動性／萎縮／腸上皮化生／ヘリコバクター・ピロリ
成因に関係するもの	幽門部胃炎／体部胃炎	非グレード分類：非特異的／特異的

内視鏡部門

局在：幽門部胃炎／汎胃炎／体部胃炎

記載用語：浮腫／発赤／脆弱性／滲出液／平坦びらん／隆起びらん／結節性変化／粘膜ひだ過形成／粘膜ひだ萎縮／血管透見像／壁内出血斑

カテゴリー：発赤性・滲出液性胃炎／平坦びらん／隆起びらん／萎縮性／出血性／逆流性／ひだ過形成

重症度：無／軽度／中等度／高度

治療

治療の目的 — 薬物療法：胃酸分泌抑制薬（PPI、H₂RA）、運動機能改善薬、粘膜保護薬などで症状を緩和

胃腺：gastric gland／小彎：lesser curvature of stomach／大彎：greater curvature of stomach／噴門：cardia／プロトンポンプ阻害薬：proton pump inhibitor(PPI)／ヒスタミンH₂受容体拮抗薬：histamine H₂-receptor antagonist

器質的疾患が存在しない長期の胃腸症　　B96.8

ピロリ菌感染症
Helicobacter pylori infection

担当：谷口清章

Overview

ピロリ菌（*Helicobacter pylori*）とは、人間などの胃に生息するグラム陰性*桿菌である。胃粘膜に感染することにより、さまざまな疾患の誘因となる。

誘因・原因

- ピロリ菌に汚染された食物や水、保菌者からの経口感染と考えられる。

病態生理 ●P101

- ピロリ菌から分泌されるウレアーゼ*や細胞空胞化毒素、分解酵素などにより、胃粘膜が障害を受け、胃炎や潰瘍などを誘発する。
- 慢性胃炎●P97による萎縮性胃炎、胃・十二指腸潰瘍●P90、胃MALTリンパ腫*、胃過形成性ポリープ●P103、胃がん●P104など、さまざまな上部消化管疾患の誘因となる。

症状・臨床所見

- 多くは無症状。
- 胃炎や潰瘍などの疾患を発症すると、さまざまな愁訴が現れる。

検査・診断 ●P101

[内視鏡を用いる検査] [内視鏡を用いない検査]

- 内視鏡により組織を採取して行う検査（迅速ウレアーゼ試験、鏡検法、培養法）と、内視鏡を用いない検査（尿素呼気試験、血清・尿中抗体測定法、便中抗原測定法）がある。

治療 ●P101

[薬物療法]

- 消化管疾患の予防のため、除菌治療が最重要である。
- プロトンポンプ阻害薬（PPI）＋アモキシシリン*（AMPC）＋クラリスロマイシン*（CAM）による一次除菌が基本投薬。

予後

- 副作用により治療を中止せざるを得ない場合や、除菌成功後に軽度の逆流性食道炎を発症する場合、また再感染するケースもある。

用語解説

グラム陰性
グラム染色で染まらない菌の一群。桿菌は棒状の形状をもつ菌のことで、大腸菌、赤痢菌、結核菌などが該当する。

ウレアーゼ
加水分解によって、尿素をアンモニアと二酸化炭素とに分解する酵素。ピロリ菌では表層部に局在している。

胃MALTリンパ腫 ●P119
粘膜とリンパ球の複合組織（MALT）から発生する悪性リンパ腫で、胃にできた場合を胃MALTリンパ腫という。患者の9割以上がピロリ菌に感染しており、治療はピロリ菌の除菌から行われる。

アモキシシリン
細菌感染症に用いられる、ペニシリン系抗生物質の一種。

クラリスロマイシン
細菌感染症に用いられる、マクロライド系抗生物質の一種。

ピロリ菌（ヘリコバクター・ピロリ）：Helicobacter pylori／グラム陰性桿菌：gram-negative rod／経口感染：oral infection／ウレアーゼ：urease／空胞化毒素A：vacuolating cytotoxin A（vacA）／分解酵素：lyase／萎縮性胃炎：atrophic gastritis／胃十二指腸潰瘍：gastroduodenal ulcer／胃MALTリンパ腫：gastric mucosal-associated lymphoid tissue（MALT lymphoma）／胃過形成性ポリープ：gastric hyperplastic polyp／胃がん：gastric cancer

病態生理

- ピロリ菌はウレアーゼを分泌して胃の酸性を中和し、定着する。
- ピロリ菌から分泌される分解酵素や毒素などによって粘膜が障害され、胃炎や潰瘍が生じる。

胃粘膜障害へのメカニズム

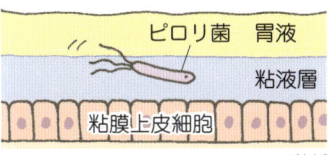

❶ 胃内に侵入したピロリ菌は、鞭毛を使って移動し、粘液層へ侵入する。

❷ ウレアーゼで粘液中の尿素を二酸化炭素とアンモニアに分解し、胃酸を中和して粘液層の表面に定着、増殖する。

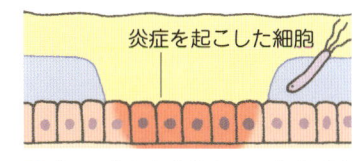

❸ ピロリ菌から分泌される分解酵素や毒素によって粘液層が障害され、さらに胃酸の影響も受けて障害が悪化する。

検査・診断

特徴的な検査所見

- 内視鏡を用いる検査：迅速ウレアーゼ試験、鏡検法、培養法
- 内視鏡を用いない検査：尿素呼気試験、血清・尿中抗体測定法、便中抗原測定法

ピロリ菌感染検査

※内視鏡を用いる検査法では、幽門前庭部大彎と胃体上部中部大彎の両部位から3か所、検体を採取するのが望ましいとされている。

検査法		利点	欠点
内視鏡を用いる検査	迅速ウレアーゼ試験	簡便、迅速、精度が高い	治療判定検査としては不明瞭な場合がある
	鏡検法	同時に組織診断も可能 検体を保存できる	採取部位によっては陽性であっても菌が検出できない場合がある
	培養法	菌が保存できるため、薬剤感受性試験など再除菌時に有効	判定に時間がかかる
内視鏡を用いない検査	尿素呼気試験	簡便、迅速、精度が高い 菌の分布に左右されずに判定できる	治療判定検査としては不明瞭な場合がある
	血清・尿中抗体測定法	簡便、安価	治療判定として行う場合は、治療終了後6か月以降となる
	便中抗原測定法	簡便、迅速、安価、精度が高い	検体の保管がむずかしい

治療

治療の目的　薬物療法：プロトンポンプ阻害薬（PPI）＋アモキシシリン（AMPC）＋クラリスロマイシン（CAM）の3剤併用療法を行う

薬物療法

次の3剤を1日2回、1週間投与する

PPI（このうち1種類）
- ランソプラゾール（30mg）1cap（錠）
- オメプラゾール（20mg）1錠
- ラベプラゾール（10mg）1錠

＋

AMPC
- アモキシシリン（250mg）3cap（錠）

＋

CAM
- クラリスロマイシン（200mg）1錠または2錠

※一次除菌不成功は多くがCAM耐性菌が原因のため、二次除菌ではCAMをメトロニダゾール（MNZ）に変更して行う（PPI／AM療法）。

終了4週後に判定検査 → 除菌成功／除菌不成功 → CAMをMNZに変更して二次除菌

資料出典：H.pylori感染の診断と治療のガイドライン2009年度改訂版／日本ヘリコバクター学会

迅速ウレアーゼ試験：rapid urease test（RUT）／尿素呼気試験：urea breath test（UBT）／プロトンポンプ阻害薬：proton pump inhibitor（PPI）／アモキシシリン：amoxicillin（AMPC）／クラリスロマイシン：clarithromycin（CAM）／ランソプラゾール：lansoprazole（LPZ）／オメプラゾール：omeprazole（OPZ）／ラベプラゾール：rabeprazole（RPZ）／メトロニダゾール：metronidazole（MNZ）

胃粘膜が増殖してできる隆起性の病変

K31.7

胃ポリープ
gastric polyp

担当：笹川 剛

Overview

胃粘膜上皮の異常増殖によって生じた、**隆起性の腫瘍**。過形成性ポリープ、胃底腺ポリープ、胃腺腫➡P107の３つに分類される。基本的には**良性**腫瘍。

誘因・原因

- 過形成性ポリープと胃腺腫では、ピロリ菌感染症➡P100による萎縮性胃炎*や腸上皮化生*が原因と考えられる。胃底腺ポリープは原因不明。

病態生理 ➡P103

- 胃の粘膜上皮に良性の腫瘍が突出した病態。

症状・臨床所見

- 多くは無症状。検診で発見されることが多い。
- 出血があると貧血をともなうことがある。

検査・診断 ➡P103

[X線造影検査／内視鏡検査] [病理組織検査]

- 隆起性の腫瘍が確認できる。組織採取してがんと鑑別する。
- 確実な診断には組織検査が必須となる。

治療 ➡P103

[内視鏡的切除術]

- 過形成性ポリープと胃腺腫は、2cm以上であればポリペクトミー*か内視鏡的粘膜切除術（EMR）➡P110を行う。
- 2cm未満の過形成性ポリープは経過観察でよい。
- 過形成性ポリープでは、ピロリ菌除菌➡P101が有効との報告がある。
- 胃底腺ポリープは悪性所見がなければ放置してよい。

予後

- ほとんどが内視鏡治療により治癒し、予後は良好。

用語解説

萎縮性胃炎
粘膜障害により胃腺細胞が破壊されて減少し、粘膜が萎縮して薄くなった病態。胃がんの誘因となる。加齢も原因のひとつで、高齢者に多くみられる。胃腺減少のため消化力低下が起こり、進行すると腸上皮化生となり消化力はさらに低下する。

腸上皮化生
胃酸などの消化液を分泌する胃腺をもつ胃粘膜が、消化作用をもたない腸粘膜様に変化する病態。進行により、初期は小腸粘膜様に、悪化すると大腸粘膜様へと変化する。胃がんのリスクとなる。

ポリペクトミー
Ⅲ型、Ⅳ型のポリープに有効な、内視鏡切除術の一手法。隆起部にスネアをかけて絞扼し、高周波電流で切除、鉗子で切除部を回収する。

過形成性ポリープ：hyperplastic polyp／胃底腺ポリープ：fundic gland polyp／胃腺腫：gastric adenoma／粘膜：mucosa／上皮：epithelium／良性腫瘍：benign tumor／内視鏡的粘膜切除術：endoscopic mucosal resection（EMR）／ピロリ菌（ヘリコバクター・ピロリ）：Helicobacter pylori／萎縮性胃炎：atrophic gastritis／無症状：subclinical／出血：hemorrhage／貧血：anemia／ポリペクトミー：polypectomy

病態生理

- 胃ポリープは、肉眼的形状別に以下の4つに分類される。
- 病態の種類としては、過形成性ポリープ、胃底腺ポリープ、胃腺腫の3つに分類される。

胃ポリープの形状分類（山田・福富分類）

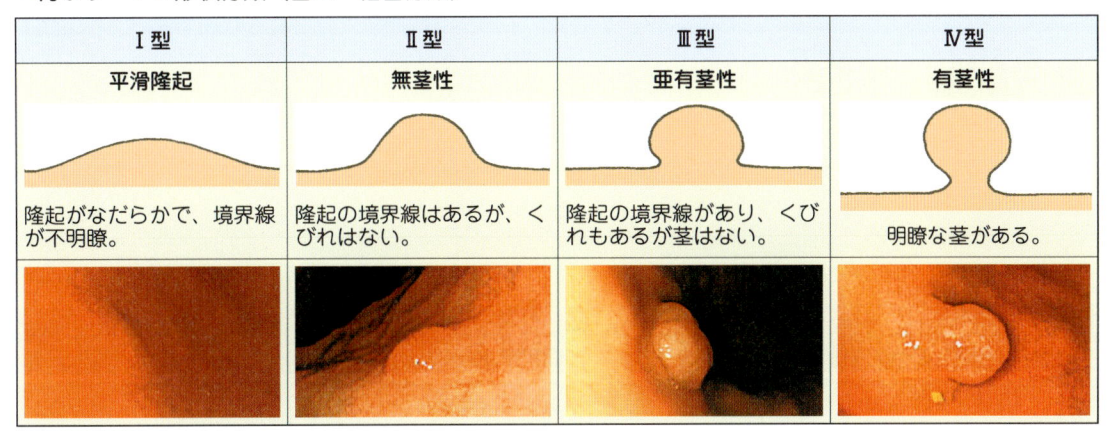

Ⅰ型	Ⅱ型	Ⅲ型	Ⅳ型
平滑隆起	無茎性	亜有茎性	有茎性
隆起がなだらかで、境界線が不明瞭。	隆起の境界線はあるが、くびれはない。	隆起の境界線があり、くびれもあるが茎はない。	明瞭な茎がある。

胃ポリープのおもな種類

過形成性ポリープ	胃底腺ポリープ	胃腺腫
粘膜細胞の増加で起こる。腸上皮化生はあまりないが、大きくなるとまれにがんが生じることがある。赤い顆粒状の凹凸、出血やびらんがある。	胃底腺の粘膜に5mm程度の突起物が複数発生する。背景の粘膜は萎縮せず、表面は滑らかで色は変化しない。大彎曲に多く発生する。	粘膜に強い萎縮があり、腸上皮化生の粘膜に多く発生する。他のポリープに比べてがんのリスクが高く、長期的な定期観察が必要。

検査・診断

| 特徴的な検査所見 | X線造影検査／内視鏡検査 | 隆起した突起状の腫瘍を認める | 病理組織検査 | ポリペクトミーなどによる切除後に組織診による鑑別を行う |

病理組織検査

病理組織所見

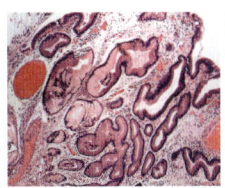

過形成性ポリープ
胃粘膜被覆上皮に乳頭状の過形成が確認できる。

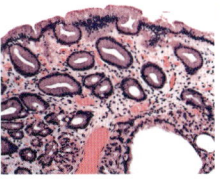

胃底腺ポリープ
胃粘膜被覆上皮に過形成が存在しない。

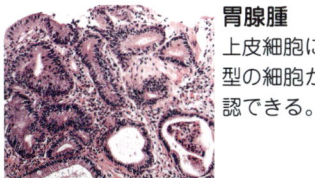

胃腺腫
上皮細胞に異型の細胞が確認できる。

治療

| 治療の目的 | 内視鏡的切除術 | ポリペクトミーか内視鏡的粘膜切除術（EMR）→P110でポリープを切除する |

腸上皮化生：intestinal metaplasia／平滑：smooth／隆起：protrusion／境界：demarcation／不明瞭：ill-defined／無茎性：sessile／明瞭：well defined／亜有茎性：semipedunculated／有茎性：pedunculated／乳頭状：papillary／過形成：hyperplasia

胃粘膜より発生するがん　　　　　　　　　　　　　　　　　　C16

胃がん
gastric cancer

担当：笹川　剛

Overview

胃の粘膜上皮から起こる**悪性腫瘍**。検診による早期発見率は約20％、それに一般医療機関での発見を加えると、日本では全体の約60％が早期がんで発見されており、死者数は年々減少している。

誘因・原因

- ピロリ菌感染症➡P100による慢性萎縮性胃炎➡P97、喫煙、塩分の多量摂取など。

病態生理 ➡P105

- がんの胃壁深達度が粘膜下層までを早期がんという（リンパ節転移の有無を問わない）。固有筋層以上を進行がんという。
- がん細胞によって分化型がんや未分化型がんがあり、分化の低いほうが悪性度が高い。

症状・臨床所見

- 早期がんは多くが無症状。場合により腹部不快感（膨満感、吐き気、胸やけ）、食欲不振、消化不良などがみられる。進行がんでは体重減少、黒色便、嘔吐、胃痛、腹部腫瘤の触知などがある。

検査・診断 ➡P105〜108

| X線造影検査／内視鏡検査 | 病理組織検査 | EUS／CT検査 |

- X線造影と内視鏡は早期発見に有効。
- 超音波内視鏡（EUS）／CT検査では、進行度の診断と転移の確認を行う。
- 病理組織検査では、がん細胞の種類（悪性度）の鑑別を行う。
- 腫瘍マーカー*は治療後の効果の確認や再発の鑑別に有効。

治　療 ➡P109〜111

| 内視鏡的治療 | 外科的治療 | 化学療法 | 緩和療法 |

- 早期がんでは内視鏡的治療、または胃切除術。進行がんは、手術に加えて薬物・化学療法などを行う。

予　後

- 早期がんは良好だが進行がんは治癒困難。術後5年生存率はステージⅠが約90％、Ⅱが約80％、Ⅲが約55％、Ⅳでは10％以下。

用語解説

腫瘍マーカー
体内に存在するがん細胞が起因となって出現する物質の総称。現在、胃がんに特異的な腫瘍マーカーは同定されていないが、おもにCEA、CA19-9、NCC-ST-439などの腫瘍マーカーが用いられる。早期胃がんでは基準値のことがあるため、早期発見の効果は薄いが、治療効果の確認などには有用。

腺がん ➡P105
胃粘膜にある粘液や消化液を分泌する腺の上皮にできるがん。

腹膜播種 ➡P106
腹腔内にがん細胞が飛散し、腹腔のあちこちに転移すること。播種は「種をまく」の意。一般的には、腹膜播種が起こると腹水が生じる場合が多い。転移病巣の発見が難しく、治療は困難。進行度はⅣに分類される。

縮小手術、拡大手術 ➡P109
定型手術より、切除範囲やリンパ節郭清の程度を狭めて行うのが縮小手術、範囲を広げて切除するのが拡大手術。縮小手術では進行度がT1N0の場合にのみ適応される。拡大手術は、❶他臓器合併切除を加える拡大合併切除手術、❷D2以上のリンパ節郭清を行う拡大郭清手術、のことをいう。

緩和手術 ➡P109
手術不能の場合に、がん自体の根治は不能であっても、症状を軽減するために行われる手術。食物の流動を補うための胃腸バイパス手術や、出血部の切除などがこれに当たる。

レジメン ➡P111
がん治療において、投与する薬物の種類、量、手順などを時系列で示した治療計画書。

memo
洗浄細胞診
細胞レベルの腹膜播種を調べる検査。手術中に腹腔内に生理食塩水を入れ、そのなかにがん細胞が含まれているかを調べる。陽性の場合は、その時点でリンパ節郭清の必要性などを再検討することになる。

早期胃がん：early gastric cancer／進行胃がん：advanced gastric cancer／腹膜播種：peritoneal dissemination／ピロリ菌（ヘリコバクター・ピロリ）：Helicobacter pylori／萎縮性胃炎：atrophic gastritis／粘膜下層：submucosa／筋層：muscular layer／内視鏡的粘膜切除法：endoscopic mucosal resection（EMR）／内視鏡的粘膜下層剥離術：endoscopic submucosal dissection（ESD）／緩和手術：palliative surgery／腫瘍マーカー：tumor marker／転移：metastasis／腹腔鏡手術：laparoscopic surgery

病態生理

- 日本での発症はほとんどが腺がんであり、まれに神経内分泌細胞腫瘍➡P120などがある。
- 胃がんの占居部位を明確にするため、胃の大彎と小彎を3等分した点をそれぞれ結んだ線で3領域に区分する。胃がんは幽門部を含む下3分の2に多く発生し、大彎と小彎では小彎部に多く発症する。
- 噴門部は内視鏡の際に見上げ観察をしなければ確認できず、病変がスコープに隠れることもあり、発見がむずかしいため注意が必要。

胃がんの発生部位と頻度（進行がん）

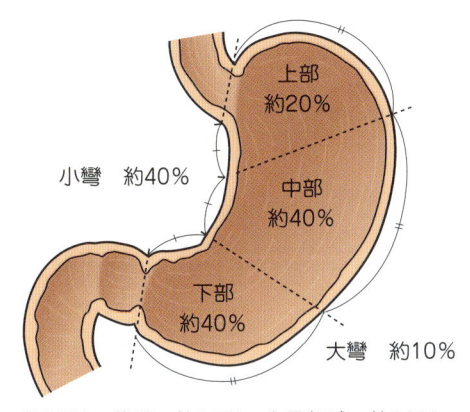

- 上部 約20%
- 中部 約40%
- 下部 約40%
- 小彎 約40%
- 大彎 約10%
- 前壁 約20%　後壁 約20%　全周領域 約10%

『全国胃がん登録調査報告平成2年度症例　胃癌研究会1997』より改変

胃がんの組織型分類

一般型	乳頭腺がん
	管状腺がん（高分化型・中分化型）
	低分化腺がん（充実型・非充実型）
	印環細胞がん
	粘液がん
特殊型	腺扁平上皮がん
	扁平上皮がん
	カルチノイド腫瘍（神経内分泌腫瘍）
	その他のがん

検査・診断

特徴的な検査所見

- **X線造影検査／内視鏡検査**：病変の位置、大きさと広がり、深達度、形態を確認。インジゴカルミンや酢酸で染色し、腫瘍の存在、大きさ、形態を確認（色素染色）
- **病理組織検査**：がん細胞の種類（悪性度）の鑑別
- **EUS／CT検査**：深達度と転移を確認

X線造影検査

- 病変の存在と、大きさ、形態、深達度を確認する。
- 4型（びまん浸潤型、スキルス胃がん）の発見には有効とされる。

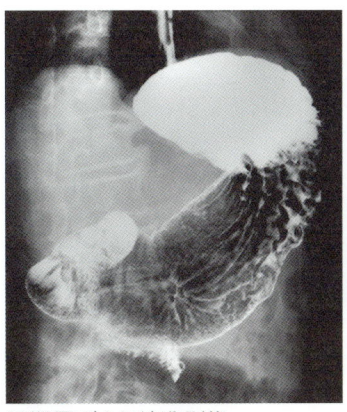

早期胃がんX線造影像
胃角部後壁のⅡc型早期胃がん。

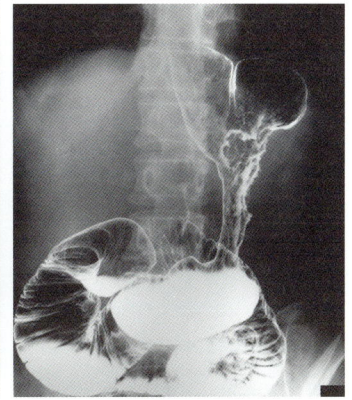

進行胃がんX線造影像
胃体部全周性の狭窄を認める4型進行胃がん。

乳頭腺がん：papillary adenocarcinoma（PAP）／管状腺がん：tubular adenocarcinoma（TUB）／高分化型（TUB1）：well differentiated type／中分化型（TUB2）：moderately differentiated type／低分化腺がん（POR）：poorly differentiated adenocarcinoma／充実型（POR1）：solid type／非充実型（POR2）：non-solid type／印環細胞がん：signet-ring cell carcinoma（SIG）／粘液がん：mucinous adenocarcinoma（MUC）／腺扁平上皮がん：adenosquamous carcinoma／扁平上皮がん：squamous cell carcinoma／カルチノイド腫瘍：carcinoid tumor

胃がん

内視鏡検査

- 通常観察により、腫瘍の位置、形態、大きさ、深達度、悪性度などを確認する。

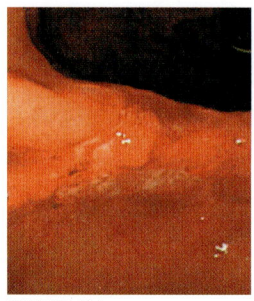

早期胃がん 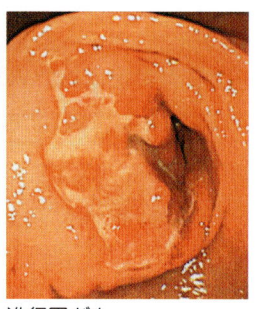　　進行胃がん

色素内視鏡

- コントラスト法はインジゴカルミンを散布して、粘膜の微細な凹凸を明瞭化する。

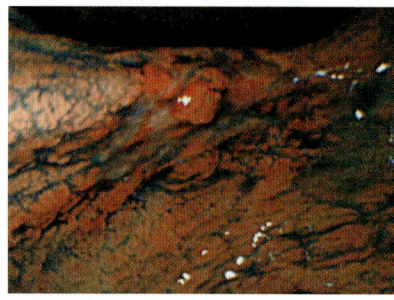

早期胃がん

インジゴカルミン染色
粘膜の凹凸のコントラストを強調する。

病理組織検査

- がんの組織型（高分化型・低分化型・未分化型）を鑑別する。

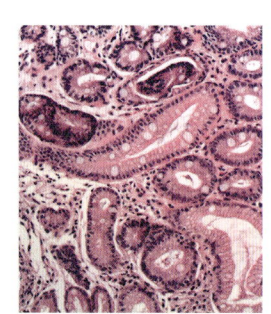

高分化型腺がん 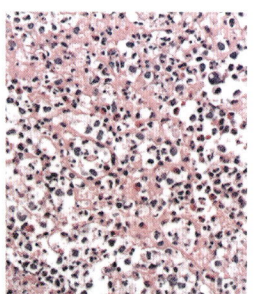　　低分化型腺がん

超音波内視鏡（EUS）、CT検査

- がんの深達度と、周辺臓器への浸潤・転移を確認する。

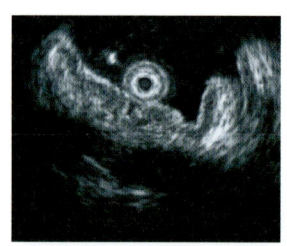

超音波内視鏡の胃がん像

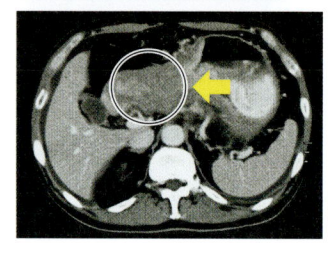

CTの胃がん像
幽門部の肥厚が著明。

胃がんの転移

- 胃がんの転移形式にはリンパ行性転移、血行性転移、腹膜転移、直接浸潤がある。
- 血行性転移では肝臓が最も多い。ほかに肺、骨、脳などに転移しやすい。
- 胃から卵巣への転移をクルーケンベルグ転移、ダグラス窩への転移をシュニッツラー転移、左鎖骨窩リンパ節への転移をウィルヒョウ転移という。

■ 胃がんの転移

リンパ行性転移	がん細胞が領域リンパ節に転移し、リンパ管を通じて遠隔転移する。鎖骨上窩リンパ節に転移すると、血行性転移を併発する。
血行性転移	血管に侵入したがん細胞が、血液の流れに乗って全身へ運ばれて転移する。
腹膜転移	腹腔内にがん細胞が浸潤し、腹膜に転移し（腹膜播種）、がん性腹膜炎を起こす。
直接浸潤	胃がんと胃壁を越えて隣接した膵臓などに浸潤する。

内視鏡検査：endoscopy／早期胃がん：early gastric cancer／進行胃がん：advanced gastric cancer／染色法：staining method／腺腫：adenoma／インジゴカルミン：indigocarmine／超音波内視鏡：endoscopic ultrasonography (EUS)／コンピュータ断層撮影法：computed tomography (CT)

胃潰瘍と胃がんの鑑別

- 内視鏡による肉眼的な診断では、胃潰瘍と早期胃がん（とくにO-Ⅱc・表面陥凹型とO-Ⅲ・陥凹型）との鑑別がむずかしい。
- 胃潰瘍にみえても、鑑別のためインジゴカルミン染色や生検を行う。組織採取の際は、再生発赤のない潰瘍辺縁から採取する。
- 生検が陰性であっても経過観察を続け、がんとの鑑別を確実に行うことが必要。

胃潰瘍と早期胃がんの内視鏡的鑑別点

胃潰瘍	早期胃がん
・辺縁が平滑で不明瞭 ・皺襞は均一で先端が中央部1点に集中 ・潰瘍面が平坦 ・再生発赤の形状も均一 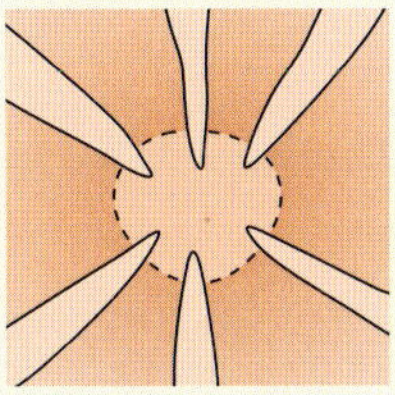	・境界が明瞭 ・皺襞の先端が先細り、形状が不整 ・潰瘍面は凹凸がある ・辺縁は不整、色は発赤・褐色が不整 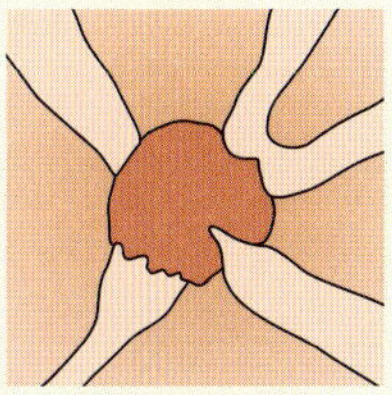

胃腺腫と胃がんの鑑別

- 胃腺腫は、胃潰瘍に次いで胃がんとの鑑別がむずかしい。表面隆起型（O-Ⅱa）と類似している。
- 現在は、拡大内視鏡やNBI内視鏡（波長の変えられる光を照射して、粘膜表層の毛細血管や微細模様などの色調の違いを観察できる内視鏡）で精度の高い診断ができるが、診断的治療としてEMR➡P110を先行し、後から切除組織を検査して診断する場合も多くある。
- 萎縮胃粘膜にはがんが発生しやすいので、注意深い経過観察が必要である。

胃がんとの鑑別を要する胃腺腫所見

大きさ	20mm以上
色調	発赤
形態	中央陥凹あり、不整結節状

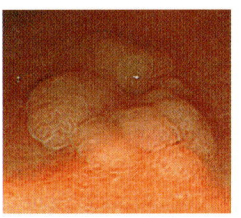

胃腺腫の内視鏡像。O-Ⅱa・表面隆起型胃がんと類似している。

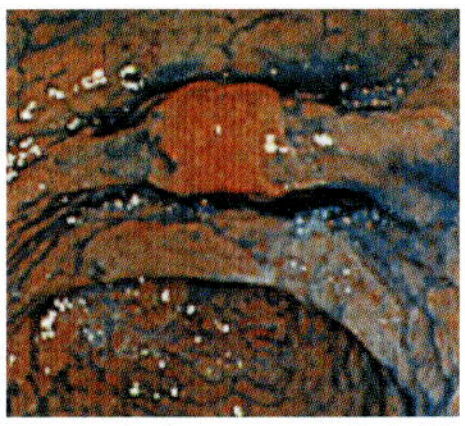

インジゴカルミン染色像

肉眼型分類

- 表在型（O型・早期がんに多い）と進行型（1～4型）に大別される。
- 早期がんで最も多いのはO-Ⅱc・表面陥凹型である。
- 進行がんでは、4型・びまん性浸潤型（スキルス胃がん、または硬がん）は腹膜播種へ発展しやすく、最も予後不良である。

表在型（O型）の亜分類

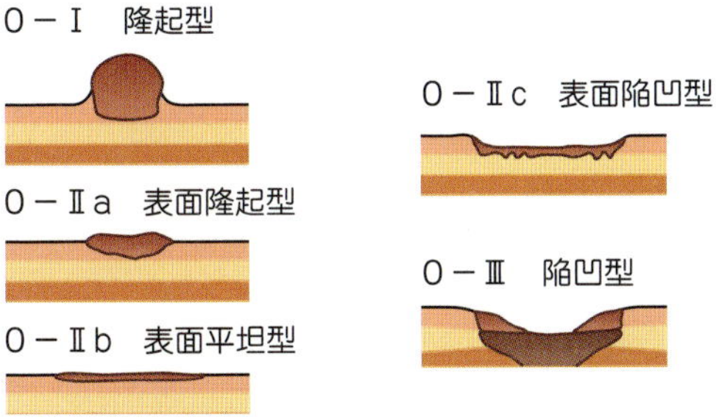

- O-Ⅰ　隆起型
- O-Ⅱa　表面隆起型
- O-Ⅱb　表面平坦型
- O-Ⅱc　表面陥凹型
- O-Ⅲ　陥凹型

進行型（1～4型）の分類

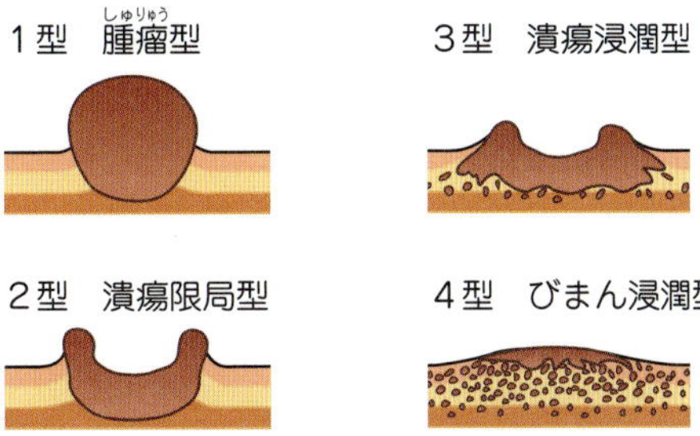

- 1型　腫瘤型
- 2型　潰瘍限局型
- 3型　潰瘍浸潤型
- 4型　びまん浸潤型

Gastroenterological Endoscopy. 4：4-14, 1962図を参考、改変

クルーケンベルグ転移：Krukenberg metastasis／シュニッツラー転移：Schnitzler metastasis／ウィルヒョウ転移：Virchow metastasis／リンパ行性転移：lymphogenous metastasis／血行性転移：hematogenous metastasis／腹膜播種：peritoneal dissemination／胃潰瘍：gastric ulcer／生検：biopsy／経過観察：follow-up／転移：metastasis

胃がん

壁深達度（T）

- がん細胞が胃壁のどこまで深く浸潤しているかが深達度。
- 粘膜下層までにとどまるがんを早期がん、固有筋層以上に達したがんを進行がんと大別する。

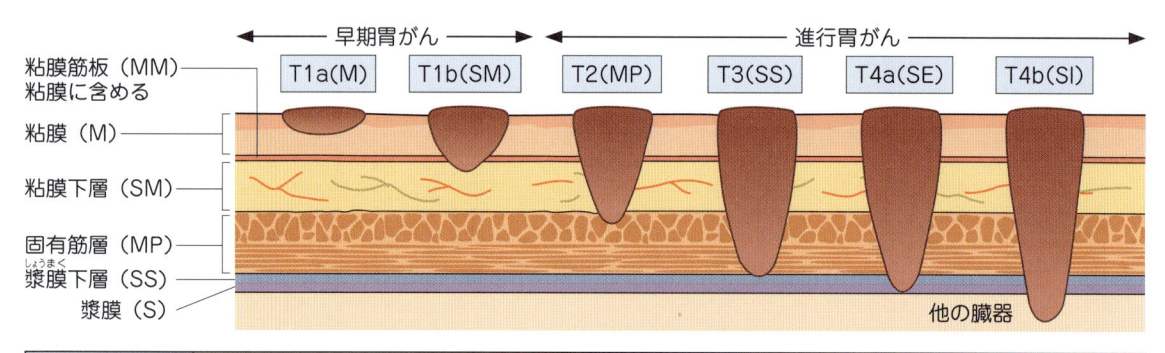

T1a（M）	胃の粘膜に限局している
T1b（SM）	胃の粘膜下層に達している
T2（MP）	胃の筋層に達している
T3（SS）	胃の漿膜下層まで達している
T4a（SE）	漿膜を越えて胃の表面に出ている
T4b（SI）	他臓器へ浸潤している

リンパ節転移の程度（N）

- 胃がんによるリンパ節転移の程度は、領域リンパ節へ転移した数によって決定される。
- 胃切除術における周囲リンパ節郭清の場合は、胃全摘術、幽門保存胃切除術、幽門側胃切除術、噴門側胃切除術の4つの術式に応じて、D1郭清やD2郭清の対象となるリンパ節が決められている（リンパ節郭清範囲の定義⇒P111）。

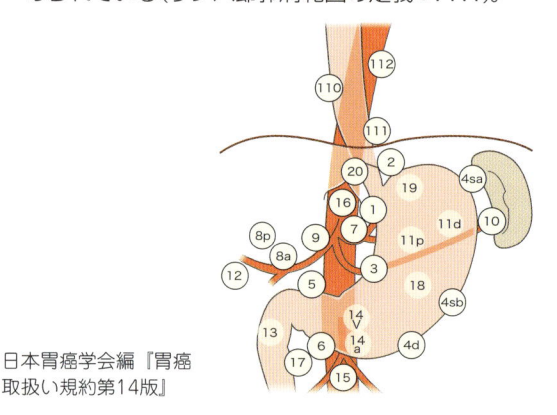

■ リンパ節転移の程度

N0	領域リンパ節転移なし
N1	2個以下の領域リンパ節転移
N2	3～6個の領域リンパ節転移
N3a	7～15個の領域リンパ節転移
N3b	16個以上の領域リンパ節転移

■ 胃に関連するリンパ節の番号・名称

1 右噴門リンパ節／2 左噴門リンパ節／3 小彎リンパ節／4sa 大彎リンパ節左群（左胃動脈）／4sb 大彎リンパ節左群（左胃大網動脈に沿う）／4d 大彎リンパ節右群（右胃大網動脈に沿う）／5 幽門上リンパ節／6 幽門下リンパ節／7 左胃動脈幹リンパ節／8a 総肝動脈幹前上部リンパ節／8p 総肝動脈幹後部リンパ節／9 腹腔動脈周囲リンパ節／10 脾門リンパ節／11p 脾動脈幹近位リンパ節／11d 脾動脈幹遠位リンパ節／12 肝十二指腸間膜内リンパ節／13 膵頭後部リンパ節／14a 上腸間膜動脈に沿うリンパ節／14v 上腸間膜静脈に沿うリンパ節／15 中結腸動脈周囲リンパ節／16 腹部大動脈周囲リンパ節／17 膵頭前部リンパ節／18 下膵リンパ節／19 横隔下リンパ節／20 食道裂孔部リンパ節／110 胸部下部傍食道リンパ節／111 横隔上リンパ節／112 後縦隔リンパ節

日本胃癌学会編『胃癌取扱い規約第14版』

進行度分類

- 深達度（T）とリンパ節転移の程度（N）と遠隔転移（M）をもとに進行度を決定する。
- 進行度はⅠA,B、ⅡA,B、ⅢA,B,C、Ⅳの8分類となる。ⅠAが最も軽度でⅣが最も重症となる。

■ 進行度分類（ステージ）

	N0	N1	N2	N3	M1
T1a(M),T1b(SM)	ⅠA	ⅠB	ⅡA	ⅡB	Ⅳ
T2(MP)	ⅠB	ⅡA	ⅡB	ⅢA	
T3(SS)	ⅡA	ⅡB	ⅢA	ⅢB	
T4a(SE)	ⅡB	ⅢA	ⅢB	ⅢC	
T4b(SI)	ⅢB	ⅢB	ⅢC	ⅢC	

日本胃癌学会編『胃癌取扱い規約第14版』

早期胃がん：early gastric cancer／進行胃がん：advanced gastric cancer／粘膜：mucosa／筋層：muscular layer／粘膜筋板：muscularis mucosae／粘膜下層：submucosa／漿膜：serosa／遠隔転移：distant metastasis／リンパ節：lymph node／リンパ節郭清：lymphadenectomy／胃切除術：gastrectomy

治療

治療の目的		
内視鏡的治療	内視鏡的粘膜切除術（EMR）・内視鏡的粘膜下層剥離術（ESD）で切除	
外科的治療	胃切除術＋リンパ節郭清、緩和手術で症状を軽減	
化学療法	抗がん剤による治療	
緩和療法	薬物・放射線・化学療法などによる緩和療法	

進行度別治療法の適応

■ 標準となる定型手術では、胃の2／3以上の切除とD2リンパ節郭清を行う。

	N0	N1（1〜2個）	N2（3〜6個）	N3（7個以上）
T1a（M）	ⅠA：分化型で2cm以下、潰瘍なしなら内視鏡で粘膜切除、それ以外は胃切除＋D1郭清	ⅠB：定型手術	ⅡA：定型手術	ⅡB：定型手術
T1b（SM）	ⅠA：分化型で1.5cm以下なら胃切除＋D1郭清、それ以外は胃切除＋D1＋郭清			
T2（MP）	ⅠB：定型手術	ⅡA：定型手術 補助化学療法	ⅡB：定型手術 補助化学療法	ⅡB：定型手術 補助化学療法
T3（SS）	ⅡA：定型手術	ⅡB：定型手術 補助化学療法	ⅢA：定型手術 補助化学療法	ⅢB：定型手術 補助化学療法
T4a（SE）	ⅡB：定型手術 補助化学療法	ⅢA：定型手術 補助化学療法	ⅢB：定型手術 補助化学療法	ⅢC：定型手術 補助化学療法
T4b（SI）	ⅢB：定型手術＋合併切除 補助化学療法	ⅢB：定型手術＋合併切除 補助化学療法	ⅢC：定型手術＋合併切除 補助化学療法	ⅢC：定型手術＋合併切除 補助化学療法
anyT, M1[*1]	Ⅳ：化学療法、放射線治療、緩和手術、対症療法			

N：転移個数をカウントする領域リンパ節は、No.1〜12、14vであり、それ以外のリンパ節転移はM1とする。

日本胃癌学会編『胃癌治療ガイドライン医師用 2010年10月改訂（第3版）』を改変

治療方針の決定

■ 進行度と患者の全身状態を把握した上で、生活の質（QOL）も考慮して治療方針を選択する。

■ 手術不能な場合や、がんがすべて切除しきれない場合には、緩和療法を行う。

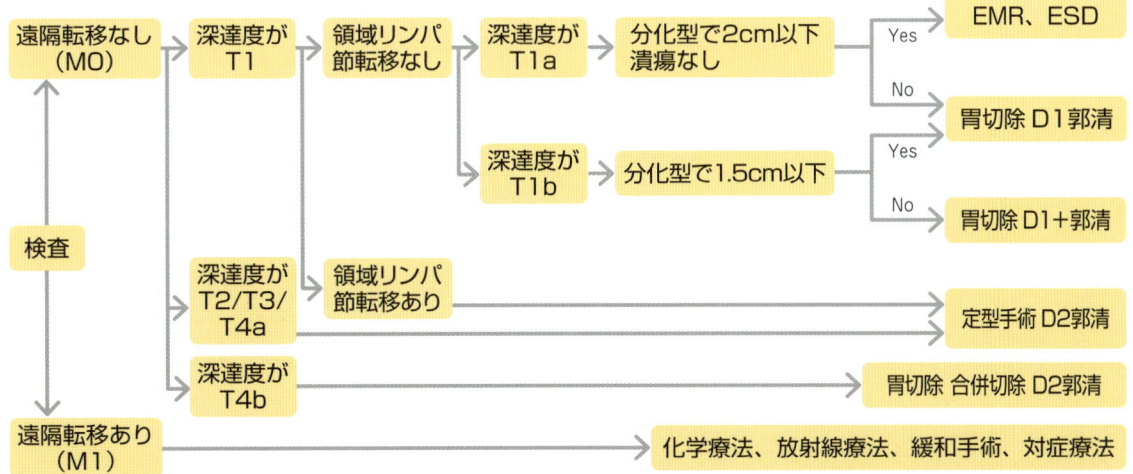

■ 進行度別治療方針チャート

- 遠隔転移なし（M0）
  - 深達度がT1
    - 領域リンパ節転移なし
      - 深達度がT1a → 分化型で2cm以下 潰瘍なし
        - Yes → EMR、ESD
        - No → 胃切除 D1郭清
      - 深達度がT1b → 分化型で1.5cm以下
        - Yes → 胃切除 D1郭清
        - No → 胃切除 D1＋郭清
  - 深達度がT2/T3/T4a
    - 領域リンパ節転移あり → 定型手術 D2郭清
  - 深達度がT4b → 胃切除 合併切除 D2郭清
- 検査
- 遠隔転移あり（M1）→ 化学療法、放射線療法、緩和手術、対症療法

日本胃癌学会編『胃癌治療ガイドライン医師用 2010年10月改訂（第3版）』を改変

内視鏡的粘膜切除法：endoscopic mucosal resection（EMR）／内視鏡的粘膜下層剥離術：endoscopic submucosal dissection（ESD）／胃切除術：gastrectomy／緩和手術：palliative surgery／化学療法：chemotherapy／放射線療法：radiation therapy／緩和療法：palliative therapy／QOL：quality of life／手術不能：inoperable／遠隔転移：distant metastasis／リンパ節転移陰性：node-negative／リンパ節転移陽性：node-positive

胃がん／術後補助化学療法

内視鏡的治療

内視鏡的粘膜切除術（EMR）
- 内視鏡で、がん下の粘膜下層に局注して病変を浮き上がらせ、金属の輪（スネア）をかけて高周波電流を流して切除する。

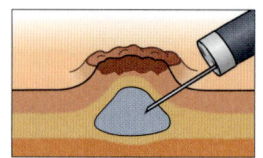

局注して病変を持ち上げ、スネアをかける。

高周波電流を流してスネアを絞り、切除する。

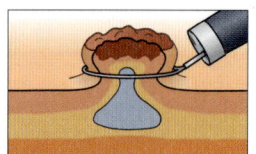

内視鏡的粘膜下層剥離術（ESD）
- 粘膜下に局注して病変を浮き上がらせ、周囲を電気メスで切除する。切開した後、病変の一括切除が可能。

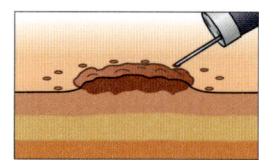

病変周囲をマーキングしてから局注する。

電気メスで周囲を切開し、粘膜下層から剥離する。

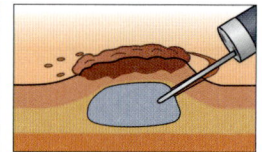

外科的治療

胃手術の種類
- 病変の位置と大きさ、進行度などから、どの部分をどのくらい切除するかを決定する。

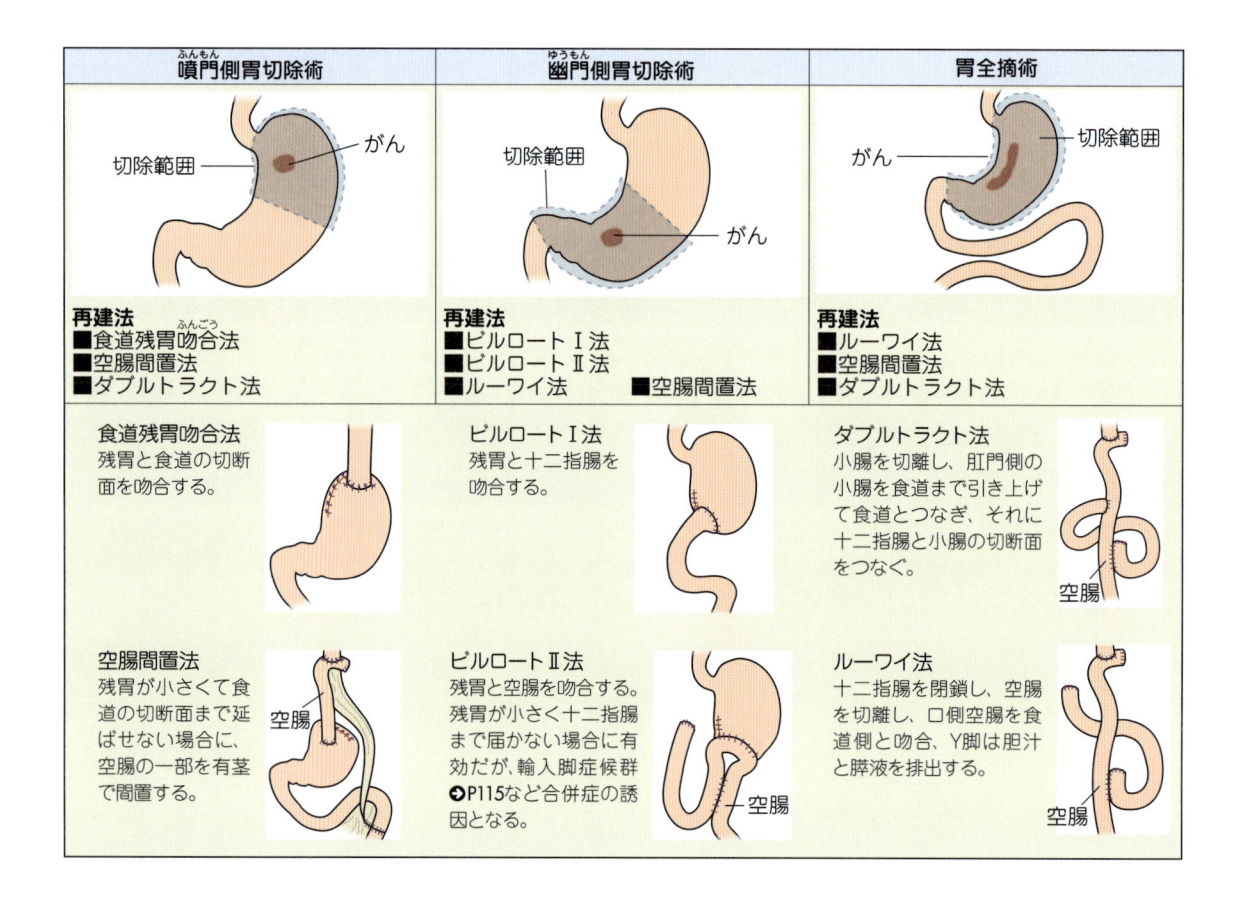

噴門側胃切除術	幽門側胃切除術	胃全摘術
再建法 ■食道残胃吻合法 ■空腸間置法 ■ダブルトラクト法	再建法 ■ビルロートⅠ法 ■ビルロートⅡ法 ■ルーワイ法　■空腸間置法	再建法 ■ルーワイ法 ■空腸間置法 ■ダブルトラクト法
食道残胃吻合法 残胃と食道の切断面を吻合する。	**ビルロートⅠ法** 残胃と十二指腸を吻合する。	**ダブルトラクト法** 小腸を切離し、肛門側の小腸を食道まで引き上げて食道とつなぎ、それに十二指腸と小腸の切断面をつなぐ。
空腸間置法 残胃が小さくて食道の切断面まで延ばせない場合に、空腸の一部を有茎で間置する。	**ビルロートⅡ法** 残胃と空腸を吻合する。残胃が小さく十二指腸まで届かない場合に有効だが、輸入脚症候群 ➡P115 など合併症の誘因となる。	**ルーワイ法** 十二指腸を閉鎖し、空腸を切離し、口側空腸を食道側と吻合、Y脚は胆汁と膵液を排出する。

内視鏡的粘膜切除術：endoscopic mucosal resection（EMR）／内視鏡的粘膜下層剥離術：endoscopic submucosal dissection（ESD）／外科手術：surgery／噴門側胃切除：proximal gastrectomy／再建手術：reconstructive surgery／空腸：jejunum／幽門側胃切除：distal gastrectomy／ビルロート法：Billroth's operation／ルーワイ法：Roux-en-Y operation／胃腸吻合術：gastroenterostomy／合併症：complication／胃全摘：total gastrectomy

リンパ節郭清範囲の定義

- 胃がん治療ガイドラインでは、以下の4つの術式別に、系統的リンパ節郭清範囲が決められている。

胃全摘術の郭清

D0：D1に満たない郭清
D1：No.1～7
D1+：D1＋8a,9,11p
D2：D1＋8a,9,10,11p,11d,12a

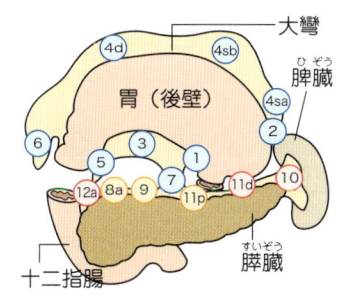

幽門側胃切除術の郭清

D0：D1に満たない郭清
D1：No.1,3,4sb,4d,5,6,7
D1+：D1＋8a,9
D2：D1＋8a,9,11p,12a

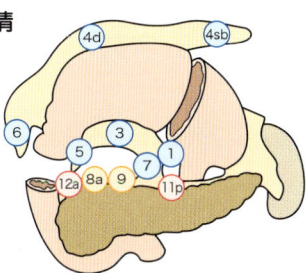

幽門保存胃切除術の郭清

D0：D1に満たない郭清
D1：No.1,3,4sb,4d,6,7
D1+：D1＋8a,9

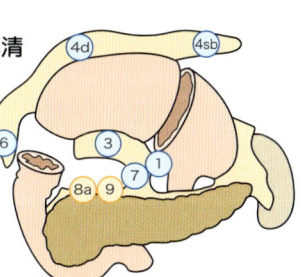

噴門側胃切除術の郭清

D0：D1に満たない郭清
D1：No.1,2,3a,4sa,4sb,7
D1+：D1＋8a,9,11p

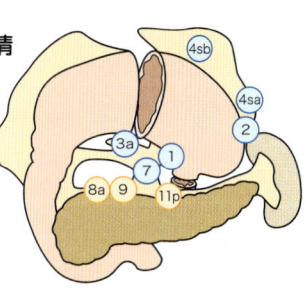

日本胃癌学会編『胃癌治療ガイドライン医師用 2010年10月改訂（第3版）』／より

化学療法

- 抗がん剤の使い方には、1種類のみ使用する単独療法と、数種類を組み合わせる併用療法がある。
- 使用するタイミングは、手術に向けてがんを小さくする場合（術前化学療法）と、術後の再発防止のために行う場合（術後補助化学療法）、⑦
- ⑦手術では切除しきれない転移がんの場合、再発した場合などに行われる。
- 化学療法による完全治癒は現時点では困難である。がんの進行を遅らせ、生存期間の延長が当面の目標である。

※切除不能、再発胃がんに対する治療レジメンとして、TS-1（テガフール・ギメラシル・オテラシルカリウム）とシスプラチンの併用は効果が高いとして推奨されている。

緩和療法

- 身体的・精神的な苦痛を和らげる医療を緩和療法という。
- 薬物療法や緩和手術などで、症状の緩和や痛みの軽減を行い、患者のQOL維持に努める。

Column

術後補助化学療法

担当：笹川 剛

- 胃切除術後にがん再発防止のために行われる化学療法を、術後補助化学療法という。『胃癌取扱い規約第14版』におけるステージⅡ／Ⅲ症例に対してTS-1投与が標準治療とされている。服薬の継続が重要であり、患者が治療方針の決定に積極的に参加し、納得して行うことが求められる。

リンパ節郭清：lymphadenectomy／化学療法：chemotherapy／補助化学療法：adjuvant chemotherapy／転移：metastasis／再発：recurrence／シスプラチン：cisplatin／緩和療法：palliative therapy／緩和手術：palliative surgery／QOL：quality of life

胃切除が原因で起こる胃機能障害 　　　　　　　　　　　　K91.1

胃切除後症候群
postgastrectomy syndrome

担当：谷口清章

Overview

胃の切除術を行った後、胃のさまざまな**機能が低下したことで生じる症状**を、総称して胃切除後症候群という。手術直後から現れるものと、数か月〜数年後に起きるものがある。

誘因・原因
- 胃切除によるさまざまな胃の機能低下。
- 切除後の再建法によって、発症しやすい病態傾向がある。

病態生理 ➡P113
- 逆流性食道炎では噴門付近の食道内壁に炎症がみられる。
- 輸入脚症候群やブラインドループ症候群では、小腸の狭窄により内容物の停滞や細菌繁殖が起こる。

症状・臨床所見
- 腹部不快感（胸やけ、悪心、嘔吐、腹痛、膨満感など）、下痢、貧血、めまい、動悸、発汗、体重減少など。

検査・診断

| X線造影検査 | 内視鏡検査 | 血液検査 |

- X線造影検査と内視鏡検査では、器質的障害の確認が可能。X線造影検査では、消化管狭窄や内容物の滞留などが確認できる。
- 内視鏡検査は逆流性食道炎の診断に有効。
- どの症例も、診断には他の消化管疾患との鑑別を要する。

治療 ➡P113

| 食事療法 | 薬物療法 |

- 治療の基本は食事療法となる。低下した消化器の機能に負担をかけない食生活を行う。
- 消化吸収障害には各種栄養素の投与を薬物で行う場合がある。また胃運動機能改善薬や胃酸分泌阻害薬などを投与する。
- ダンピング症候群や輸入脚症候群の重症例では、まれに再建手術を行う場合がある。

予後
- 食事・薬物療法により、徐々に軽快する。

用語解説

骨粗鬆症 ➡P113
骨代謝回転骨である破壊と形成（破壊細胞による骨吸収と、骨芽細胞による骨形成）のバランスが崩れて、骨量（骨密度）が減少する病態。閉経後の女性や高齢の男性に頻発する。大腿部頸部骨折により寝たきり状態になるケースが多い。

骨軟化症 ➡P113
骨組織への石灰化障害が原因で、骨が軟化する病態。石灰化障害は骨形成に必要なリン、ビタミンD、カルシウムの不足から起こる。症状は骨痛、筋力低下、骨変形。とくに筋力低下の場合、重度になると寝たきりになることもある。

巨赤芽球性貧血 ➡P113
赤血球の生産が減少して起こる貧血で、ビタミンB_{12}の欠乏が原因。ビタミンB_{12}は赤血球の生産に必要な栄養素で、ふだんは胃粘膜から分泌される物質のはたらきで吸収されるが、胃切除によってその物質が減少すると、ビタミンB_{12}の吸収が減少し、赤血球が不足する。

胃切除術：gastrectomy／器質的障害：organic disorder／貧血：anemia／骨代謝障害：metabolic bone disease／ダンピング症候群：dumping syndrome／ブラインドループ症候群（盲係蹄症候群）：blind loop syndrome／逆流性食道炎：reflux esophagitis／輸入脚症候群：afferent loop syndrome／再建手術：reconstructive surgery／愁訴：complaint／胸やけ：heartburn／嘔吐：vomiting／腹痛：abdominal pain／体重減少：weight loss

病態生理

- 胃切除後は胃は小さくなるが、ほかにも迷走神経の切断などにより、内分泌機能低下、運動機能低下、消化吸収低下などさまざまな障害が起こり、疾病や愁訴が発症する。

- 切除後の再建法にも障害が発生しやすい再建法（ビルロートⅡ法、ルーワイ法→P110。食物が十二指腸を通過しない再建法）があり、発症を避けた手術・再建法の検討が重要である。

おもな胃切除後症候群

機能的障害	消化吸収障害	消化不良により栄養素の吸収が低下した状態。ビルロートⅡ法・ルーワイ法で多い。各種ビタミン値の低下、下痢、脂肪吸収障害による白色便などが生じる。
	貧血	胃酸分泌低下により鉄欠乏性貧血が、内因子分泌低下により巨赤芽球性貧血が起こる。ビルロートⅡ法で多い。鉄剤とビタミンB_{12}の投与を行う。
	骨代謝異常	カルシウム代謝障害により、カルシウムが骨から溶け出し、骨密度が低下する。ビルロートⅡ法・ルーワイ法で多い。骨粗鬆症や骨軟化症の誘因。
	ダンピング症候群→P114	幽門の機能喪失により、未消化の食物が小腸へ流れ込むことで起こる。
器質的障害	小胃症状	胃切除によって小さくなった胃に食物が入ることで、早期膨満感や悪心、嘔吐、腹痛などが起こる。食事療法で改善する。
	逆流性食道炎→P64	胃液や膵液、胆汁を含んだ内容物が食道内に逆流し炎症を起こす。
	輸入脚症候群→P115	輸入脚に胆汁や膵液などがたまり、胃に逆流して嘔吐する。
	ブラインドループ症候群→P115	腸内細菌が異常繁殖して栄養素の吸収阻害が起こる。
	残胃がん	切除後に残った胃（残胃）にがんが発症する。ビルロートⅡ法で多い。早期発見のため術後の経過観察が重要となる。
	胆嚢炎・胆石症→P252	胆嚢の胆汁排泄障害により胆嚢炎が起こり、数年を経て胆石が生じる。

治療

治療の目的	食事療法	質・量・回数を考慮して胃に負担をかけない	薬物療法	胃運動機能改善薬や胃酸分泌阻害薬、各種栄養素の投与など。

食事療法

- 消化吸収障害や運動障害により、未消化・未粉砕の食物が腸に負担をかけるため、食事の質や量に考慮する必要がある。

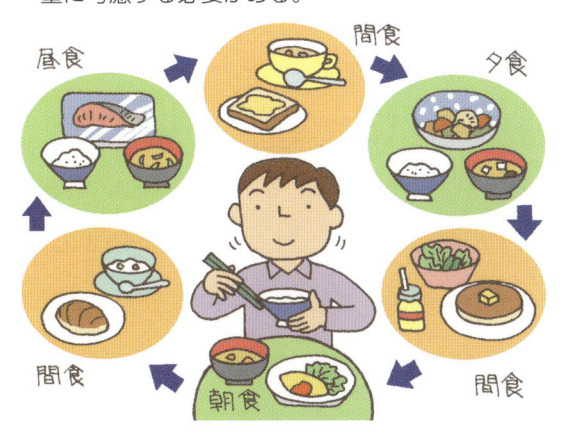

食事療法の注意ポイント

1. 1回の摂取量を少なくして、食事回数を1日5〜6回にする。
2. 高蛋白質、高脂質、低炭水化物の食事を。
3. 食中・食後の液体成分は控えめにする。
4. よく咀嚼して、唾液と混合する。
5. 時間をかけてゆっくり食べる。
6. 消化の悪いものは細かく切る、少量にするなどして、徐々に食べられるようにする。
7. 調理は衛生的に。生ものは新鮮なものを。
8. 冷たいものを急に飲食しない。

迷走神経：vagus nerve／内分泌機能不全：dyshormonism／消化不良：dyspepsia／吸収不良：malabsorption／ビルロートⅡ法：Billroth's operation Ⅱ／ルーワイ法：Roux-en-Y operation／下痢：diarrhea／鉄欠乏性貧血：iron deficiency anemia (IDA)／巨赤芽球性貧血：megaloblastic anemia／カルシウム代謝障害：calcium metabolism disorder／骨粗鬆症：osteoporosis／骨軟化症：osteomalacia／小腸：small intestine／幽門：pylorus／噴門：cardia／胆汁：bile／膵液：pancreatic juice／胆嚢：gallbladder／胆嚢炎：cholecystitis

胃切除後症候群

ダンピング症候群(しょうこうぐん)

担当：谷口清章　K91.1

- 食物貯留機能の障害によって、未消化の食物が食後急速に小腸へ落ちる（ダンプする）ことによって起こる。
- 食後30分以内に起こる早期症状と、食後2～3時間で起こる後期症状がある。時間の経過と病態の違いに注意する。

早期と後期の比較

	早期ダンピング症候群	後期ダンピング症候群
発症時期	食後30分以内	食後2～3時間後
症状	発汗、動悸、めまい、頻脈、顔面紅潮、脱力感、嘔吐、下痢、腹痛、腹部膨満感、失神	冷汗、めまい、動悸、脱力感、手指の震え、空腹感
病態	胃液の分泌低下と貯蔵機能低下により、高濃度の食物が急に胃から小腸へ流れ込む。浸透圧により小腸への水分移動が生じ、急激な循環血漿量の減少が起こる。	高張な食物が急に小腸へ流れ込んだ後、腸では糖質の吸収が一気に進んで高血糖となる。血糖を下げるためインスリンが分泌されるが、過剰分泌で時間を経てから逆に低血糖となる。

早期ダンピング症候群：
① 幽門機能障害のために胃で食物を貯蔵できず、未消化・高張な食物が小腸へ流入する。
② 血管から腸管内へ水分移動が起こり（高張性脱水）、循環血漿量が減少。
③ 腸液は一気に分泌されて小腸が急激に拡張する。
④ 小腸の拡張により、腸の蠕動運動が亢進、糖代謝促進により腸管粘膜の血流が増加する。消化管ホルモンも過剰分泌する。

→ 血圧低下、消化ホルモン過剰分泌、腸蠕動亢進による症状が出る。（発汗、顔面紅潮、頻脈、腹痛・下痢）

後期ダンピング症候群：
① 高張な食物が小腸へ流入すると、腸で糖質の吸収が急激に行われ、高血糖となる。（膵臓、インスリン）
② 膵臓からインスリンが過剰分泌されて高血糖は解消されるが、一定時間後、逆に低血糖となる。

→ めまい・脱力感、冷汗、動悸、空腹感、手足のふるえ

治療

- 食事療法 ➡ P113で改善。
- 体液性因子拮抗薬（抗セロトニン薬、抗ヒスタ➡ミン薬、抗ブラジキニン薬など）、消化管運動抑制薬、抗不安薬など薬物療法で症状を緩和。

ダンピング症候群：dumping syndrome／発汗：perspiration／動悸：palpitation／頻脈：tachycardia／紅潮：blush／脱力感：weakness／嘔吐：vomiting／下痢：diarrhea／腹痛：abdominal pain／失神：faint／蠕動運動：peristalsis／消化管ホルモン：gastrointestinal hormone／高血糖：hyperglycemia／低血糖：hypoglycemia／インスリン：insulin

輸入脚症候群

担当：谷口清章　K91.8

- ビルロートⅡ法を行った際、胃と空腸を吻合して持ち上がった十二指腸部分を輸入脚という。輸入脚が狭窄・閉塞すると、胆汁・膵液・十二指腸液などがたまり、拡張してしこり様になる。

症状・臨床所見
- 上腹部痛、腹部膨満、背部痛、大量の嘔吐（胆汁を含むため緑色）、黄疸、貧血、発熱、頻脈。

検査・診断
- Ｘ線造影検査や腹部超音波検査。拡張した輸入脚と、消化液の貯留を認める。

治療
- 低脂肪食を中心とした食事療法。再手術として、ビルロートⅡ法をⅠ法に変更したり、輸入脚と空腸を側側吻合するブラウン（Braun）吻合を行う場合がある。

- この滞留物が胃に逆流して、胆汁を含んだ緑色の嘔吐を起こす。消化液を嘔吐するために、消化吸収不良が起こる。輸入脚のしこりは嘔吐とともに解消する。

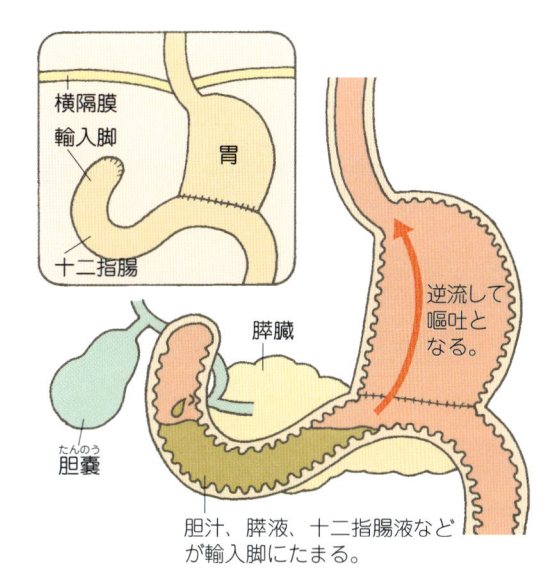

ブラインドループ症候群（盲係蹄症候群）

担当：谷口清章　K90.2

- 吸収不良症候群の一種。輸入脚の部分などに細菌が異常増殖して栄養素の吸収が阻害される。ビルロートⅡ法後に多い。

症状・臨床所見
- 脂肪便、下痢、巨赤芽球性貧血、ビタミンA・D欠乏症、体重減少など。

検査・診断
- 呼気試験で、細菌により代謝された水素や炭酸ガスの検出を行う。また便中からは脂肪含有量の増加が確認できる。

治療
- 薬物療法は消化酵素薬、消化管運動機能改善薬、各種栄養素、ビタミン薬の投与。外科的手術を行う場合もある。

- おもに脂質、蛋白質、糖質、ビタミンA、D、B_{12}などの吸収が障害される。

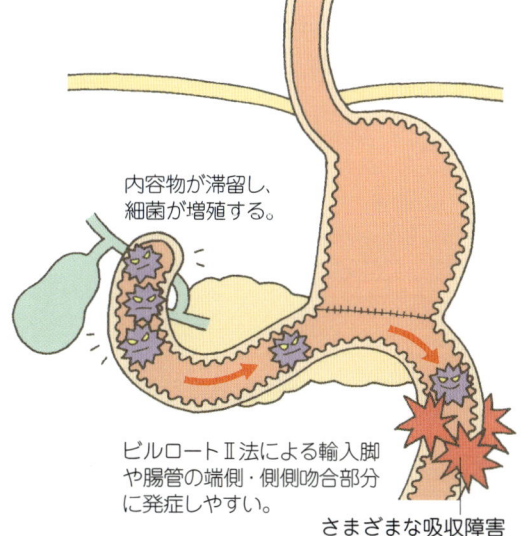

輸入脚症候群：afferent loop syndrome／ブラインドループ症候群（盲係蹄症候群）：blind loop syndrome／空腸：jejunum／狭窄：stenosis／閉塞：obstruction／胆汁：bile／嘔吐：vomiting／黄疸：jaundice／貧血：anemia／低脂肪食：low fat diet（LFD）／ブラウン吻合：Braun anastomosis／吸収不良症候群：malabsorption syndrome／巨赤芽球性貧血：megaloblastic anemia／ビタミン欠乏症：vitamin deficiency／呼気試験：breath test

消化管間質腫瘍（GIST）
gastrointestinal stromal tumor

増大すると悪性化・転移する粘膜下腫瘍　D37.1

担当：谷口清章

Overview

胃や小腸などの内壁のなかから生じる**粘膜下腫瘍の一種**。

誘因・原因

- 筋層のカハール介在細胞（ICC）*内に異常なKIT蛋白*が増殖し、腫瘤が形成される。

病態生理 ➡P117

- 筋層内に腫瘤が生じる。粘膜上皮は正常粘膜なため、軽微のうちは内視鏡では発見しにくい。管内に突出した形態では、増大すると中心性壊死による陥凹ができる場合がある。

症状・臨床所見

- 痛みはなく、多くは無症状。検診などで発見されることが多い。
- 中心性壊死から出血すると、下血、吐血、貧血が生じる場合がある。
- その他、人により膨満感、腹痛、腹部のしこりに触れることがある。

検査・診断 ➡P117〜118

| X線造影検査／内視鏡検査 | 病理組織検査 | 腹部CT検査 | EUS |

- 良性・悪性という分類ではなく、再発リスクによって分類される。
- 診断には病理組織検査（免疫染色）が必要。KIT蛋白とCD34*が陽性であれば確定する。
- CTにて良悪性の判別や転移の有無、超音波で他疾患と鑑別。

治療 ➡P119

| 外科的療法 | 薬物療法 |

- 5cm以下の腫瘍で、悪性所見がなければ経過観察でもよい。
- 5cm以上や悪性所見のある場合は、腫瘍の大きさによって内視鏡か腹腔鏡下での摘出術、開腹手術を選択する。
- 切除不能ならイマチニブ*を、耐性があればスニチニブ*を投与。

予後

- 30〜40%程度が悪性の経過をたどる。

用語解説

カハール介在細胞（ICC）
消化管壁の筋層にあるアウエルバッハ神経叢に存在する小細胞で、消化管運動やリズムを調節する、消化管運動のペースメーカー的細胞。

KIT蛋白
受容体型チロシンキナーゼをコードする遺伝子。細胞外に存在する増殖因子の刺激を細胞内へ伝達し、細胞の分裂・分化・形態の形成にかかわる。幹細胞因子受容体ともいう。

CD34
造血幹細胞の表面抗原に結合する、モノクローナル抗体の一種。

イマチニブ、スニチニブ
ともにKIT蛋白を阻害する分子標的治療薬。腫瘍の増殖は抑えられるが、腫瘍を完全に死滅させることはできない。そのため半永久的な服用が必要となる。

デスミン ➡P117
細胞骨格蛋白のひとつである中間径フィラメントの一種。おもに骨格筋と心筋に分布している。

S-100 ➡P117
カルシウム結合蛋白の一種。おもに神経細胞に多く存在する。

HE染色（ヘマトキシリン・エオシン染色） ➡P118
ヘマトキシリンとエオシンという特殊な色素で組織細胞を着色し、顕微鏡による観察を容易にする。ヘマトキシリンは青紫色の色素で、細胞核、骨組織、軟骨組織、漿液、細菌、粘液などを染色する。エオシンは赤色の色素で、細胞質、間質、赤血球、線維組織、内分泌顆粒などを染色する。

KIT免疫染色 ➡P118
抗体の特異性を利用して、組織中の抗原を発色操作によって検出・観察するための手法。染色とは異なる。略して「免染」ともいう。病理組織の診断によく行われる。

粘膜下腫瘍：submucosal tumor（SMT）／良性腫瘍：benign tumor／悪性腫瘍：malignant tumor／筋層：muscular layer／アウエルバッハ神経叢：Auerbach's plexus／カハール介在細胞：interstitial cells of Cajal（ICC）／免疫染色：immunostaining／イマチニブ：imatinib／スニチニブ：sunitinib／分子標的治療薬：molecular targeting drug

病態生理

- 筋層に存在するカハール介在細胞（ICC）内のKIT蛋白は、c-KIT遺伝子によってその増殖と抑制を支配されている。このc-KIT遺伝子に突然変異が起こり、増殖指令が出し続けられると、異常なKIT蛋白が増殖し、腫瘍を形成する。
- 腫瘍は増殖指令を受け続け、増大を継続。増大に比例して悪性化や転移の可能性が高くなる。

GISTの発育形態分類

- GISTは発育形式によって、管外発育型、管内発育型、消化管壁内発育型に分けられる。
- GISTの胃好発部位は、胃体部上部から胃底部である。幽門前庭部にはほぼ発現しない。
- 管内発育型では、増大すると中心性壊死による陥凹や出血を認めることがある。

GISTの構造

消化管壁内発育型

カハール介在細胞
粘膜層
粘膜筋板
粘膜下層
固有筋層

管内発育型　　管外発育型

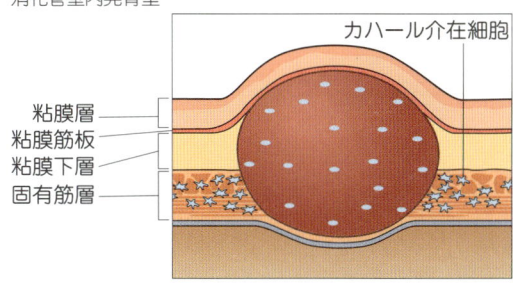

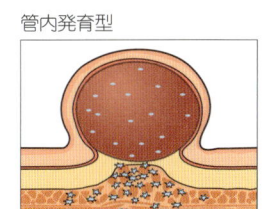

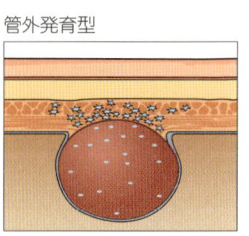

※このほかに、すべてがかかわる混在型がある。

検査・診断

特徴的な検査所見

検査	所見
X線造影検査／内視鏡検査	架橋ひだ（bridging fold）を認める
病理組織検査	超音波内視鏡下穿刺吸引生検法（EUS-FNAB）での組織採取、免疫染色によりKIT蛋白とCD34を確認
腹部CT検査	粘液下腫瘍と転移の有無を確認
EUS	間葉系腫瘍の確定

診断の流れとリスク評価

- 診断確定には組織採取による免疫組織検査が有用だが、臨床では組織採取を含めた腫瘍切除を先行する場合がある。
- 組織検査で細胞分裂数を確認し、腫瘍径と転移を含めてリスクを評価、そのうえで治療法を選択する。

GISTリスク評価

	腫瘍径	腫瘍細胞分裂像数[*1]
超低リスク	<2cm	<5/50HPF
低リスク	2〜5cm	<5/50HPF
中リスク	<5cm 5〜10cm	6〜10/50HPF <5/50HPF
高リスク	>5cm >10cm Any Size	>5/50HPF Any Mitotic Rate[*2] >10/50HPF

[*1] 高倍率視野50視野当たりの細胞分裂を示す腫瘍細胞数
HPF：High-Power Field（400倍率）
[*2] mitotic rate：分裂速度

GIST診断フローチャート

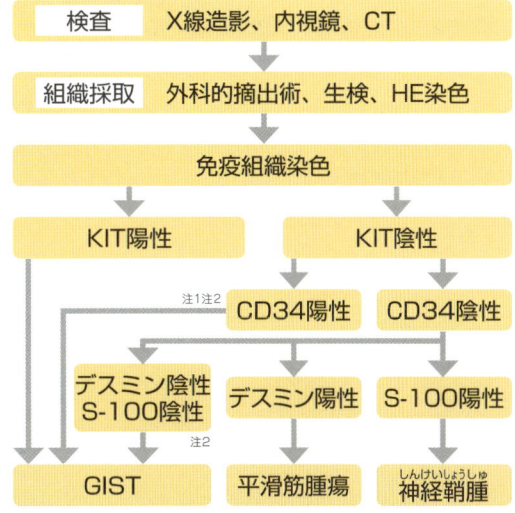

検査 → X線造影、内視鏡、CT
組織採取 → 外科的摘出術、生検、HE染色
↓
免疫組織染色
↓
KIT陽性 ／ KIT陰性
　　　　　　注1 注2
KIT陰性 → CD34陽性 ／ CD34陰性
CD34陽性 → デスミン陰性S-100陰性 ／ デスミン陽性
CD34陰性 → S-100陽性
　　注2
→ GIST ／ 平滑筋腫瘍 ／ 神経鞘腫

注1：このようなパターンを示す腫瘍には限局性線維性腫瘍（solitary fibrous tumor）があり、鑑別を要する。
注2：このようなケースの診断にはc-KIT遺伝子やPDGFRA遺伝子の突然変異検索が有用となる。

腫瘍：tumor／転移：metastasis／粘膜：mucosa／粘膜筋板：muscularis mucosae／粘膜下層：submucosa／筋層：muscular layer／架橋ひだ：bridging fold／超音波内視鏡下穿刺吸引生検法：endoscopic ultrasonography guided fine needle aspiration biopsy (EUS-FNAB)／免疫染色：immunostaining／デスミン：desmin／平滑筋腫：leiomyoma／神経鞘腫：neurinoma

消化管間質腫瘍（GIST）／その他の胃粘膜下腫瘍

X線造影検査

- 隆起性の病変の有無を確認する。

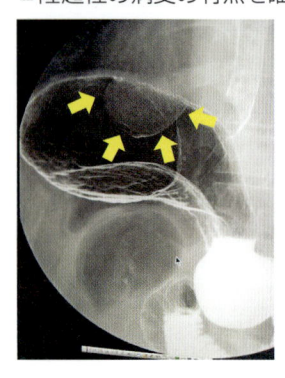

なだらかな隆起性病変が認められる（矢印）。

内視鏡検査

- 腫瘍の大きさや形状、占拠部位、潰瘍や陥凹の有無を確認する。

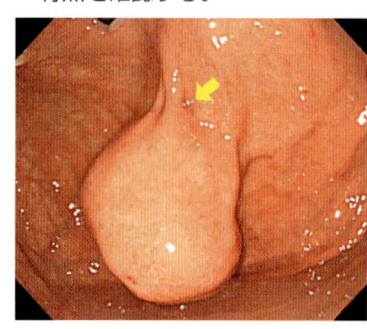

正常粘膜下の隆起に橋をかけたような形状のひだ(bridging fold)を認める。

腹部CT検査

- 腫瘍径の計測のほか、周囲臓器への浸潤（肝転移、腹膜播種、リンパ節転移、管腔外発育など）を確認する。また腫瘍内部の濃度や均一性なども確認する。

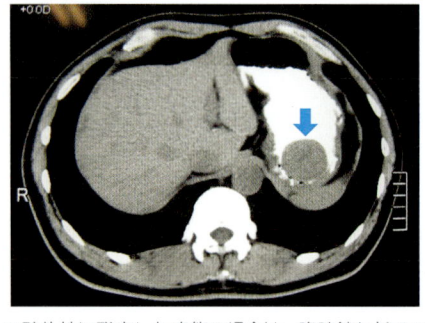

胃壁から内腔へ発展する腫瘍（矢印）を認める。

※壁外性に発育した病態の場合は、腹腔鏡などでの生検は播種の危険があるので禁忌。

超音波内視鏡検査（EUS）

- 腫瘍径が数センチ以下の小さな病変に有用。発症元の筋層や、病変の主座の部位も確認できる。間葉系腫瘍の確定に有効。

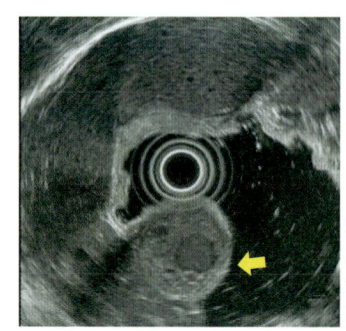

筋層から生じる腫瘍（内部エコーが不均一で、辺縁の不整）が確認できる。

病理組織検査

HE染色
- 間葉系腫瘍の組織像の特徴である紡錘形細胞を確認する。GIST確診にはKIT免疫染色が必要。

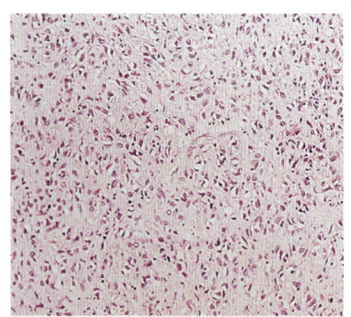

紡錘形細胞が確認できる。

KIT免疫染色
- 診断マーカーのなかで最も信頼性が高い検査法。KIT蛋白とCD34の存在を確認する。

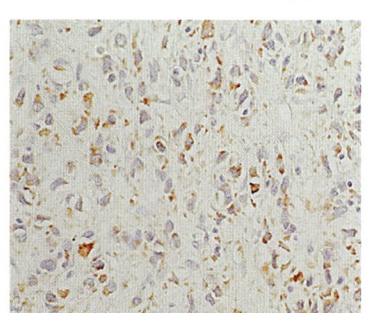

褐色に染まることでKIT陽性が認められる。

X線造影：X-ray contrast／腫瘍：tumor／潰瘍：ulcer／転移：metastasis／病変：lesion／腹部CT：abdominal CT（coputed tomography）／免疫染色：immunostaining／HE染色：HE (hematoxylin-eosin) stain／間葉系腫瘍：mesenchymal tumor／紡錘形細胞：spindle cell

治療

| 治療の目的 | 外科的療法 | 内視鏡下、または腹腔鏡下、開腹による外科的摘出術 | 薬物療法 | イマチニブで腫瘍の増大を防止 |

外科的療法

- GIST治療の第一選択は切除術である。基本的に5cm以下のGISTに対して内視鏡・腹腔鏡手術が選択されるが、リスク評価を検討して完全切除できる手術法を選択する。
- 完全切除が得られれば、その後は経過観察となる。ただし切除前のリスクが高かった場合には転移や再発を考慮し、予後管理が重要となる。

薬物療法

- 完全切除が望めなかったり、摘出術後の再発で再手術ができない場合にはイマチニブを、イマチニブに耐性があれば、スニチニブを使用する。
- 術後の再発率は約10〜50%である。多くは肝臓への転移が認められる。
- 腫瘍を完全に死滅させることは困難であり、薬を服用し続ける必要がある。

Column　その他の胃粘膜下腫瘍

D37.1　担当：谷口清章

胃粘膜下腫瘍 → 間葉系腫瘍
- GIST：3つのなかで最も発症率が高い（約90%）
- 筋原系腫瘍（平滑筋腫、平滑筋肉腫など）
- 神経原系腫瘍（神経鞘腫など）
- その他（迷入膵、胃悪性リンパ腫、消化管カルチノイド、血管原性腫瘍、転移性腫瘍など）

迷入膵

- 胃や小腸の粘膜下で異所性の膵組織が発生して腫瘍化した状態。**異所性膵**ともいう。胃幽門部と十二指腸、空腸上部に好発する。
- 膵組織とまったく同じ構造をもつ良性腫瘍だが、通常膵臓に起こる膵炎や膵がん→P284、インスリノーマ→P290などを発症する可能性がある。

症状

- 迷入膵に膵臓疾患が発症していなければ無症状である。検診などで偶然発見されて、組織診により確定されることが多い。

治療

- 疾患がなければ経過観察でよい。疾患を発症している場合はそれに準じた治療が必要。

胃悪性リンパ腫

- 胃粘膜下のリンパ組織に起こる腫瘍。ほとんどが非ホジキンリンパ腫で、胃MALTリンパ腫→P100とびまん性大細胞型B細胞リンパ腫（DLBCL）が大半を占める。
- 胃MALTリンパ腫はピロリ菌感染症→P100が誘因とされる。

治療

- 胃MALTリンパ腫ではピロリ菌除菌→P101が有効。除菌後、化学療法と放射線療法を行う。DLBCLは化学療法と放射線療法、造血幹細胞移植が検討される。外科的療法も選択肢としてはあるが、基本的に胃全摘となる。

非ホジキンリンパ腫
ホジキンリンパ腫（リード・シュテルンベルク細胞という特殊ながん細胞によって発症する悪性リンパ腫）以外の悪性リンパ腫。大型の腫瘍細胞が広範囲に増殖する。びまん性大細胞型B細胞リンパ腫は、非ホジキンリンパ腫の一種。

イマチニブ：imatinib／スニチニブ：sunitinib／胃粘膜下腫瘍：gastric submucosal tumor／平滑筋腫：leiomyoma／平滑筋肉腫：leiomyosarcoma／神経鞘腫：neurinoma／転移性腫瘍：metastatic tumor／迷入膵：aberrant pancreas／胃悪性リンパ腫：gastric malignant lymphoma／非ホジキンリンパ腫：non-Hodgkin lymphoma（NHL）／粘膜関連リンパ組織リンパ腫：mucosa-associated lymphoid tissne lymphoma（MALT）／びまん性大細胞型B細胞リンパ腫：diffuse large B-cell lymphoma（DLBCL）／インスリノーマ：insulinoma

粘膜下にできる悪性腫瘍の一種

D37.1 D37.2

胃・十二指腸神経内分泌腫瘍
gastroduodenal neuroendocrine tumor

担当：谷口清章

Overview

神経内分泌細胞*に由来する、**悪性の粘膜下腫瘍**の一種。以前はカルチノイドとよばれていたが、2000年の世界保健機関（WHO）の改訂を受けてカルチノイドという名称が削除され、NET分類が確立した。

肝臓やリンパ節転移、遠隔転移なども起こることから、悪性腫瘍ととらえ、早期対応が望まれる。

誘因・原因

- 胃・十二指腸NETの細胞起源は不明。

病態生理

- セロトニンなど消化管ホルモンの活性物質による代謝異常の結果、さまざまな病態が出現する（→P290 膵神経内分泌腫瘍）。
- 腫瘍から分泌されるホルモンにより愁訴が出現するものを機能性NET、無症状のものを非機能性NETという。
- 多発性内分泌腫瘍（MEN）*1型の症状として起こる場合がある。

症状・臨床所見

- 腹痛、背部痛、血便、便秘、吐き気、下痢、腸閉塞（イレウス）→P134、貧血がある。無症状も多く、約半数が検診で発見される。
- 機能性NETではカルチノイド症候群*が認められる。

検査・診断 →P121

| 血液検査 | 尿検査 | 内視鏡検査 | 病理組織検査 | SASI Test* | EUS／CT／MRI |

- 腫瘍径が10mmを超えると転移がみられることが多い。
- 確定診断には病理組織検査（免疫染色）が必須。

治療 →P121

| 内視鏡／外科的療法 | 薬物療法 |

- 基本は腫瘍の切除。

予後

- 数年～10年後に再発や転移が起こる場合があり、長期の経過観察が必要。

用語解説

神経内分泌細胞
神経伝達物質ではなくホルモンを放出する神経細胞。下垂体後葉からオキシトシンやバソプレシンなどのホルモンを分泌する神経内分泌細胞が有名。消化管壁にも、消化管ホルモンを分泌する神経内分泌細胞が多く存在する。

多発性内分泌腫瘍（MEN）
神経外胚葉などに由来する遺伝性疾患。消化管ホルモンの産出にかかわるAPUD（アプド）系細胞の腫瘍化により、複数の内分泌臓器に過形成・腺腫・がんを発生させる。Ⅰ型［ウェルマー（Wermer）症候群］と、Ⅱa型［シップル（Sipple）症候群］、Ⅱb型に分類される。NET、脂肪腫、線維腫、副腎腫瘍などを合併する。

カルチノイド症候群
NETによってセロトニンやヒスタミンなどの消化管ホルモンが異常に分泌され、さまざまな愁訴を起こす。顕著な症状は、痒疹をともなう皮膚潮紅、下痢、腹痛などの消化器症状、喘鳴、ペラグラ様皮疹などで、消化性潰瘍の発生も多い。肝転移をともなうと出現しやすい。

選択的動脈内刺激薬注入法（SASI Test）
動脈と静脈からカテーテルを挿入、刺激薬を注入して、その前後で静脈中のホルモン値の変化を測定する局在診断法。NETの正確な場所、数などが診断できる。

5-HIAA検査（5-ハイドロキシインドール酢酸検査）
→P121
セロトニンの代謝物である5-HIAAを測る検査。

粘膜下腫瘍：submucosal tumor（SMT）／カルチノイド腫瘍：carcinoid tumor／世界保健機関：World Health Organization（WHO）／リンパ節：lymph node／遠隔転移：distant metastasis／セロトニン：serotonin／多発性内分泌腫瘍1型：multiple endocrine neoplasia type 1（MEN1）／選択的動脈内刺激薬注入法：selective arterial secretogogue injection test（SASI Test）／APUD（amine precursor uptake and decarboxylation）系細胞

検査・診断

特徴的な検査所見		
血液検査	血液中ホルモン濃度測定で他疾患と鑑別	
内視鏡検査	粘膜下腫瘍の存在、腫瘍径、局所部位を確認	
SASI Test	正確な場所、数などを確認	
尿検査	尿中5-HIAA検査でセロトニン代謝物の増加を確認	
病理組織検査	腫瘍細胞の分化度や増殖能などを確認	
EUS／CT／MRI	進行度や転移を確認	

内視鏡検査

- 腫瘍径と形態（色調、血管拡張の有無など）を確認する。
- 粘膜下腫瘍は発見がむずかしいので、入念に調べる。

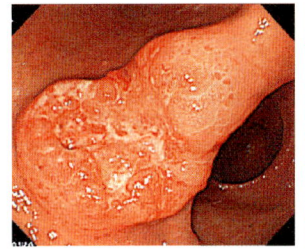

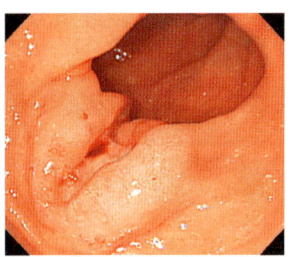

胃角前壁に腫瘍を認める。　十二指腸下行脚に腫瘍を認める。

病理組織検査

- 確定診断には病理組織検査（免疫染色）が必要。腫瘍細胞の分化度や増殖能などを確認する。

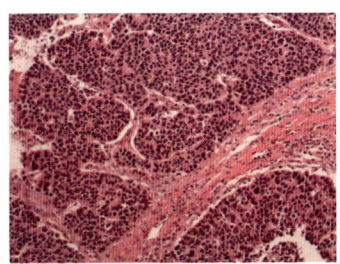

HE染色
類円形核をもった多角形胞体を有する腫瘍細胞が胞巣状に増殖している。

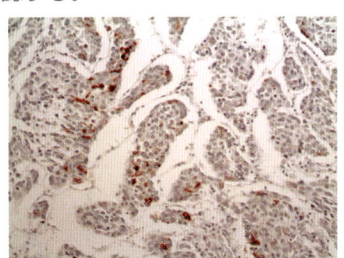

クロモグラニンA染色
陽性所見を確認。

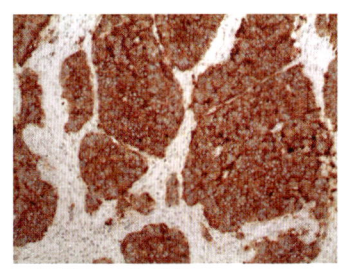

シナプトフィジン染色
陽性所見を確認。

治療

治療の目的		
内視鏡／外科的療法	腫瘍の切除	
薬物療法	ホルモン分泌抑制薬、抗がん剤などで進行と症状悪化を抑制	

内視鏡／外科的療法

- 10mm以下では内視鏡的切除、それ以上ではリンパ節郭清とともに外科的切除術での切除が望ましい。

薬物療法

- ホルモン分泌抑制薬ソマトスタチン、抗がん剤ストレプトゾシン、インターフェロンα、症状を緩和するプロトンポンプ阻害薬（PPI）などを使用。

内視鏡的超音波断層検査：endoscopic ultrasound and endosonography（EUS）／5-HIAA：5-hydroxyindole acetic acid／クロモグラニン：chromogranin／シナプトフィジン：synaptophysin／ソマトスタチン：somatostatin／ストレプトゾシン：streptozocin／インターフェロン：interferon（IFN）／プロトンポンプ阻害薬：proton pump inhibitor（PPI）

器質的疾患が存在しない長期の胃腸症

機能性ディスペプシア（FD）
functional dyspepsia

K30
担当：武市智志

Overview

腹痛や胃もたれなどの症状が長期にわたって現れているにもかかわらず、内視鏡検査では異常が認められない病態のことで、**機能性胃腸症**、機能性上腹部愁訴ともいう。日本人の約25％にみられる疾患であるが、病態にはさまざまな因子が関与しており、明確な原因は不明である。

誘因・原因

- 明確な原因は不明だが、消化管の運動機能障害には心理的要因が強く影響していると考えられている。

病態生理

- 内視鏡検査では、器質的疾患は認められない。
- 消化管運動機能障害、内臓知覚過敏などは認められており、上腹部愁訴の原因と考えられる。

症状・臨床所見 ➡P123

- 心窩部痛、心窩部灼熱感、早期膨満感、食後膨満感、吐き気、胃もたれなど、おもに上腹部の不快感。
- 診断は3か月以上継続した場合とされる。

検査・診断 ➡P123

| 内視鏡検査 | ローマⅢ分類による診断 |

- 内視鏡検査では異常が認められないことを確認したのち、ローマⅢ分類*による症状の聴取により診断する。

治療 ➡P123

| 心理的療法 | 薬物療法 |

- 心理的因子が関係していることから、治療には心療・神経内科への紹介も選択肢に入れる。
- 患者の心理面を考え、器質的疾患がないことについて十分説明を行い、不安の払拭を心がけることで症状が緩和することがある。

予後

- 比較的良好。

用語解説

間欠痛 ➡P123
時間をおいて発作的に繰り返す痛みで、断続痛ともいう。持続痛の対語。

ローマⅢ分類
機能性消化管障害（機能性ディスペプシアや過敏性腸症候群）の、国際的な診断基準。2006年に、それまでのローマⅡを改訂したローマⅢが発表された。

機能性胃腸症：non-ulcer dyspepsia（NUD）／知覚過敏：hyperesthesia／愁訴：complaint／心窩部痛：epigastralgia／灼熱感：burning sensation／早期飽満感：early satiety

症状・臨床所見

- 比較的長期にわたる上腹部の不快症状。
- 症状の傾向によって、運動不全型（腹部不快感や膨満感が主）、潰瘍型（腹痛が主）、非特異型（どちらにも当てはまらない）の3つに分類される。
- ストレスなど心理的要因も強く影響する。

おもな上腹部愁訴

痛み：心窩部痛、心窩部灼熱感（間欠痛）
胃圧迫感：早期飽満感、食後膨満感
不快感：吐き気、胃もたれ

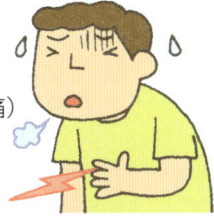

上腹部愁訴の原因

消化管運動機能障害	
胃排出遅延	食物が胃に長く停滞する
適応性弛緩反応障害	胃が拡張しにくい
胃電気活動異常	胃の収縮不全
内臓知覚過敏	
低刺激でも不快感や痛みを大きく感じる	
心理的因子	
不安感やストレスが症状を悪化させる	

検査・診断

特徴的な検査所見
- 内視鏡検査：病態が確認できない
- その他：十分な聴取を行い、ローマⅢ分類で診断

ローマⅢ分類による診断基準

- 診断はローマⅢ分類に基づいて行われる。
- FDは食後愁訴症候群（PDS）と心窩部痛症候群（EPS）に分類されるため、診断の際はPDSとEPSに当てはまるかも調べる必要がある。

ローマⅢ分類

内視鏡検査で病変が確認できない

1. つらいと感じる食後膨満感
2. 早期飽満感
3. 心窩部痛
4. 心窩部灼熱感

※半年以上前から、上記のどれか1つでも症状があり、最近3か月間にも症状が続いている場合

→ 機能性ディスペプシアと診断

●以下のうち1つかまたは両方当てはまる場合
1. 少なくとも週に数回、通常量の食後に不快な食後膨満感が起こる
2. 少なくとも週に数回、通常量の食事を終えられないほどの早期膨満感が起こる
※上腹部膨満感や食後の嘔吐、あるいは過剰なゲップも含む

→ 食後愁訴症候群（PDS）と診断

●以下のすべてに当てはまる場合
1. 少なくとも週に1回、心窩部痛や灼熱感がある
2. それは間欠的な痛みである
3. 胸部や心窩部以外では痛まない
4. 排便や排屁により軽快しない
5. 機能性胆嚢・オッディ括約筋障害に該当しない
※半年以上前から、最近3か月間にも症状が続いている場合

→ 心窩部痛症候群（EPS）と診断

治療

治療の目的：薬物療法　胃酸分泌抑制薬（PPI、H_2RA）などで粘膜障害を改善。抗不安薬なども検討

- 器質的異常がないことを十分に説明することで症状が緩和する例が多くある。
- そのうえで症状が持続する場合に薬物療法を行う。心理的要因を検討して、酸分泌抑制薬のほかに抗不安薬、抗うつ薬などの投与も考慮する。
- 必要であれば心療・神経内科への紹介・連携も検討する。

食後愁訴症候群：postprandial distress syndrome（PDS）／心窩部痛症候群：epigastric pain syndrome（EPS）／抗うつ薬：antidepressant／抗不安薬：anxiolytic agent

胃・十二指腸憩室

消化管に袋状の突起物ができる病態

K31.4／Q40.2／K57.0　K57.1

gastric diverticulum, duodenal diverticulum

担当：谷口清章

Overview

胃や十二指腸の壁に圧力が加わって、袋状に突出した病態。胃憩室は比較的少なく、**十二指腸憩室**は消化管のなかでは大腸に次いで多い。

誘因・原因

- 筋層の脆弱部への圧力や、周辺臓器の炎症・癒着が誘因。

病態生理 ▶P124

- 多くが無症状。検診などで偶然発見されることが多い。
- 大きな憩室では膨満感、胸痛、嘔吐、胸やけがある。

検査・診断

X線造影検査

- 突出した憩室が認められる。

治　療

必要なし、症状が強ければ外科的療法。
- 消化管出血や胆嚢・膵臓疾患が合併している場合（レンメル症候群*）、黄疸がある場合は、手術など緊急処置が必要。

予　後

- 良好。

用語解説

レンメル症候群
ファーター乳頭部周辺の憩室が憩室炎となり、乳頭括約筋の収縮異常や胆管の圧迫をきたすことによって胆嚢・膵臓疾患を合併する病態。黄疸症状など、重症の場合には手術適応となる。

病態生理

- 壁の全層が突出するものを真性憩室、筋層を欠損して突出するものを仮性憩室という。
- 多くが外側に突出するが、十二指腸憩室ではまれに管腔内型の憩室がある。

内視鏡像
多発する十二指腸憩室を認める。
- 下行脚
- 憩室

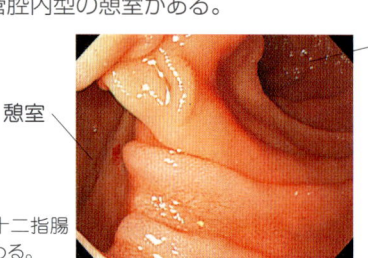

胃・十二指腸憩室の好発部位

- **胃憩室噴門後壁部**（胃憩室の約80%）多くが先天性。
- **十二指腸憩室** 内側に発生する。頻度はまれ。先天性。
- **胃憩室幽門前庭部**（胃憩室の約20%）多くが後天性。
- **十二指腸憩室十二指腸下行部傍乳頭部**（十二指腸憩室の約80%）多くが後天性。

消化管憩室：gastrointestinal diverticulum／炎症：inflammation／癒着：adhesion／無症状：subclinical／胸痛：chest pain／嘔吐：vomiting／胸やけ：heartburn／噴門：cardia／幽門：pylorus／前庭部：vestibule／先天性：congenital／管腔内型十二指腸憩室：intraluminal duodenal diverticulum (IDD)

第4章
小腸・大腸の疾患

腸の構造と生理 ―― 126	大腸憩室 ―― 160
Columnカプセル内視鏡 ―― 133	大腸ポリープ ―― 163
腸閉塞（イレウス） ―― 134	大腸がん ―― 165
Column腸管軸捻転 ―― 137	消化管ポリポーシス ―― 174
感染性腸炎 ―― 138	Column小腸がん ―― 175
潰瘍性大腸炎（UC） ―― 141	家族性腺腫性ポリポーシス（FAP） ―― 176
クローン病 ―― 146	Columnポイツ・ジェガース症候群 ―― 177
腸結核 ―― 150	Columnクローンカイト・カナダ症候群 ―― 177
虫垂炎 ―― 151	大腸・小腸神経内分泌腫瘍 ―― 178
薬剤性大腸炎 ―― 154	Columnカルチノイド症候群 ―― 179
急性腸間膜動脈閉塞症 ―― 156	過敏性腸症候群（IBS） ―― 180
虚血性大腸炎 ―― 158	腹部ヘルニア・鼠径ヘルニア ―― 182

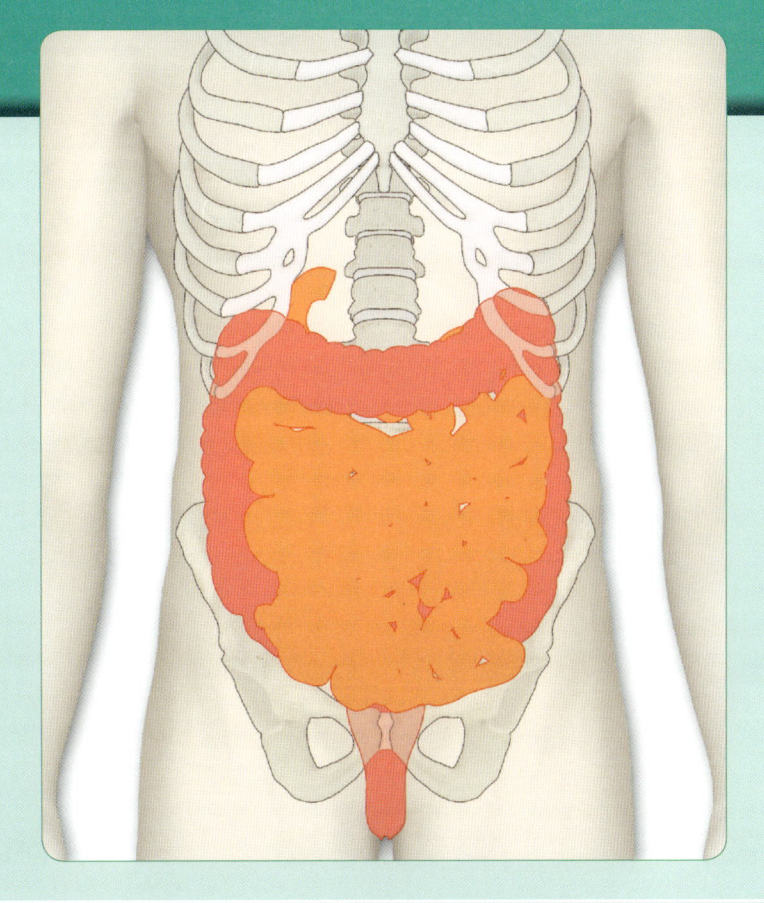

消化、吸収、合成、代謝、解毒、造血、排泄、免疫の役割をもつ

腸の構造と生理

担当：板橋道朗

小腸・大腸の疾患一覧

■ 小腸・大腸の位置

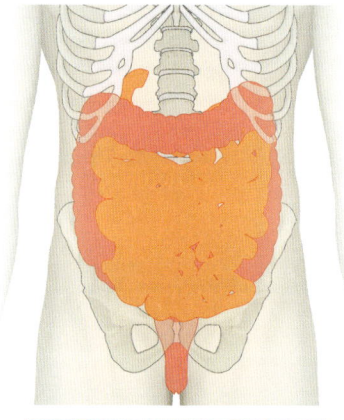

大腸憩室 ➡P160
大腸壁の一部が壁外に囊状に突出した状態。

虫垂炎 ➡P151
虫垂に生じた化膿性炎症。

クローン病 ➡P146
原因不明の肉芽腫性炎症疾患。

メッケル憩室
回腸にみられる先天的な憩室。

腸結核 ➡P150
結核菌が腸粘膜に感染して潰瘍や瘢痕を残す疾患。

急性腸間膜動脈閉塞症 ➡P156
上腸間膜動脈が血栓などで閉塞し、末梢が虚血状態に。さらに壊死をきたす。

腹部ヘルニア／鼠径ヘルニア ➡P182
腹壁の弱い部分から、腸管などの臓器の一部が脱出した状態。

大腸・小腸神経内分泌腫瘍 ➡P178
神経内分泌細胞由来の腫瘍。

感染性腸炎 ➡P138
病原微生物の感染による炎症。

過敏性腸症候群(IBS) ➡P180
消化器症状がありながら原因を特定できない機能性疾患。

虚血性大腸炎 ➡P158
腸管動脈の末梢枝の血流障害によって生じる疾患。

薬剤性大腸炎 ➡P154
薬剤起因の腸管障害。

大腸がん ➡P165
大腸粘膜に発生する悪性腫瘍。

大腸ポリープ ➡P163
大腸の粘膜表面から突出した隆起性病変の総称。

腸閉塞（イレウス）➡P134
腸管がなんらかの原因によりふさがる。

潰瘍性大腸炎(UC) ➡P141
大腸の表層粘膜にびらんや潰瘍を形成する原因不明の炎症。

消化管ポリポーシス ➡P174
消化管に多数のポリープが存在する状態。

- 小腸は、消化管の約8割を占め、全体で長さ2〜3mに及ぶ管腔臓器である。
- 消化、吸収の90％以上が小腸で行われる。
- 小腸と大腸の移行部を回盲部という。盲腸の内側下方からは虫垂が出る。
- 腸は全長1.5mの管腔臓器で、盲腸から始㋐まり、小腸を囲むようにして腹部を一周し、肛門へとつながる。
- 大腸のおもな機能は水分の吸収と便の形成で、消化活動が行われることはほとんどない。
- 小腸は、胃や大腸に比べて疾患が少ないといえるが、まれに腫瘍を生じることがある。

用語解説

種々の消化酵素が分布化されると、微絨毛れが血管やリンパ

吸収不良症候群
栄養素の吸収不良のために、種々の臨床症状を呈する症候群の総称。①管腔内消化の障害、②腸粘膜吸収の障害、③門脈やリンパの障害に大別される。

消化管アミロイドーシス
アミロイドという異常蛋白質が全身の臓器に沈着して機能障害を起こす疾患。消化管に沈着すると腸管の蠕動運動の低下と吸収障害をきたす。

小腸腫瘍（悪性、良性）
発生頻度は低いが、その2／3が悪性腫瘍だといわれる。

腸リンパ管拡張症
小腸内膜に供給されているリンパ管が拡張して閉塞を起こす障害。

血管形成異常
盲腸と上行結腸に好発する異常血管が蛇行した病変。下部消化管出血の原因。

denum／空腸：jejunum／回腸：ileum／回盲部：ileocecal region／盲腸：cecum／虫垂：vermiform
：large intestine／結腸：colon／上行結腸：ascending colon／横行結腸：transverse colon／下行結腸：
sigmoid colon／吸収不良症候群：malabsorption syndrome／アミロイドーシス：amyloidosis／腸リンパ管拡張症：
／ベーチェット病：Behçet disease／血管形成異常：angiodysplasia

小腸の解剖

- 小腸は胃側から十二指腸、空腸、回腸に区分され、大腸のはじまりである盲腸に続く。
- 空腸起始部の十二指腸空腸曲(くうちょうきょく)は、トライツ靭帯(じんたい)により後腹膜(こうふくまく)に固定されている。
- 十二指腸は後腹膜に固定されているが、空腸、回腸は腸間膜(ちょうかんまく)によって後腹膜にゆるくつなげられており、可動性がある。
- 空腸と回腸の境目は、解剖学的にはっきりと決まってはいない。空腸は5分の2を、回腸は5分の3を占めている。

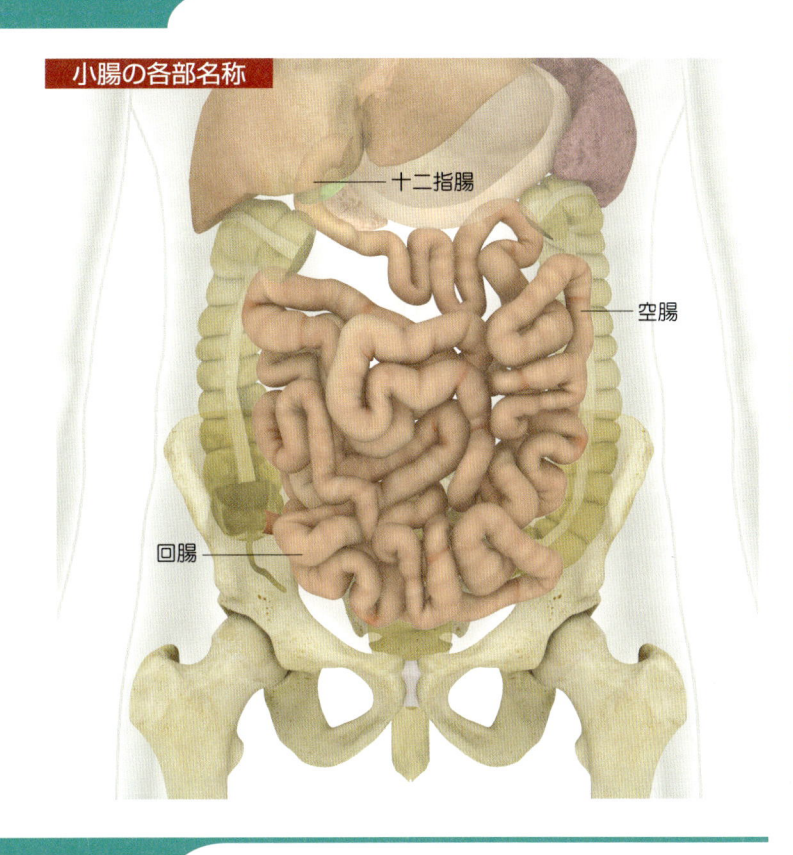

小腸の各部名称

- 十二指腸
- 空腸
- 回腸

大腸の解剖

- 大腸は、盲腸、結腸(けっちょう)(上行結腸、横行結腸、下行結腸、S状結腸)、直腸に分けられる。大腸の大部分を結腸が占めている。
- 結腸には、縦走する平滑筋が集合してできた3本の結腸ひも(間膜ひも、自由ひも、大網(だいもう)ひも)がある。平滑筋の収縮によって結腸の外側(漿膜(しょうまく)側)にできるふくらみを、ハウストラ(結腸膨起(けっちょうぼうき))という。
- 横行結腸とS状結腸は、腸間膜をもち、体位の変換などで可動するが、下行結腸、上行結腸は後腹膜に固定されている。

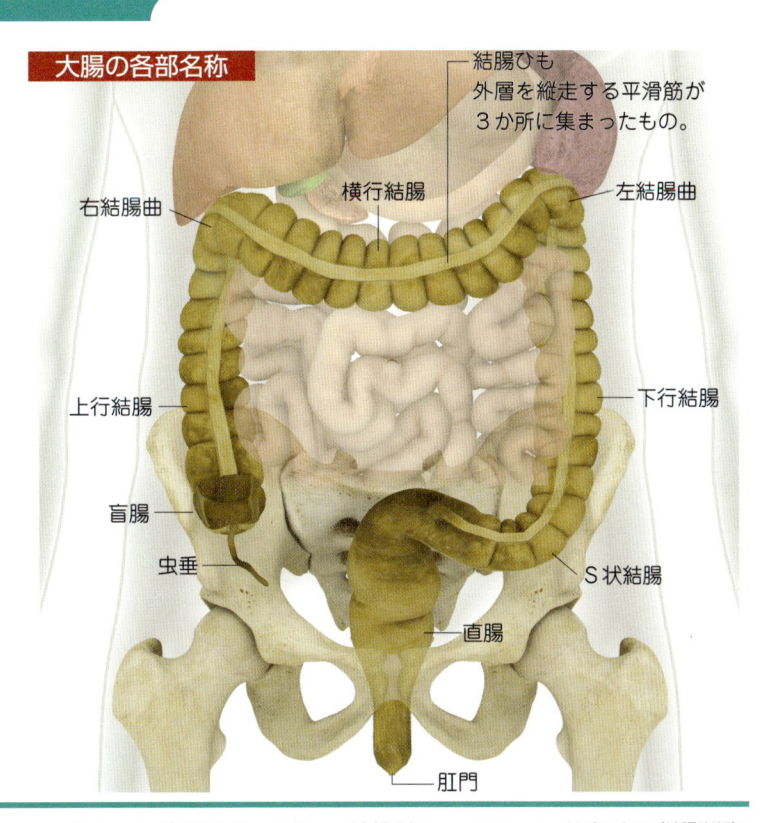

大腸の各部名称

- 結腸ひも：外層を縦走する平滑筋が3か所に集まったもの。
- 右結腸曲
- 横行結腸
- 左結腸曲
- 上行結腸
- 下行結腸
- 盲腸
- 虫垂
- S状結腸
- 直腸
- 肛門

直腸：rectum／結腸ひも：taenia coli／間膜ひも：mesocolic taenia／自由ひも：taenia libera／大網ひも：omental taenia／ハウストラ(結腸膨起)：haustra of colon／小腸腫瘍：small intestinal neoplasm

腸の構造と生理

小腸・大腸の断面

- 小腸の内腔には、多数の輪状ひだ（ケルクリングひだ）があり、粘膜表面は**絨毛**とよばれる無数の小さな突起物が密集している。
- 小腸は、輪状ひだ、絨毛、微絨毛を発達させて表面積を広げ、栄養吸収に適した構造をもつ。管腔側の表面積は、約200m²にも及ぶ。
- 小腸の粘膜には、リンパ小節が数多くあり、塊状の集合リンパ節（パイエル板）がみられ、腸管免疫に寄与している。
- 大腸では筋層が発達し、縦走する筋が3本集合して結腸ひもが形成されている。これによって結腸壁は縦に縮められ、内腔に向かって半月ひだをつくる。外に向かっては、半月ひだの間が突出してハウストラ（結腸膨起）とよばれるふくらみを生じる。
- 小腸とは異なり、大腸粘膜には輪状ひだも腸絨毛もなく、腸腺だけが備わっている。

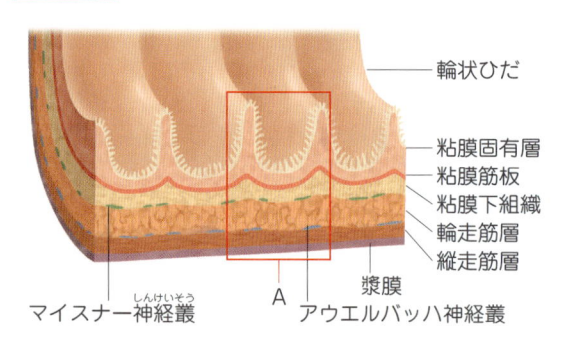

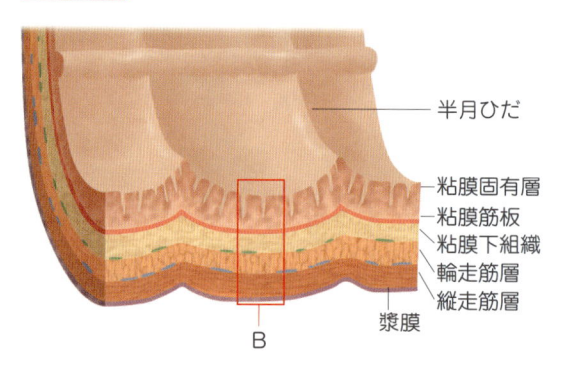

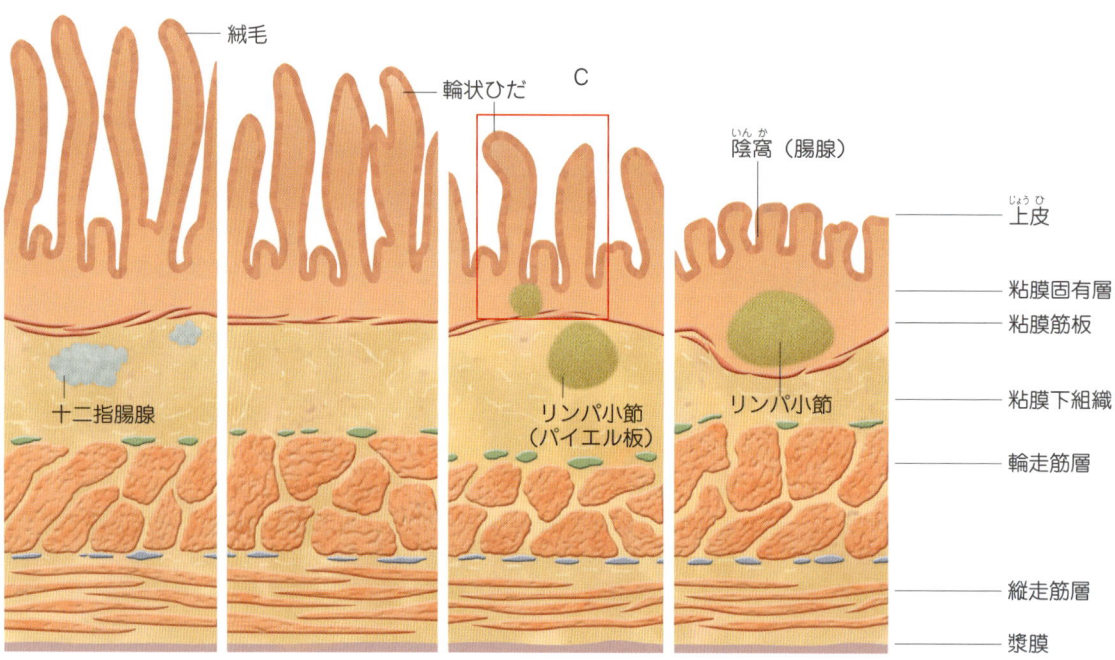

輪状ひだは、空腸部分で最も発達しており、背が高く規則的に走っているが、下部に至るにしたがって減少し、回腸では少数の低いひだがあるだけである。それに対してリンパ小節が多く集まったパイエル板は、回腸のとくに下部にみられる。

絨毛：villus／輪状ひだ：circular fold／ケルクリングひだ：Kerckring fold／微絨毛：microvillus／パイエル板：Peyer patch／単層円柱上皮：simple columnar epithelium／パネート細胞：Paneth cell／エンテロクロマフィン細胞：enterochromaffin cell

小腸の組織像

- 腸粘膜は胃と同様に単層円柱上皮からなる。その大部分が吸収上皮細胞であり、その間に杯細胞が散在する。
- 小腸の上皮粘膜は、栄養を吸収する吸収上皮⑦（栄養を吸収）、杯上皮（粘液を分泌）、パネート細胞（酵素分泌）、エンテロクロマフィン細胞（セロトニン分泌）からなる。腸腺の底部には、多数のパネート細胞がみられる。

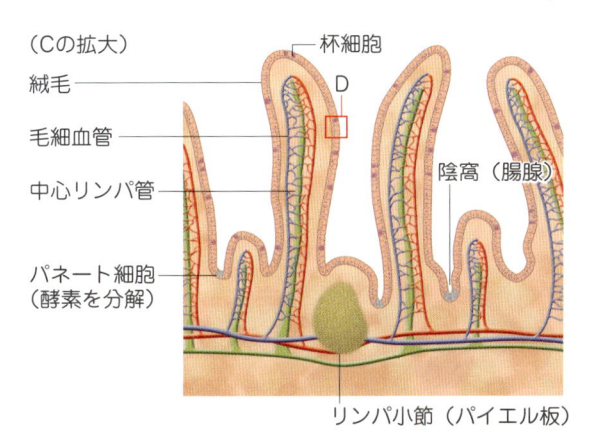

（Cの拡大）
- 絨毛
- 毛細血管
- 中心リンパ管
- パネート細胞（酵素を分解）
- 杯細胞
- 陰窩（腸腺）
- リンパ小節（パイエル板）

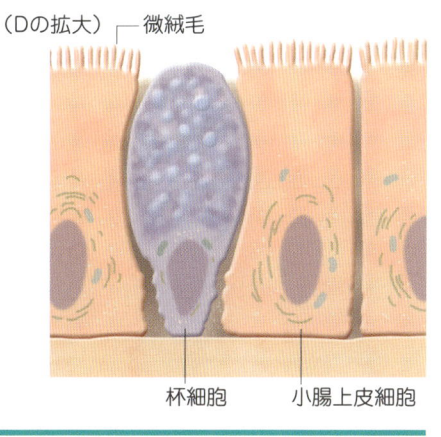

（Dの拡大）
- 微絨毛
- 杯細胞
- 小腸上皮細胞

回盲部の構造

- 回腸と盲腸の移行部を回盲部とよび、回盲弁（バウヒン弁）を通じて盲腸に連絡している。
- 回盲弁は上下のひだでできており、盲腸からの内容物の逆流を防いでいる。
- 大腸の起始部である盲腸は全長6～8cm。盲腸の内側下方から虫垂が出る。
- 虫垂の長さは平均6.5cmで、虫垂間膜によって後腹膜に連結している。
- 虫垂の粘膜にはリンパ組織が豊富にあり、免疫系の一部をなす。

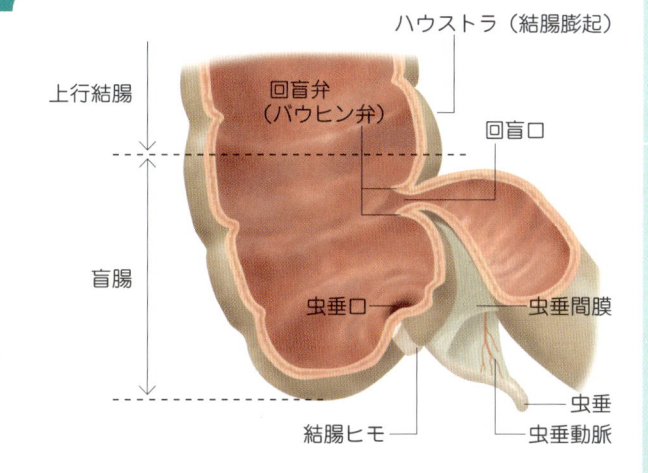

上行結腸／盲腸／ハウストラ（結腸膨起）／回盲弁（バウヒン弁）／回盲口／虫垂口／虫垂間膜／結腸ヒモ／虫垂／虫垂動脈

便をつくるしくみ

- 胃でかゆ状に変化した食物は、3～4時間かけて小腸を通過。糖質、蛋白質、脂質などのほとんどの栄養素は、十二指腸から空腸で吸収される。
- 小腸で吸収できなかった食物繊維や内容物は、盲腸から結腸へと送り出される。
- 大腸は小腸よりも太く壁の厚い腸管で、ゆっくりと水分と電解質を吸収しながら、蠕動作用により内容物を運ぶ。
- この一連の流れのなかで、固形便が形成され、直腸へと送り出される。

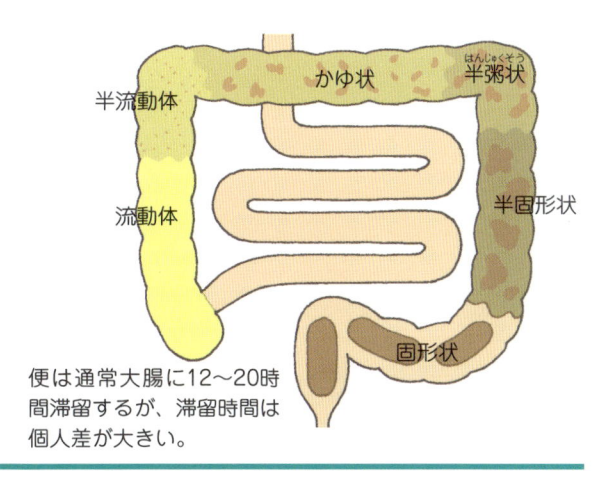

かゆ状／半粥状／半流動体／流動体／半固形状／固形状

便は通常大腸に12～20時間滞留するが、滞留時間は個人差が大きい。

陰窩：crypt／杯細胞：goblet cell／回盲部：ileocecal region／回盲弁（バウヒン弁）：ileocecal valve, Bauhin valve／盲腸：cecum／虫垂：vermiform appendix／半月ひだ：semilunar fold／ハウストラ（結腸膨起）：haustra of colon／結腸ひも：taenia coli／便：feces

腸の構造と生理

小腸・大腸の動脈

- 腸の血流は、3本の動脈系により支配される。

【上腸間膜動脈】
＊大腸の右側と小腸に栄養を供給する。

腹部大動脈→上腸間膜動脈
┣空腸動脈（空腸）
┣回腸動脈（回腸）
┣回結腸動脈（盲腸）
┣回結腸動脈上行枝と右結腸動脈（上行結腸）
┗中結腸動脈（横行結腸右2／3）

【下腸間膜動脈】
＊大腸の左側に栄養を供給する。

腹部大動脈→下腸間膜動脈
┣左結腸動脈（横行結腸左1／3と下行結腸）
┣S状結腸動脈（S状結腸）
┗上直腸動脈（直腸上部1／3）

【内腸骨動脈】
＊中・下部直腸に栄養を供給する。

総腸骨動脈→内腸骨動脈
┣中直腸動脈（直腸中部1／3）
┗内陰部動脈→下直腸動脈（直腸下部1／3）

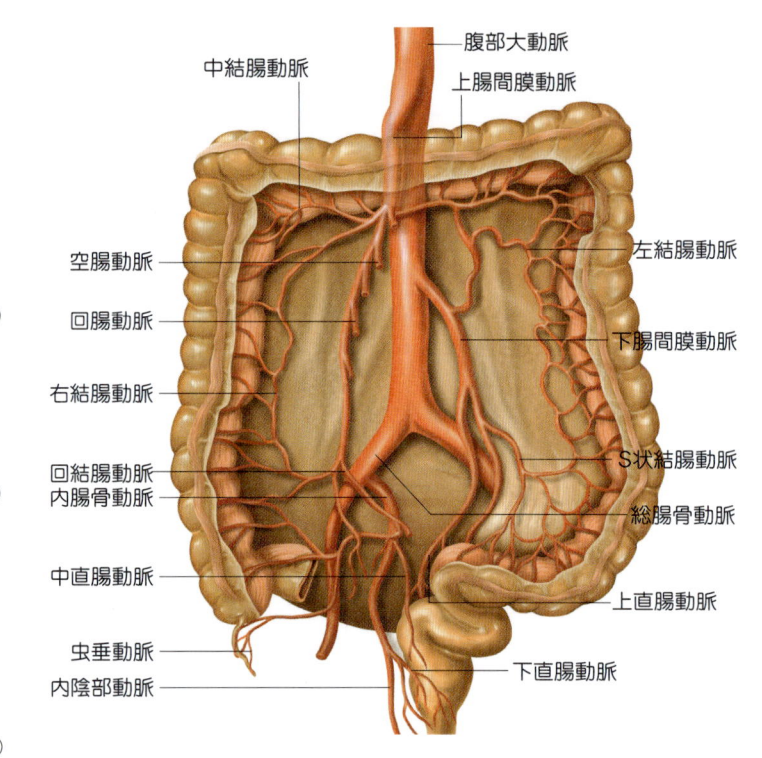

図中ラベル：中結腸動脈、腹部大動脈、上腸間膜動脈、空腸動脈、左結腸動脈、回腸動脈、下腸間膜動脈、右結腸動脈、回結腸動脈、内腸骨動脈、S状結腸動脈、総腸骨動脈、中直腸動脈、上直腸動脈、虫垂動脈、内陰部動脈、下直腸動脈

小腸・大腸の静脈

- 静脈は3本の動脈と対応した静脈となる。3本の静脈を通じて門脈へ血液が灌流される。

【上腸間膜静脈】
空腸静脈
回腸静脈
回結腸静脈　→上腸間膜静脈→門脈
右結腸静脈
中結腸静脈

【下腸間膜静脈】
左結腸静脈
S状結腸静脈　→下腸間膜静脈→脾静脈
上直腸静脈
　→門脈

【内腸骨静脈】
下直腸静脈→内陰部静脈
中直腸静脈
　→内腸骨静脈→総腸骨静脈→下大静脈

図中ラベル：門脈、下大静脈、脾静脈、上腸間膜静脈、中結腸静脈、左結腸静脈、右結腸静脈、空腸静脈、下腸間膜静脈、回結腸静脈、回腸静脈、内腸骨静脈、S状結腸静脈、総腸骨静脈、中直腸静脈、上直腸静脈、虫垂静脈、下直腸静脈、内陰部静脈

上腸間膜動脈：superior mesenteric artery（SMA）／下腸間膜動脈：inferior mesenteric artery（IMA）／内腸骨動脈：internal iliac artery／上腸間膜静脈：superior mesenteric vein／下腸間膜静脈：inferior mesenteric vein／内腸骨静脈：internal iliac vein／リンパ管：lymph vessel／リンパ節：lymph node／小腸：small intestine

小腸・大腸のリンパ流

- 腸壁から出るリンパ管は、腸間膜動脈と静脈に沿って存在しており、中継地点としていくつかのリンパ節をともなっている。
- リンパ節は、末端に近いほうから腸管傍リンパ節、中間リンパ節、主リンパ節の3グループに分類される。腸管傍リンパ節には、回結腸動脈や右結腸動脈などの結腸動脈に沿う結腸傍リンパ節と、上直腸動脈や中直腸動脈などに沿う直腸傍リンパ節がある。
- リンパは最終的にリンパ本幹を経て、乳び槽に戻る。

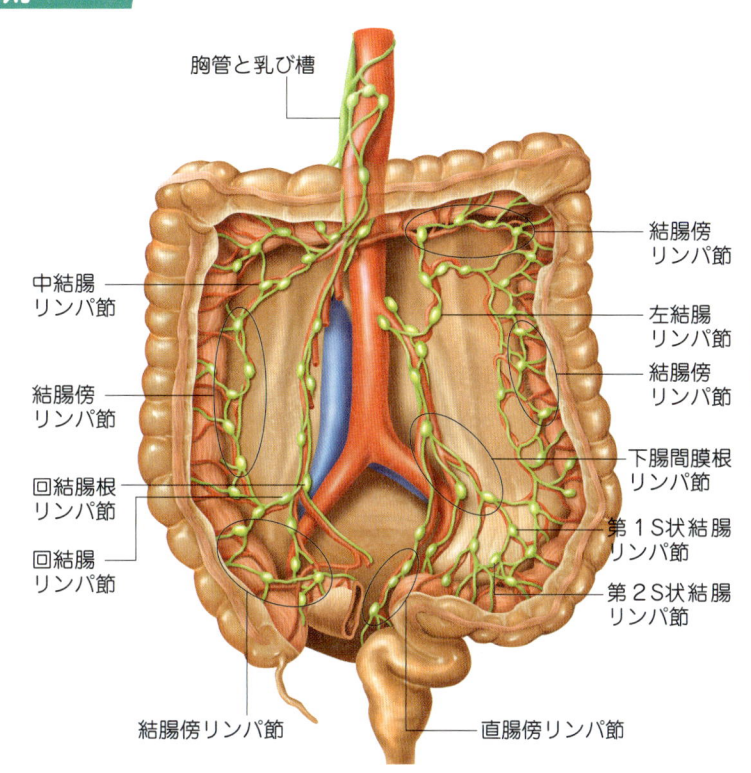

図中ラベル：胸管と乳び槽／中結腸リンパ節／結腸傍リンパ節／回結腸根リンパ節／回結腸リンパ節／結腸傍リンパ節／結腸傍リンパ節／左結腸リンパ節／結腸傍リンパ節／下腸間膜根リンパ節／第1S状結腸リンパ節／第2S状結腸リンパ節／直腸傍リンパ節

小腸・大腸の神経

- 消化器管は外来神経系（交感神経、副交感神経）に支配される。
- 腸管は、空腸、回腸、上行結腸、横行結腸の近位2/3までは迷走神経支配であり、これより肛門側は骨盤内臓神経支配である。
- 胃から大腸にかけての消化器官には、腸管内在神経系（ENS）とよばれる神経系が網の目のように発達し、腸管はこれらの神経叢とリンクしながらはたらいている。
- 消化管の粘膜下層には、マイスナー神経叢（分泌吸収に関与）が分布しており、腸管の輪筋層と縦筋層の間には、アウエルバッハ神経叢 ➡P128（腸の蠕動運動をつかさどる）がある。
- これらの神経叢は、互いに連携しつつはたらき、自律神経系から独立して腸管を支配している。

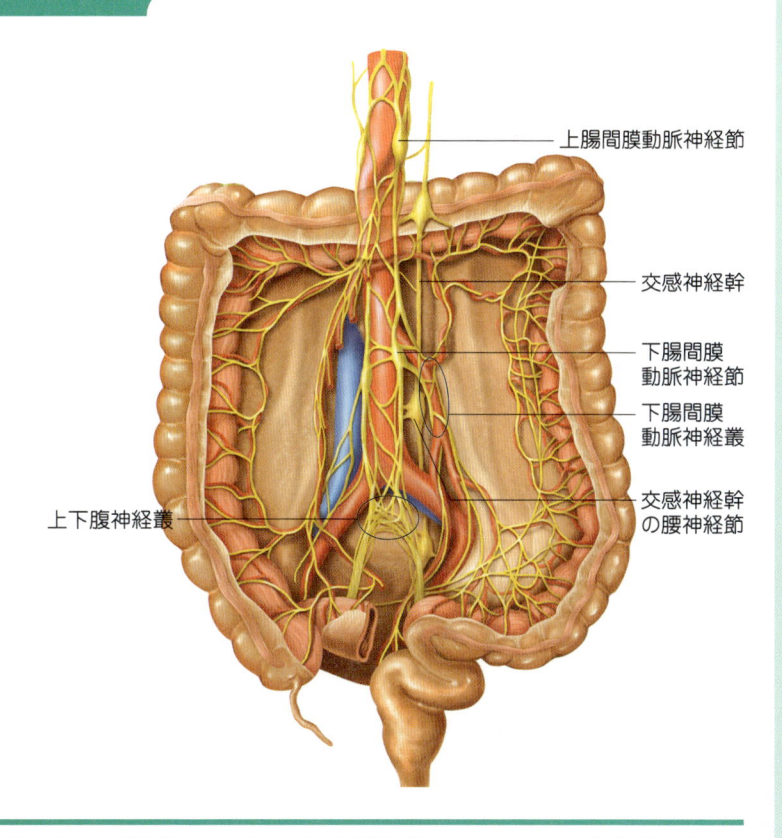

図中ラベル：上腸間膜動脈神経節／交感神経幹／下腸間膜動脈神経節／下腸間膜動脈神経叢／交感神経幹の腰神経節／上下腹神経叢

盲腸：cecum／虫垂：vermiform appendix／結腸：colon／上行結腸：ascending colon／横行結腸：transverse colon／S状結腸：sigmoid colon／腸管内在神経系：enteric nervous system（ENS）／マイスナー神経叢：Meissner plexus／アウエルバッハ神経叢：Auerbach plexus

腸の構造と生理／カプセル内視鏡

大腸の注腸造影像

- 注腸造影検査では、大腸の形や大きさ、粘膜のようすなどから大腸の全体像を診断できる。
- 内視鏡検査が一般化している現在では、注腸造影検査は、手術を前提とした病変の位置確認などに用いられることも多い。
- 注腸造影で特徴的な所見を示すおもな疾患には、大腸がん、クローン病、潰瘍性大腸炎、腸重積症などがある。

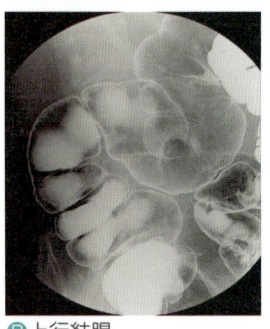

Ⓑ 上行結腸
Ⓒ 横行結腸 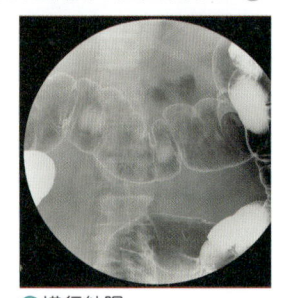
Ⓓ 下行結腸 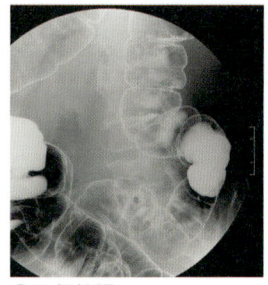
Ⓔ S状結腸 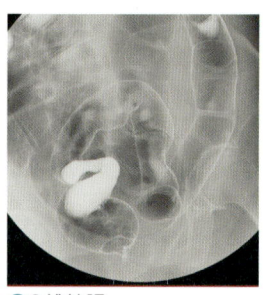
Ⓐ 回盲部 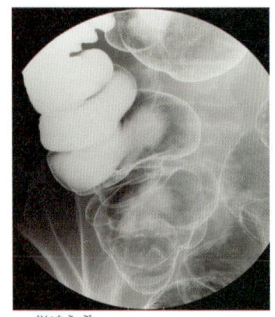
Ⓕ 直腸 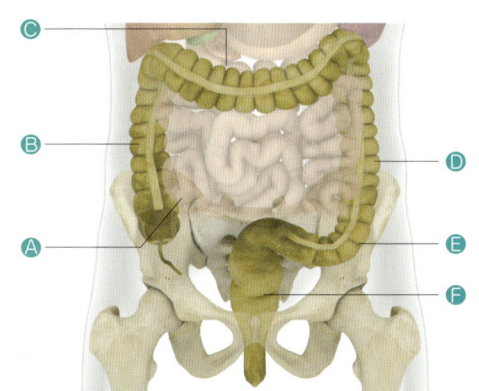 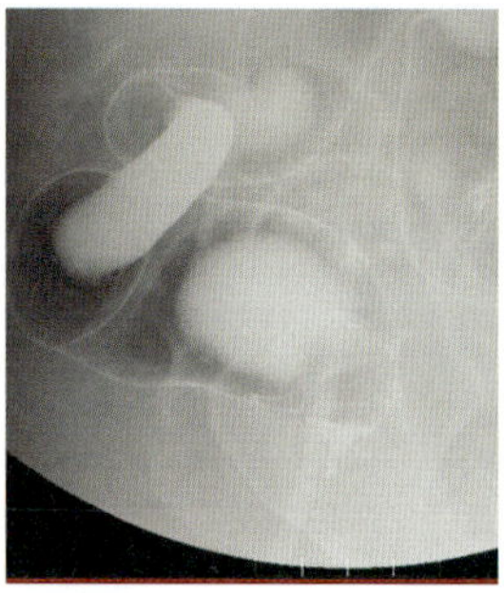

大腸CT検査

- 大腸CT検査は、大腸を超高速のCTで撮影し、撮影画像を3次元コンピュータグラフィックスで再現するものである。大腸がんの術前診断や手術シミュレーション、リンパ節転移の検査として多く用いられており、日常臨床の現場でも使われ始めている。
- 内視鏡を大腸のなかに入れることなく、あたかも腸のなかを観察したかのように調べられるために、俗に「バーチャル内視鏡」「仮想内視鏡検査」ともよばれる。仮想内視鏡表示だけでなく、仮想注腸表示も可能である。
- 大腸内視鏡検査と比較して、検査が容易で、患者の苦痛が少なく安全であること、全方向からの観察が可能であり、病変と周囲の臓器の関係がわかるなどの利点がある。また、狭窄や癒着部位があるなど、これまで内視鏡検査が困難な症例にも有用である。

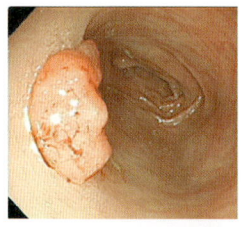

大腸内視鏡所見
下行結腸に1型大腸がんを認める。

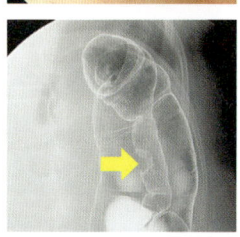

注腸造影
台形状変形を認め、壁深達度SSと診断。

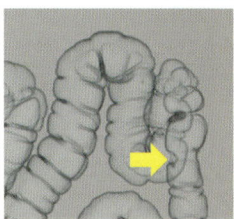

大腸CT
注腸造影と同じ部位（矢印）に台形状変形を呈する腫瘍が認められる。

注腸造影：contrast enema／大腸CT検査：CT colonography／内視鏡検査：endoscopy／回盲弁（バウヒン弁）：ileocecal valve, Bauhin valve／回盲部：ileocecal region

大腸の内視鏡像

- 肛門から内視鏡を挿入して大腸全体を観察する大腸内視鏡検査では、炎症、潰瘍、がん、良性腫瘍をはじめさまざまな病変の有無や状態を確認できる。
- 現在では大腸疾患の検査・診断、治療に、大腸内視鏡は不可欠な検査となっている。

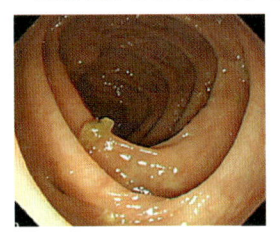

Ⓑ上行結腸
管腔は広く、半月ひだは太く高い。

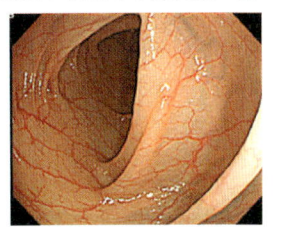

Ⓒ横行結腸
管腔の形状は三角形となり、半月ひだはやや細くなる。

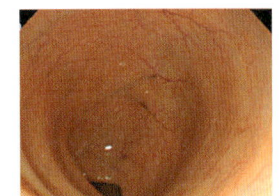

Ⓓ下行結腸
管腔は筒状となり、半月ひだは、低く細くなる。

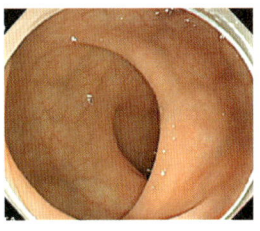

ⒺS状結腸
管腔の屈曲が連なる。半月ひだは、肛門で消失する。

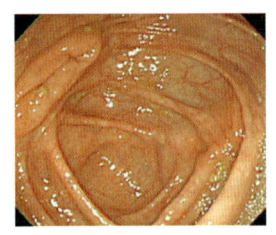

Ⓐ回盲部
回盲弁（バウヒン弁）と盲腸からなる。盲腸中央には虫垂開口部が観察される。

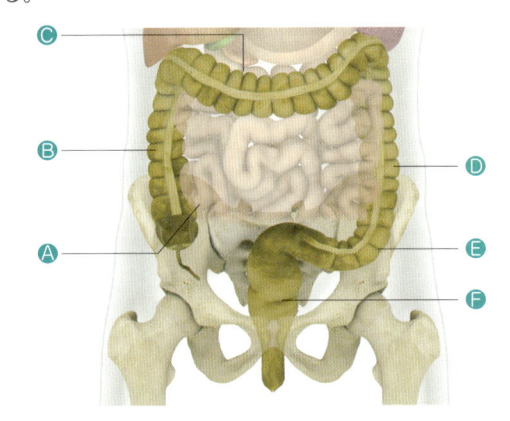

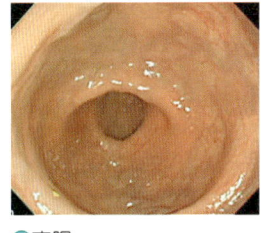

Ⓕ直腸
直腸からは結腸ひもはなくなり、上、中、下に半月状の横ひだ（ヒューストン：houston弁）が存在する。

Column

カプセル内視鏡

担当：板橋道朗

- 長さ26mm、直径11mm、重さ2.9gのカプセル型の内視鏡を飲み込んで検査を行う。カプセル先端にはレンズがあり、撮影は1秒間に2枚。8時間で約57,000枚の静止画像の撮影ができる。
- カプセルを飲み込んだ後は通常の生活を送ることが可能で、従来の検査に比べて負担が軽い。カプセルは排便時に体外に排出される。
- 現在日本では、小腸疾患の検査において保険適用となっている。
- 小腸は、従来の内視鏡では見ることが困難であり、俗に「暗黒大陸」ともよばれる臓器であるが、カプセル内視鏡検査により全小腸の内視鏡画像による観察が可能となった。

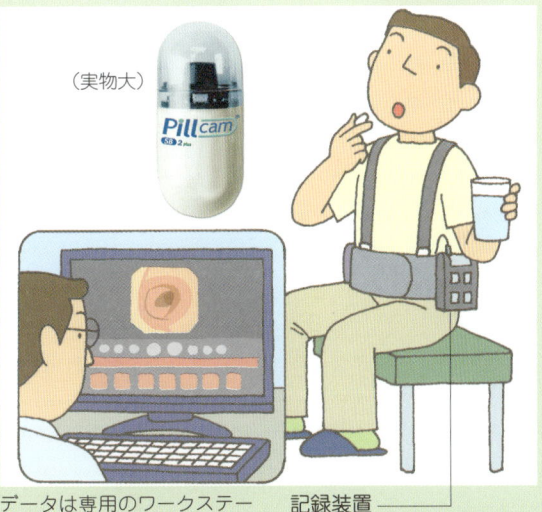

（実物大）Pillcam

データは専用のワークステーションで解析される。

記録装置
カプセル内視鏡から送信された画像データを記録する。

画像提供：ギブン・イメージング社

盲腸：cecum／上行結腸：ascending colon／横行結腸：transverse colon／下行結腸：descending colon／S状結腸：sigmoid colon／直腸：rectum／半月ひだ：semilunar fold／結腸ひも：taenia coli／カプセル内視鏡：capsule endoscopy

なんらかの原因により、腸管の内容物の通過障害が起こる

K56

腸閉塞（イレウス）
intestinal obstruction（ileus）

担当：井上雄志

Overview

開腹手術後の腸管の癒着、腸のがん、ヘルニア、腸捻転などによって**腸管内容の通過が障害**された状態。原因により**機械的**と**機能的**に大別される。

誘因・原因 ➡P135

- 機械的イレウスは、**単純性（閉塞性）**イレウスと**複雑性（絞扼性）**イレウスに、機能的イレウスは、**麻痺性**と**痙攣性**に分類される。
- 原因の多くは機械的イレウスで、手術後の癒着が原因の術後癒着性イレウスが目立つ。

病態生理

- 腸管内容物の肛門側への通過障害により、腸管にガスと液体が貯留して、腸管内圧の亢進、さらには腸管の拡張がみられる。
- 腸管内圧の亢進により腸管壁の血流障害が起こり、腸管壁が障害され、腸管の壊死、穿孔をきたすと腹膜炎 ➡P297、敗血症などに陥る。

症状・臨床所見

- 原因により症状は異なるが、主症状として、腹痛、嘔吐、排便・排ガスの停止、腹部膨満などがある。
- 腹痛は間欠的に起こるもの（閉塞性イレウス）と、急激で持続性の腹痛をともなうもの（絞扼性イレウス）がある。

検査・診断 ➡P135～136

| 問診／視診／触診 | 血液検査 | 単純X線検査 | 腹部超音波検査 | 腹部CT検査 |

- 単純性（閉塞性）イレウスと複雑性（絞扼性）イレウスを鑑別することが、治療方針を決定するうえで重要である。

治療 ➡P136～137

| 保存的治療 | 手術療法 |

- 保存的治療には輸液療法、腸管減圧療法、薬物療法がある。
- 保存的治療で軽快しない場合や複雑性イレウスには手術療法。

予後

- 一般的に、適切な治療が行われれば予後は良好なことが多い。

用語解説

腸重積症（intussusception） ➡P135
腸管の一部が肛門側の腸管内に入り込んだ状態。通過障害、血行障害を引き起こす。複雑性イレウスの原因でもある。2歳頃までの乳幼児の回盲部に多く見られる。成人の場合は、腸に腫瘍や憩室、ポリープがあることが多い。
腹部CT、注腸造影法などを行って診断を確定する。治療は、乳幼児の場合は、発症後24時間以内であれば高圧浣腸法を試みるが、経過によっては手術が必要になる。成人の場合は、大腸がんをともなうことが多いので原則として手術が適応される。

金属音（metallic sound） ➡P135
高い調子の響きのよい音。機械的イレウスの蠕動のときに聞こえる。

ヘマトクリット ➡P135
全血液中の赤血球の占める容積比率。イレウスでは脱水による血液濃縮のため、赤血球数やヘマトクリットが増加する。

蠕動不穏（visible peristalsis） ➡P135
腹壁を通して腸管の蠕動運動が見える現象のこと。

機械的イレウス：mechanical ileus／機能的イレウス：functional ileus／麻痺性イレウス：paralytic ileus／ヘルニア嵌頓：strangulation of hernia／腹膜炎：peritonitis／癒着性イレウス：adhesive ileus

誘因・原因

- 機械的イレウスは、腸管内腔が物理的に閉塞・狭窄しているもの。単純性（閉塞性）と複雑性（絞扼性）に分類される。
- 機能的イレウスは、閉塞する原因が明確でなく、腸管運動の異常により腸の内容物の停滞を起こすもの。麻痺性イレウスと痙攣性イレウスに分類される。

■ イレウスの原因と分類

機械的イレウス

単純性（閉塞性）イレウス
腸管の血行障害をともなわないもの。術後の癒着による癒着性イレウスがほとんどで、この場合、小腸が閉塞することが多い。ほかには腫瘍、腸管内異物、結石、硬便など。

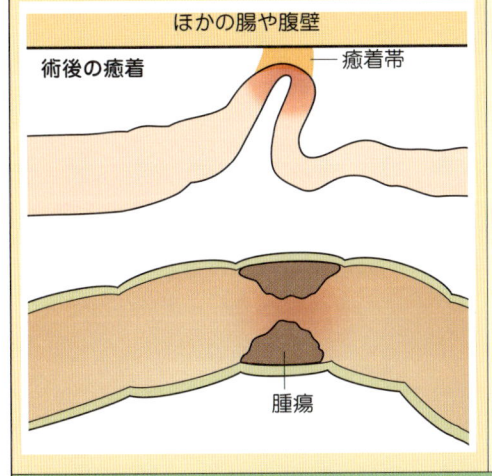

複雑性（絞扼性）イレウス
腸管の血行障害をともなうもの。腸管壁が障害されるため、腸管壊死、穿孔の危険があり、急激に重篤な状態に陥るため、緊急手術の適応となる。腸重積症、ヘルニア嵌頓、腸管軸捻転、術後の癒着・索状物による腸管絞扼など。

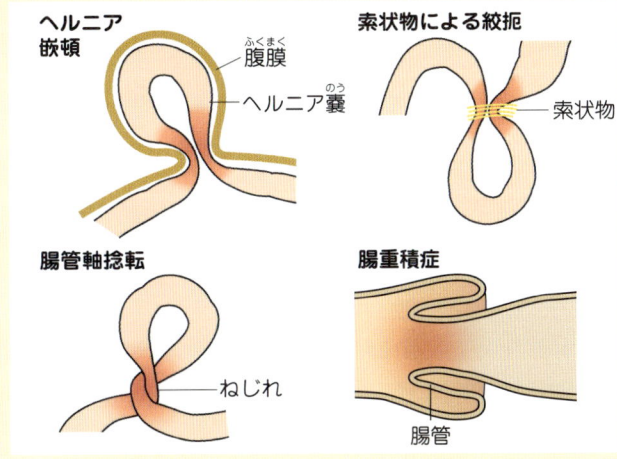

（図：術後の癒着、癒着帯、腫瘍、ヘルニア嵌頓、腹膜、ヘルニア嚢、索状物による絞扼、腸管軸捻転、ねじれ、腸重積症、腸管）

機能的イレウス

麻痺性イレウス
腸管の蠕動運動が停止して起こる。腹腔内炎症、腸間膜血栓・塞栓、脳神経疾患、電解質異常など。

痙攣性イレウス
腸管の持続性痙攣によるもの。腹部打撲、結石発作、薬物中毒など。

検査・診断

特徴的な検査所見

問診／視診／触診	蠕動運動、金属音、鼓音など
単純X線検査	ニボーなどの特徴的所見
腹部CT検査	拡張した腸管像から閉塞部位の同定
血液検査	血清蛋白、ヘマトクリット、白血球数の上昇
腹部超音波検査	腸内容液の浮動性

問診・視診・触診

- 開腹手術、腫瘍、便秘などの既往歴。
- 視診により蠕動不穏、腹部膨隆、触診により圧痛、筋性防御、腫瘤など。ほかに聴診による金属音、打診による鼓音。

白血球：white blood cell（WBC）／鼓音：tympanic sound／敗血症：sepsis／筋性防御：muscular defense／腸重積症：intussusception／金属音：metallic sound／蠕動不穏：visible peristalsis

腸閉塞（イレウス）／腸管軸捻転

血液検査
- 脱水により血清蛋白、ヘマトクリット、白血球数の上昇、電解質が失われることによるナトリウム、カリウムの低下がみられる。

単純X線検査
- 立位と臥位で撮影する。機械的イレウスでは、腸管内にガスや液体が貯留することで腸管が拡張する。小腸での閉塞はガスで拡張したケルクリングひだが、大腸での閉塞はハウストラが認められる。
- 通常では出現しない小腸ガスが認められる。また、腸管内に貯留したガスと液体によって、立位X線ではニボー（niveau）とよばれる線状の陰影で特徴的な鏡面像が認められる。臥位でのX線ではニボーは認められない。

腹部超音波検査
- 単純性（閉塞性）と複雑性（絞扼性）との鑑別に有効。
- 複雑性（絞扼性）イレウスでは腸管運動の低下やケルクリングひだの消失、腹水などが認められるが、単純性（閉塞性）ではケルクリングひだが確認できる。

腹部CT検査
- 腫瘍、炎症、結石、ヘルニアなど、拡張した腸管の原因が認められることがある。

■ 単純X線像（小腸イレウス）

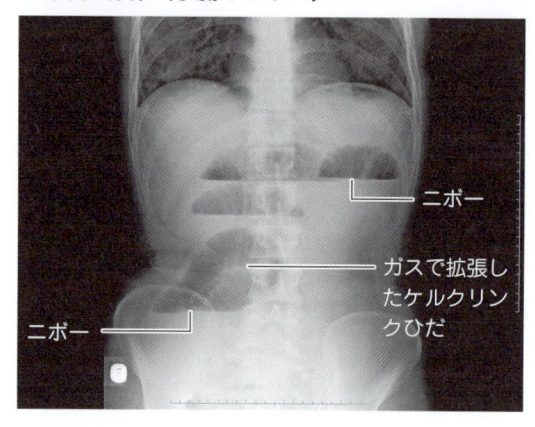

ニボー／ガスで拡張したケルクリングひだ／ニボー

■ 腹部CT像

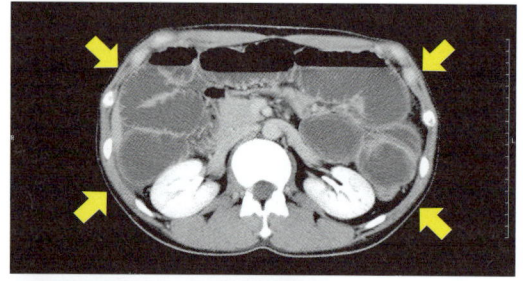

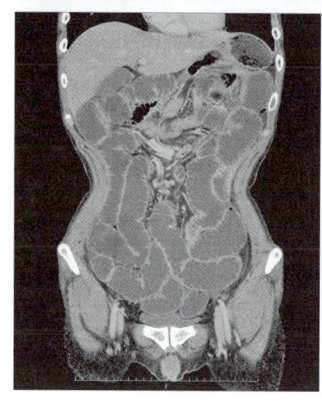

小腸の拡張を認める。

治療

治療の目的

| 保存的治療 | 絶飲絶食、輸液療法、腸管減圧療法、薬物療法 | 手術療法 | 保存的治療が奏効しない場合は手術を選択。複雑性イレウスは緊急手術適応。閉塞腸管の解除、癒着剥離、索状物の離断、腸管の切除、吻合、人工肛門造設など、状況により手術法は異なる |

保存的治療
- 軽度な単純性（閉塞性）イレウス、麻痺性イレウスでは保存的治療が基本である。軽症の場合、絶飲絶食、輸液による脱水の改善と電解質㋐の補給のみでも改善がみられることがある。ほかにイレウス管挿入による腸管減圧療法、薬物療法などを行う。

ニボー：niveau／ケルクリングひだ：kerckring fold／ハウストラ：haustra of colon／腸間膜：mesentery／大腸：large intestine／S状結腸：sigmoid colon／直腸：rectum／肛門：anus／壊死：necrosis／腫瘍：tumor／穿孔：perforation／癒着：adhesion／大腸内視鏡：colonoscope

腸管減圧療法

- イレウス管の挿入（一般には経鼻的）による拡張腸管の減圧と腸管内容物の排液を行う。嘔吐の防止、腸管浮腫の改善、穿孔の予防にも効果がある。直腸がんなどによる大腸イレウスの場合は経肛門的に挿入する。

■ イレウス管の挿入（経鼻的）

排液／トライツ靱帯／バルーン／誘導金属球／狭窄部

イレウス管を鼻から挿入し、胃の内容物を吸引。トライツ靱帯を越えたら先端のバルーンをふくらませると蠕動運動により自然に進み、排液を行う。

薬物療法

- 機能的イレウス（麻痺性、痙攣性）に対しては、拡張腸管内における細菌の増殖を抑制する㋐目的で抗生物質を投与する。ほかに蠕動亢進薬（ネオスチグミンなど）や蠕動抑制薬（硫酸アトロピンなど）を投与する。

Column

腸管軸捻転　K56.2
担当：井上雄志

- 腸間膜を中心に捻転する疾患で、S状結腸に好発し、男性の高齢者に多くみられる。捻転によって通過障害や血行障害からの出血、壊死、穿孔などを引き起こす。複雑性（絞扼性）イレウスの原因のひとつである。

症状・臨床所見
- 腹痛と腹部膨満、便秘が主症状である。腹痛はないこともあるが腹部膨満はほぼ例外なくみられる。捻転腸管に血行障害が起こると激しい腹痛と腹水の貯留、血便などが生じる。

検査・診断
- 腹部単純X線検査、腹部CT、注腸造影法などが行われる。X線検査ではS状結腸にコーヒー豆像（coffee bean sign）といわれる、細長い風船を二つ折りにしたような像が認められる。

治療
- 腸管壊死をともなわない場合は、大腸内視鏡や経肛門イレウス管を使って整復する。しかし整復後の再発率は高く、待機手術によるS状結腸の切除を行う例が多い。整復不可、腸管壊死の可能性がある場合は緊急手術の適応。

■ 腹部単純X線像

図像解説

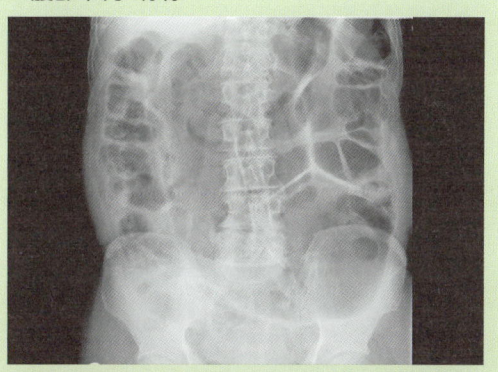

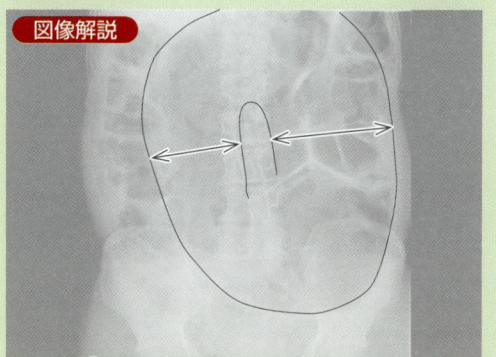

拡張したS状結腸。
捻転部の腸管ガスがコーヒー豆像に例えられる。

経肛門的：transanal／拡張：distention／絞扼：strangulation／捻転：torsion／便秘：constipation／トライツ靱帯：Treitz ligament／腸管軸捻転：volvulus

A09

病原微生物の感染により腸管に生じる炎症の総称

感染性腸炎
infectious enterocolitis

担当：板橋道朗

Overview

細菌、真菌、ウイルス、寄生虫・原虫など**病原微生物の腸管への感染**にともない、下痢、腹痛、嘔吐、発熱、ときに血便などを起こすものである。細菌感染は夏に、ウイルス感染は冬に多くみられる。

誘因・原因

- 病原微生物の腸管への感染により引き起こされる。
- 最も多いのは細菌による**細菌性腸炎**である。ウイルス性腸炎では、臨床上**ノロウイルス**が重要である。

病態生理 ➡P139

- 細菌性腸炎は、細菌が腸管で増殖する「感染型」と、細菌が産生する毒素により起こる「毒素型」に大別される。

症状・臨床所見 ➡P139

- 発熱、下痢、腹痛、嘔吐など消化器症状が主要症状である。
- 血便や便の性状は、病原体により異なる。
- ボツリヌス菌では、中枢神経症状が中心に出現するなど、消化器症状以外の症状をともなうものも多い。
- 重症例では、溶血性尿毒症症候群（HUS）*をともなう。

検査・診断 ➡P140

| 問診 | 便培養検査 | 直接*鏡検 | 特異的抗原／DNA検出 | 画像検査 |

- 食事歴や渡航歴、病歴など、患者背景をていねいに聴取し、診断を絞り込むことが重要である。
- 患者の状態に応じて、画像検査などを行う。

治療 ➡P140

| 保存的治療 | 薬物療法 |

- 補液などの対症療法が主となる。

予後

- 対症療法のみで改善するが、原因菌により重症化するケースもある。

用語解説

溶血性尿毒症症候群（HUS）
細菌が産生する、おもにベロ毒素によって引き起こされる血栓性微小血管障害で、溶血性貧血、血小板減少、腎機能障害が三主徴である。数日間の先行感染後、HUSを発症する。突然に顔面蒼白になり、出血斑、乏尿、無尿で気づかれることが多い。腸管出血性大腸菌の感染に引き続き発症することが多く、その代表としてO-157が知られている。

直接鏡検法
原虫、その他を染色することなく顕微鏡下で直接観察すること。カンピロバクターや原虫を検索する。

腸管出血性大腸菌 ➡P139
病原大腸菌の一種。ベロ毒とよばれる毒素を産生するため、ベロ毒素産生大腸菌（VTEC）ともよばれる。毒素をつくる大腸菌のほとんどがO-157だが、ほかにO-111、O-26などの種類がある。有症者の10％程度に溶血性尿毒症症候群が起こるといわれている。

酵素免疫測定法（ELISA）
➡P140
抗原と抗体との特異的な反応を利用した測定方法。抗原もしくは抗体を対象物質と結合後反応させて、酵素基質を添加、酵素による発色反応を定量する。ウイルス抗原・抗体値や各種ホルモンなどの測定に用いられる。

DNAプローブ法 ➡P140
遺伝子は、塩基が鎖状に結合して形成されており、この塩基の並び方は菌によって異なる。これを利用して、病原菌を同定する検査法。

ポリメラーゼ連鎖反応（PCR）法 ➡P140
ポリメラーゼ連鎖反応という遺伝子（DNA）を増殖させることで、特定のDNAの断片を大量に得る。PCR法を用いることで微量のDNAをも検出できることから、感染症の検出のほか、遺伝子疾患の診断、親子鑑定や性別判定などにも用いられている。

ウイルス：virus／発熱：fever／下痢：diarrhea／腹痛：abdominal pain／嘔吐：vomiting／血便：hematochezia／溶血性尿毒症症候群：hemolyticuremic syndrome（HUS）

病態生理

- 原因となる微生物には、細菌、真菌、ウイルス、寄生虫・原虫などがあげられる。
- 食中毒の多くは細菌性で、❶食品中で産生された毒素の経口摂取による「毒素型」、❷食品中㋐に増殖した細菌が腸管内でさらに増殖する「感染型」、あるいは腸管内でさらに増殖した細菌が毒素を産生する「生体内毒素型」がある。

感染性腸炎を引き起こすおもな病因

	細菌性	ウイルス	寄生虫・原虫	真菌性
感染型	・サルモネラ菌 ・腸炎ビブリオ菌 ・カンピロバクター菌 ・赤痢菌（*） ・チフス菌（*）	・ノロウイルス ・ロタウイルス ・サイトメガロウイルス ・肝炎ウイルス（A型、E型） など	・アニサキス ・アメーバ赤痢 ・ランブル鞭毛虫 など	・カビ毒（アフラトキシンなど）
生体内毒素型	・腸管出血性大腸菌（*） ・コレラ菌（*） ・ウェルシュ菌 ・セレウス菌（下痢型）			
毒素型	・黄色ブドウ球菌 ・ボツリヌス菌 ・セレウス菌（嘔吐型）			

（*）は、指定感染症の3類感染症病原菌として指定されている。

症状・臨床所見

- 多くは、発熱、下痢、腹痛、嘔吐など消化器症状を呈するが、中枢神経症状や皮膚症状が出現するものもあり、ほかの身体所見を見落とさないようにすることが重要である。
- 血便をきたす場合もあり、この場合は感染性腸炎以外の疾患との鑑別が重要である。
- 細菌性の場合、感染型は潜伏期間が半日～数日、毒素型は潜伏期間が4～12時間と短い。

おもな細菌性腸炎の症状と感染様式

疾患名	感染経路	潜伏期間	症状の特徴	血便
サルモネラ腸炎	鶏卵、肉、ペット（犬、猫、ミドリガメ）など	8～48時間	嘔吐、下痢、腹痛、発熱	しばしば起こる
腸炎ビブリオ	生の魚介類	8～20時間	嘔吐、下痢、腹痛、発熱	しばしば起こる
カンピロバクター腸炎	食用肉（とくに鶏肉）	2～6日	下痢、腹痛、嘔吐、高熱	しばしば起こる
ブドウ球菌腸炎	調理人の化膿巣。おにぎり、すし、サラダなど	1～8時間	腹痛、激しい下痢、嘔吐	
ボツリヌス菌腸炎	いずしやハム・ソーセージなどの加工品、缶詰、魚介類	12～36時間	眼瞼下垂、複視、嚥下障害などの中枢神経症状	
腸管出血性大腸菌	ハンバーガー、肉類	3～8日	血便、激しい腹痛、痙攣、意識障害	高頻度に起こる
細菌性赤痢	水、一般食品	1～5日	発熱、下痢、腹痛、血便、しぶり腹	しばしば起こる
コレラ	水、魚介類	数時間～3日	水様下痢、嘔吐、白色便	

腸管出血性大腸菌：enterohemorrhagic escherichia coli（EHEC）／ベロ毒素産生大腸菌：verotoxin producing escherichia coli（VTEC）

感染性腸炎

検査・診断

特徴的な検査所見		
便培養検査	細菌性腸炎の確定診断に有効	
直接鏡検	病原診断（カンピロバクター、原虫など）	
特異的抗原／DNA検出	病原診断（ウイルス性腸炎の確定診断、EHECのO-157抗原、ベロ毒素など）	
画像検査	他疾患との鑑別に有用	

- 診断を絞り込むためにも、医療面接で、患者情報をくわしく聴取することが重要である。
- 本疾患の治療、拡大防止のためにも病原診断は、重要である。

■ 病原診断

病原体の検出	便培養	細菌性腸炎の診断。検出までに2〜3日必要。重症例では血液培養など追加。
	病原体の直接確認	❶直接鏡検／カンピロバクターや赤痢アメーバなどの原虫。 ❷特異的抗原・DNA検出（酵素免疫測定法［ELISA］、DNAプローブ法、ポリメラーゼ連鎖反応［PCR］法）／ウイルス性腸炎の診断、腸管出血性大腸菌O-157抗原、ベロ毒素
血清抗体		❶ペア血清により判定する／ウイルス一般、エルシニア、腸管出血性大腸菌ではベロ毒素やリポ多糖体（LPS）に対する血清抗体を測定。 ❷単検体で判定／アメーバ赤痢

画像検査

- 画像診断は、炎症性腸疾患、大腸憩室炎、虚血性大腸炎など他疾患の鑑別に有用。
- 大腸内視鏡検査は、粘膜の浮腫やびらん、発赤、潰瘍、出血など詳細な局所の観察に有用。

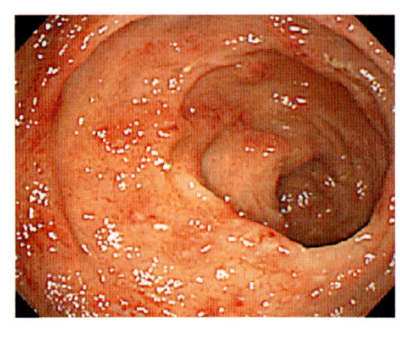

アメーバ赤痢による腸炎の内視鏡像

治療

治療の目的		
保存的治療	おもに脱水症状の改善	
薬物療法	必要に応じて抗菌薬で除菌	

- 感染性腸炎は、自然治癒傾向が強いため、対症療法が中心。脱水の改善のために、電解質を補正しながら十分な輸液を行う。
- 腸内細菌叢回復のため整腸剤、乳酸菌製剤は積極的に投与する。
- 止痢薬、腸管蠕動抑制薬は、原因菌および毒素の排除を阻害するため原則的に用いない。
- 抗菌薬（小児はホスホマイシン、成人にはニューキノロン）は、チフス菌、パラチフス菌、赤痢菌、コレラ菌などの3類感染症に適応。
- そのほかの病因菌については、患者の状態により抗菌薬の投与を行う。
- 腸管出血性大腸菌O-157の場合、抗菌薬慎重論もあるが、発症3日以内の抗菌薬投与が溶血性尿毒症症候群（HUS）の発症抑制につながるとされている。

培養：culture／腸管出血性大腸菌：enterohemorrhagic escherichia coli（EHEC）／大腸内視鏡：colonoscope／酵素免疫測定法：enzyme-linked immunosorbent assay（ELISA）／ポリメラーゼ連鎖反応：polymerase chain reaction（PCR）／溶血性尿毒症症候群：hemolyticuremic syndrome（HUS）／抗菌薬：antibacterial drugs／ニューキノロン：new quinolone／ホスホマイシン：fosfomycin

大腸の表層粘膜を侵し、びらんや潰瘍を形成する原因不明の炎症

K51

潰瘍性大腸炎（UC）*
ulcerative colitis

担当：板橋道朗

Overview

大腸の非特異的炎症で、多くは再燃と寛解を繰り返す。日本の罹患率や有病率は、1970年以降急増している。特定疾患医療受給者証交付件数からみると、2009（平成21）年の潰瘍性大腸炎の患者数は113,306人と報告されており、毎年約8,000人ずつ増加している。全年齢層にみられるが、20代が発病のピークである。

誘因・原因
- 原因は不明であるが、免疫反応の異常、環境的要因（食事、ストレスなど）、遺伝的要因などが関与していると考えられている。疫学的には喫煙が発病リスクになることが知られている。

病態生理 ●P142
- 直腸から連続して大腸の粘膜を侵し、**びらんや潰瘍**を形成するが、大腸以外の腸管には病変は及ばない。
- 病型分類は、罹患範囲による分類、病期による分類*、臨床経過による分類*、臨床的重症度による分類に分けられる。

症状・臨床所見
- 反復性または持続性の粘血便、下痢、しぶり腹、体重減少、発熱。

検査・診断 ●P142〜144
[大腸内視鏡検査] [X線造影検査] [病理組織検査] [血液検査]
- 血性下痢を引き起こす他疾患との除外診断を行うことが重要である。
- 大腸内視鏡検査、大腸組織生検により確定診断を行う。

治療 ●P144〜145
[内科的治療] [外科的治療]
- 内科的治療を基本とし、効果が得られない場合や重症例では外科的治療が考慮される。根治的内科療法は確立されていない。

予後
- 治療には抵抗性であり、完治は少ない。大腸の炎症が広範囲の場合は、7〜8年の経過で大腸がんのリスクが高まる。定期的な内視鏡検査を行うことが重要である。

用語解説

病期による分類
次の2つに分類される。
① 活動期：血便があり、内視鏡所見でも出血、びらん、潰瘍などが認められる状態
② 寛解期：血便がなく、内視鏡所見でも活動期の所見が消失し炎症が落ちついている状態

臨床経過による分類
次の4型に分類される。
① 再燃寛解型：再燃、寛解を繰り返す
② 慢性持続型：初回発作より6か月以上活動期にある
③ 急性劇症型／急性電撃型：きわめて激烈な症状で発症し、多くは重篤な合併症をともなう
④ 初回発作型：発作が1回だけのもの

びまん性 ●P142
病変が1か所にとどまらず、全体に広がっていることをさす。

結節性紅斑 ●P142
両下肢、とくに下腿に、大小さまざまなしこりをともなう紅斑が多発し、触れると熱感があり、圧迫すると痛む。一種のアレルギー反応で、原因はさまざまだが、潰瘍性大腸炎、クローン病、ベーチェット病などの慢性炎症性疾患の合併症として生じることがある。

壊疽性膿皮症 ●P142
下肢に好発する慢性で進行性の皮膚壊死。原因不明であるが、炎症性腸疾患としばしば合併する。

中毒性巨大結腸症 ●P142
激しい炎症のために、腸管の動きが麻痺して異常に拡張（通常は6cm以上）してしまう重篤な病態。全身の中毒症状をともなうため、多くは緊急手術が必要となる。

大腸：large intestine／直腸：rectum／粘膜：mucosa／びらん：erosion／潰瘍：ulcer／下痢：diarrhea／しぶり腹：tenesmus／粘血便：bloody stool／大腸内視鏡検査：colonoscopy／活動期：active stage／寛解期：remission stage／再燃寛解型：relapsing-remitting type／慢性持続型：chronic persistent type／急性劇症型（急性電撃型）：acute fulminat type

潰瘍性大腸炎（UC）

病態生理

- 大腸のびまん性非特異的炎症である。
- 大腸の粘膜、粘膜下層に限局した病変が直腸から始まり、連続して上行する。
- 主症状は粘血便、下痢、しぶり腹、体重減少、発熱で、多くの患者は再燃と寛解を繰り返す。
- 腸管合併症（中毒性巨大結腸症、悪性腫瘍など）や腸管外合併症（関節炎、強直性脊椎炎、結節性紅斑、壊疽性膿皮症、ぶどう膜炎、虹彩炎、膵炎など）をともなうことがある。

検査・診断

特徴的な検査所見		
大腸内視鏡検査	直腸から連続するびまん性の炎症像	
X線造影検査	ハウストラの消失（鉛管像）、偽ポリポーシス、粘膜粗造像、大腸の短縮	
病理組織検査	杯細胞の減少、陰窩膿瘍など	
血液検査	貧血。白血球数、血小板数、赤沈、CRPなどの炎症反応上昇。重症例では、低蛋白血症	

大腸内視鏡検査

- 直腸から連続性、びまん性に伸展する多発性のびらん、潰瘍。
- 活動期には粘膜の血管透見像の消失、偽ポリポーシス（潰瘍によって粘膜が障害された結果、残った部分がポリープのようにみえる状態）などを認める。

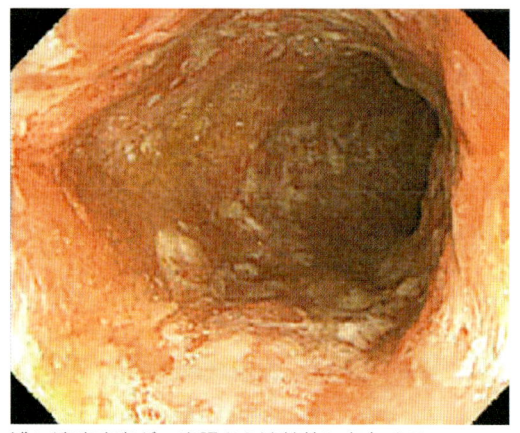

浅い潰瘍病変が、直腸から連続的に存在する。

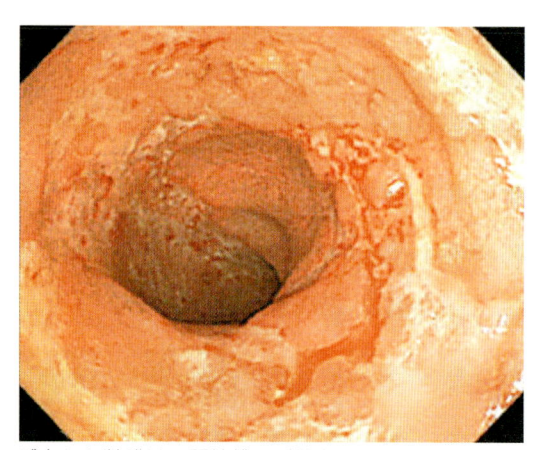

残存した粘膜は、顆粒状の所見を呈する。

X線造影検査

- 直腸から連続性、びまん性の炎症病変を形成。
- 粘膜は粗造（粘膜が炎症によって細かい凹凸になっている状態）または細顆粒状を呈する。
- 罹患範囲の大腸は筋層の攣縮のためにハウストラが消失して、横行結腸と上行結腸が鉛管状を呈する。
- 大腸の短縮、偽ポリポーシスを認める。

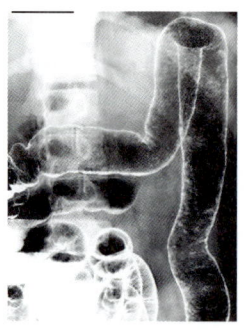

横行結腸の肛門側、脾彎曲部、下行結腸にびまん性の粘膜不整と、ハウストラの消失が認められる。
画像提供：消化管医用画像データベース（九州がんセンター）

びらん：erosion／潰瘍：ulcer／下痢：diarrhea／しぶり腹：tenesmus／中毒性巨大結腸症：toxic megacolon／壊疽性膿皮症：pyoderma gangrenosum／粘血便：bloody stool／結節性紅斑：erythema nodosum／陰窩膿瘍：crypt abscess／びまん性：diffuse／ハウストラの消失：loss of haustra／偽ポリポーシス：pseudopolyposis／直腸炎：proctitis／左側大腸炎：left-sided colitis／全大腸炎：total colitis

病理組織検査

- びまん性の炎症細胞の浸潤、陰窩膿瘍（陰窩が炎症性細胞で満たされる）、杯細胞の減少などを認める。

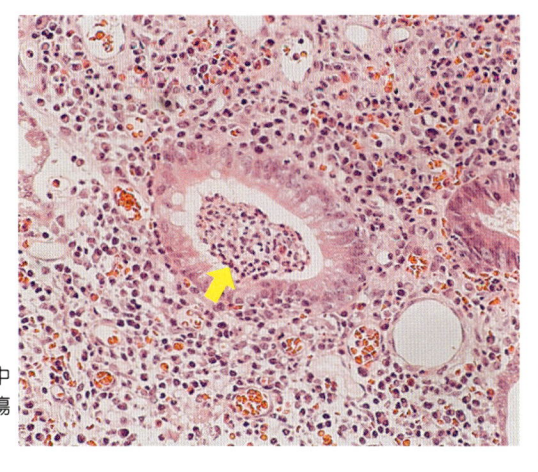

腺管が破壊されたところには内部に好中球の浸潤が認められ（矢印）、陰窩膿瘍が形成されている。

診断基準

- ❶～❸がそろえば確定診断となる。

❶臨床症状	持続性、または反復性の粘血便、血便、あるいはその既往がある。
❷(a)内視鏡検査	i) 粘膜はびまん性に侵され、血管透見像は消失し、粗造または細顆粒状を呈する。さらに、もろくて易出血性（接触出血）をともない、粘血膿性の分泌物が付着しているか、 ii) 多発性のびらん、潰瘍あるいは偽ポリポーシスを認める。
(b)注腸X線検査	i) 粗造または細顆粒状の粘膜表面のびまん性変化、 ii) 多発性のびらん、潰瘍、 iii) 偽ポリポーシスを認める。その他、ハウストラの消失（鉛管像）や腸管の狭小・短縮が認められる。
❸生検組織学検査	活動期では、粘膜全層にびまん性炎症性細胞浸潤、陰窩膿瘍、高度な杯細胞減少が認められる。いずれも非特異的所見であるので総合的に判断する。寛解期では腺の配列異常（蛇行・分岐）、萎縮が残存する。上記変化は通常直腸から連続性に口側にみられる。

- 除外すべき疾患

細菌性赤痢、アメーバ赤痢、サルモネラ腸炎、カンピロバクター腸炎、腸結核◉P150、クラミジア腸炎、クローン病◉P146、放射線照射性大腸炎、薬剤性大腸炎◉P154、リンパ濾胞増殖症、虚血性大腸炎◉P158、腸型ベーチェットなど。

（＊注1 出典は欄外）

病変範囲による分類

- 病状の広がりにより、以下に分類される。

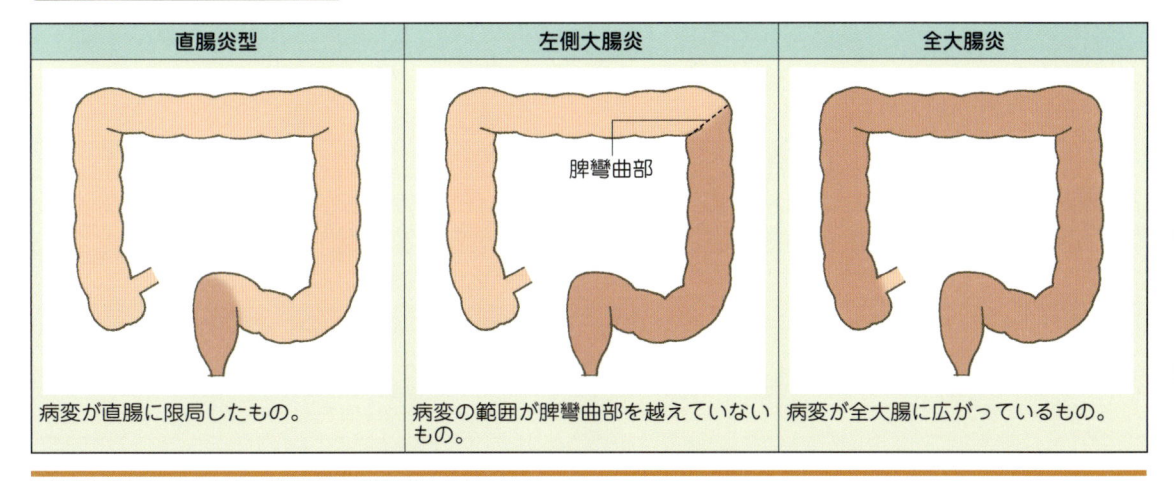

直腸炎型	左側大腸炎	全大腸炎
病変が直腸に限局したもの。	病変の範囲が脾彎曲部を越えていないもの。	病変が全大腸に広がっているもの。

＊注1：潰瘍性大腸炎診断基準（案）2010年2月13日改訂、潰瘍性大腸炎・クローン病診断基準・治療指針 厚生労働科学研究費補助金 難治性疾患克服研究事業「難治性炎症性腸疾患障害に関する調査研究」班（渡辺班）平成22年度分担研究報告書 別冊（平成23年7月）

潰瘍性大腸炎（UC）

臨床的重症度による分類

- 重症とは右の表の❶および❷のほかに❸または❹のいずれかを満たし、かつ6項目のうち4項目を満たすものである。
- 軽症は6項目すべてを満たすものである。
- 重症のなかでもとくに症状が激しく重篤なものを、劇症型とする。
- 「病期による分類」と「臨床経過による分類」については、用語解説→P141を参照。

	重症	中等症	軽症
❶排便回数	6回以上	重症と軽症の中間	4回以下
❷顕血便	（＋＋＋）		（＋）〜（−）
❸発熱	37.5℃以上		（−）
❹頻脈	90/分以上		（−）
❺貧血	Hb10g/dL以下		（−）
❻赤沈	30mm/h以上		正常

（＊注1　出典はp.145欄外）

治療

治療の目的

- **内科的治療**：薬物療法、血球成分除去療法を行い、寛解導入、寛解維持を目的とする
- **外科的治療**：重症・劇症例などでは手術療法が考慮される

- 重症度に基づき、適切な治療を選択することが重要である。
- 薬物療法、血球成分除去療法、食事療法などの内科的治療が中心となる。

薬物療法

- 炎症を抑え、症状を緩和し寛解期を維持することを目標とする。

潰瘍性大腸炎のおもな治療薬

薬剤名	一般名	目的／備考
5-アミノサリチル酸製剤	・サラゾスルファピリジン（SASP） ・メサラジン（5-ASA）	・軽症から中等症の例では寛解導入治療として用いる。 ・経口薬、座薬、注腸薬などの剤型があり、病変の範囲に応じて使い分ける。
ステロイド	・プレドニゾロン ・ベタメタゾンリン酸エステルナトリウム　など	・5-アミノサリチル酸製剤の無効例や重症例で、寛解導入のために用いる。 ・剤型には、座薬、注腸薬、経口薬、静注薬などがあり、病変の範囲により使い分ける。 ・長期のステロイド薬の投与の寛解維持効果は証明されておらず、リスクを上回るため、効果を認めたら速やかに減量・中止する。
抗TNFα抗体療法	・インフリキシマブ	・クローン病や難病の自己免疫疾患において高い治療効果をあげているが、2010年に本疾患にも認可された。 ・これまでの治療では改善がみられない潰瘍性大腸炎の症状改善効果が期待できる。
免疫調整薬	・アザチオプリン ・メルカプトプリン水和物（6-MP） ・シクロスポリンなど	・ステロイド依存難治例に対しては、アザチオプリン、メルカプトプリン水和物を併用。 ・重症度が高く経口摂取が不可能な劇症に近い症例では、シクロスポリンの選択が推奨される。

軽症：minor／中等症：moderate／重症：advanced disease／寛解導入：remission induction／サラゾスルファピリジン：salazosulfapyridine／メサラジン：mesalazine／ステロイド：steroid／免疫調整薬：immunosuppressive agent／アザチオプリン：azathioprine／6-MP：6-mercaptopurine　／シクロスポリン：cyclosporine／白血球除去療法：leukapheresis（LCAP）／顆粒球除去療法：granulocytapheresis（GCAP）／回腸肛門吻合：ileoanal anastomosis（IAA）　／回腸肛門管吻合：ileoanal canal anastomosis（IACA）

血球成分除去療法

- ステロイド薬無効例では、血球成分除去療法が行われる。
- 対外循環治療法のひとつ。患者の血液を一度体外に出し、炎症にかかわる細胞を取り除き、腸の炎症を抑えるものである。
- 白血球除去療法、顆粒球吸着療法がある。

白血球除去療法 (LCAP)	・血液を取り出し、ポリエステル繊維でできた布膜を用いて、顆粒球、単体球、リンパ球、血小板を除去する。
顆粒球吸着療法 (GCAP)	・アダカラムとよばれる酢酸セルロース製ビーズの間に血液を通過させることによって、顆粒球と単球を選択的に除去する。 ・リンパ球や血小板はほとんど吸着、除去されないのが特徴である。 ・GCAPは、クローン病◆P146にも保険適用となっている。

体外循環血液量：1800mL
週1回、計10回の施行が可能

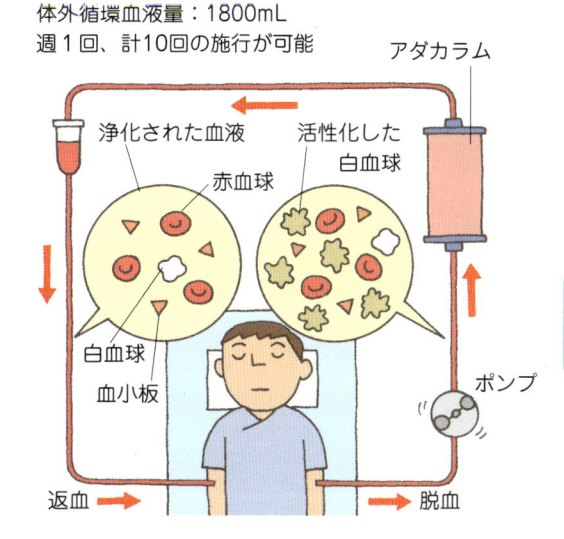

肘または大腿などの静脈から血液を体外に取り出し、白血球などを吸着する特殊なフィルターもしくはビーズが入った容器に毎分30mLの速さで通過させ、活性化した白血球を除去。浄化された血液を静脈へ戻す。

外科的治療

- 術式は、患者の全身状態、年齢、腸管合併症、治療薬の副作用などを考慮して選択する。

手術適応

絶対的適応	①重篤な急性合併症（穿孔、大量出血、中毒性巨大結腸症）。 ②重症型、劇症型で強力な内科的治療が無効な場合。 ③大腸がんまたはその疑い。
相対的適応	①難治例。 ②腸管外合併症（内科的治療に抵抗する壊疽性膿皮症、小児の成長障害など）。 ③大腸合併症（瘻孔、狭窄など）。

（＊注2　出典は欄外）

大腸全摘出術と再建法

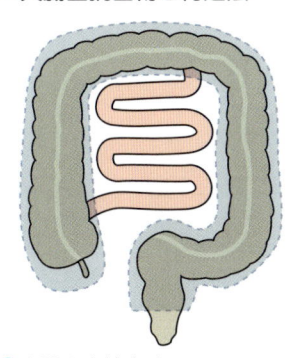

❶大腸を全摘出する。

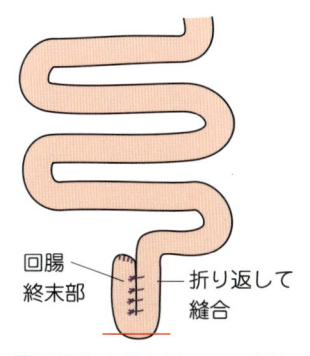

❷回腸終末部を用いて、便をためるための回腸嚢をつくる。

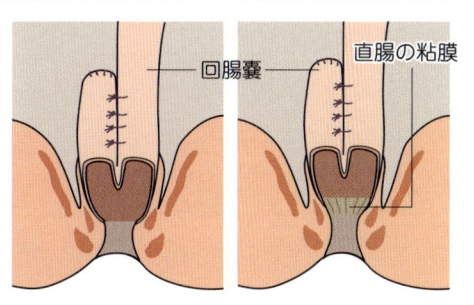

❸回腸嚢を肛門と吻合する。回腸肛門管吻合は直腸の粘膜が少し残る。肛門機能は良好だが、がん化のリスクもある。

回腸肛門吻合（IAA）　回腸肛門管吻合（IACA）

＊注1：潰瘍性大腸炎診断基準（案）2010年2月13日改訂、潰瘍性大腸炎・クローン病診断基準・治療指針 厚生労働科学研究費補助金 難治性疾患克服研究事業「難治性炎症性腸疾患障害に関する調査研究」班（渡辺班）平成22年度分担研究報告書　別冊（平成23年7月）
＊注2：潰瘍性大腸炎治療指針、潰瘍性大腸炎・クローン病診断基準・治療指針 厚生労働科学研究費補助金 難治性疾患克服研究事業「難治性炎症性腸疾患障害に関する調査研究」班（渡辺班）平成22年度分担研究報告書　別冊（平成23年7月）

原因不明の肉芽腫性炎症疾患　　　　　　　　　　　　　　　　　　　K50

クローン病（CD） ★

crohn disease

担当：板橋道朗

Overview

10代後半〜20代に好発する難治性の**肉芽腫疾患**で、**非連続性の病変**が特徴である。炎症は、消化管のどの部分でも生じうるが、小腸末端から大腸にかけて生ずる頻度が高い。欧米と比べると日本での有病率は少ないが、近年は増加傾向にある。

誘因・原因

- 病因は不明であるが、免疫異常、腸内細菌の影響、遺伝など、さまざまな要因の関与が考えられている。現在は、遺伝的素因をもつ人に、腸内細菌に対する免疫系の反応異常が起こるようになって発症するという説が有力になっている。

病態生理 ➡P147

- 全層性の腸管炎症であり、しばしば狭窄や瘻孔をともなう。
- 多くは、縦走潰瘍*、敷石像*、アフタ*などの病変がみられる。
- 組織学的には、非乾酪性肉芽腫*を認めることが特徴的である。

症状・臨床所見 ➡P147

- 症状は非常に多彩である。発熱、腹痛、下痢、体重減少、痔瘻➡P192など肛門病変などが出現するが、本症に特有なものではない。

検査・診断 ➡P147〜149

| 大腸内視鏡検査 | X線造影検査 | 腹部CT／MRI／超音波検査 | 病理組織検査 | 血液検査 |

- 臨床症状や一般検査所見から、クローン病が疑わしいものについては、X線検査、内視鏡検査、生検によって診断が確定される。

治　療 ➡P149

| 内科的治療 | 外科的治療 |

- 根治的療法は確立されていない。内科的治療が基本となるが、効果がない場合や狭窄などの重篤な合併症を有する場合は、外科手術が考慮される。

予　後

- 短期的には寛解しても、再発、再燃を繰り返し、長期的には進行性である。

用語解説

縦走潰瘍
腸管の縦軸方向にできた、縦に長い（4〜5cm以上）潰瘍。クローン病に特徴的な所見のひとつ。

敷石像
潰瘍と潰瘍の間の粘膜が半球状に隆起し、丸い石を敷き詰めたようにみえる状態。

アフタ
腸の粘膜にできた、大きさが5〜6mm以下の浅い潰瘍性病変。病変が、アフタより大きくて深いものは潰瘍とよぶ。クローン病では、アフタが縦列に多発する。

非乾酪性肉芽腫
中央に乾酪壊死（カテージチーズ状の乾燥性壊死がみられるもの）をもつ肉芽腫を「乾酪性肉芽腫」という。クローン病は中央に壊死をともなわない「非乾酪性肉芽腫」が特徴的所見のひとつである。

クローン病の病型 ➡P147
厚生労働省の資料によると、最も多いのが、小腸・大腸型（43.6％）で、次いで大腸型（32％）、小腸型（21.3％）と続く。病変分類による病型は、ほかに胃・十二指腸型、特殊型（盲腸虫垂限局型、直腸型）などがある。

不整形潰瘍 ➡P149
潰瘍の形の方向性がなく、丸型・線型など形が整っていないものをさす。クローン病では、アフタと同様に縦列する不整形潰瘍が特徴的である。

抗TNFα製剤 ➡P149
クローン病では、サイトカインのひとつであるTNFα（腫瘍壊死因子α）が過剰につくられて炎症を起こすことがわかってきた。抗TNF療法は、過剰につくられたTNFαを中和し、同時にTNFαを産生しているマクロファージを破壊することで、炎症を制御する。

肉芽腫：granuloma／縦走潰瘍：longitudinal ulcer／敷石像：cobblestone appearance／アフタ：aphtha／アフタ性潰瘍：aphthous ulcer／狭窄：stenosis／下痢：diarrhea／腹痛：abdominal pain／痔瘻：anal fistula

病態生理

- 消化管を非連続的に侵す炎症疾患。炎症は全層的に及ぶ。
- 病型は、主病変の存在部位により通常、小腸型、小腸・大腸型、大腸型に分けられる。

症状・臨床所見

- 腹痛、下痢、発熱、体重減少が四主徴。そのほか、肛門病変（痔瘻、肛門周囲膿瘍など）や貧血、小児ではしばしば成長障害がみられる。腸管外合併症をともなうことも多い。

腸管外合併症

関節痛・関節炎、皮膚症状（口内炎、結節性紅斑、壊疽性膿皮炎など）、虹彩炎、成長障害、胆道系症状（胆石症、胆道炎）など。

検査・診断

特徴的な検査所見

大腸内視鏡検査	縦走潰瘍、敷石像、アフタ、不整形潰瘍など
X線造影検査	痔瘻の狭窄、瘻孔の描出
腹部CT検査／MRI／超音波検査	腸管炎症、痔瘻、膿瘍などの評価に有用
病理組織検査	非乾酪性肉芽腫
血液検査	赤沈上昇およびCRP上昇、鉄欠乏性貧血、低蛋白血症

大腸内視鏡検査

- 縦走潰瘍、敷石像、アフタ、不整形潰瘍などの所見が重要である。

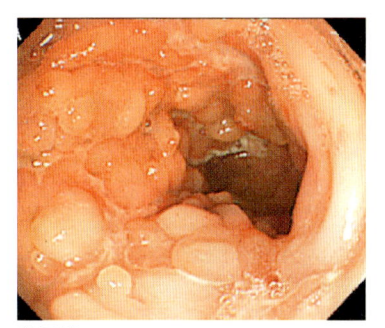

敷石像

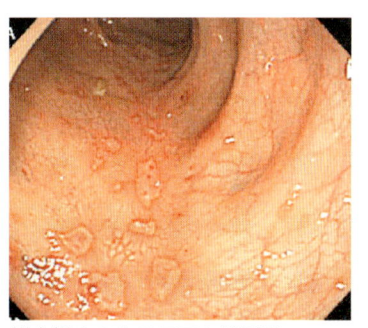

縦走傾向のあるアフタ様所見

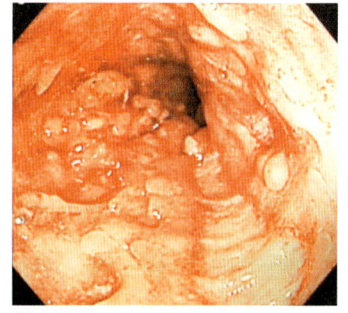

縦走潰瘍

ダブルバルーン内視鏡

- 本症では、小腸に病変を有するものが80％を超える。小腸の観察は、ダブルバルーン内視鏡やカプセル内視鏡→P133が有用である。

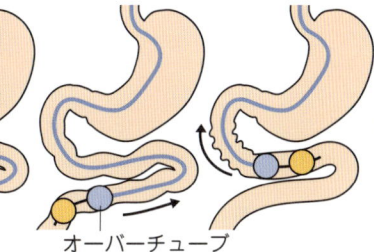

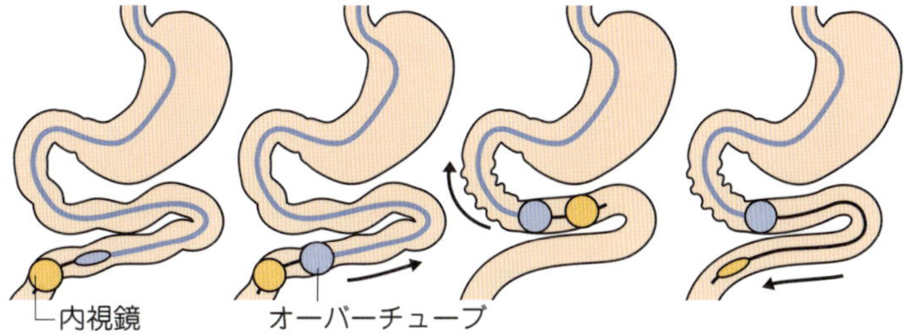

オーバーチューブという筒のなかに内視鏡を通し、先につけたバルーンをふくらませることで腸を固定し、たぐりよせる。

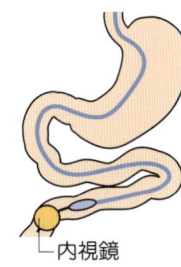

❶内視鏡を小腸に進め、バルーンをふくらませる。
❷オーバーチューブのバルーンもふくらませ、腸管に固定。
❸内視鏡とオーバーチューブを引っ張り、腸を短縮させる。
❹内視鏡を奥に進める。

肛門部病変：anal lesion／非乾酪性肉芽腫：noncaseating granuloma

クローン病

X線造影検査

■ 腸管の狭窄、瘻孔の描出に有用である。

■ 注腸造影像

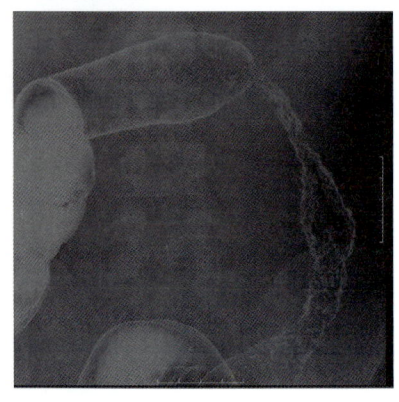

脾彎曲部から下行結腸にかけて狭窄を呈し、短縮化している。

■ 小腸造影像

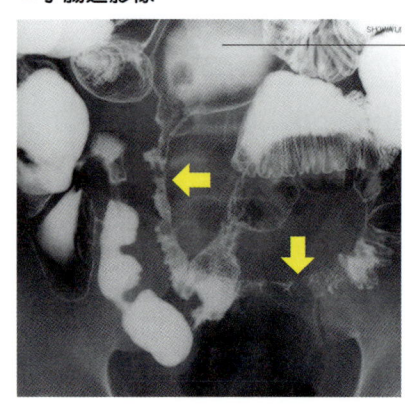

口側腸管の拡張も認められる。

回腸に縦走潰瘍を生じ、狭窄している（矢印）。

病理組織検査

■ クローン病に特徴的な、非乾酪性肉芽腫を認めることが重要である。

類上皮細胞、マクロファージ、組織球、巨細胞などの炎症性細胞が集合し（円で囲んだ部分）、その周囲をリンパ球、形質細胞と線維組織が取り囲んでいる。

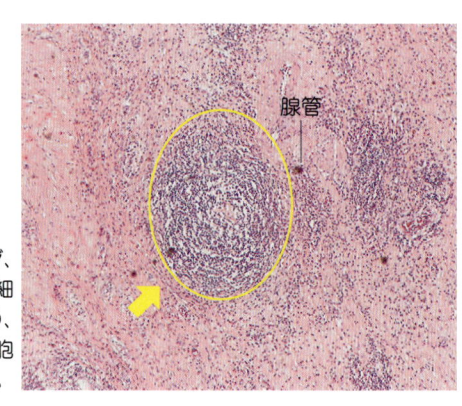

腺管

鑑別のポイント

■ 潰瘍性大腸炎、腸結核など他疾患との鑑別が重要である。

	クローン病	潰瘍性大腸炎 ➡P141	腸結核 ➡P150
好発年齢	20歳前後の若年者	20歳前後の若年者	高齢者
発症部位	全消化管	大腸のみ	十二指腸〜大腸
経過	再燃と寛解を繰り返す	・再燃と寛解を繰り返す ・長期化の場合はがん化のリスクが高まる	自然治癒傾向が強い
主症状	発熱、腹痛、下痢、体重減少、肛門病変など	粘液血便、下痢、腹痛、発熱	腹痛、下痢、血便、嘔吐、発熱、腹部腫瘤触知
合併症	肛門病変、狭窄、瘻孔、栄養吸収障害など	中毒性巨大結腸症、がん化、壊疽性膿皮症など	腸閉塞、腸穿孔、吸収不良など
おもな所見	・全層性炎症 ・非乾酪性肉芽腫	・粘膜層の炎症 ・連続するびまん性の炎症像	・輪状・帯状潰瘍 ・萎縮瘢痕帯

潰瘍性大腸炎：ulcerative colitis／腸結核：intestinal tuberculosis／縦走潰瘍：longitudinal ulcer／敷石像：cobblestone appearance／非乾酪性肉芽腫：noncaseating granuloma／栄養療法：nutrition therapy／経腸栄養：enteral nutrition（EN）

診断基準

下記の①主要所見AまたはBを有する、②主要所見C＋副所見のいずれか1つを有する、③副所見a、b、cのすべてを有する場合を確診例とする。

■ 主要所見

A．縦走潰瘍
B．敷石像
C．非乾酪性肉芽腫

■ 副所見

a．消化管の広範囲に認める不整形〜類円形潰瘍またはアフタ
b．特徴的な肛門病変
c．特徴的な胃・十二指腸病変

＊注1　クローン病診断基準（案）2010年2月9日改訂、潰瘍性大腸炎・クローン病診断基準・治療指針 厚生労働科学研究費補助金　難治性疾患克服研究事業「難治性炎症性腸疾患障害に関する調査研究」班（渡辺班）平成22年度分担研究報告書　別冊（平成23年7月）

治療

治療の目的

内科的治療：栄養療法、薬物療法を行い、寛解導入・維持を目的とする

外科的治療：内科的治療で改善しない狭窄や瘻孔、膿瘍形成などの解除を目的とする

栄養療法

- 第一選択治療法である。栄養の改善、腸管の安静、食餌抗原の除去により、症状改善と病変の悪化を防ぐ。

■ 栄養療法の種類

経腸栄養（EN）●P46	・禁食のうえ成分栄養剤（窒素源が抗原を含まない合成アミノ酸のみで構成）、消化態栄養剤（少量の蛋白質と脂肪量がやや多い）、半消化態栄養剤（カゼイン、蛋白などを含む）などを投与。 ・経口ができない場合は、経鼻チューブを用いて投与。
中心静脈栄養（TPN）●P45	通常の経腸栄養が困難な場合や病状が重篤な場合、狭窄など重大な合併症がある場合に行う。

薬物療法

■ クローン病のおもな治療薬

薬剤名	一般名	目的／備考
5-アミノサリチル酸製剤	・サラゾスルファピリジン（SASP） ・メサラジン（5-ASA）	・SASPは、大腸型のみに有用。5-ASAは小腸型、小腸・大腸型に有用。
ステロイド	・プレドニゾロン	・5-アミノサリチル酸製剤の無効例や重症例で、寛解導入のために用いる。
免疫調整薬	・アザチオプリン ・メルカプトプリン水和物（6-MP）	・ステロイド依存性難治症例のステロイド減量効果と寛解維持効果に有用。
抗TNFα製剤 ●P146	・インフリキシマブ ・アダリムマブ	・即効性があり治療効果がきわめて高いことから、現在最も注目されている。 ・既存の治療法では効果が出ない活動期の病変や肛門部病変、痔瘻症例に有用。 ・最近では、難治例に対しては比較的早期の段階で使用されるようになっている。
抗菌薬	・メトロニダゾール　など	・とくに肛門病変に有効である。

中心静脈栄養：total parenteral nutrition（TPN）／5-アミノサリチル酸：5-aminosalicylic acid／ステロイド：steroid／免疫調整薬：immunosuppressiveagent／抗TNFα製剤：anti-TNFα agent／抗菌薬：antibacterial

結核菌の感染により、乾酪性肉芽腫が形成される腸疾患　　A18.3／B90.8／K93.0

腸結核
ちょうけっかく
intestinal tuberculosis

担当　井上雄志

Overview

結核菌が腸粘膜に感染して潰瘍や瘢痕を起こす疾患。消化管以外の結核に合併する続発性腸結核と、腸管が最初の感染巣となる原発性腸結核に分類される。回盲部●P129と回腸に好発する。

誘因・原因
- 高齢、抗がん剤などの化学療法、HIV感染などによる免疫の低下による日和見感染。

病態生理
- 結核菌が喀痰などにより嚥下されて胃から腸管へ入り、リンパ組織に侵入し結節を形成。やがて結節が壊死を起こし潰瘍となる。
- 感染経路として管内性転移*、血行性転移、リンパ行性転移などがあるが、ほとんどは管内性転移と考えられる。

症状・臨床所見
- 腹痛、下痢、下血、腹部膨満、嘔吐、発熱、腹部腫瘤、体重減少などがあるが腸結核に特有の症状はない。無症状も少なくない。

検査・診断

| X線造影検査 | 内視鏡検査 | 生検 | 血液検査 |

- 注腸造影では回盲部の変形、仮性憩室*、炎症ポリープ、輪状・帯状潰瘍、萎縮瘢痕帯を認める。
- 内視鏡検査：帯状・輪状潰瘍、地図状、円形潰瘍、炎症性ポリープ、回盲部の変形、仮性憩室など、注腸造影と同様の所見が認められる。
- 生検：結核菌の培養と分子生物学的診断。結核菌や乾酪性肉芽腫*の検出。
- 血液検査：赤沈の亢進、C反応性蛋白（CRP）の陽性、軽度の貧血、ツベルクリン反応陽性を認めるが、腸結核に特徴的な所見とはいえない。

治療
- 肺結核に準じた抗結核薬*を組み合わせて投与。
- 抗結核薬の投与は1年継続する。
- 狭窄、腸閉塞●P134、穿孔、瘻孔などの合併症がみられたときは手術が適応となることがある。

用語解説

管内性転移
気管支や腸管などの管腔を介した転移。

仮性憩室
偽憩室ともいう。大腸にできる憩室のうち、筋層を欠くもの。●P160

乾酪性肉芽腫
中央に乾酪壊死（カテージチーズ状の乾燥性壊死）をもつ肉芽腫。

内視鏡像

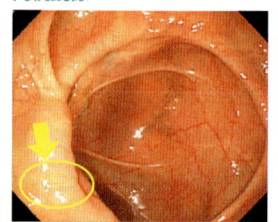

回盲弁を中心に瘢痕帯を呈する。

内視鏡像

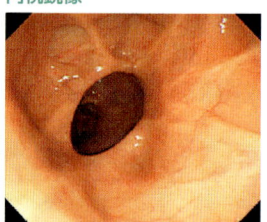

狭窄と瘢痕が混在している。

抗結核薬
・リファンピシン（RFP）
・イソニアジド（INH）
・ピラジナミド（PZA）
・ストレプトマイシン硫酸塩（SM）またはエタンブトール塩酸塩（EB）

結核菌：mycobacterium tuberculosis／結節：knot／C反応性蛋白：C-reactive protein（CRP）／穿孔：perforation／憩室：diverticulum／下血：melena／圧痛：tenderness／注腸造影：contrast enema／瘻孔：fistula／大腸内視鏡：colonoscope／リファンピシン：rifampicin（RFP）／イソニアジド：isoniazid（INH）／ピラジナミド：pyrazinamide（PZA）／ストレプトマイシン硫酸塩：streptomycin sulfate（SM）／エタンブトール塩酸塩：ethambutol hydrochloride（EB）

虫垂に生じた化膿性炎症

K35

虫垂炎
ちゅうすいえん

appendicitis

担当：板橋道朗

Overview

急性腹症*のなかで最も頻度が高い疾患である。あらゆる年齢層に発症するが、10歳代〜20歳代に好発する。炎症の程度により、カタル性虫垂炎*、蜂窩織炎性（化膿性）虫垂炎*、壊疽性虫垂炎*に分類され、後者になるほど重症である。

誘因・原因

- 原因はいまだ不明で、糞石（大腸の内容物が固まって虫垂の下にたまったもの）による虫垂の閉塞が主たる原因とされる。
- 誘因として、暴飲暴食、過労、便秘、かぜ、胃腸炎などがあげられる。

病態生理

- なんらかの原因で虫垂内腔が閉塞し、内圧が上昇して循環障害を起こす。そして細菌感染を合併し、急性腹膜炎◯P297に進展する。

症状・臨床所見 ◯P152

- 典型的な初期症状に、吐き気、嘔吐、食欲不振、心窩部痛などがあげられる。炎症の進行により、心窩部→臍周囲→右下腹部と痛みが移動する。
- 幼児や高齢者では症状が現れにくく、診断の遅れから穿孔例が多い（穿孔性腹膜炎*）。

検査・診断 ◯P152〜153

[腹部触診検査] [血液生化学検査] [腹部超音波検査] [腹部CT検査]

- 腹部触診検査は、診断上とくに重要である。
- 尿路結石、急性腸炎などのほか、クラミジア腹膜炎、卵巣嚢腫茎捻転など婦人科的疾患との鑑別が必要である。

治療 ◯P153

[内科的治療] [外科的治療]

- カタル性虫垂炎までは保存的治療となる。
- 虫垂切除術は、近年は腹腔鏡下で行う施設が増えている。

予後

- 一般的に良好な治癒経過を示す。

用語解説

急性腹症
急激に発症し激痛をともなう腹痛の総称で、緊急手術を要する。急性虫垂炎、絞扼性イレウス、急性胆嚢炎・胆管炎、消化管破裂、子宮外妊娠、卵巣嚢腫茎捻転などが代表的。

カタル性虫垂炎
粘膜に炎症が限局している状態。虫垂は軽度の腫大、充血を認める。粘膜に軽度の浮腫。

蜂窩織炎性（化膿性）虫垂炎
炎症が粘膜表層から、虫垂壁の全層に波及した状態。虫垂の内腔に膿の貯留が認められる。

壊疽性虫垂炎
虫垂は高度に腫大し、虫垂壁に壊死を認める。虫垂壁の全層に壊死が及ぶと穿孔しやすくなる。

穿孔性腹膜炎
緊急開腹術の適応となる。

内臓痛、体性痛 ◯P152
内臓痛は、胃や腸の収縮、急激な伸展、拡張、痙攣などによって起こる腹痛をさす。痛みに周期性があり、その場所をはっきり特定できないのが特徴。
一方、体性痛は、内臓を取り巻く壁側腹膜や腸間膜、横隔膜などに分布している知覚神経が刺激されて起こる痛み。内臓痛に比べて痛む場所がよりはっきりして、持続性がある。◯P40

虫垂ラップ四角形圧痛域 ◯P152
臍と恥骨結合を結んだ垂直線、鼠径靭帯と臍からの水平線、右上前腸骨棘からの垂直線に囲まれた範囲をさす。この範囲内に圧痛点がある。

急性腹症：acute abdomen／糞石：fecal stone／カタル性虫垂炎：appendicitis catarrhalis／蜂窩織炎性虫垂炎：phlegmonous appendicitis／壊疽性虫垂炎：appendicitis gangrenosa／心窩部痛：epigastric pain／嘔吐：vomiting／悪心：retching／食欲不振：anorexia／下腹部痛：lower adominal pain

虫垂炎

症状・臨床所見

- 炎症の進行により症状、痛みが変化する。
- 典型的には、初期は虫垂内圧の上昇にともなって心窩部に漠然とした内臓痛が生じる。やがて炎症が腹膜に及ぶと、体性痛となり、右下腹部に痛みが限局する。筋性防御、ブルンベルグ徴候◯P296などが出現する。

虫垂炎でみられる症状

	病期初期	病期進行期
症状	・悪心、嘔吐、食欲不振、発熱（多くは37℃台）	・下痢、頻尿、排尿障害が起こることがある ・腹膜炎併発で高熱出現
腹痛の部位	心窩部ないし臍部（内臓痛）	右下腹部痛（体性痛）
多覚所見		圧痛、腹膜刺激症状

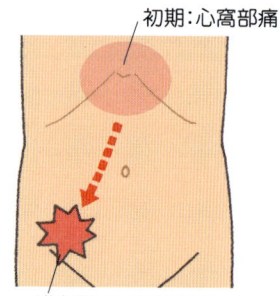

初期：心窩部痛
進行期：右下腹部痛

検査・診断

特徴的な検査所見		
腹部触診検査	右下腹部の圧痛および腹膜刺激症状	
血液生化学検査	白血球数、CRP上昇	
腹部超音波検査	腫大した虫垂を認める	
腹部CT検査	他疾患との鑑別	

腹部触診検査

圧痛点

- 圧痛点は、虫垂ラップ（Rapp）四角形とよばれる範囲にあり、虫垂根部にあたるマックバーニー点、虫垂先端にあたるランツ点が代表的。

圧痛点の位置

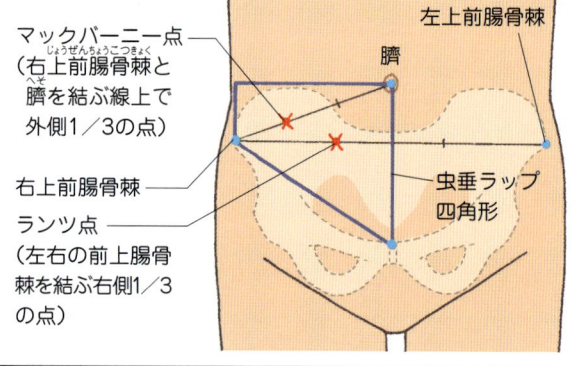

- マックバーニー点（右上前腸骨棘と臍を結ぶ線上で外側1/3の点）
- 右上前腸骨棘
- ランツ点（左右の前上腸骨棘を結ぶ右側1/3の点）
- 左上前腸骨棘
- 臍
- 虫垂ラップ四角形

腹膜刺激所見

筋性防御	腹部を軽く圧迫したときに、腹壁が反射的に緊張してかたく触れる。腹膜炎では腹部が張って板のようになる。
ブルンベルグ徴候	回盲部を圧迫した後、急に離すと、圧痛が顕著になる。炎症が腹膜に波及したことを示す所見。反跳痛ともいう。
ロブジング徴候	左下腹部を圧迫すると、右下腹部痛が増強される現象。腸管内のガスが回盲部へ移動することによる。
ローゼンシュタイン徴候	左側横臥で圧痛部を押すと、仰臥位よりも痛みが増強する現象。虫垂が伸展するために起こる。
ヒールドロップサイン（Heel drop sign）	つま先立ちさせ、その後、急にかかとを落とさせると、右下腹部に痛みが増強される現象。ブルンベルグ徴候と同じ原理。

＊肥満や高齢者、妊婦では腹膜刺激症状がわかりにくいので、注意が必要である。

マックバーニー点：McBurney point／ランツ点：Lanz point／筋性防御：musculair defense／ブルンベルグ徴候：Blumberg sign／ロブシング徴候：Rovsing sign／ローゼンシュタイン徴候：Rosenstein sign／白血球数：white blood cell count（WBC）／C反応性蛋白：C-reactive protein（CRP）

- **後腹膜炎症所見／骨盤内炎症所見**

腸腰筋徴候	左仰臥位で、右股関節を伸展させると右下腹部に痛みが生じる。虫垂が後腹膜に存在するときに陽性になる。
直腸指診によるダグラス窩圧痛	直腸診で直腸前壁に圧痛を認める。ダグラス窩膿瘍の形成や骨盤腹膜炎を示唆する所見。

腹部超音波検査

- 手術適応を決定するための重要な検査。腫大した虫垂、糞石、膿瘍形成などを検索する。
- 卵巣嚢腫茎捻転などの婦人科疾患の鑑別にも有用である。

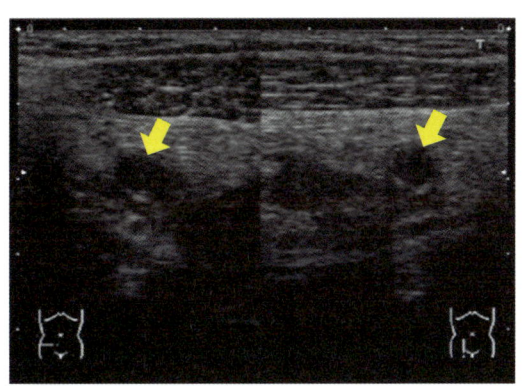

管状に虫垂が描出されている。

腹部CT検査

- 本症を疑う場合の検査としては一般的ではないが、結腸憩室炎など他疾患との鑑別が可能であるため、手術を予定する症例には必須。

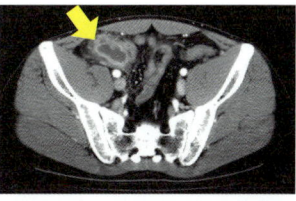

虫垂炎が穿孔して限局性腹膜炎を呈した症例。

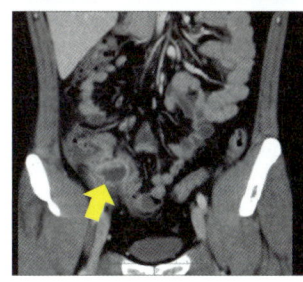

MRI画像でみると、回盲部と虫垂、膿瘍腔との位置関係がわかる。

治療

治療の目的	内科的治療	炎症が軽度（カタル性虫垂炎）の場合は抗菌薬を投与して経過観察	外科的治療	虫垂切除術（開腹、腹腔鏡下）

外科的治療

- 腹膜刺激症状が陽性である場合や穿孔を生じたケースでは、早期の虫垂切除が原則である。
- 他疾患との鑑別が困難な場合は、腹腔内を検索できる腹腔鏡下手術を第一選択とする。

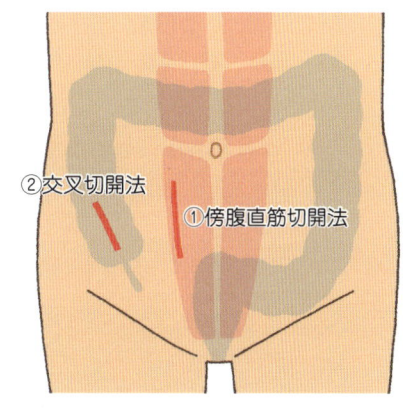

- **急性虫垂炎のおもな腹壁切開法**

術式	傍腹直筋切開法	交叉切開法
特徴	・右腹直筋外側に沿って、マックバーニー点を中心に上下に切開する。 ・炎症が広がっていたり、虫垂が盲腸後方に癒着している場合などに用いる。	・マックバーニー点を通り、鼠径靭帯と並行に4〜6cm程度切開する。 ・炎症が広がっていない場合に用いる。
利点	・視野が広くとれる。	・神経や筋を切断しない。
欠点	・傷がやや目立つ。 ・術後、瘢痕性ヘルニアが生じる場合がある。	・広い視野が展開できない。 ・創の延長が困難。

②交叉切開法
①傍腹直筋切開法

腸腰筋徴候：iliopsoas sigh／ダグラス窩膿瘍：Douglas pouch abscess／虫垂切除術：appendectomy／傍腹直筋切開法：pararectal incision／鼠径靭帯：inguinal ligament

薬物起因性の腸管障害

K52.8

薬剤性大腸炎
drug induced colitis

担当：板橋道朗

Overview

薬剤によって下痢、下血などの症状を引き起こし、腸管粘膜にびらんや潰瘍などの炎症症状が起こるものである。抗生物質によるものが最も多いが、抗がん瘍剤、免疫抑制薬などでも起こる。最近ではNSAIDs（非ステロイド性抗炎症薬）起因の腸炎*の報告が増加し注目されている。抗生物質起因による腸炎には、**偽膜性大腸炎**と**出血性大腸炎**がある。

誘因・原因

- 偽膜性大腸炎は、リンコマイシン、セフェム系*の薬物投与後に発症する頻度が高い。基礎疾患のある高齢者に多くみられる。
- 一方、出血性大腸炎は、若年者や女性に多くみられ、おもに合成ペニシリン投与後に発症する。

病態生理

- 偽膜性大腸炎は、抗生物質投与による菌交代現象*により増殖したClostridium difficile（C. difficile）*が産生する毒素が腸管粘膜を傷つけ、偽膜*を形成する腸炎を発症させる。
- 出血性大腸炎の発症機序は明らかになっていないが、便培養の約6割からKlebsiella oxytoca*が検出され、関与が示唆されている。

症状・臨床所見

- 偽膜性大腸炎は、抗菌薬投与から数日から数週間経過したのち、下痢などで発症。血便は比較的少ないとされる。
- 出血性大腸炎では、抗菌薬投与後、突然激しい腹痛と下痢、血便などの症状が出現する。

検査・診断 ●P155

| 血液検査 | 便培養検査 | 大腸内視鏡検査 |

- 抗生物質内服歴の確認が重要である。

治療

| 内科的治療 |

- 抗生物質投与の中止と対症療法で症状が改善。偽膜性大腸炎では、塩酸バンコマイシン*投与が必要なこともある。

用語解説

NSAIDs大腸炎
おもな病変はびらんや小潰瘍だが、大きな潰瘍の形成や狭窄などの病変があることも知られている。

セフェム系
抗生物質として最も使用頻度の高い薬剤。便宜上第一世代から第四世代まで分類されている。

菌交代現象
抗菌薬の服用で、腸内細菌叢のバランスが崩れ、体内の常在菌で薬剤に感受性のあるものが死滅。代わりに耐性菌が繁殖している状態。

クロストリジウム-ディフィシル
芽胞を有する偏性嫌気性のグラム陽性桿菌。この菌の芽胞は胃酸にも強く、口から容易に腸まで達することが知られている。腸管で増殖し、A毒素（Toxin A）、B毒素（Toxin B）などの毒素を産生し、下痢などの症状を発症させる。病院・老人施設などでの集団発生がみられることがある。

偽膜
壊死した粘膜組織、フィブリン（線維素）、好中球や滲出液などからなる膜状のもの。

クレブシエラ-オキシトカ
グラム陰性桿菌。腸内常在菌で、気道、消化管、泌尿生殖器などにも生息している。C. difficileのように毒素産生は認められないが、出血性大腸炎の発症に関与していると考えられている。

塩酸バンコマイシン
ほとんどのグラム陽性球菌および桿菌に有効。日本ではバンコマイシンのみがC.difficile関連腸炎（偽膜性大腸炎を含む）の適応を取得している。

メトロニダゾール ●P155
嫌気性菌に効果がある。日本では保険適応外だが、米国ではC.difficile関連腸炎（偽膜性大腸炎を含む）の第一選択薬。

非ステロイド性抗炎症薬：nonsteroidal anti-inflammatory drugs（NSAIDs）／腸内細菌叢：intestinal flora／偽膜性大腸炎：pseudomembranous colitis（PMC）／出血性大腸炎：hemorrhagic colitis／偽膜：pseudomembrane

検査・診断

特徴的な所見
- **血液検査**：白血球数やCRPの上昇
- **便培養検査**：嫌気培養を行う。近年は、C. difficile産生毒素を検出する簡便なキットが幅広く用いられている
- **大腸内視鏡検査**：偽膜を認める

大腸内視鏡検査

- 内視鏡検査は最も有用であり、内視鏡で観察することが確定診断となる。
- 偽膜性大腸炎の典型像では、クリーム色の偽膜が多数出現する。そのほか、浮腫やびらんを認めることもある。
- 出血性大腸炎の内視鏡像では、下行結腸より深部に粘膜表層の出血性びらんを認める。

偽膜性大腸炎の内視鏡像

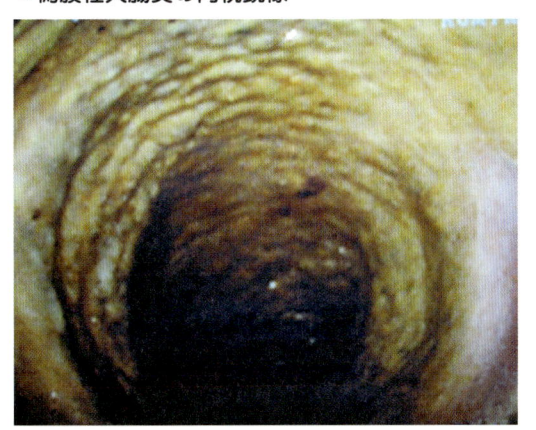

洗浄しても流すことができない偽膜が、粘膜上に広範囲に付着している。

出血性大腸炎の内視鏡像

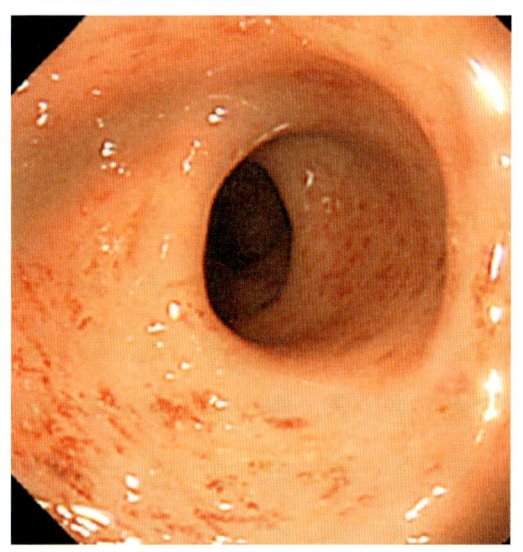

粘膜の浮腫と点状発赤が多発している。明らかな潰瘍形成は認められない。

薬物性大腸炎の鑑別と治療

	偽膜性大腸炎	出血性大腸炎
原因抗生物質	セフェム系抗生物質、リンコマイシン	合成ペニシリン
起因菌	多くはClostridium difficile	Klebsiella oxytocaの検出率が高い
好発群	基礎疾患のある高齢者（院内感染が大多数）	若年者、女性（比較的健常者が多い）
発症様式	抗菌薬投与後5〜10日後（まれに1〜2か月後）に緩徐に発症。	ペニシリン系抗菌薬投与後3〜4日後に突然発症する。
症状	主症状は下痢。そのほか、下腹の鈍痛、中程度の発熱など。血便はまれ。	激しい腹痛、下痢、血便が出現する。発熱や炎症反応は少ない。
治療	・起因薬剤の中止。 ・中等症、重症では、塩酸バンコマイシン、メトロニダゾールを投与。 ・重症例では手術が必要な場合もある。	・通常は、起因薬剤を中止すれば数日〜1週間で速やかに改善する。
予後	適切な治療が行われれば予後は良好である。	通常、予後は良好である。

白血球：white blood cell（WBC）／C反応性蛋白：C-reactive protein（CRP）／バンコマイシン：vancomycin／メトロニダゾール：metronidazole

腸間膜動脈の主幹動脈が急性に閉塞し、腸管壊死をきたす重篤な疾患　K55.0

急性腸間膜動脈閉塞症
acute mesenteric artery occlusion

担当：板橋道朗

Overview

腸管を栄養する腸間膜動脈が血栓や塞栓により**急性閉塞**し、腸管壊死に至る致死率の高い疾患。心血管系疾患の合併で起こる。上腸間膜動脈はほかの2本に比べて、側副血行路の形成が少なく血管が詰まりやすい。そのため本症はおもに**上腸間膜動脈**に起こる。閉塞していないが血管内腔が狭窄をし、症状を呈しているものを慢性腸間膜虚血（腹部アンギナ）*という。

誘因・原因
- 動脈硬化による血栓症や心房細動（AF）、心腔内で形成された血栓によって発生する塞栓症が原因。動脈解離も原因となる。

病態生理 ●P157
- 上腸間膜動脈閉塞症の多くは、心臓由来の塞栓子による。基礎疾患として心房細動や心臓弁膜症、心筋梗塞をもつ場合が多い。
- 上腸間膜動脈閉塞では小腸と横行結腸までの結腸が虚血に陥り、麻痺性イレウス*、ショックをきたす。

症状・臨床所見
- 突然の激しい腹痛、下痢、下血、嘔吐。激しい腹痛でありながら、初期には筋性防御などの腹部他覚所見に乏しい。
- 腸管壊死が進行するにつれて腹膜刺激症状*、麻痺性イレウス、ショックなどが出現する。

検査・診断 ●P157
[腹部単純X線検査] [腹部超音波検査] [**腹部造影CT検査**]
- X線造影検査は、腸管穿孔の可能性があるために禁忌。
- 腹部造影CT検査が最も有用である。

治療
[内科的治療] [外科的治療]
- 大腸梗塞は内科的治療、小腸梗塞は外科的治療が原則。

予後
- 死亡率60～80％以上ときわめて予後不良。手術で救命されても腸管の多くを切除するため、短腸症候群*となる可能性がある。

用語解説

慢性腸間膜虚血（腹部アンギナ）
腸管の慢性循環障害を慢性腸間膜虚血という。腸間膜動脈や腹腔動脈の動脈硬化が徐々に狭窄していくと、側副血行路が発達するため、急激な腸管の虚血性壊死は起こりにくくなる。このような場合、食後など血流が多く必要なときに一過性の虚血となり、食後1時間以内に腹痛をきたす。食事摂取に恐怖感を抱き、体重減少をきたしやすい。

麻痺性イレウス
腸の蠕動運動に異常をきたして、腸の内容物が停滞する機能的イレウスのひとつ。腸蠕動、腸雑音の消失が確認される。原因としては腹部手術直後の腸管麻痺、急性腹膜炎●P297、腸間膜動脈閉塞症、糖尿病などがあげられる。

腹膜刺激症状
腹膜に炎症などの異常が起こると、特有の症状、腹部所見が現れる。筋性防御とブルンベルグ徴候が代表的●P296。

短腸症候群（SBS）
小腸の大量切除による吸収不良の状態。小腸の70～80％を切除すると消化吸収障害による栄養障害が起こる。短腸症候群の診断基準は、十二指腸を含まない残存小腸の長さが成人で150cm以下とされている。成人の短腸症候群は、外傷やクローン病●P146、上腸間膜閉塞症など激しい腸の血流障害の手術後にみられることが多い。

上腸間膜動脈：superior mesenteric artery（SMA）／慢性腸間膜虚血（腹部アンギナ）：abdominal angina／腸管虚血：intestinal ischemia／腸管壊死：intestinal necrosis／心房細動：atrial fibrillation（AF）／動脈解離：arterial dissection／短腸症候群：short bowel syndrome（SBS）

病態生理

- 腹部大動脈から分岐する上腸間膜動脈の根元が、血栓や塞栓により急速に閉塞し、小腸全部と右結腸（盲腸、上行結腸、横行結腸）が虚血に陥る。

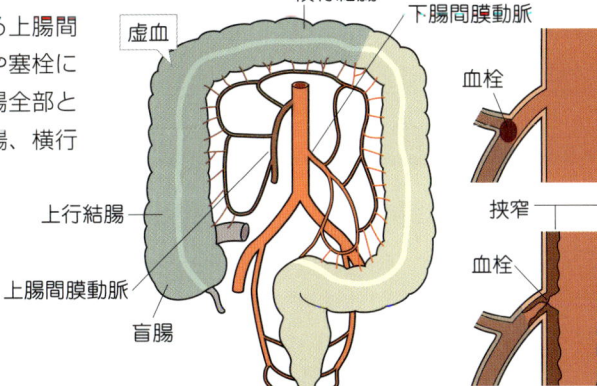

塞栓症
心房細動などによる心原性の血栓が遊離して塞栓する。

血栓症
腸間膜動脈自体が動脈硬化症などで、内腔に異常や狭窄を呈し、血栓ができる。

検査・診断

特徴的な検査所見		
腹部単純X線撮影	麻痺性イレウスの所見	
腹部超音波検査	腸管壁の肥厚、浮腫、蠕動の消失	
腹部造影CT検査	上腸間膜動脈の欠損と血栓像、腸管の虚血・壊死所見	

腹部造影CT検査

- 治療の遅れは、広範囲の腸管壊死をきたす。救命率の向上のためには、確定診断のための緊急血管造影が重要である。
- CT像にて、閉塞動脈の陰影欠損、血栓像、腸管壁造影不良、腸管壁内ガス像などの腸管虚血および壊死所見がみられる。

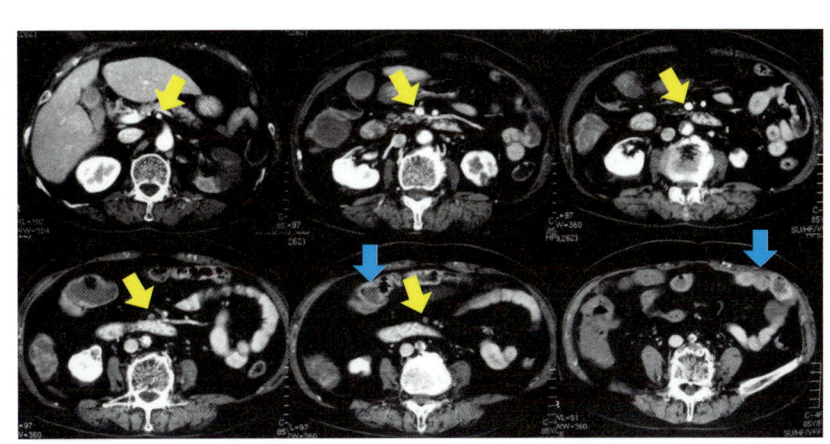

上腸間膜動脈の造影効果が途絶している（黄色の矢印）。腸管壁の浮腫、肥厚がみられる（青の矢印）。

■ 虚血性大腸炎 ⇒P158との鑑別

	急性腸間膜動脈閉塞症	虚血性大腸炎
閉塞部位	腸間膜動脈の中枢の閉塞（壊死）	腸間膜動脈の末梢（一過性の閉塞）
症状	突然の激しい腹痛。進行すると腹膜刺激症状、ショック状態を示す	腹痛（ほとんどが軽度〜中程度の痛み）、下痢、下血
基礎疾患	心房細動、心臓弁膜症などの心疾患	粥状動脈硬化。多くは高齢者
検査	腹部造影CT検査	内視鏡検査
治療	緊急手術（血行再建術、腸管切除）	多くは保存的治療で消失する
予後	不良	良好

腹痛：abdominal pain／下血：melena／筋性防御：muscular defense／腹膜刺激症状：peritoneal irradiation sign／麻痺性イレウス：paralytic ileus

腸間膜動脈の末梢枝の狭窄・閉塞

K55

虚血性大腸炎
きょけつせいだいちょうえん

ischemic colitis

担当：板橋道朗

Overview

腸間膜動脈の末梢枝の**血流障害**により大腸粘膜が虚血となり、大腸粘膜に浮腫、発赤、びらん、潰瘍、壊死などを生じる疾患。高齢者に多くみられるが、近年は若年者の報告例も増えている。臨床経過により、一過性型、狭窄型、壊死型（非閉塞性腸管虚血症）に分けられる。**大部分は一過性**である。

なお、腸管の血流障害としては、このほかに「腸間膜動脈閉塞症」◯P156、「腸間膜静脈血栓症」がある。

誘因・原因

- 腸管内の血管系の異常があるところに、便秘やいきみなどによる腸管内圧の亢進が誘因となって発症する。
- 動脈硬化、糖尿病、脂質異常、心房細動（AF）、心臓弁膜症などの既往症があると起こりやすい。

病態生理 ◯P159

- 下行結腸、とくに脾彎曲部からS状結腸を中心とする左側結腸に好発する。

症状・臨床所見

- 典型的には、突然の激しい下腹部痛（多くは左下腹部）、水様性の下痢、一過性の下血などを生じる。

検査・診断 ◯P159

| 大腸内視鏡検査 | X線造影検査 | 腹部造影CT検査 |

- 内視鏡や注腸造影検査により、他疾患との鑑別＊を行う。
- 第一選択は内視鏡検査である。

治 療 ◯P159

| 保存的治療 | 外科的治療 |

- 基本的には保存的治療で対処する。
- 腹膜刺激症状◯P296があれば、緊急手術を行う。

予 後

- 大部分の症例は、一過性で1〜2週間のうちに治癒する。再発もなく、予後は良好。

用語解説

虚血性大腸炎の分類

一過性型
とくに基礎疾患をもたない若年例では、一過性型が多い。浮腫、びらん、出血などの粘膜障害が主体で、数日で症状が治まり、変形を残さずに治癒する。

狭窄型
虚血性障害が粘膜下層以下に及ぶもの。血流低下を起こした部分は、瘢痕性狭窄を残したまま治癒する。治癒するまでに2〜3か月かかる。

壊死型（非閉塞性腸管虚血症：NOMI）
腸間膜動脈が閉鎖に至っていないにもかかわらず、広範な腸管の壊死をきたす病態を非閉塞性腸管虚血症といい、虚血性大腸炎の壊死型がこれにあたる。本症では、腸管全層が障害されて腸管壊死に陥る。突然の激しい腹痛とそれに続く血性下痢が典型症状である。腹膜刺激症状を示し、腸穿孔やショックなどの急激な経過を示す。壊死型は頻度は低いが、予後不良な疾患であり、緊急手術が必要である。

鑑別すべき疾患
以下の疾患との鑑別が重要。
・感染性腸炎◯P138
・薬剤性大腸炎（抗生物質、NSAIDs起因など）◯P154
・大腸憩室炎◯P161
・急性腸間膜動脈閉塞症◯P156
・潰瘍性大腸炎◯P141
・クローン病◯P146
・大腸がん◯P165　など

拇指圧痕像 ◯P159
虚血性大腸炎に特徴的な注腸造影像の所見。粘膜下浮腫で粘膜が盛り上がり、出血を起こすために親指を押しあてたようにへこんでみえることから、拇指圧痕像という。

浮腫：edema／びらん：erosion／腸管壊死：intestinal necrosis／非閉塞性腸管虚血症：non-occlusive mesenteric ischemia（NOMI）／腸間膜静脈血栓症：mesenteric vein thrombosis／脾彎曲：splenic flexure／下痢：diarrhea／便秘：constipation／動脈硬化：arteriosclerosis／下血：melena／内視鏡検査：endoscopy／注腸造影：contrast enema／左下腹部痛：left lower abdminal pain

病態生理

好発部位

- 虚血性大腸炎は、大腸のどの部分にも起こるが、とくに多いのが下行結腸の曲がり角に位置する脾彎曲部からS状結腸の左半結腸の領域で、グリフィス点（脾彎曲部の、上腸間膜動脈と下腸間膜動脈吻合部）である。ズデック点（S状結腸・直腸移行部の下腸間膜動脈と中下直腸動脈吻合部）も好発部位である。
- これらの吻合部は、血管吻合が少なく、血流障害をきたしやすいため好発部位となる。

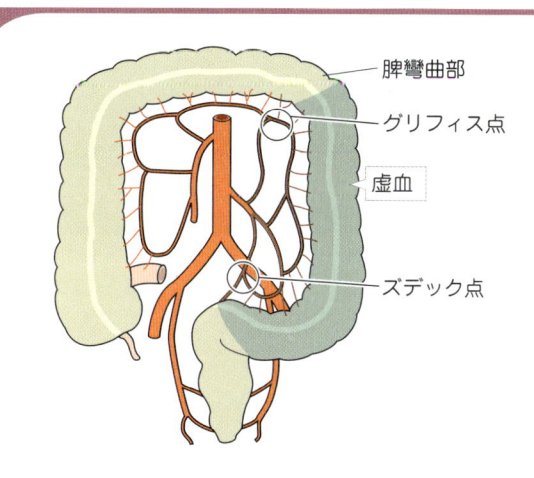

（図：脾彎曲部／グリフィス点／虚血／ズデック点）

検査・診断

特徴的な所見	大腸内視鏡検査	粘膜浮腫、発赤、縦走潰瘍などが認められる	X線造影検査	拇指圧像を呈す
	腹部造影CT検査	腸管の壁肥厚と粘膜の浮腫状変化		

大腸内視鏡検査

- 大腸内視鏡検査は確定診断に最も有効であり、第一選択である。
- 急性期では、S状結腸や下行結腸に、発赤、浮腫、縦走するびらん、潰瘍がみられる。

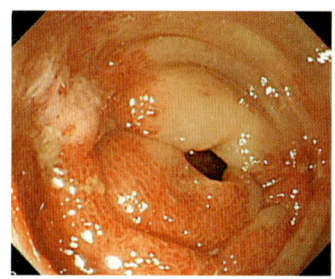

広範な粘膜浮腫と発赤所見。正常粘膜も介在している。

X線造影検査

- 浮腫、粘膜下出血にともなう内腔狭小により、拇指圧像や鋸歯状の辺縁不整像を認める。
- X線造影検査は、壊死型が疑われる場合は禁忌である。

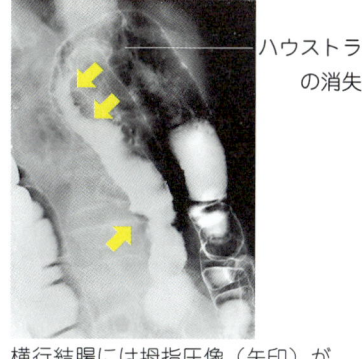

横行結腸には拇指圧像（矢印）がみられる。画像提供：消化管医用画像データベース（九州がんセンター）

ハウストラの消失

腹部造影CT検査

- 最近では造影CTで簡便に診断することも可能。限局性（脾彎曲部を中心とする）の壁肥厚と腸管粘膜の浮腫が特徴的所見。

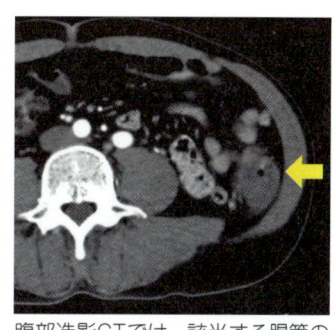

腹部造影CTでは、該当する腸管の浮腫と壁肥厚所見が認められる。

治療

- 多くは、保存的治療（安静、絶食、補液、抗生物質投与）などで、1週間以内に軽快する。
- ただし狭窄が高度な場合、壊死型では手術適応となり、罹患部・腸管の切除が必要となる。

感染性腸炎：infectious enterocolitis／薬剤性大腸炎：drug-induced colitis／大腸憩室炎：colonic diverticulitis／腸間膜動脈閉塞症：mesenteric artery occlusion／潰瘍性大腸炎：ulcerative colitis／クローン病：crohn disease／大腸がん：colorectal cancer／粘膜下出血：submucous bleeding／縦走潰瘍：longitudinal ulcer／拇指圧像：thumbprinting／グリフィス点：Griffith point／ズデック点：Sudeck point

大腸壁の一部が壁外に嚢状に突出した状態　　　　　　　　　　　　　　　　　　　K57

大腸憩室
diverticulum of large intestine

担当：井上雄志

Overview

消化管憩室＊の一種。食物繊維の少ない食生活などが原因で、腸管の内圧が上昇し、大腸壁が壁外に嚢状に突出する。**憩室炎**や憩室出血を合併しやすい。

誘因・原因 →P161

- 体質として腸の蠕動運動の強い人が繊維質の少ない食生活を続けることで、腸管内圧が亢進し、大腸壁の脆弱な部分が嚢状に突出。
- 内圧を亢進させる要因としては、ほかに便秘、結腸の攣縮など。
- 大腸壁を脆弱化させる要因としては、加齢による血管の変化、筋組織の脆弱化などがあげられる。

病態生理 →P161

- とくに盲腸や上行結腸、S状結腸や下行結腸に多い。
- 憩室炎や憩室出血などを合併した場合には、憩室炎による穿孔、腹膜炎、狭窄、瘻孔の形成、出血などを引き起こすことが多い。
- 盲腸の憩室炎は急性虫垂炎との鑑別がむずかしい。

症状・臨床所見 →P161

- 合併症をともなわない場合、ほとんどは無症状である。
- ときに下痢、便秘などの便通異常、腹痛、腹部膨満感などの不定愁訴がみられることがある。
- 憩室炎では腹痛、発熱が、憩室出血では血便がみられる。

検査・診断 →P161〜162

[X線造影検査]　[大腸内視鏡検査]　[腹部CT検査]　[血液検査]

- X線造影は、憩室の有無や分布を知るために必須。

治療 →P162

[保存的治療]　[手術療法]

- 多くは治療の必要はないが、合併症予防に食事療法と生活指導をする。
- 憩室炎や憩室出血などの合併症には、切除などの外科手術を行う。

予後

- 食物繊維の摂取などで自然軽快することが多い。

用語解説

消化管憩室
消化管の内壁の一部が嚢状に突出したもので、憩室と総称している。最も頻度が高いのは大腸憩室である。消化管の筋層も含めて全層が突出したものを真性憩室、筋層の一部が欠損して突出したものを仮性憩室とよぶ。先天性と後天性があり、後天性はさらに牽引性と圧出性に分けられる。牽引性は、消化管の周囲の炎症などによって壁が牽引されて生じるもの。圧出性は、消化管筋層の脆弱部が消化管内圧の亢進によって押し出されるようにして生じるもの。大腸憩室は多くが仮性憩室で、後天性かつ圧出性である。

memo
メッケル憩室
先天性の消化管憩室で、胎生期の卵黄腸管→P51の一部が生後も残り、回腸の側壁が嚢状に突出して真性憩室となったもの。通常、腸間膜の反対側にあって、回盲部より数十cm口側の回腸部にできることが多い。通常は無症状で、検査やほかの疾患の手術中に発見されることが多い。乳児期から学童期にかけて憩室炎、出血、穿孔などの合併症を発症することがある。炎症時には急性虫垂炎との鑑別がむずかしいこともある。手術で憩室を切除する。

ストーマ（人工肛門）→P162
切除・切断した腸管の切断端を腹壁に造設した排泄口。造設する部位により回腸ストーマ、直腸ストーマに分けられる。永久的に造設するものと一時的に造設するものがある。
造設する部位により、液状で頻回、粥状の軟便など、便の量や形状が異なる。

大腸：large intestine／S状結腸：sigmoid colon／直腸：rectum／穿孔：perforation／大腸内視鏡：colonoscope／卵黄腸管：vitellointestinal／憩室：diverticulum／消化管憩室：gastrointestinal diverticulum／メッケル憩室：meckel diverticulum

誘因・原因

- 食物繊維の摂取が少ないと便のかさが減り、結腸の内圧が上昇しやすくなる。
- 大腸の蠕動運動が強いと結腸内圧が上昇し、腸のくびれが強くなり、さらに内圧が高まる。
- 内壁の圧力が高まり、脆弱な粘膜の栄養血管部分を内壁が突き破り、筋層のあなから突出する。
- 大腸憩室の場合、筋層の一部が欠損している仮性憩室がほとんど。

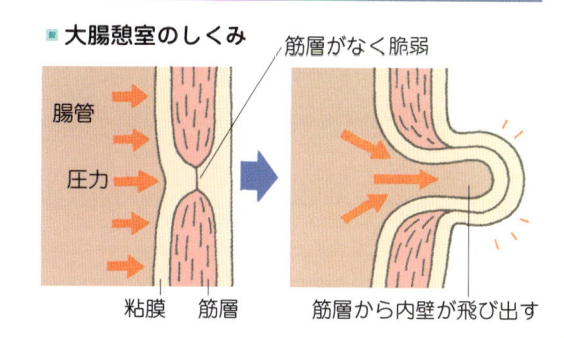

■ 大腸憩室のしくみ

（筋層がなく脆弱／腸管／圧力／粘膜／筋層／筋層から内壁が飛び出す）

病態生理

- 日本人は上行結腸や盲腸など右側結腸に多いが、最近ではS状結腸や下行結腸など左側結腸の憩室が増加傾向にある。
- 加齢とともに発症頻度が増加する。男性に多い。

発生部位の比率は、右側7：左側1.5：両側1.5の割合。高齢者は左側、両側が増加傾向。

■ 大腸憩室の好発部位

（上行結腸／下行結腸／盲腸／S状結腸／直腸にはできない）

症状・臨床所見

- 大腸憩室の約8割は無症状である。
- 残りの2／3は憩室炎、1／3は憩室出血を合併し、これらのうち約3割が再発する。
- ときに下痢や便秘などの便通異常、腹部膨満感などの不定愁訴を訴えることがある。

■ 大腸憩室のおもな症状

	おもな症状
合併症がない大腸憩室	下痢、便秘、腹痛、腹部膨満
憩室炎	腹痛（左右下腹部痛）、発熱
憩室出血	血便（下血）
膿瘍・穿孔・腹膜炎	腹痛、発熱
狭窄・腸閉塞	便秘、腹部膨満、嘔吐
瘻孔	気尿（尿にガスが混じる）、糞尿（尿に便が混じる）、尿路感染

検査・診断

特徴的な検査所見
- X線造影検査：憩室の有無や分布
- 大腸内視鏡検査：憩室開口部の炎症の確認
- 腹部CT検査：憩室周囲の炎症、膿瘍の確認
- 血液検査：白血球の増加など

X線造影検査

- 憩室の存在や分布を知るために重要である。
- 肛門からバリウムを入れてX線撮影する。大腸壁外に突出した囊状の憩室がみられる。
- 膿瘍（のうよう）、狭窄、瘻孔が認められることもある。

■ 注腸造影像

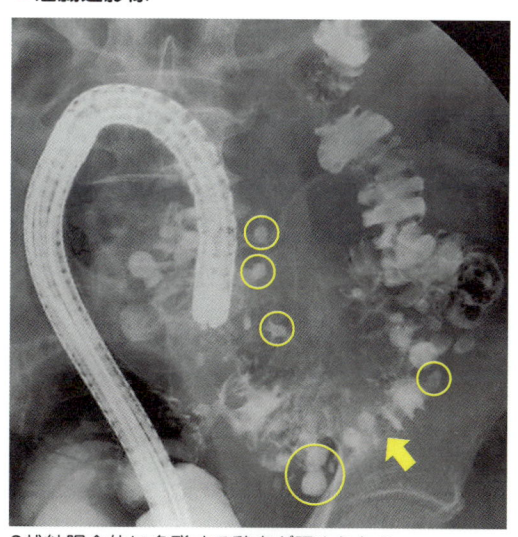

S状結腸全体に多発する憩室が認められる。

憩室炎：diverticulitis／出血：hemorrhage／急性虫垂炎：acute appendicitis／大腸憩室炎：colonic diverticulitis／消化管穿孔：gastrointestinal perforation／便秘：constipation／血便：hematochezia／下血：melena／下腹部痛：lower abdominal pain／圧痛：tenderness／白血球：white blood cell（WBC）

大腸憩室

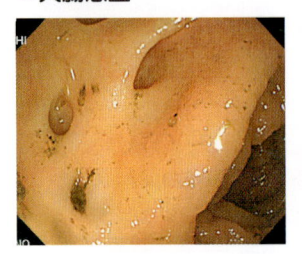

大腸内視鏡検査
- 憩室出血が認められれば、内視鏡的治療によってクリップなどによる止血を行う。

腹部CT検査
- 憩室炎では憩室周囲の炎症や膿瘍の形成が認められる。
- 腸壁の外側に嚢状の突出が認められる。
- 急性虫垂炎などの疾患との鑑別にも有用。

血液検査
- 憩室炎を合併したときに白血球の増加、赤沈の亢進、C反応性蛋白（CRP）の増加が認められる。

■ 大腸憩室　　■ 憩室出血

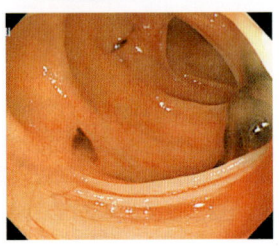

■ 大腸憩室炎のCT像

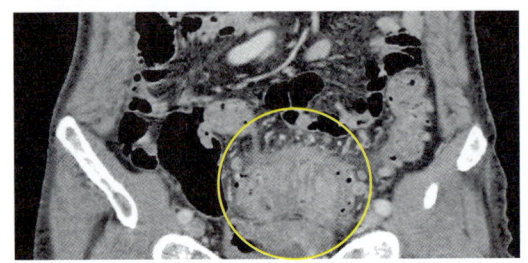

憩室周囲に膿瘍が形成されている。

治療

治療の目的
- 保存的治療：食事療法や絶食、薬物投与が中心
- 手術療法：膿瘍形成、穿孔などの重症例、再発を繰り返すとき

ハルトマン（Hartmann）手術
- S状結腸から直腸にかけて切除してストーマ（人工肛門）を造設し、状況に応じて二期的手術として人工肛門が閉鎖される。消化管穿孔、膿瘍など縫合不全が起こりやすい病態に有効な手術法。

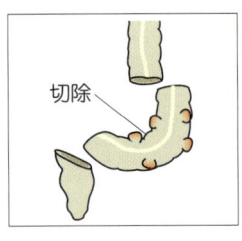

❶ 穿孔している腸管を切除する。

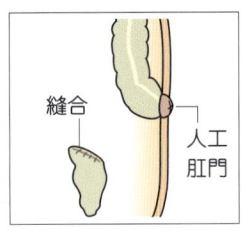

❷ 一方を縫合閉鎖して、一方に人工肛門を造設。

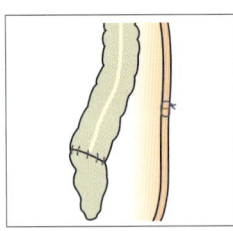

❸ 改善がみられたら腸管吻合を施し人工肛門を閉鎖する（二期的手術）。

保存的治療
- 合併症のない場合は、食物繊維の摂取などの指導（食事療法）。
- 憩室炎の程度により経口抗菌薬を投与もしくは入院後、絶食、補液、抗菌薬投与。
- 憩室出血の場合は、大腸内視鏡による止血を行う。出血が多量で止血できないときは、外科的処置を行う。

手術療法
- 保存的療法では改善しない場合、合併症をともなう場合、再発を繰り返すときは手術を考慮する。
- 憩室炎などで膿瘍、穿孔などを起こしているときは腸管切除、膿瘍ドレナージなど。
- 汎発性腹膜炎にはハルトマン手術を行い、二期的にストーマ閉鎖が行われる。

コンピュータ断層撮影法：computed tomography（CT）／腸管吻合：intestinal anastomosis／腹膜炎：peritonitis／経カテーテル的動脈塞栓術：transcatheter arterial embolization（TAE）／ストーマ：stoma

大腸の粘膜表面から突出した隆起性病変の総称　　　D12

大腸ポリープ
colonic polyp

担当：井上雄志

Overview

男性に多くみられ、50〜70歳代で約半数を占める。無症状のことが多く検診などで偶然発見される。**腫瘍性**と**非腫瘍性**に大別される。

誘因・原因

- 遺伝的素因、食生活、大腸粘膜面の機械的刺激などが考えられるが、はっきりした原因は不明である。

病態生理

- 成因によって腫瘍性と非腫瘍性に分類される。
- 臨床的に問題となるのは腫瘍性ポリープ（腺腫*）で、がん化する可能性がある。
- 非腫瘍性ポリープは、がん化する可能性は低いか、まれである。
- 形態的には早期大腸がんの肉眼的分類 ▶P168と同様に分類される。
- ほとんどがS状結腸と直腸に分布する。

症状・臨床所見

- 多くの場合は無症状である。
- 検診などで便潜血反応が陽性を示すなど、偶然発見される。
- ポリープが大きくなると、血便や下血をきたすことがある。

検査・診断 ▶P164

[大腸内視鏡検査]　[X線造影検査]　[便潜血検査]

- 大腸内視鏡検査が有用で、病変の観察、生検も可能。
- 拡大内視鏡の開発により病変の詳細な観察が可能になった。
- X線造影検査は、糞便や気泡などによる偽陽性の問題がある。

治療 ▶P164

[内視鏡的切除術]　[外科的治療]

- ほとんどのポリープは内視鏡的に切除する。
- 非腫瘍性ポリープは治療の必要はない。
- 粘膜下層浸潤がんは外科的治療の適応である。

予後

- 再発する可能性もあるので定期的なフォローアップが必要。

用語解説

腺腫（アデノーマ）
大腸粘膜上皮に発生した良性腫瘍。腺管腺腫、絨毛腺腫、腺管絨毛腺腫の3タイプに分類される。腺腫が大きいほど、また絨毛構造を有しているほど、がん化の危険が高くなる。

腺管腺腫 ▶P164
管状腺腫ともいう。腺腫のなかで最も発生頻度が高く、約80％を占める。がん化率は約5％。

絨毛腺腫 ▶P164
通常、無茎性で直腸に好発する。腸管が絨毛状に増生、ビロードのような表面をみせる。発生頻度は1〜2％。がん化率は40％。

腺管絨毛腺腫 ▶P164
管状絨毛腺腫ともいう。腺管腺腫と絨毛腺腫の中間・混合型。がん化率は約20％。

過誤腫性ポリープ（hamartomatous polyp） ▶P164
正常な組織を構成する成分の一部が過剰に増殖する発育異常性の腫瘤である。ポイツ・ジェガース型ポリープと若年性ポリープがある。

炎症性ポリープ（inflammatory polyp） ▶P164
潰瘍性大腸炎、クローン病、腸結核などの炎症性疾患にともなって生じることが多い多発性の粘膜隆起。がん化のリスクはほとんどない。

過形成性ポリープ（hyperplastic polyp） ▶P164
大腸上皮の過形成により生じ、多くは5mm以下の扁平で小さな隆起。加齢とともに増加し、直腸に好発する。がん化のリスクはきわめて少ない。

カルチノイド（carcinoid） ▶P164
直腸に好発する悪性腫瘍だが、発育は緩やか。10mm以下でびらんをともなわないものは転移の可能性は低い。内視鏡的治療が行われる。

大腸：large intestine／S状結腸：sigmoid colon／直腸：rectum／大腸内視鏡：colonoscope／腺腫：adenoma／腺管腺腫：tubular adenoma／絨毛腺腫：villous adenoma／腺管絨毛腺腫：tubulovillous adenoma

大腸ポリープ

検査・診断

特徴的な検査所見	大腸内視鏡検査	詳細に病変を観察	便潜血検査	陽性の場合、高確率でポリープがみつかる
	X線造影検査	病変の存在部位、大きさを確認		

大腸内視鏡検査

- 最も有用な検査。詳細に粘膜表面を観察。
- 拡大内視鏡の開発で、病変の微細な構造が観察できるようになり、大きさやピット・パターン（ポリープ表面の紋様）から組織診断が可能になった。

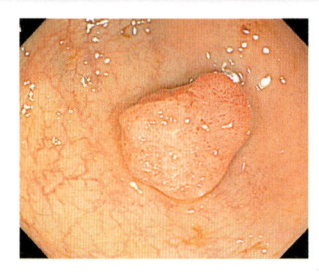

無茎型（Is）ポリープ

- 大腸ポリープの組織分類 ◎P175

腫瘍型			非腫瘍型	
腺腫	腺管腺腫		過誤腫性	若年性ポリープ
	絨毛腺腫			ポイツ・ジェガース型ポリープ
	腺管絨毛腺腫		炎症性ポリープ	炎症性ポリープ
がん				良性リンパ濾胞性ポリープ
カルチノイド			過形成性ポリープ	
粘膜下腫瘍			非上皮性ポリープ	

治療

治療の目的	内視鏡的切除術	大腸内視鏡によってポリープを切除	外科的治療	内視鏡的切除が困難な場合は外科的切除

- ほとんどのポリープは内視鏡的切除の対象。
- 5mm以上の腺腫は、がんまたはがん化の可能性があるために切除する。
- 非腫瘍性のポリープや、5mm以下でがん化の⑦可能性が低いものは切除する必要がない。
- 治療には、ホットバイオプシー、ポリペクトミー、内視鏡的粘膜切除術（EMR）または内視鏡的粘膜下層剥離術（ESD）がある。

- 大腸ポリープの治療

種類	ホットバイオプシー	ポリペクトミー	EMRまたはESD
適応	5mm以下の良性ポリープ	有茎型・亜有茎型ポリープ	Ⅱ型（表面型）ポリープ
治療法	通電可能な鉗子で焼き切る。	スネアでポリープのくびれ部分を絞扼し、通電して焼き切る。	平坦な病変が適応。生理食塩水を病変の下に注入して病変を隆起させ、スネアをかけて通電して焼き切る。

鉗子

生理食塩水

ポイツ・ジェガース：Peutz-Jeghers／過形成性ポリープ：hyperplastic polyp／過誤腫性ポリープ：hamartomatous polyp／炎症性ポリープ：inflammatory polyp／ピット・パターン：pit pattern／内視鏡的ポリープ切除術：endoscopic polypectomy／ホットバイオプシー：hot biopsy／ポリペクトミー：polypectomy／内視鏡的粘膜切除術：endoscopic mucosal resection（EMR）／内視鏡的粘膜下層剥離術：endoscopic submucosal dissection（ESD）

大腸粘膜に発生する悪性腫瘍で、直腸がんと結腸がんの総称

C18／C19／C20

大腸がん
colorectal cancer

担当：井上雄志

Overview

組織学的には**腺がん**が大部分である。要因としては、遺伝的要因や食生活などの**環境的要因**がある。50～70歳代に多くみられる。

誘因・原因

- 遺伝的因子よりも、環境因子の比重が大きいと考えられる。なかでも動物性脂肪や蛋白質の摂り過ぎ、食物繊維の摂取不足など、食生活の変化が指摘されている。
- 遺伝的要因は数%と考えられ、遺伝性非ポリポーシス性大腸がん*（HNPCC）、家族性腺腫性ポリポーシス（FAP）といった疾患がある。

病態生理 ●P166

- がんが粘膜下層までにとどまるものを早期大腸がん（リンパ節転移の有無は不問）、固有筋層またはそれより深部に浸潤したものを進行がんという。

症状・臨床所見 ●P167

- 早期がんでは多くの場合は無症状である。
- 検診で便潜血反応が陽性を示して発見されることが多い。
- がんの発症部位により症状が異なり、血便、便柱狭小（便が細くなる）、残便感、腹痛、下痢と便秘の繰り返しなどの症状がみられる。

検査・診断 ●P167～169

| 直腸指診 | 便潜血検査 | X線造影検査 | 大腸内視鏡検査 | 血液検査 |

- 大腸内視鏡検査での生検組織検査によって、確定診断が行われる。

治療 ●P169～173

| 内視鏡的切除術 | 外科的治療 | 化学療法 | 放射線療法 | 集学的治療 |

- 早期がんに対しては内視鏡的に切除する。
- 手術を腹腔鏡下で行う例も増えている。
- 根治手術後の再発抑制のための補助療法として化学療法を行う。
- 局所再発の抑制、痛みや出血の緩和のために放射線療法を行う。

予後

- 肛門に近い進行性の直腸がんは、とくに予後が悪い。

用語解説

遺伝性非ポリポーシス性大腸がん
遺伝子の変異により生じる遺伝性大腸疾患。大腸がん発症率は約80%。若年発症（平均45歳）、右側大腸に好発などの特徴がある。

ポリペクトミー（polypectomy） ●P164
内視鏡的治療としてポリープを切除する方法。内視鏡の先端の輪状のスネアに高周波を通して病変を絞扼切除する。

リンパ節郭清（lymph node dissection） ●P170
手術の際に患部周辺のリンパ節を切除する方法。がん細胞がリンパ節を経由して転移するのを防ぐ目的で行うもの。リンパ浮腫などの後遺症があることから、最近では必要最低限のリンパ節を切除するという考え方に変わってきつつある。

APC遺伝子（adenomatous polyposis coli gene） ●P166
がん抑制遺伝子のひとつ。家族性腺腫性ポリポーシスの原因。

ストーマ（stoma） ●P172
一般に、治療のために切断や切除した腸管の先端を体表に誘導してつくった排泄口をさす。大きく分けて消化管ストーマと尿路ストーマがある。

CEA、CA19-9 ●P167
腫瘍マーカー●P52のひとつ。がんの進行度の推定や術後のモニタリング、がん再発の有無を評価する際などに用いられる。

memo

放射線性腸炎
放射線治療の副作用として生じる腸管の炎症。直腸、小腸に多い。放射線治療後すぐに起こる早期障害と、6か月～1年以上経って起こる晩期障害がある。

第4章 小腸・大腸の疾患　大腸ポリープ　検査・診断／治療　大腸がん

早期大腸がん：early colorectal cancer／進行がん：advanced cancer／結腸がん：colonic cancer／直腸がん：rectal cancer／遺伝性非ポリポーシス性大腸がん：hereditary nonpolyposis colorectal cancer（HNPCC）／家族性腺腫性ポリポーシス：familial adenomatous polyposis（FAP）／便潜血検査：fecal occult blood test／粘膜：mucosa／粘膜下層：submucosa／固有筋層：proper muscular layer／浸潤：invasion

大腸がん

病態生理

- 原発性大腸がんは大腸粘膜から発生し、ほとんどは腺がんである。まれに結腸で扁平上皮がんが認められる。
- 良性の腺腫（アデノーマ）が発がん刺激を受けてがん化するもの（腺腫-がん連関）と、正常粘膜が発がん刺激を受けてがんが発生するもの（デノボがん）がある。
- 大腸がんの広がり方には、浸潤、リンパ行性転移、血行性転移、腹膜播種がある。

大腸がんの発生

- 腺腫-がん連関ではAPC遺伝子、K-ras遺伝子、p-53遺伝子の異常が蓄積して腺腫ががん化すると考えられている。肉眼的分類では、隆起型や2型進行がん ➡P168 が生じやすい。
- デノボがんの遺伝子異常の詳細は不明。肉眼的分類ではIIc型早期がん、2型進行がんが生じやすい。

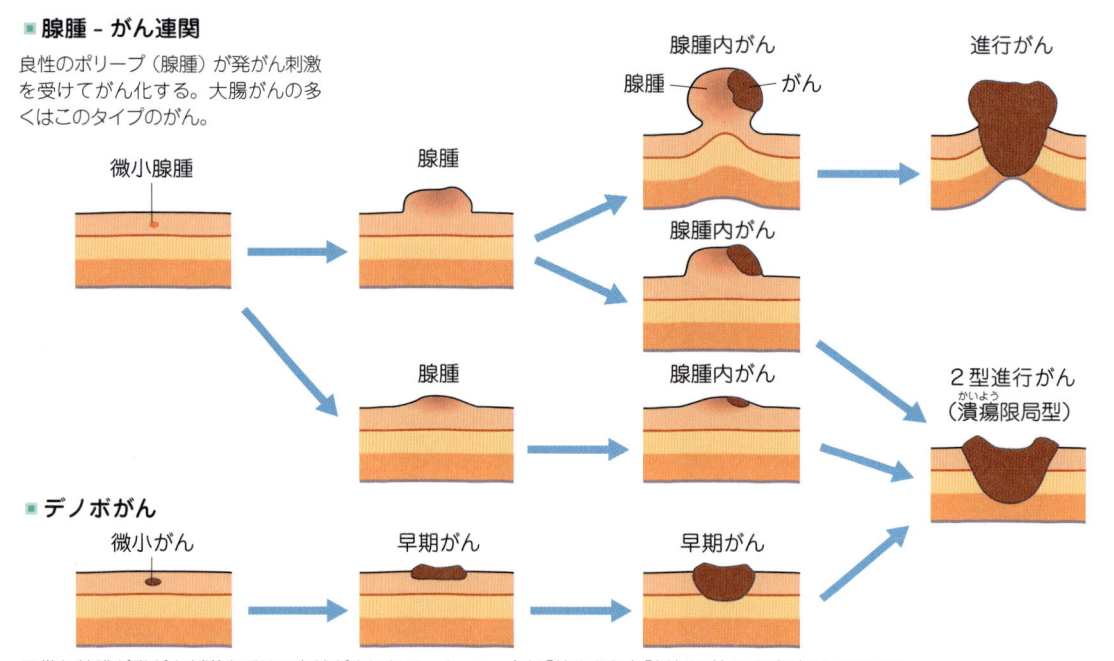

■ 腺腫-がん連関
良性のポリープ（腺腫）が発がん刺激を受けてがん化する。大腸がんの多くはこのタイプのがん。

微小腺腫 → 腺腫 → 腺腫内がん → 進行がん
　　　　　　　　　 腺腫内がん
　　　　　　　　腺腫 → 腺腫内がん → 2型進行がん（潰瘍限局型）

■ デノボがん
微小がん → 早期がん → 早期がん
正常な粘膜が発がん刺激を受けて突然がんになる。de novoとは「始めから」「新たに」という意味のラテン語。

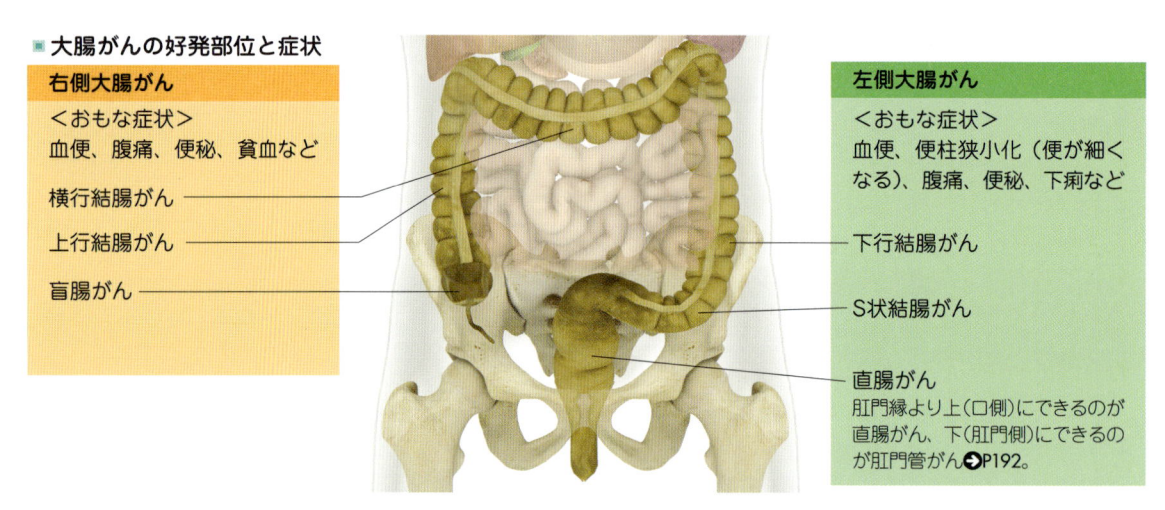

■ 大腸がんの好発部位と症状

右側大腸がん
＜おもな症状＞
血便、腹痛、便秘、貧血など
- 横行結腸がん
- 上行結腸がん
- 盲腸がん

左側大腸がん
＜おもな症状＞
血便、便柱狭小化（便が細くなる）、腹痛、便秘、下痢など
- 下行結腸がん
- S状結腸がん
- 直腸がん
  肛門縁より上（口側）にできるのが直腸がん、下（肛門側）にできるのが肛門管がん ➡P192。

腺がん：adenocarcinoma／扁平上皮がん：squamous cell carcinoma／アデノーマ：adenoma／腺腫-がん連関：adenoma-carcinoma sequence／デノボがん：de novo carcinoma／結腸がん：colonic cancer／直腸がん：rectal cancer

症状・臨床所見

- 早期の大腸がんでは無症状のことが多い。一般的に症状が進行してから、発症部位により生じやすい症状がある。
- 右側結腸にがんができた場合、腸管の内腔が広く、便が液状なために症状が出にくい。がんが進行して腫瘤に気づいたり、腹痛を生じたりする。慢性的な出血による貧血もみられる。
- 左側結腸にがんができた場合、便が固形で、がんと接触して出血したり、病変が肛門に近いので血便や便柱狭小化、便秘が起きやすい。

検査・診断

特徴的な検査所見		
便潜血検査	陽性の場合、高確率で進行がんがみつかる
血液検査	貧血、腫瘍マーカー
直腸指診	下部直腸の進行がんの診断が可能
X線造影検査	病変の存在部位、大きさを確認
大腸内視鏡検査	詳細に病変を観察

便潜血検査

- 2日間の便を検査する方法が有効。
- 偽陽性が多く正確性に欠けたかつての化学反応法に代わり、現在ではヒトHb（ヒトヘモグロビン）に対する抗体を用いた免疫学的便潜血反応が用いられるが、偽陽性の場合もある。

X線造影検査

- 病変の形、大きさ、位置などの診断ができる。
- 病変の進行により腸管の変形と狭小化がみられ、典型的な例では、大腸壁の陰影欠損や大腸内腔の狭窄によるapple core sign（りんごの芯様像）を認める。

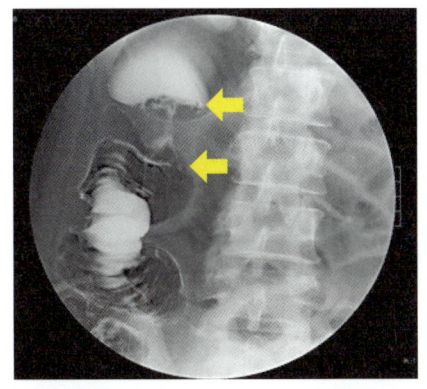

注腸造影像。apple core signを認める。

血液検査

- 慢性的な出血による貧血症状がみられる。
- 腫瘍マーカーは進行がんの存在や、治療後の経過観察や再発がんの有無の判断などに用いる。CEA、CA19-9が用いられる。陽性率は進行がんでも約50％。大腸がんの早期診断、スクリーニングには不向き。
- 肝転移があると高値になりやすい。

大腸内視鏡検査

- 粘膜表面を詳細に観察することが可能。がんの疑いのある組織を生検できる。
- ポリペクトミー、内視鏡的粘膜切除術（EMR）によって早期がんを切除することができる。
- 内視鏡挿入の際や腺腫を切除するときに、腸管に穿孔や出血を起こすリスクがまれにある。

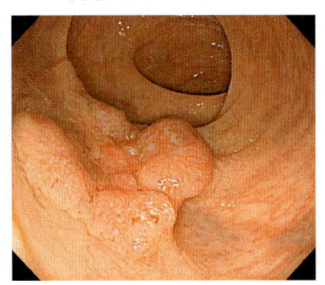

2型の進行がん

早期大腸がん：early colorectal cancer／便潜血検査：fecal occult blood test／大腸内視鏡：colonoscope／抗ヒトヘモグロビン抗体：antihuman hemoglobin antibody／偽陽性：false positive／内視鏡的粘膜切除術：endoscopic mucosal resection（EMR）

大腸がん

肉眼的分類

■大腸がんの形態は0〜5型に分類される。このうち0型が早期がんにあたり、隆起型と表面型に大別される。進行がんでは2型が多くを占める。

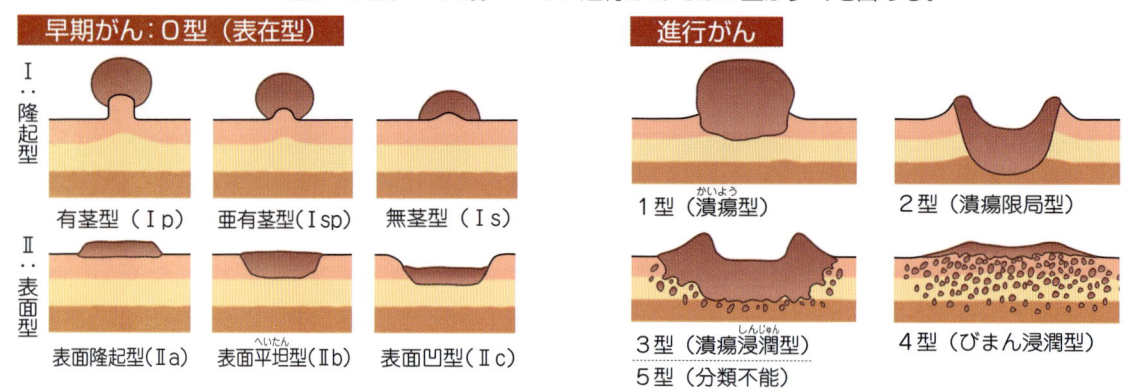

早期がん：0型（表在型）

Ⅰ..隆起型
- 有茎型（Ip）
- 亜有茎型（Isp）
- 無茎型（Is）

Ⅱ..表面型
- 表面隆起型（Ⅱa）
- 表面平坦型（Ⅱb）
- 表面凹型（Ⅱc）

進行がん

- 1型（潰瘍型）
- 2型（潰瘍限局型）
- 3型（潰瘍浸潤型）
- 4型（びまん浸潤型）
- 5型（分類不能）

病期分類

■大腸がんの病期（ステージ）は、壁深達度および、リンパ節、腹膜、肝臓、遠隔多臓器への転移の有無などによって決定される。大腸癌研究会による『大腸癌取扱い規約』分類、国際的なTNM分類、デュークス分類などがある。

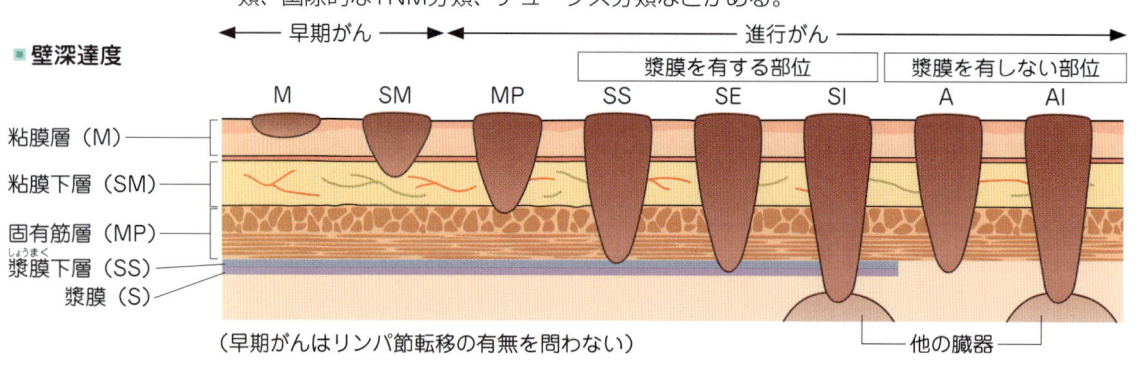

■壁深達度

早期がん：M、SM
進行がん：MP、SS、SE、SI（漿膜を有する部位）、A、AI（漿膜を有しない部位）

粘膜層（M）
粘膜下層（SM）
固有筋層（MP）
漿膜下層（SS）
漿膜（S）

（早期がんはリンパ節転移の有無を問わない）
他の臓器

M	粘膜内にとどまり、粘膜下層に及んでいない
SM	粘膜下層にとどまり、固有筋層に及んでいない
MP	固有筋層までにとどまる
SS	固有筋層を越えているが、漿膜表面に露出していない
SE	漿膜表面に露出している
SI	直接他臓器に浸潤している
A	固有筋層を越えて浸潤している
AI	直接他臓器に浸潤している

■大腸がんの進行度　『大腸癌取扱い規約』では、ステージ0（最も早期）からステージⅣ（最も進行した状態）までに分類される。

壁深達度	H0：肝転移なし、M0：遠隔転移なし、P0：腹膜転移なし			H1：肝臓への転移あり、M1：遠隔転移あり、P1：腹膜転移あり
	N0：リンパ節転移なし	N1：腸管傍リンパ節と中間リンパ節の転移総数が3個以下	N2：腸管傍リンパ節と中間リンパ節の転移総数が4個以上	M1（リンパ節への遠隔転移）
M	0	−	−	−
SM、MP	Ⅰ	Ⅱa	Ⅲb	Ⅳ
SS、SE、SI、A、AI	Ⅱ			

大腸癌研究会編『大腸癌取扱い規約』2009年1月（第7版補訂版）より改変

■デュークス（Dukes）分類
欧米で使われる進行度の分類。予後判定に有用。

Dukes A	がんが腸壁内に限局するもの
Dukes B	がんが腸壁を貫いて浸潤するが、リンパ節転移がないもの
Dukes C	リンパ節転移があるもの

早期大腸がん：early colorectal cancer／進行がん：advanced cancer／粘膜：mucosa（M）／粘膜下層：submucosa（SM）／粘膜筋板：muscularis mucosae／固有筋層：proper muscular layer（MP）／漿膜：serosa（S）／漿膜下層：subserous layer（SS）／浸潤：invasion／腹膜播種：peritoneal dissemination

大腸がんの転移様式・浸潤

- 大腸がんは進行すると周囲の組織や臓器に浸潤したり、転移したりしていく。転移様式には、血行性、リンパ行性、播種性の3つがある。
- リンパ行性転移：リンパ節にがんが増殖。リンパ液の流れによって他のリンパ節にも転移する。
- 血行性転移：静脈血の流れにのって肝臓や肺に増殖。大腸の静脈血は肝臓に流入するために肝臓への転移が最も多い。ただ下部直腸がんでは、静脈血が下大静脈へ流入するため肺転移が多い。
- 播種性転移：がんが腸壁を破って腹腔内に散らばって増殖した状態。

治療

治療の目的
- 内視鏡的切除術：早期がんに適応
- 外科的治療：根治的手術を行う
- 集学的治療：外科的治療以外に化学療法や放射線療法などを組み合わせて効果的な治療を行う
- 化学療法：切除不能な場合に適応
- 放射線療法：再発の抑制や痛みの緩和

内視鏡的切除術

- リンパ節転移の可能性がない早期のがんではポリペクトミー、内視鏡的粘膜切除術（EMR）または内視鏡的粘膜下層剝離術（ESD）を行う。

外科的治療

- 近年は、腹腔鏡手術によりがんの原発巣の切除とリンパ節郭清が行われることが多い。

化学療法

- 根治手術後の再発を抑えるために補助化学療法を行う。切除不能の場合は第一選択となる。

放射線療法

- がんの再発を抑制したり、がんを縮小させるためなどに行うほか、がんによる痛みや神経症状の緩和を目的に行う。

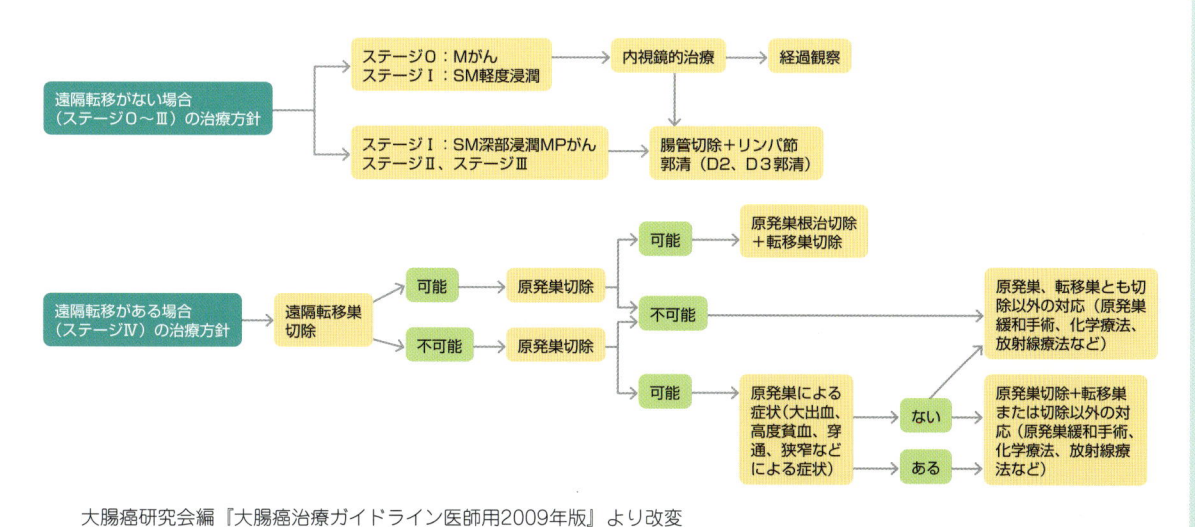

■ 大腸がんの治療方針

大腸癌研究会編『大腸癌治療ガイドライン医師用2009年版』より改変

内視鏡的粘膜切除術：endoscopic mucosal resection (EMR)／内視鏡的粘膜下層剝離術：endoscopic submucosal dissection (ESD)／内視鏡的ポリープ切除術：endoscopic polypectomy／化学療法：chemotherapy／放射線療法：radiotherapy／緩和手術：palliative operation

大腸がん

結腸がんの手術

- 内視鏡的治療では完全に切除できない病変に対して、根治的手術を行う。
- 外科的手術は、原発巣の切除とリンパ節郭清が原則である。周辺臓器への浸潤に対してはまとめて切除することもある。
- 手術には開腹手術と腹腔鏡手術がある。
- 腸管を切除する場合は、リンパ節を含め、がんから10cm離れた部位で扇状に切除し、前後の腸管をつなぐ（吻合）。
- 術式は、切除するがんの部位別によって、S状結腸切除術（S状結腸がん）、横行結腸切除術（横行結腸がん）、結腸右半切除術（右側結腸がん）、結腸左半切除術（左側結腸がん）、回盲部切除術（おもに盲腸がん）が行われる。

結腸がんの部位別切除範囲

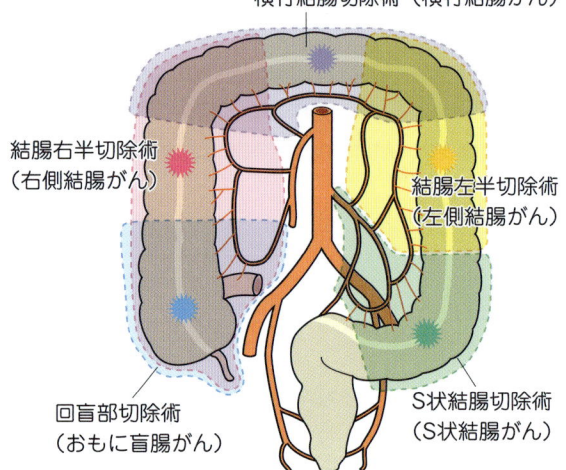

- 横行結腸切除術（横行結腸がん）
- 結腸右半切除術（右側結腸がん）
- 結腸左半切除術（左側結腸がん）
- 回盲部切除術（おもに盲腸がん）
- S状結腸切除術（S状結腸がん）

リンパ節郭清

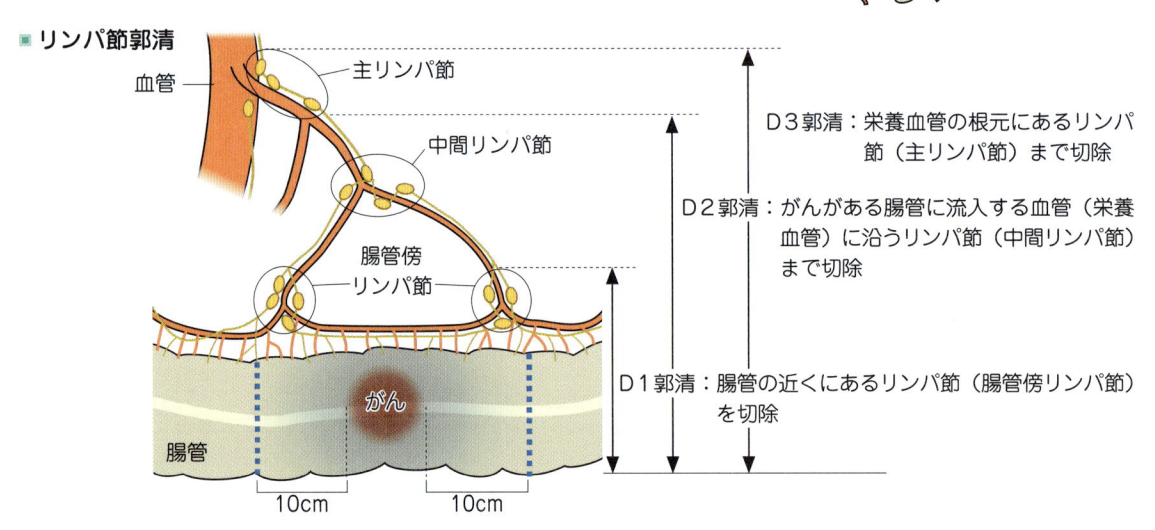

- 主リンパ節
- 中間リンパ節
- 腸管傍リンパ節
- D3郭清：栄養血管の根元にあるリンパ節（主リンパ節）まで切除
- D2郭清：がんがある腸管に流入する血管（栄養血管）に沿うリンパ節（中間リンパ節）まで切除
- D1郭清：腸管の近くにあるリンパ節（腸管傍リンパ節）を切除

結腸がんの切除術

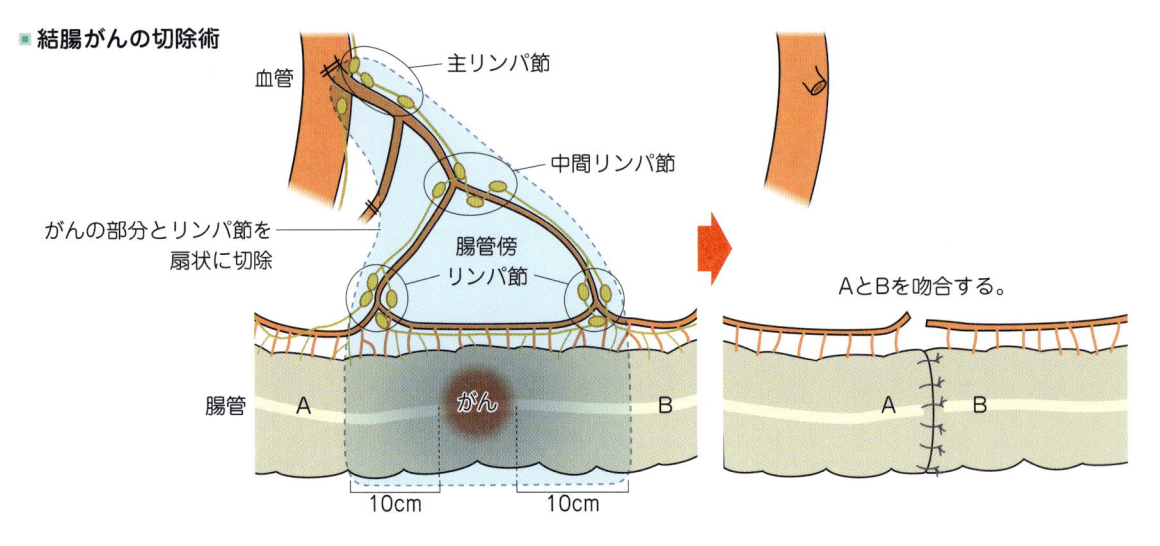

- がんの部分とリンパ節を扇状に切除
- AとBを吻合する。

リンパ節郭清：lymph node dissection／大腸：large intestine／回盲部：ileocecal region／上行結腸：ascending colon／横行結腸：transverse colon／下行結腸：descending colon／S状結腸：sigmoid colon／直腸：rectum／直腸がん：rectal cancer／結腸がん：colonic cancer

直腸がんの手術

- 原発巣の切除とリンパ節郭清が基本である。
- 直腸がんの手術は、排便、排尿、性機能を支配する自律神経系に影響を与えることもあり、術後の生活の質（QOL）の面から機能障害をきたさない手術が推奨される（自律神経温存術）。
- がんから肛門までの距離と、がんの進行度により肛門が温存できるか否かで術式を決める。
- がんが肛門の近くにあり吻合ができない場合は、肛門が温存できないため人工肛門造設が必要である。

〈直腸がんの切除法〉

直腸局所切除術（経肛門的直腸局所切除術）

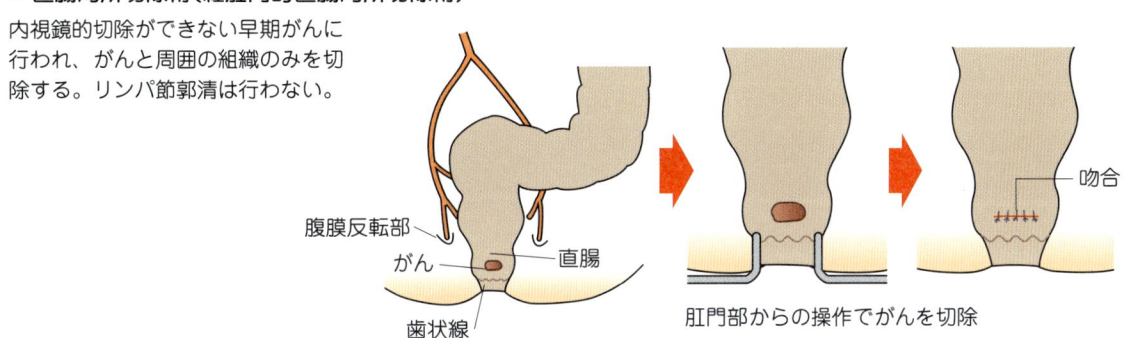

内視鏡的切除ができない早期がんに行われ、がんと周囲の組織のみを切除する。リンパ節郭清は行わない。

前方切除術

がんが肛門から離れているときに行う。肛門は温存される。がんを切除後、口側の結腸と残った直腸を吻合する。高位前方切除術と低位前方切除術がある。

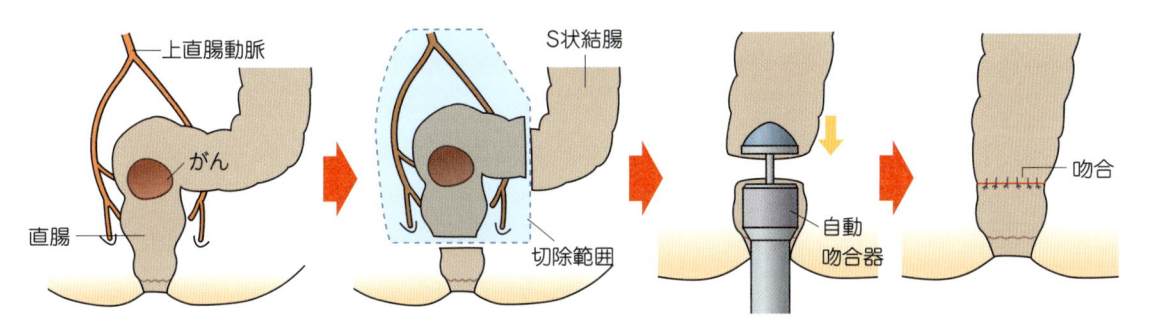

直腸切断術（Miles手術）

がんが肛門近くにあり、肛門が温存できない場合に行う。肛門を含めて直腸を切除してS状結腸で人工肛門（ストーマ）を造設する。膀胱機能や性機能をそこなわない手術を行う（自律神経温存術）。自律神経の損傷の程度によって排便や排尿、性機能に障害を生じることがある。

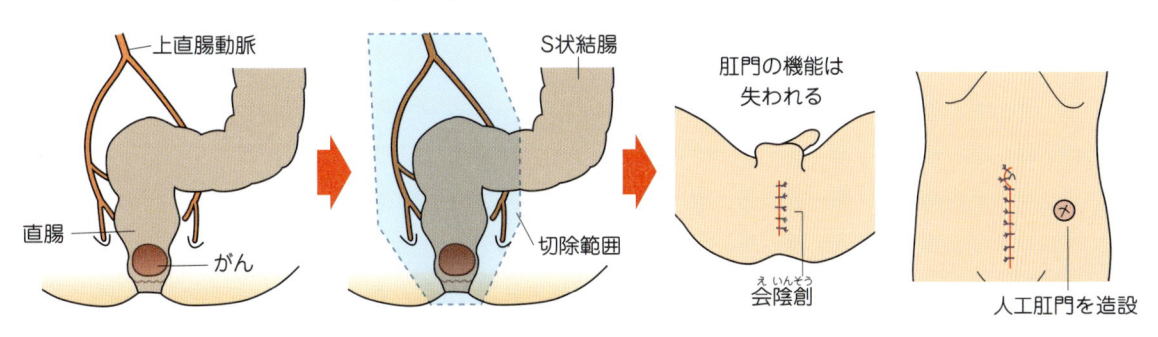

ストーマ：stoma／人工肛門造設：colostomy／腹腔鏡：laparoscope／低位前方切除：low anterior resection (LAR)／高位前方切除：high anterior resection (HAR)／自律神経温存術：autonomic nervepreserving surgery

大腸がん

腹腔鏡下手術

- 一般的にはステージⅠの大腸がんに対して行われているが、進行がんにも適応する施設も増えている。
- 腹部に数か所のポート（小さな創（そう））をつくり、炭酸ガスで腹部をふくらませて内視鏡（腹腔鏡（ふくくうきょう））で内部を観察しながら鉗子（かんし）で手術を行う。
- 創が小さいので手術後の痛みが少なく、回復が速い。早期に退院できる利点がある。
- 限られた視野で長い鉗子を使って手術を行うため、熟練した技術が必要となる。
- 手術時間が長くなり医療費が高くなる（保険点数が高い）。

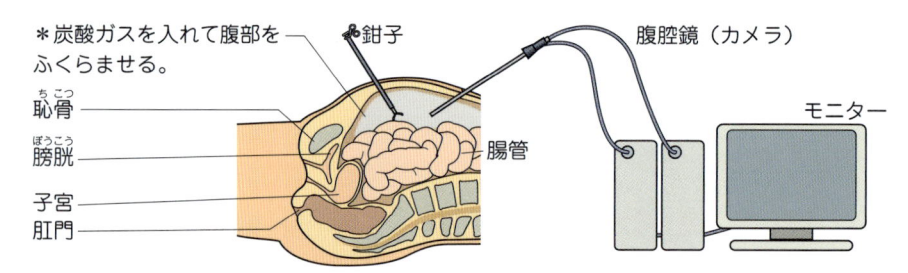

＊炭酸ガスを入れて腹部をふくらませる。
恥骨（ちこつ）／膀胱（ぼうこう）／子宮／肛門／鉗子／腸管／腹腔鏡（カメラ）／モニター

■ 大腸がん手術後の合併症と機能障害

おもな合併症	縫合不全	腸管を吻合した場所がうまくつながらず、腸の内容物が漏れて周囲に炎症を起こす。吻合部の上流の腸を使い人工肛門造設を行い、縫合不全が治った後は人工肛門を閉鎖する。
	腸閉塞（イレウス）●P134	術後の腸管の癒着（癒着性イレウス）と腸管麻痺による麻痺性イレウスがある。排ガス、排便、悪心・嘔吐、腹痛に注意。絶食、イレウス管による減圧などを行う。
	創感染	手術の創が細菌感染を起こし、発熱、発赤などがみられる。10〜20％に起こるとされる。
	その他の合併症	肺炎（はいえん）、肺血栓（はいけっせん）、肺梗塞（はいこうそく）、心筋梗塞（しんきんこうそく）、脳出血（のうしゅっけつ）、脳梗塞（のうこうそく）など。
おもな機能障害	排便機能障害	排便回数の増加、排便までのがまんがきかない、便と排ガスの区別がつかない、便失禁などがある。低位前方切除術●P171後に好発する。
	排尿障害	尿意が鈍る、残尿の増加などがみられる。自己導尿が必要になることもある。
	性機能障害	自律神経の温存程度により症状が異なるが、男性のS状結腸がん、直腸がんの手術で自律神経を切除した場合、射精障害、勃起障害などが起こる。

ストーマ（人工肛門）の方式

- がんが肛門側に近い場合、肛門も含めて直腸を切除。腸管の切断面を腹壁に誘導してストーマ（人工肛門）を造設する。単孔式（たんこうしき）ストーマと双孔式ストーマがある。
- 直腸がんが進行して前立腺や膀胱に浸潤（しんじゅん）している場合は、骨盤内臓全摘術を行い、直腸、肛門のほか、膀胱も切除する。尿の排出経路の再建を行い人工肛門に加えて尿路ストーマ（人工膀胱）を造設する。

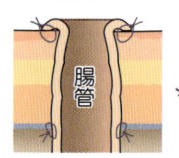

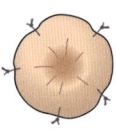

■ 単孔式ストーマ
腸管を切断して口側断端を腹壁に固定する。

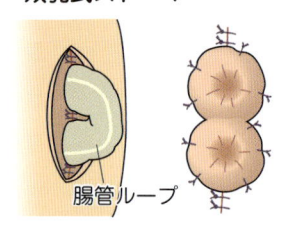

■ 双孔式ストーマ
腸管を切断せずに体外に出して腹壁に固定。露出した腸管の先端にあなをあけて皮膚と縫合。口側、肛門側の2つの開口部がある。

腹腔鏡下結腸切除術：laparoscopic colectomy／鉗子：clamp, forceps／腸管：intestinal tract／ストーマ：stoma／恥骨：pubic bone／膀胱：bladder／子宮：uterus／肛門：anus／直腸：rectum／脊髄：spinal cord

ストーマの適応

	ストーマを造設する理由	適応となるおもな疾患
永久的ストーマ	肛門を切除した場合	直腸がん、肛門がんなど
	悪性腫瘍の転移・浸潤や炎症性腸疾患で小腸や大腸を切除した場合	膀胱がん、子宮がん、クローン病、家族性腺腫性ポリポーシスなど
	肛門機能が低下、または廃絶している場合（便失禁を予防するため）	脊髄損傷など
一時的ストーマ（目的達成後に閉鎖する）	腸管切除後に縫合不全が発生した場合	直腸がんなど
	縫合不全を防ぐための安全弁とする場合（結腸肛門、回腸肛門吻合時などに縫合部の炎症が治まるまで便を通さないようにする）	直腸がんなど
	他臓器と瘻孔（臓器と外部の病的な管状の連絡）がある場合	直腸腟瘻、直腸膀胱瘻など
	腸閉塞での腸管の減圧をはかる場合	大腸がん、高位鎖肛など

ストーマの種類と位置

- 造設部位により回腸ストーマと結腸ストーマに分類され、部位により便の性状が異なる。肛門に近いほど水分が少なくなり固形に近づく。

ストーマの部位と便の形状

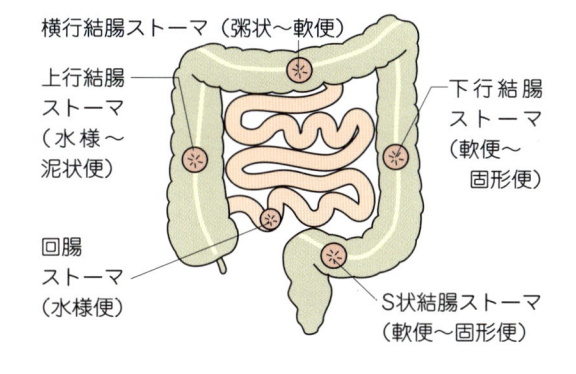

- 横行結腸ストーマ（粥状～軟便）
- 上行結腸ストーマ（水様～泥状便）
- 下行結腸ストーマ（軟便～固形便）
- 回腸ストーマ（水様便）
- S状結腸ストーマ（軟便～固形便）

ストーマ装具の構造

- ストーマの構造は、便やガスをためる袋と、袋を皮膚に密着させるための面板に大きく分かれる。
- 袋と面板が分かれているタイプと一体化したタイプがある。

ストーマ袋

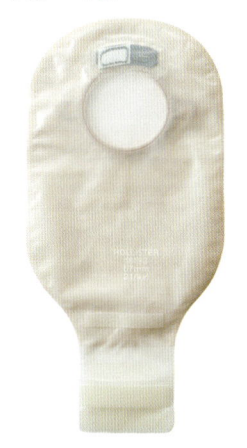

面板

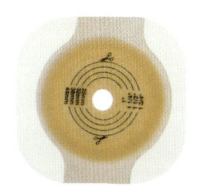

皮膚保護剤（専用の接着剤）で皮膚に貼りつける。ストーマとのすき間から便が漏れないように、形状が工夫されている。

便がたまったらそのつど排出する下部開放型と、袋自体を交換する閉鎖型がある（写真は下部開放型）。

画像提供：株式会社ホリスター

ストーマ袋の形状

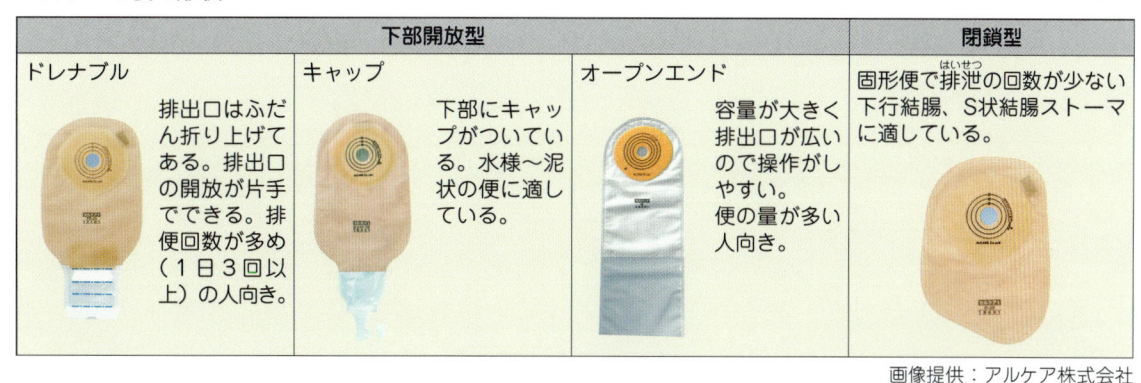

下部開放型			閉鎖型
ドレナブル	キャップ	オープンエンド	固形便で排泄の回数が少ない下行結腸、S状結腸ストーマに適している。
排出口はふだん折り上げてある。排出口の開放が片手でできる。排便回数が多め（1日3回以上）の人向き。	下部にキャップがついている。水様～泥状の便に適している。	容量が大きく排出口が広いので操作がしやすい。便の量が多い人向き。	

画像提供：アルケア株式会社

単孔式ストーマ：end stoma／結腸ストーマ：colostomy／回腸ストーマ：ileostomy／永久的ストーマ：permanent stoma／一時的ストーマ：temporary stoma／瘻孔：fistula

消化管にポリープが100個以上存在する状態

消化管ポリポーシス
gastrointestinal polyposis

担当：井上雄志

Overview

消化管に**多数（通常100個以上）のポリープ**を認める病態を消化管ポリポーシスという。遺伝性と非遺伝性のものとに大別され、組織学的特徴によりさらに腺腫性（腫瘍性）、過誤腫性*（非腫瘍性）、過形成性に分類される。腺腫性、過誤腫性のものは消化管以外にも種々の随伴症状をともない、発がんのリスクが高い。

誘因・原因

- 腫瘍の母地となるポリポーシスの多くは遺伝性である。
- 非遺伝性では、炎症性、原因不明に分けられる。

病態生理 ●P176

- 疾患によりポリープの特徴、随伴病変が異なる。

症状・臨床所見

消化管以外に以下のような随伴病変がみられる。
- 家族性腺腫性ポリポーシス…骨・軟部組織腫瘍
- ポイツ・ジェガース（Peutz-Jeghers）症候群…口唇・手足の指の色素沈着、卵巣腫瘍、子宮がん、乳がん、皮膚がん
- 若年性ポリポーシス…先天性形態異常
- コーデン（Cowden）病…皮膚病変、口腔粘膜乳頭腫、甲状腺腫瘍、卵巣腫瘍、乳腺腫瘍、子宮腫瘍など
- クロンカイト・カナダ（Cronkhite-Canada）症候群…脱毛、皮膚色素沈着、爪甲の萎縮など

検査・診断 ●P176

[大腸内視鏡検査] [X線造影検査] [分子遺伝学検査]

- 大腸内視鏡検査、X線造影検査で無数のポリープを認める。

治療 ●P176

[保存的治療] [外科的治療]

- 疾患により治療は異なるが、家族性腺腫性ポリポーシスは、かならずがん化するため、大腸摘出の絶対適応となる。

予後

- ポリープの特徴により経過観察、不良など予後は異なる。

用語解説

過誤腫性ポリープ
組織の発生異常が原因と考えられている良性腫瘍で、組織形態異常の一種。腫瘍や過形成とは区別される。

常染色体 ●P176
性染色体以外の染色体。ヒトでは22対（44本）あり、性による差はない。

APC遺伝子 ●P175
がん抑制遺伝子のひとつ。APC遺伝子は大腸粘膜細胞の分化や増殖をコントロールするはたらきをもつ。したがってAPC遺伝子に変異が生じると、APC遺伝子のもつコントロール力が失われて、細胞ががん化する。

MYH遺伝子 ●P175
塩基除去修復遺伝子のひとつ。家族性腺腫性ポリポーシス（FAP）ではAPC遺伝子に加えてMYH遺伝子が新たな原因遺伝子として同定されている。FAPは、常染色体優性遺伝の形式をとるとされるが、MYH遺伝子変異による発症は、常染色体劣性遺伝の形式をとるとされている。

デスモイド腫瘍 ●P176
線維芽細胞の増殖による良性の腫瘍で、家族性腺腫ポリポーシスの約10％に認められる。発生部位は、筋膜あるいは腹腔内線維組織など。デスモイド腫瘍は、組織学的には良性だが、臨床的には悪性の経過をとることがある。

腺腫：adenoma／過誤腫：hamartoma／大腸がん：colorectal cancer／家族性腺腫性ポリポーシス：familial adenomatous polyposis (FAP)／ポイツ・ジェガース症候群：Peutz-Jeghers syndrome／色素沈着：pigmentation／卵巣腫瘍：ovarian tumor／子宮がん：uterine cancer／乳がん：breast cancer／皮膚がん：skin cancer／若年性ポリポーシス：juvenile polyposis／先天性形態異常：congenital anomaly

消化管ポリポーシスの分類、特徴、治療方針

組織分類		疾患名	遺伝形式／原因遺伝子	ポリープの分布（赤字は好発部位）	がん化	消化管外病変	発症年齢	治療法
遺伝性	腺腫性	家族性腺腫性ポリポーシス（FAP）、ガードナー症候群を含む	優性／APC、MYH	胃、小腸、大腸（びまん性）	あり（大腸100％）	骨・軟部組織腫瘍、網膜色素上皮肥大	10～40歳	手術（大腸全摘）
遺伝性	腺腫性	ターコット症候群	劣性／hPMS2、hMLH1	胃、小腸、大腸（びまん性）		脳腫瘍	20歳以下	
遺伝性	過誤腫性	ポイツ・ジェガース症候群	優性／LKB1、STK11	胃、小腸、大腸（散在性）	しばしばあり（多臓器）	色素沈着（口唇、四肢）、卵巣腫瘍	25歳以下	内視鏡的切除
遺伝性	過誤腫性	若年性ポリポーシス	優性／SMAD4、BMPR1A	胃、小腸、大腸（散在性）	しばしばあり	精神発達遅延、先天形態異常（心・中枢神経）	20歳以下	内視鏡的切除
遺伝性	過誤腫性	コーデン病	優性／PTEN	食道、胃、小腸、大腸（びまん性）	しばしばあり（多臓器）	顔面多発性丘疹、口腔粘膜乳頭腫、四肢末端角化性丘疹	不定	経過観察
非遺伝性	炎症性	炎症性ポリポーシス	なし	大腸（びまん性）	まれにあり（大腸）	なし	不定	経過観察
非遺伝性	炎症性	良性リンパ濾胞性ポリポーシス	なし	大腸（びまん性）	なし	なし	おもに小児	経過観察
非遺伝性	その他	クロンカイト・カナダ症候群	なし	胃、小腸、大腸（びまん性～散在性）	あり	脱毛、爪の萎縮、色素沈着	40歳以上	薬物療法、栄養療法
非遺伝性	その他	過形成性ポリポーシス	なし	大腸（びまん性～散在性）	まれにあり	なし	高齢者	経過観察

Column

小腸がん

C17
担当：井上雄志

- 十二指腸、空腸、回腸から発生するがん。全消化管に占める小腸がんの比率は3～6％と低い。
- 発生頻度が低い理由として、①小腸粘膜の新陳代謝が盛んなためにがん細胞の定着が困難、②発がん物質の解毒酵素の活性が高い、③免疫系が発達しているなどが考えられる。
- がん腫は肉眼的には腫瘤型、潰瘍型、輪状狭窄型に分類され、輪状狭窄型が最も多い。
- 症状は腫瘍の大きさ、発生部位、進展の度合いなどで異なるが、おもなものとして、腹痛、腹部膨満感、嘔吐、イレウス、貧血などがある。

コーデン病：Cowden syndrome／クロンカイト・カナダ症候群：Cronkhite-Canada syndrome／デスモイド腫瘍：desmoid tumor／ターコット症候群：Turcot syndrome／APC：adenomatous polyposis coli／MYH：Mut Y human homologue／hMLH1：human mutL homologue1／STK11：serine threonine kinase 11／SMAD4：small mothers against decapentaplegic／BMPR1A：bone morphogenetic protein receptor／PTEN：phosphatase and tensin homolog

家族性腺腫性ポリポーシス(FAP)／ポイツ・ジェガース症候群／クローンカイト・カナダ症候群

家族性腺腫性ポリポーシス（FAP）

担当：井上雄志

病態生理

- 大腸全域に100個以上の腫瘍性ポリープが多発する常染色体優性遺伝性疾患である。
- 典型的には、25歳頃からポリープが多発し始め、放置すればほぼ全例でがん化する。
- がん抑制遺伝子のAPC遺伝子の変異によって生じることがわかっているが、最近は、塩基除去修復遺伝子であるMYH遺伝子の変異によっても発症しうることが報告されている。
- 消化管外腫瘍状病変として、骨病変（骨腫、骨腫様病変）、軟部病変（表皮嚢胞、線維腫、デスモイド腫瘍、脂肪腫など）、眼病変（網膜色素上皮肥大）などがある。
- 亜型として、多発性大腸腺腫と中枢神経腫瘍を合併するターコット症候群などがある。

検査・診断

特徴的な検査所見		
大腸内視鏡検査	無数のポリープをびまん性に認める	
X線造影検査	多発するポリープを確認する	
分子遺伝学検査	原因となる遺伝子が同定されたことにより、発症前診断が可能となった	

- X線造影検査、内視鏡検査、ポリープ生検で、腺腫であることが確認されれば確定診断となる。

大腸内視鏡検査

- 無数の小円形ポリープを認める。
- 内視鏡による生検で、組織像を確認する。

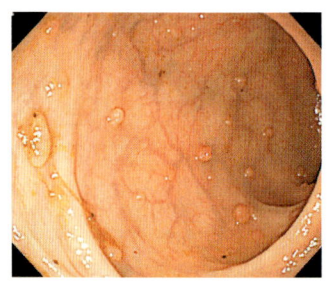

大腸に散在性のポリープを認める。

X線造影検査

- 大腸全体に多数のポリープを確認する。

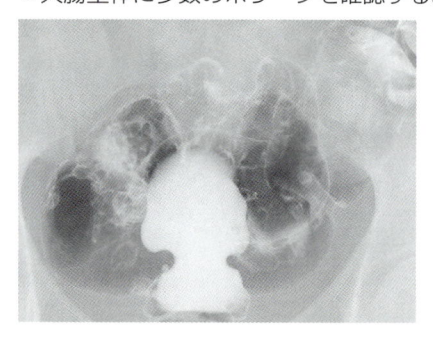

治療

| 治療の目的 | 外科的治療 | 予防的大腸切除術が第一選択 |

- 家族性腺腫性ポリポーシスは、放置していれば100％がん化するとされている。がん化予防のために、大腸全摘術の絶対適応となる。
- 予防的大腸切除術は、がん発生のまれな20歳以前に行うことが理想である。
- 大腸切除術の方法としては、全結腸切除・直腸粘膜切除・回腸肛門吻合術➡P145、結腸亜全摘、回腸・直腸吻合術がある。
- 治療は腹腔鏡下で行われることもある。

家族性腺腫性ポリポーシス：familial adenomatous polyposis（FAP）／がん抑制遺伝子：tumor suppressor gene／全大腸切除術：total proctocolectomy／結腸切除術：colectomy／直腸粘膜切除術：rectal mucosectomy／回腸切除術：ileectomy／回腸肛門吻合術：ileoanal anastomosis／結腸亜全摘：subtotal colectomy／回腸・直腸吻合術：ileoproctostomy, ileorectostomy, ileorectal anastomosis

Column

ポイツ・ジェガース症候群

Q85.8
担当：井上雄志

- 常染色体優性遺伝疾患である。皮膚粘膜の沈着と過誤腫性ポリープが食道を除く全消化管にわたって分布するのが特徴的である。
- 皮膚粘膜の色素沈着は、5歳以前に口唇、口腔粘膜、手足などに青色や暗褐色の斑点として出現する。
- 消化管のがん合併率は20%で、卵巣がん、子宮がん、膵がんなどとも高率に合併する。

■ 所見

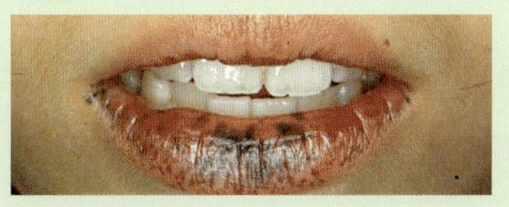

写真上：口唇（とくに下口唇）、口腔、手掌などに色素沈着が認められる。
写真右：小腸の切除標本（断面）。ポリープは亜有茎型◯P168で、頭部の表面は結節状になっている。
画像提供：2点とも消化管医用画像データベース（九州がんセンター）

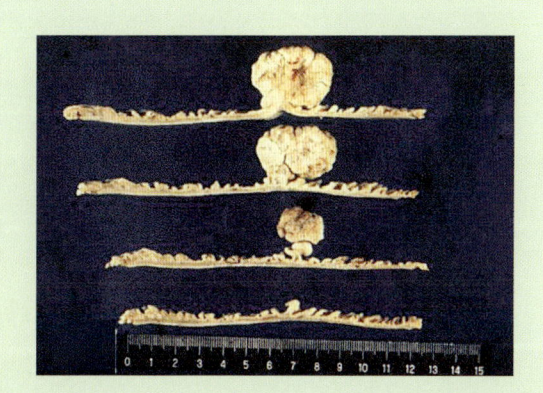

Column

クロンカイト・カナダ症候群

D13.9
担当：井上雄志

- 消化管ポリポーシスに脱毛、皮膚の色素沈着、爪萎縮、味覚障害、蛋白漏出性胃腸症による低栄養をともなう非遺伝性疾患である。
- 原因は不明で中年以降に発症し、男性に多く、味覚障害がしばしば初発症状となる。
- 嚢胞状の腺管拡張を特徴とするポリープが全消化管に発症するが、とくに胃、大腸に好発する。がん化のリスクは低い。

■ 所見

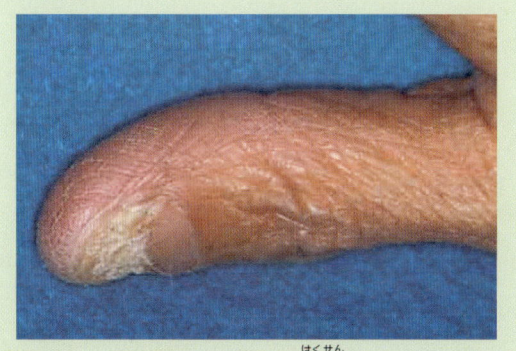

手の爪の甲が萎縮・陥凹し、白癬様に混濁している。皮膚も色素が沈着している。

■ 内視鏡像

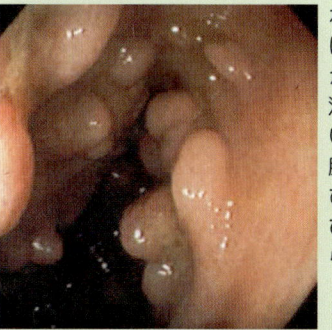

ポリープの表面は発赤して光沢があり、粘膜も浮腫状を呈している。周囲の粘膜面にも点状のびらんや発赤がびまん性に認められる。

画像提供：2点とも消化管医用画像データベース（九州がんセンター）

ポイツ・ジェガース症候群：Peutz-Jeghers syndrome／クロンカイト・カナダ症候群：Cronkhite-Canada syndrome／脱毛：hair removal／色素沈着：pigmentation／爪萎縮：onychatrophy／味覚障害：taste disorder／蛋白漏出性胃腸症：proteinlosing gastroenteropathy

大腸・小腸神経内分泌腫瘍
colonic and small intestinal neuroendocrine tumor

神経内分泌細胞から発生する腫瘍 D37.2 D37.3 D37.4 D37.5

担当：井上雄志

Overview

神経内分泌腫瘍（NET）とは、消化管や膵臓、肺、子宮などに発生する**神経内分泌細胞由来の腫瘍**の総称。これまでは良性腫瘍と考えられ「カルチノイド（がんのような腫瘍）」と名付けられていたが、2000年に行われた世界保健機関（WHO）による病理組織学的分類*の改定で「消化管カルチノイド」という名称が削除された。膵臓に発生する腫瘍を膵神経内分泌腫瘍（膵NET）→P290、消化管に発生する腫瘍を消化管神経内分泌腫瘍（消化管NET）という（胃・十二指腸神経内分泌腫瘍→P120）。

誘因・原因

- 原因の詳細は不明である。多くは非遺伝的に発症するが、一部は多発性内分泌腫瘍1型（MEN1）→P120、290やフォン・ヒッペル・リンドウ病（VHL）*など遺伝性腫瘍に合併して発生する。

病態生理

- 神経内分泌腫瘍は、ホルモンや生体アミン（生理活性アミン）*などをつくる特徴があり、それにより症状を発現する症候性NETと非症候性NETに大別される。

症状・臨床所見

- 腫瘍が産生するホルモンにより、低血糖症状、消化性潰瘍、顔面紅潮、激しい下痢、腹痛、嘔吐など多彩な症状がみられる（カルチノイド症候群）。

検査・診断 →P179

| 大腸内視鏡検査 | X線造影検査 | 病理組織検査 | 腹部CT／MRI検査 |

治療

| 外科的治療 | 内科的治療 |

- 手術による腫瘍切除が第一選択となる。切除不可能な場合は症状緩和を目的として薬物療法（抗がん剤、ソマトスタチンアナログ、分子標的薬など）を行う。

予後

- 増殖は緩慢であり予後は比較的良好だが、肝転移があると予後不良。

用語解説

組織学的分類（WHO分類）
WHOによる組織学的分類では、神経内分泌腫瘍（NET）と神経内分泌がん（NEC）に大別され、NETはさらに増殖能（核分裂とKi-67）に基づきG1、G2に分類される→P292。

フォン・ヒッペル・リンドウ病（VHL）
脳、脊髄、網膜の血管芽腫に腎がん、腎嚢胞、褐色細胞腫などを生じる常染色体優性遺伝性疾患。腫瘍は多発し再発する。

生体アミン（生理活性アミン）
生理活性物質（生体の生理や行動になんらかの作用をもたらし、からだのはたらきを調節する役割をもつ物質）のひとつで、アミノ酸由来のホルモン、神経伝達物質、サイトカインなどを生理活性アミンとよぶ。セロトニン、ヒスタミン、アドレナリン、ノルアドレナリン、ドーパミンなど。

神経内分泌細胞マーカー →P179
NETの診断には、神経内分泌細胞に特徴的な、クロモグラニンA、シナプトフィジン、CD56（NCAM）、ソマトスタチン受容体などのマーカーや他細胞増殖を調べるマーカーとしてKi-67／MIB-1などが用いられる。

HE染色 →P179
組織の形態を観察するために細胞核、細胞質を染色する方法。ヘマトキシリン・エオジン染色は病理組織の全体像を把握するための基本的な染色法。

memo

消化管NETの部位別発生頻度
日本の消化管NET実態調査によると、前腸由来（食道、胃、十二指腸）28.8％、中腸由来（空腸、回腸、虫垂）5.2％、後腸由来（大腸、結腸）66.0％であり、後腸の発生頻度が高い。

神経内分泌腫瘍：neuroendocrine tumor（NET）／膵神経内分泌腫瘍：pancreatic neuroendocrine tumor（P-NET）／消化管カルチノイド：gastrointestinal carcinoid tumor／多発性内分泌腫瘍1型：multiple endocrine neoplasia type 1（MEN1）／フォン・ヒッペル・リンドウ病：Von Hippel-Lindau disease（VHL）／症候性：symptomatic／低血糖：hypoglycemia／消化性潰瘍：peptic ulcer／顔面紅潮：hot flush

検査・診断

特徴的な検査所見				
大腸内視鏡検査	粘膜下腫瘍の形態。大きなものでは、中心に陥凹、びらんなどを認める	病理組織検査	小型で均一な細胞が索状、リボン状、ロゼット状に増殖しているのが特徴的
X線造影検査	腫瘍表面に陥凹やびらんなどを認める	腹部CT／MRI検査	リンパ節や多臓器転移の診断に役立つ

大腸内視鏡検査

- 粘膜下腫瘍の所見。表面は黄色調で、大きなものでは中心に陥凹、びらん、潰瘍形成をともなう。

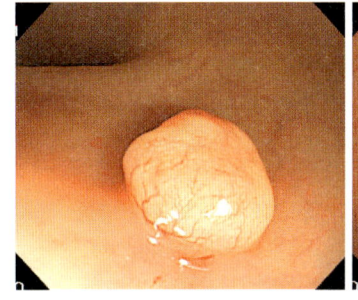

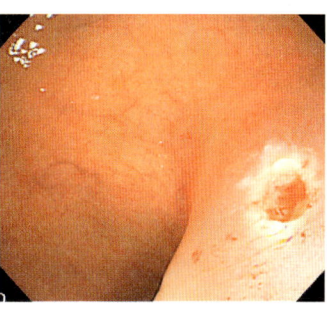

病理組織検査

- HE（ヘマトキシリン・エオジン）染色において、均一で円形もしくは多角形の細胞が、索状、リボン状、ロゼット構造などの配列をもつことが特徴的である。
- HE染色にてNETが疑われる場合は、神経内分泌細胞マーカーの検索を行い、確定診断となる。病理組織検査により組織学的分類を行う。

HE染色。類円形核をもつ、多角形の腫瘍細胞が胞巣状に増殖している。

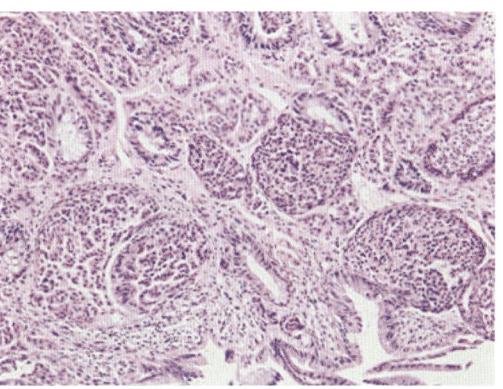

画像提供：愛知県がんセンター中央病院

Column

カルチノイド症候群

E34.0
担当：井上雄志

- 神経内分泌腫瘍が産生するセロトニン、ヒスタミン、ブラディキニンなどの生理活性物質によって引き起こされる症候群をカルチノイド症候群という。多くは腫瘍が肝臓に転移して起こる。
- 腫瘍が肝臓に転移すると、腫瘍が分泌する活性物質が肝臓で代謝されず、直接体循環に流れ込んで全身にまわるために起きる。
- 多彩な症状を呈するが、おもな症状として❶皮膚紅潮、❷水様性下痢、❸喘息様発作、❹右心弁膜症（心内膜、心筋の線維化）がある。

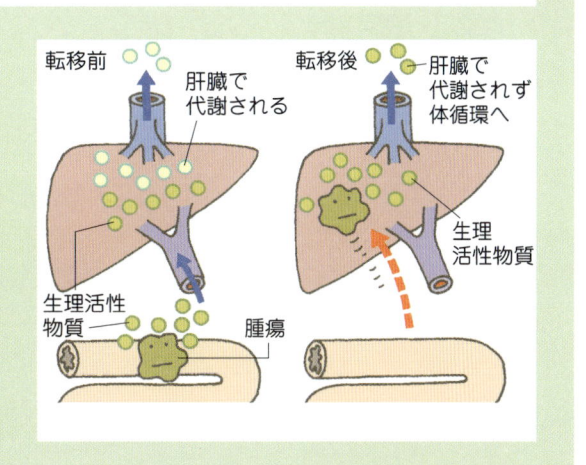

カルチノイド症候群：carcinoid syndrome／ソマトスタチンアナログ：somatostatin analogue／セロトニン：serotonin／ヒスタミン：histamine

消化器症状がありながら原因を特定できない機能性疾患

K58

過敏性腸症候群（IBS）
かびんせいちょうしょうこうぐん／アイビーエス
irritable bowel syndrome

担当：井上雄志

Overview

腹痛や下痢、便秘などの**排便異常**がありながら、原因となる器質的病変を特定できない病態。ストレスの関与が考えられている。

誘因・原因

- ストレスが、発症および症状の悪化に影響すると考えられているが、明確な原因は不明。

病態生理

- 詳細は不明である。
- 脳と消化管の関連（**脳腸相関**＊／のうちょうそうかん）がかかわっていると考えられる。
- 脳腸相関として、消化管運動の異常、消化管知覚過敏、心理的異常があげられる。
- 過敏性腸症候群（IBS）は頻度の高い疾患で、患者の生活の質（QOL）を大きくそこなうものである。

症状・臨床所見

- 数か月以上前からみられる慢性的な腹痛や腹部の不快感。
- 下痢や便秘、あるいは下痢と便秘が交互に認められる。
- 消化器以外の身体的症状として頭痛、動悸（どうき）、めまいなどの自律神経失調症状のほか、不眠、抑うつ感、意欲の低下などの精神症状をもつことも多い。

検査・診断 ●P181

- 血液検査
- 便潜血検査
- 単純X線検査
- X線造影検査
- 大腸内視鏡検査

- 各種検査によって器質的疾患を除外する。
- 診断基準はローマⅢ分類が広く用いられる。

治療 ●P181

- 生活指導
- 食事指導
- 薬物療法
- 心理的療法＊

- 重大な病気が原因でないことを説明。
- 規則正しい生活や睡眠不足の解消、ストレスの軽減。
- 香辛料など、腸を刺激する食事の制限。
- 消化管運動を促進する薬や下剤、抗うつ薬などの処方。
- 薬物療法で改善がみられないときは精神療法。

用語解説

脳腸相関
中枢神経と腸管神経は自律神経を通じて密接に関連し合っている。ストレスなどが消化管へ影響を与えたり、消化管からの信号が脳機能に影響を与えたりするなど、脳と消化管は相互に関連している。

心理的療法
IBSは、心理面も大きく影響し、精神的ストレスで悪化する。薬物療法が無効な場合には、認知行動療法、交流分析法などの精神療法や、自律訓練法（自己催眠法により心身を調節する）などを行うことによって、症状が軽減することがある。

ポリカルボフィルカルシウム ●P181
内服すると小腸や大腸で高い吸水性を示し、過敏性腸症候群の下痢や便秘などの便通異常を改善する。発疹、口の渇き、浮腫、かゆみなどの副作用をともなう。

マレイン酸トリメブチン ●P181
弱っている胃腸の不規則な収縮運動を改善する。まれに便秘、下痢、腹痛、発疹などの副作用がみられる。

酸化マグネシウム ●P181
制酸剤。胃酸を中和させる。長期間、大量に服用すると、高マグネシウム血症による意識障害、不整脈、吐き気、口の渇きや尿路結石などの副作用を起こすことがある。

ブチルスコポラミン臭化物 ●P181
消化管など内臓の痙攣を抑制する。副作用として口やのどの渇き、排尿障害、視力の調節障害、発疹、便秘などが起こることがある。

memo
鑑別すべき疾患
感染性腸炎●P138、クローン病●P146や潰瘍性大腸炎●P141などの炎症性腸炎、大腸がん●P165との鑑別が重要である。

知覚過敏：hyperesthesia／腹痛：abdominal pain／腹部不快感：abdominal discomfort／下痢：diarrhea／便秘：constipation／自律神経失調症：autonomic imbalance

検査・診断

- 内視鏡検査やX線造影検査、血液検査などで、器質的疾患、とくに悪性疾患と炎症性疾患を除外することが重要である。
- IBSの診断にはローマⅢ分類が広く用いられ㋐る。世界的に広く用いられている過敏性腸症候群の診断基準で、便秘型、下痢型、混合型、分類不能型の4群に分けられる。

ローマⅢ診断基準

6か月以上前から症状があり、腹部不快感や腹痛などが1か月につき少なくとも3日以上を占め、下記のうち2項目を満たしている。

↓

1. 症状が排便により軽快する
2. 排便回数の変化をともなう
3. 便性状の変化（下痢・便秘）をともなう

過敏性腸症候群の分類（ローマⅢ診断基準）

便秘型（IBS-C）	硬便または兎糞状便が便形状の25%以上、かつ軟便または水様便が便形状の25%未満
下痢型（IBS-D）	軟便または水様便が便形状の25%以上、かつ硬便または兎糞状便が便形状の25%未満
混合型（IBS-M）	硬便または兎糞状便が便形状の25%以上、かつ軟便または水様便が便形状の25%以上
分類不能型（IBS-U）	便形状の異常が不十分であり、IBS-C、IBS-D、IBS-Mのいずれでもない

治療

- 治療の第1段階では、IBSの病態生理を理解させて、症状が深刻な病気によるものではないことを十分に理解させることが大事である。

過敏性腸症候群の治療

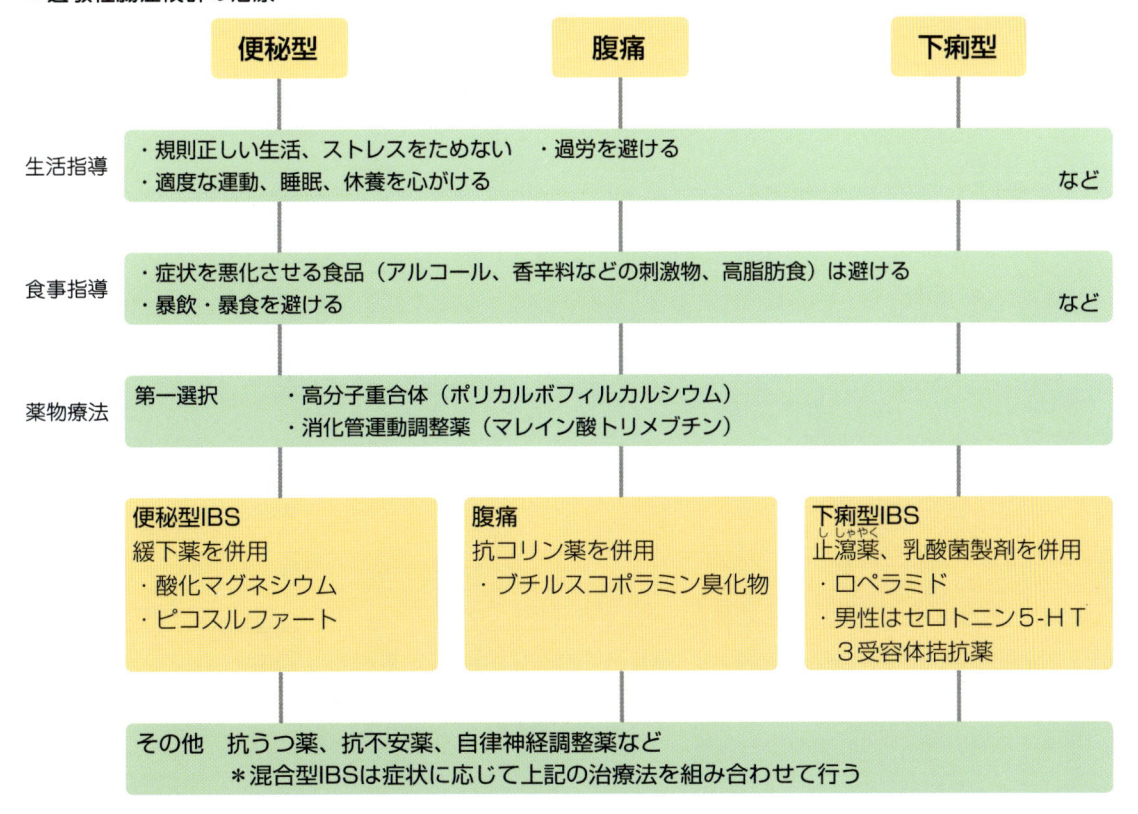

便秘型／腹痛／下痢型

生活指導
- 規則正しい生活、ストレスをためない
- 過労を避ける
- 適度な運動、睡眠、休養を心がける　　など

食事指導
- 症状を悪化させる食品（アルコール、香辛料などの刺激物、高脂肪食）は避ける
- 暴飲・暴食を避ける　　など

薬物療法

第一選択
- 高分子重合体（ポリカルボフィルカルシウム）
- 消化管運動調整薬（マレイン酸トリメブチン）

便秘型IBS　緩下薬を併用
- 酸化マグネシウム
- ピコスルファート

腹痛　抗コリン薬を併用
- ブチルスコポラミン臭化物

下痢型IBS　止瀉薬（ししゃやく）、乳酸菌製剤を併用
- ロペラミド
- 男性はセロトニン5-HT3受容体拮抗薬

その他　抗うつ薬、抗不安薬、自律神経調整薬など
＊混合型IBSは症状に応じて上記の治療法を組み合わせて行う

大腸内視鏡：colonoscope／便潜血検査：fecal occult blood test／炎症性疾患：inflammatory diseases／軟便：loose bowel／水様便：watery stool／硬便：hard stool

腹部ヘルニア／鼠径ヘルニア
abdominal hernia, inguinal hernia

臓器もしくは組織が本来存在する場所から脱出した状態　K43／K40
担当：井上雄志

Overview

ヘルニアとは、臓器や組織の一部が、先天的な欠損部または後天的な裂孔を通じて脱出することをいう。腹部ヘルニアは、**前側腹壁から脱出するヘルニア**をさし、鼠径ヘルニア、大腿ヘルニア、骨盤部ヘルニア、横隔膜ヘルニア◆P82、腹壁瘢痕ヘルニアなどが含まれる。

誘因・原因
- 先天性の鼠径ヘルニア＊と、外傷や手術、加齢などにより腹壁が脆弱化して起こる後天性のヘルニアがある。

病態生理 ◆P183
- ヘルニアは、ヘルニア門（臓器などが飛び出すあな）、ヘルニア内容（脱出する臓器および組織）、ヘルニア嚢（ヘルニア内容を包む袋）の3要素から成り立つ。
- 腹部ヘルニアは、その発生の部位から外ヘルニア＊と内ヘルニアに分けられる。

症状・臨床所見
- 自覚症状は、鈍痛や違和感程度の不定愁訴や無症状のことも。
- 代表的疾患である鼠径ヘルニアでは、鼠径部の膨隆が立位のときに出現し、仰臥位で消退する。

検査・診断

| 視診／触診 | 腹部CT検査 |

- ヘルニアの診断は通常、視診、触診にて行われる。
- 嵌頓を起こした場合の腸管嵌頓、絞扼、穿孔の有無の検索には、CT検査が有用である。

治療 ◆P184

| 外科的治療 |

- 自然治癒はなく、手術が基本である。

予後
- ヘルニアの手術はテンションフリー法の導入で、従来法に比べて再発率が低下し、1％程度となった。

用語解説

先天性鼠径ヘルニア
胎児のときに閉じるべき腹膜鞘状突起が出生後も開存しているために、鼠径ヘルニアが生じる。

外ヘルニア
外ヘルニアは、基本的に、腹腔内臓器がヘルニア嚢に包まれた状態で皮下に脱出したもので、鼠径ヘルニア、大腿ヘルニア、臍ヘルニア、腹壁ヘルニアなどがある。通常、ヘルニアといえば外ヘルニアをさす。

大腿輪 ◆P183
腸骨静脈、腸骨恥骨靱帯、クーパー靱帯に囲まれた鼠径靱帯下にある間隙。腹膜と薄い腹横筋だけを介して腹腔膜と接するため、大腿ヘルニアが発生する部位となる。

ヘッセルバッハ三角 ◆P183
鼠径靱帯、下腹壁動脈、腹直筋外縁で囲まれる三角形の部位。

従来法 ◆P184
鼠径ヘルニアの治療法は、日本においては長い間、患者自身の腹筋、筋膜などを縫縮することで、ヘルニア門の閉鎖と鼠径管後壁を補強する術式が行われてきた（バッシーニ法、マックベイ法が代表的）。この縫縮法は、縫い合わせた部分に過度の緊張（テンション）が加わり、患者がつっぱる感じが残ることや再発率が5〜10％と高いことなどが問題とされてきた。これに対してテンションフリー法は、従来法に比べて手術時間が短く、手術創が小さいため術後の痛みやつっぱり感が少ない、また人工補強材を使用することで再発率が低下するなどの利点をもつため、急速に広まった。

memo

閉鎖孔ヘルニア
骨盤部ヘルニアのひとつ。骨盤の奥にある小さなあな（閉鎖孔）から腸管が脱出する。高齢でやせ形の女性に多くみられる。症状としては大腿部内側や股関節から下半身への痛みが特徴。

鼠径ヘルニア: inguinal hernia／大腿ヘルニア: femoral hernia／腹壁瘢痕ヘルニア: abdominal incisional hernia／ヘルニア門: hernial orifice／ヘルニア嚢: hernial sac／内ヘルニア: internal hernia／外ヘルニア: external hernia／腹圧: abdominal muscle pressure

鼠径(そけい)ヘルニア

担当：井上雄志

病態生理

- 腹部臓器が、鼠径靱帯の上部で鼠径部に脱出するヘルニアを鼠径ヘルニアという。
- 脱出経路により、外鼠径ヘルニアと内鼠径ヘルニアとに分類される。外鼠径ヘルニアは、全ヘルニア中で最も発生頻度が高い。
- 鼠径部周囲のヘルニアには、ほかに鼠径靱帯のすぐ下に脱出する大腿ヘルニアがある。内鼠径ヘルニアの亜型のひとつとされる。

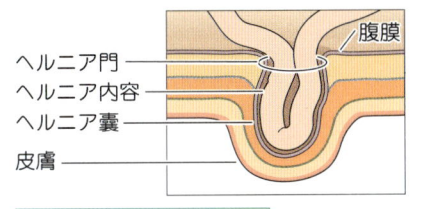

ヘルニア嵌頓

- ヘルニア内容が、狭いヘルニア門から脱出し、ヘルニア門によって絞扼された状態をヘルニア嵌頓という。
- 強い腹圧やいきみによって起こることが多い。
- 血流障害をきたすと腸管壊死(えし)や穿孔(せんこう)を起こすため、緊急手術の適応となる。

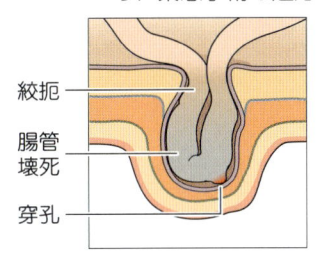

■ ヘルニアの基本構造
（ヘルニア門／ヘルニア内容／ヘルニア囊／皮膚／腹膜）

■ ヘルニア嵌頓の症状
・突然の激しい腹痛
・嘔吐(おうと)
・脱水
・腹部膨満感(ぼうまんかん)
・排便・排ガスの停止
など

■ 鼠径部の構造 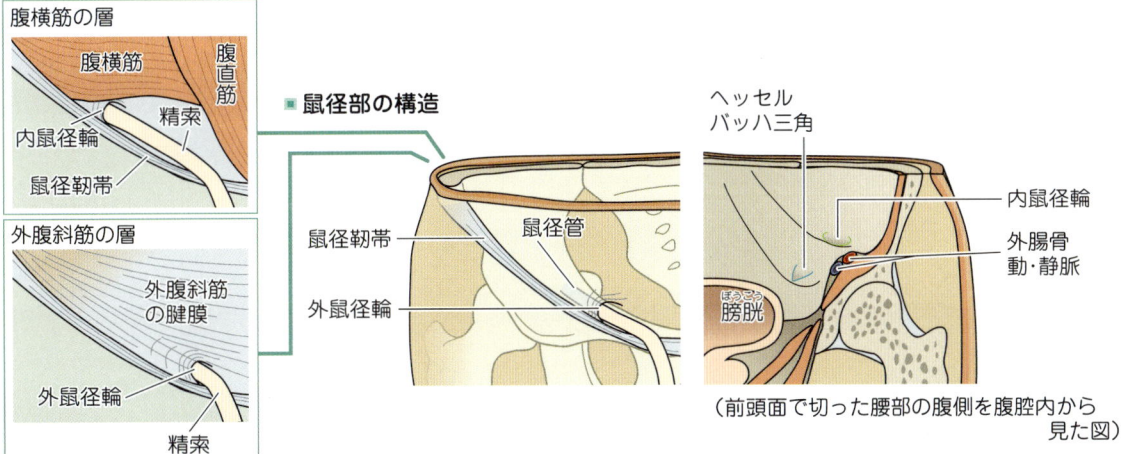
腹横筋の層（腹横筋／腹直筋／内鼠径輪／精索／鼠径靱帯）
外腹斜筋の層（外腹斜筋の腱膜／外鼠径輪／精索）
鼠径靱帯／鼠径管／外鼠径輪
ヘッセルバッハ三角／内鼠径輪／外腸骨動・静脈／膀胱(ぼうこう)
（前頭面で切った腰部の腹側を腹腔内から見た図）

■ 鼠径ヘルニアの種類

	外鼠径ヘルニア	内鼠径ヘルニア	大腿ヘルニア
脱出経路	内鼠径輪をヘルニア門とし、外鼠径輪を経て外側に脱出する（ヘルニア囊は精索のなかに入ったまま脱出） 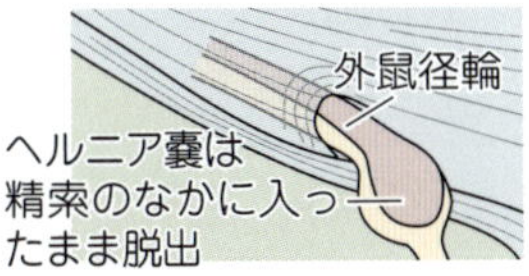	鼠径管後壁をヘルニア門としヘッセルバッハ三角より外鼠径輪に脱出（ヘルニア囊は精索に包まれていない） 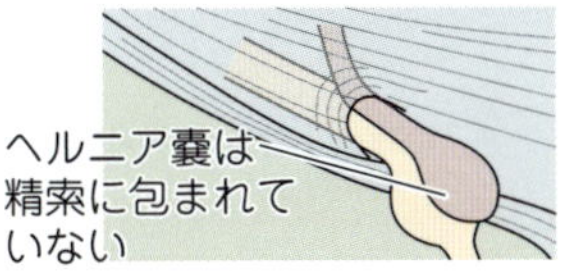	大腿輪をヘルニア門とし、大腿管を通って鼠径靱帯の下から脱出 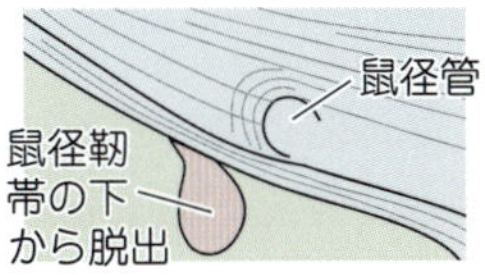
要因	多くが先天的。高齢者は腹膜を形成する筋肉や腱膜の脆弱化による	腹膜を形成する筋肉や腱膜の脆弱化による	分娩(ぶんべん)による大腿輪の脆弱化による
好発年齢	2歳以下の男児、成人男性（ピークは50〜70歳代）	中高年男性（ピークは60〜70歳代）	中年以降の経産婦（ピークは50〜70歳代）
嵌頓	しばしば起こす	まれ	起こしやすい

腹膜鞘状突起：process vaginalis／外鼠径ヘルニア：indirect inguinal hernia／内鼠径ヘルニア：direct inguinal hernia／ヘッセルバッハ三角：Hesselbach triangle／鼠径管：inguinal canal／鼠径靱帯：inguinal ligament／ヘルニア嵌頓：incarcerated hernia／クーパー靱帯：Cooper's ligament

腹部ヘルニア／鼠径ヘルニア

治療

治療の目的 — **外科的治療**：ヘルニア門の閉鎖を目的とする

外科的治療

- 小児鼠径ヘルニアは、ヘルニア嚢を高位で結紮して閉鎖する高位結紮術で完治する。
- 成人鼠径ヘルニアに対しては、現在は人工補強材（メッシュ）を使用してヘルニア門を閉鎖するテンションフリー法が主流である。従来法に比べると、再発率が低く、術後の疼痛も軽減するとされている。
- テンションフリー法には、使用する材料によってメッシュプラグ（mesh-plug）法、ダイレクトクーゲル（Direct Kugel）法、プロリンヘルニアシステム（PHS：Prolene hernia system）法、リヒテンシュタイン（Liechtenstein）法などいくつかの術式がある。

メッシュプラグ法
・ヘルニア門に円錐形のメッシュプラグをあてがい、上から別のメッシュをかぶせて補強する。

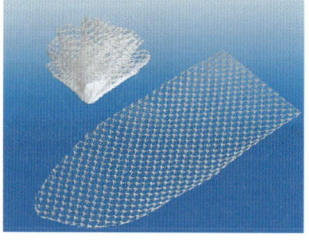

画像提供：株式会社メディコン

ダイレクト・クーゲル法
・特殊なメッシュを用いて、ヘルニア門を内側から広い範囲で補強する。

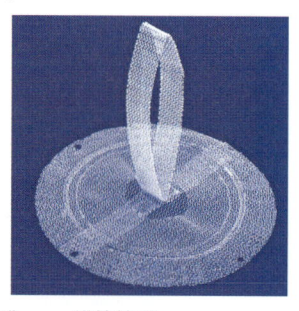

画像提供：株式会社メディコン

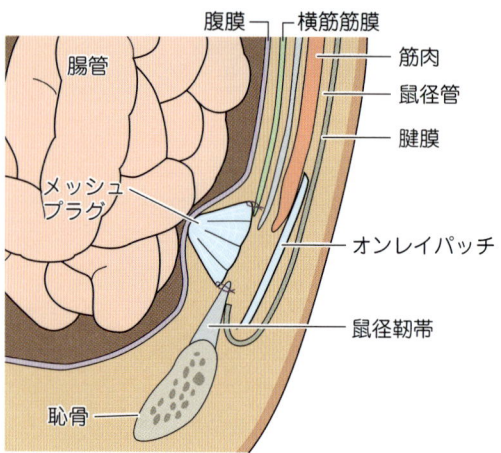

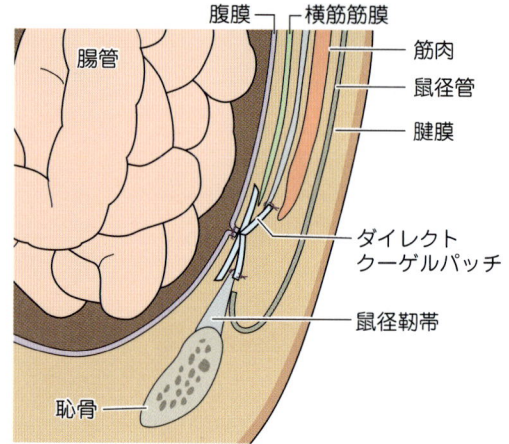

術後合併症

- 鼠径ヘルニアに特徴的な術後合併症としては、ヘルニア嚢が存在していた部分に血液や滲出液が貯留する**術後漿液腫**がある。
- 術後漿液腫はほとんどの症例で、穿刺の必要はなく自然消退する。
- その他の術後合併としては、からだにとっては異物であるメッシュへの感染や術後の慢性疼痛などが問題となる。感染を起こした場合は、メッシュの除去、従来法での修復を行う。慢性疼痛の多くは保存的に対処される。

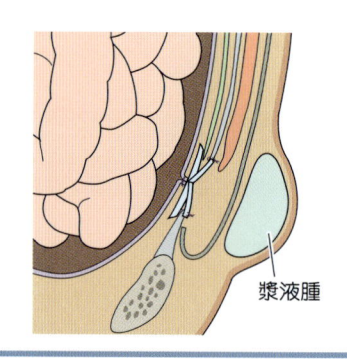

テンションフリー法：tensionfree method／ヘルニア門：hernial orifice／ヘルニア嚢：hernial sac／漿液腫：seroma／メッシュプラグ法：mesh-plug method／ダイレクトクーゲル法：Direct Kugel patch method／プロリンヘルニアシステム：Prolene hernia system（PHS）／リヒテンシュタイン法：Liechtenstein method

第5章
直腸・肛門の疾患

直腸・肛門の構造と生理	186
痔核	188
Column 直腸脱	190
肛門周囲膿瘍・痔瘻	192
Column 肛門管がん	192
Column 裂肛	194

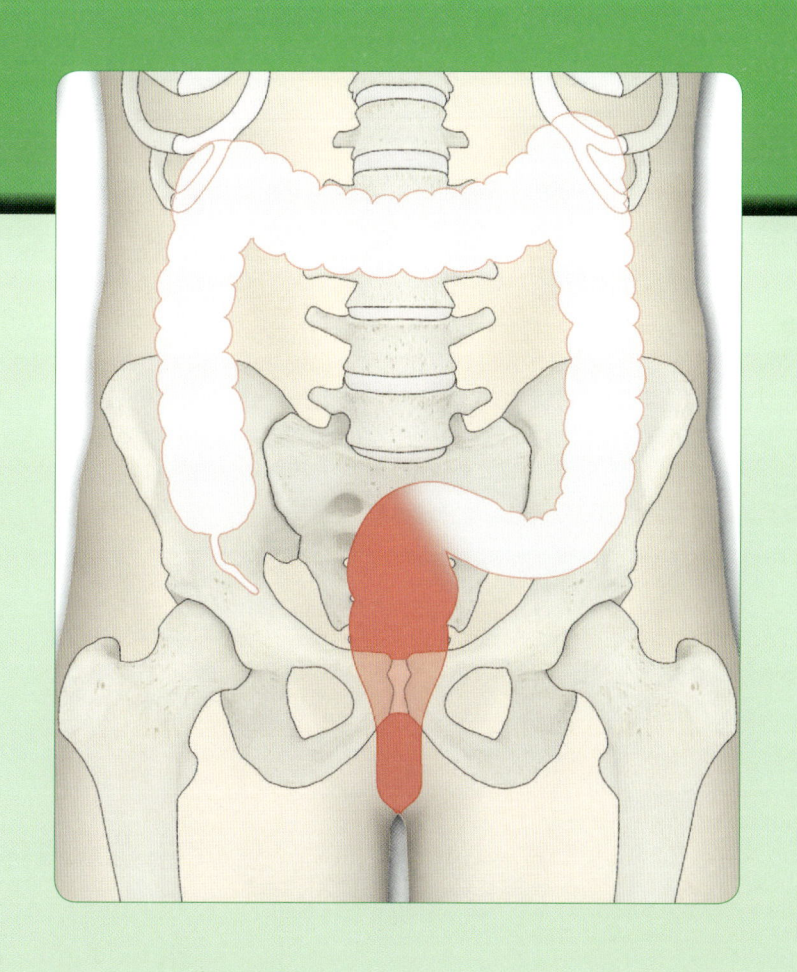

消化管の最下端にあり、排便をコントロールする

直腸・肛門の構造と生理

担当：板橋道朗

直腸・肛門の疾患一覧

痔核 ➡P188
肛門領域に発生した静脈瘤。

内痔核
歯状線より口側に発生する痔核。

外痔核
歯状線より肛門側に発生する痔核。

血栓性外痔核
外痔核のうち、静脈内に血栓を生じたもの。

嵌頓痔核
内痔核が肛門括約筋に絞扼され還納不能になった状態。

■ 直腸・肛門の位置

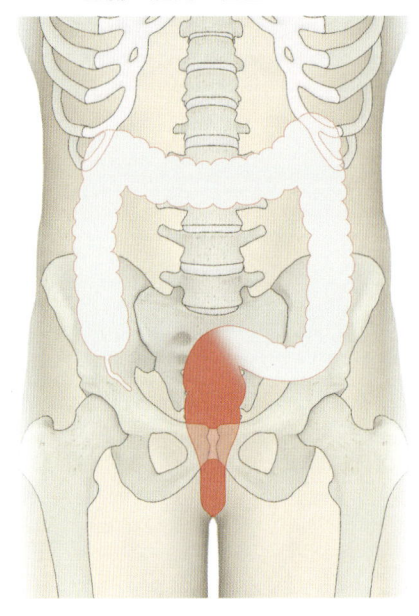

肛門周囲膿瘍・痔瘻 ➡P192
細菌感染が起こり、膿瘍が慢性化し瘻管を形成。

裂肛 ➡P194
かたくなった便により肛門上皮が断裂した状態。

直腸脱 ➡P190
肛門より直腸が裏返って脱出する病態。

直腸がん ➡P171
大腸のうち直腸にできる悪性腫瘍。

肛門管がん ➡P192
消化管の終末部である肛門管にできる悪性腫瘍。

- 直腸は**大腸の終末部**で、肛門管へと続き、肛門で外部に開く。
- 肛門管は発生学的に内胚葉と外胚葉➡P50の原始肛門が癒合して形成されており、**歯状線**がその境界にあたる。
- このため肛門管は、血管や神経の構造、伸展⑦が、内胚葉由来と外胚葉由来の異なる2つの組織からなる複雑な構造になっている。
- 代表的な直腸肛門疾患に痔核、裂肛、痔瘻がある。なかでも痔核は発生頻度が最も高く、肛門疾患の約6割を占める。

排便機能

- 便が直腸まで送り出されると、直腸が伸展し、その刺激が脳に伝わる。
- このことにより、不随意筋である内肛門括約筋*が反射的に弛緩し、便意を自覚する。
- 一方、陰部神経支配の随意筋である外肛門括約筋*は、便の漏れを防ぐために収縮する。
- 排便する準備ができたときに、外肛門括約筋の弛緩が行われ、排便が起こる。

用語解説

内肛門括約筋
自律神経支配の平滑筋で、交感神経によって収縮的にはたらき、副交感神経によって弛緩的にはたらく。直腸が便などで伸展されると弛緩する。

外肛門括約筋
陰部神経によって支配されている横紋筋で、ふだんは収縮して便の排泄を抑制している。

肛門挙筋（骨盤底筋）➡P187
肛門括約筋の上にある不随意筋で、肛門を固定したり圧迫したりと直腸肛門部を支持するはたらきをしている。骨盤底筋ともよばれる。

直腸：rectum／肛門：anus／排便：defecation／内肛門括約筋：internal anal sphincter／外肛門括約筋：external anal sphincter／肛門挙筋：levator ani

直腸・肛門の解剖

- 第3仙椎の高さでS状結腸から始まり、肛門管に至る部位を直腸とよぶ。
- 直腸は2か所で大きく彎曲しており、深く大きな横ひだをもつ。
- **外科的肛門管**は、恥骨直腸筋付着部上縁から肛門縁に至るまでの全長4cmの部位をさす。一方、解剖学的には、歯状線から肛門縁までを肛門管と定義している。
- ヘルマン線（直腸肛門線ともいう。肛門柱の上線を結んだ線）より口側は単層円柱上皮に、歯状線より肛門側は重層扁平上皮に覆われている。ヘルマン線より歯状線までは、移行上皮で覆われている。
- 肛門管は、肛門の開閉にかかわる内・外肛門括約筋及び肛門挙筋に囲まれ、これらの協調作用によって肛門機能が維持されている。

直腸・肛門の各部名称（正中断面）

主なラベル：ダグラス窩（男性：直腸膀胱窩、女性：直腸子宮窩）、S状結腸、第3仙椎、直腸横ひだ、コオールラウシュひだ、膀胱、恥骨直腸筋、肛門尾骨靭帯、肛門管（A）

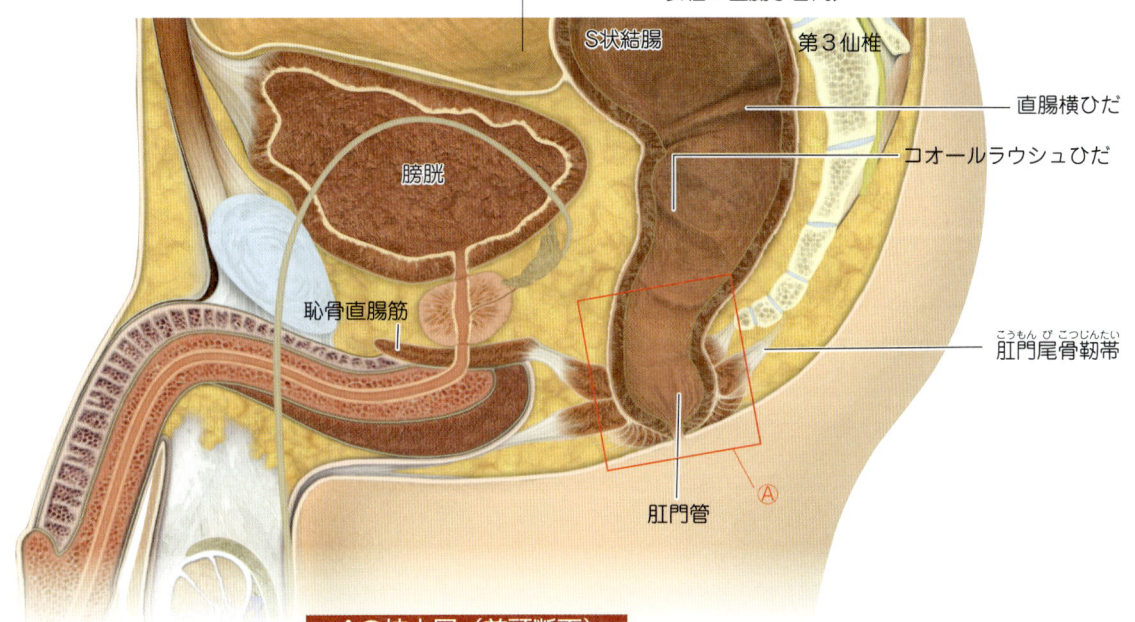

Aの拡大図（前頭断面）

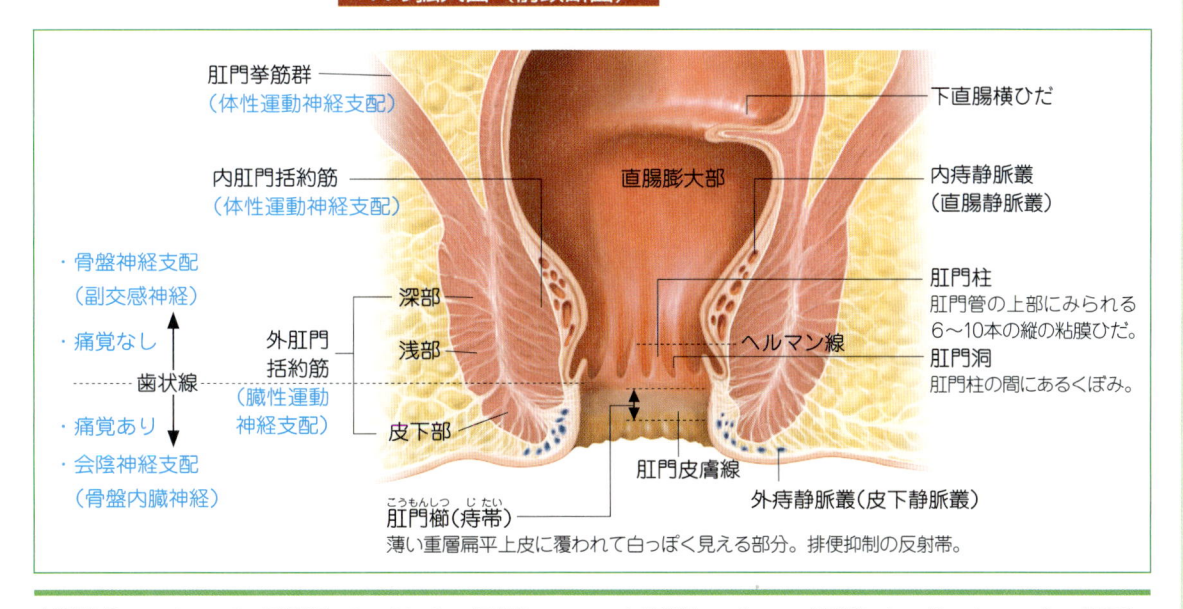

主なラベル：肛門挙筋群（体性運動神経支配）、内肛門括約筋（体性運動神経支配）、下直腸横ひだ、直腸膨大部、内痔静脈叢（直腸静脈叢）、肛門柱（肛門管の上部にみられる6〜10本の縦の粘膜ひだ）、ヘルマン線、肛門洞（肛門柱の間にあるくぼみ）、外肛門括約筋（深部／浅部／皮下部）（臓性運動神経支配）、歯状線、肛門皮膚線、外痔静脈叢（皮下静脈叢）、肛門櫛（痔帯）：薄い重層扁平上皮に覆われて白っぽく見える部分。排便抑制の反射帯。

歯状線の区分：
- 口側：骨盤神経支配（副交感神経）／痛覚なし
- 肛門側：会陰神経支配（骨盤内臓神経）／痛覚あり

直腸膨大部：rectal ampulla／S状結腸：sigmoid colon／肛門管：anus canal／肛門縁：anal verge／歯状線：dental line, dentate line／肛門柱：anal column／肛門洞：anal sinus

痔静脈叢のうっ帯によって起こる静脈瘤

I84／022.4／087.2

痔核
じかく
hemorrohoid

担当：板橋道朗

Overview

肛門内外に発生した静脈瘤で、肛門病変の6割を占める。肛門前方を12時として3時、7時、11時の方向に好発する。

誘因・原因
- おもに痔静脈叢*のうっ血と支持組織が弱くなることで起こると考えられる。
- 長時間の座り作業や立ち仕事、便秘、下痢、いきみの繰り返し、妊娠、分娩、アルコールなどが原因と考えられる。

病態生理 ●P189
- 歯状線*より口側に発生した「内痔核」と、肛門側に発生した「外痔核」に分けられる。外痔核は、実際には内痔核と連続した混合痔核としてみられることがほとんどである。

症状・臨床所見
- 内痔核の症状は、出血、疼痛、脱出が3大症状である。嵌頓痔核●P189を起こすと激しい疼痛が起こる。
- 皮膚の部分に発生する外痔核では、疼痛がおもな症状である。血栓性外痔核●P189ともなれば強い疼痛をともなう。
- 診断には、直腸指診、肛門・直腸鏡診などによる視診が有用。

検査・診断 ●P190

| 視診 | 肛門直腸指診 | 肛門鏡診 |

- 出血がある場合は、かならず大腸内視鏡検査や大腸注腸造影検査を行う。

治療 ●P191

| 保存的治療 | 外科的治療 |

- 薬物治療（坐薬、軟膏、生活習慣・肛門衛生に対する指導）
- 外科的治療（結紮切除法、輪ゴム結紮術、硬化療法）

予後
- 予後は良好。再発防止には、食生活や排便習慣を含めた生活習慣の改善が重要である。

用語解説

痔静脈叢
直腸下部から肛門にかけては、毛細血管が網目状に集まった静脈叢が発達しており、歯状線を境として歯状線より口側（上側）を内痔静脈叢（直腸静脈叢に相当）、肛門側（下側）を外痔静脈叢（皮下静脈叢に相当）とよぶ。直腸・肛門の静脈には静脈弁がないので、うっ血しやすい。

歯状線
直腸と肛門の境界部。解剖学的には櫛状線というが、臨床の現場では歯状線とよばれることが多い。歯状線より口側は、自律神経が支配しているので、痛みを感じない。肛門側は痛覚がある。初期の内痔核は、痛みを感じないが大きくなって脱出すると痛みが出現するようになる。

肛門直腸指診
肛門に指を挿入して診察する方法。痔以外にも大腸がん、直腸ポリープ、前立腺肥大などの診断にも有効である。

肛門：anus／うっ血：congestion／出血：hemorrhage／歯状線：dental line, dentate line／直腸指診：digital rectal examination／嵌頓痔核：incarcerated hemorrhoid／血栓性外痔核：external thrombosed hemorrhoid

病態生理

内痔核

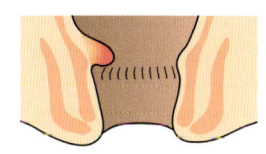

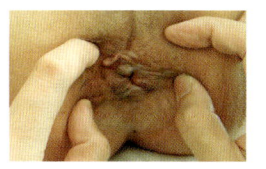

歯状線より口側の内痔静脈叢に発生する。通常痛みはないが、痔核が大きくなり歯状線を越えると、疼痛が出現する。

主症状 出血と脱出。

外痔核

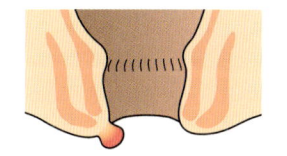

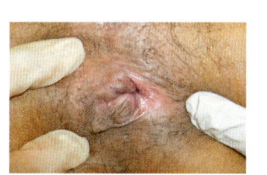

歯状線より肛門側の外痔静脈叢に発生する痔核。多くは内痔核と連続した混合痔核としてみられる。

主症状 疼痛、腫脹。

→ 急性期 →

嵌頓痔核

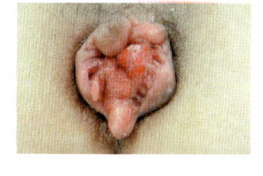

肛門より脱出した内痔核が、肛門括約筋により絞扼されてうっ血・腫脹し、還納不能になった状態。

誘因 排便時や内痔核をもった妊婦の出産時に起こりやすい。

治療 急性期は薬物治療。症状緩和がみられたのち、結紮切除術を考慮する。

血栓性外痔核

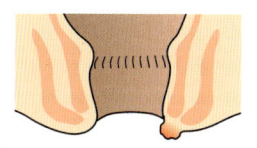

急性の血行障害で発症し、肛門部周囲に血栓が生じた病態。肛門左右にできやすく、強い痛みをともなう。皮膚が破れて出血することがある。

誘因 飲酒や寒冷、睡眠不足、疲労、下痢、便秘。

治療 痔核が小さいうちは薬物療法で痛み・腫れは治まるが、血栓を形成して疼痛が激しい場合は血栓切除術を考慮する。

内痔核の進行度

■内痔核は、その脱出度の程度によって以下の4段階に分類される。

■ゴリガー分類

	脱出の程度	症状	治療方針
Ⅰ度	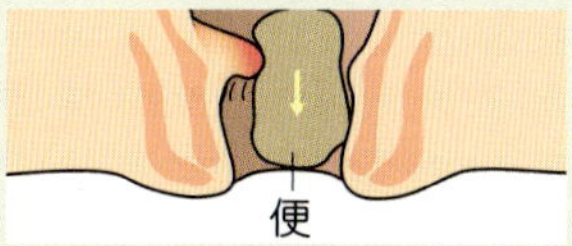 出血のみで脱出しない。	出血あり。疼痛なし。	・便通の改善、生活指導 ・坐薬、内服薬の使用
Ⅱ度	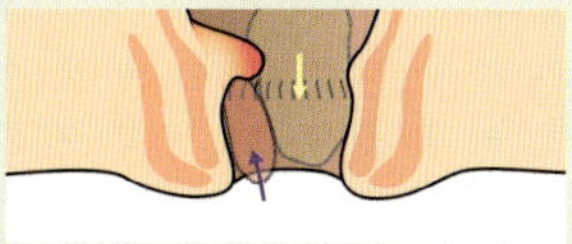 排便時に脱出するが、自然に肛門内に戻る。	出血。腫脹・脱出により痔核が皮膚部分に及ぶと疼痛出現。	
Ⅲ度	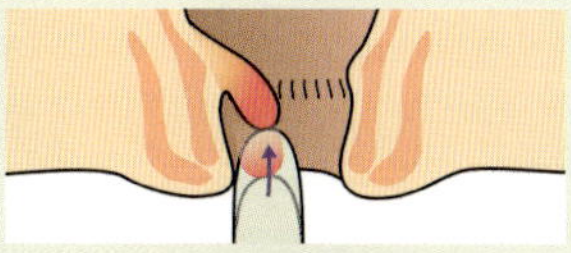 排便時に脱出するが、指で肛門内に戻せる。	出血と激しい疼痛。	・手術（結紮切除術） ・硬化療法など
Ⅳ度	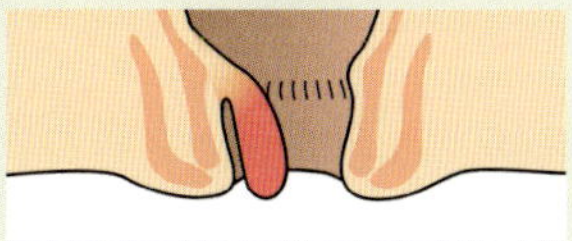 常時脱出（脱肛）。肛門内に還納できない。	日常生活が困難。嵌頓痔核に陥りやすい。	・手術（結紮切除術）

内痔核：internal hemorrhoid／外痔核：external hemorrhoid／坐薬：suppository／排便：defecation／硬化療法：sclerotherapy

痔核

🔬 検査・診断

特徴的な検査所見	視診	腫脹、脱出の程度	肛門鏡診	痔核の大きさ（進行度）
	肛門直腸指診	疼痛部確認 腫瘤触知の有無		

痔核の診断

- 問診では、疼痛、出血、腫脹、便通、既往歴などを聴取することにより、おおよその状態が予想できる。
- 外痔核は、肛門縁の腫脹として認められる。
- 血栓性外痔核では、圧痛のある腫瘤と血栓が透視される。
- 内痔核の診断は肛門鏡を要する。
- 内痔核は上直腸動脈の左外側枝、右後枝、右前枝の終末部に好発する（肛門の腹側を時計の12時とすると、4時、7時、11時方向）。

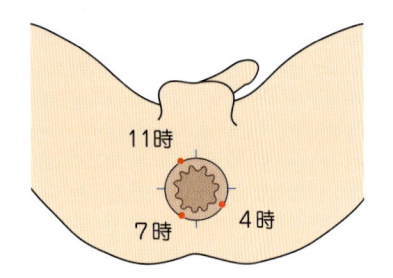

内痔核は4時、7時、11時方向に好発する。

肛門鏡診

- 肛門鏡を肛門に挿入して、直接肛門、下部直腸を観察する検査。
- 内痔核のほか、痔瘻や裂肛の位置や状態の確認、処置などに使用される。肛門鏡は、形は紡錘型が一般的だが、蝶番型などさまざまなものがあり、目的に応じて使い分ける。近年はデジタル肛門鏡が普及しつつある。

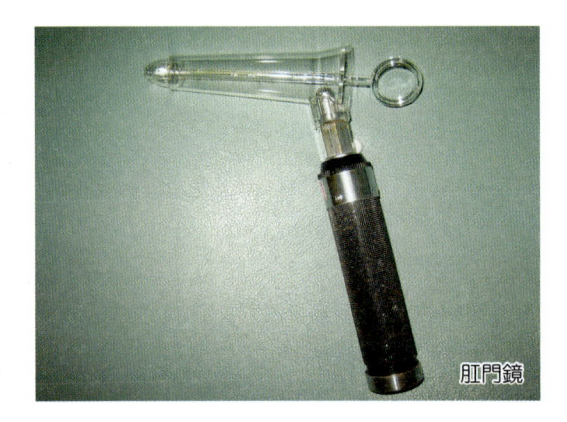

肛門鏡

Column

直腸脱

K62.3
担当：板橋道朗

- 直腸脱は、直腸壁全層（粘膜、筋肉）が脱出する「完全直腸脱」と、直腸表面の粘膜だけが脱出する「不完全直腸脱」とがある。後者を直腸粘膜脱ともよぶ。
- なお、排便時の過度のいきみにより粘膜炎が起こり、潰瘍や隆起性病変ができる病態を「直腸粘膜脱症候群」といい、直腸脱とは区別される。

💊 治療

- 手術療法が主体。経会陰的手術と経腹的手術に大別。
- 術式はさまざまで、各術式の評価は一定していない。最近では、腹腔鏡補助下の直腸固定手術も行われている。

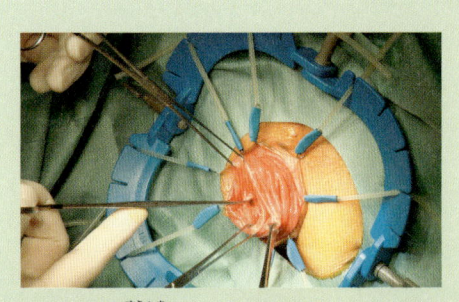

脱出粘膜の皺襞は赤色を帯びた同心円状である。皺襞が輪状になっていることから、脱肛との鑑別が容易につく。通常5～6cmの脱出だが10cmに及ぶこともある。

保存的治療：conservative therapy／軟膏：ointment／腫瘤：tumor／脱肛：anal prolapse／直腸脱：rectal prolapse

治療

| 治療の目的 | 保存的治療 | 薬物治療、生活習慣の改善指導 | 外科的治療 | 結紮切除法、輪ゴム結紮術、硬化療法 |

保存的治療

- 原則的にゴリガー分類Ⅰ度、Ⅱ度の痔核に対しては保存的治療を行う。
- 坐薬、軟膏、消炎鎮痛薬の内服薬を処方。病状㋐により、ステロイド薬、局所麻酔薬、抗菌薬を含むものを使用する。

外科的治療

- 保存療法が主体だが、自然還納が不可能なものでは、結紮切除術などが行われる。

結紮切除術（ミリガン‐モルガン法）

- 内痔核に流入する上直腸動脈の分枝を結紮し、痔核部分を切除する方法である。
- 創部閉鎖は、早期治療と疼痛緩和のために、全開放創とはせず半閉鎖を行うことが多い。

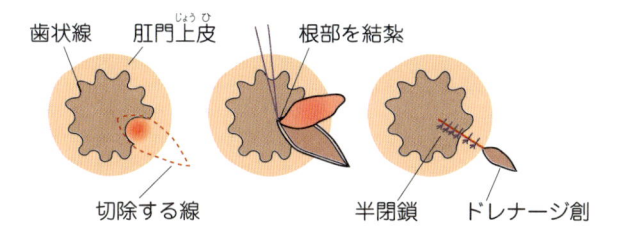

歯状線／肛門上皮／根部を結紮／切除する線／半閉鎖／ドレナージ創

輪ゴム結紮術

- 特殊な器具を用いて輪ゴムで痔核の根元を縛って血流を遮断し、痔核を自然に脱落させる。

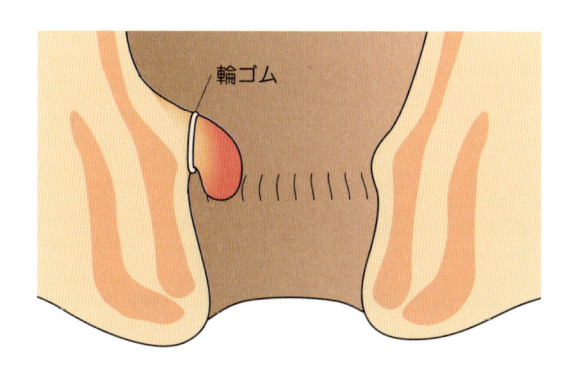

輪ゴムを痔核の根部にはめて血流を止め、脱落させる。

PPH法

- 自動環状縫合器を用いて、脱肛の起点となる直腸粘膜を環状に切除・縫合する方法である。痔核は肛門内につり上げられて消失する。
- 痛みに敏感な肛門粘膜や皮膚に傷ができないため、術後の痛みはほとんどない。

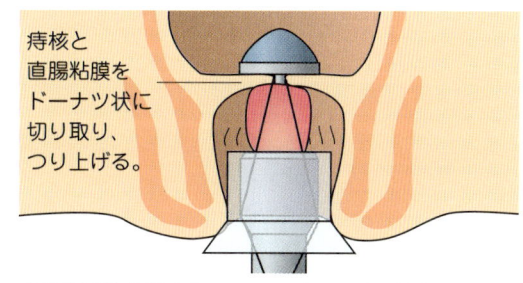

痔核と直腸粘膜をドーナツ状に切り取り、つり上げる。

自動環状縫合器を用いて、同時に切除・縫合を行う。

硬化療法（ALTA注入療法）

- 硬化剤を内痔核に注射して内痔核の周囲に炎症を起こし、内痔核の血流を低下させることで出血や痔核を縮小させる方法。硫酸アルミニウムカリウム製剤を用いた硬化療法のひとつALTA療法も有用である。

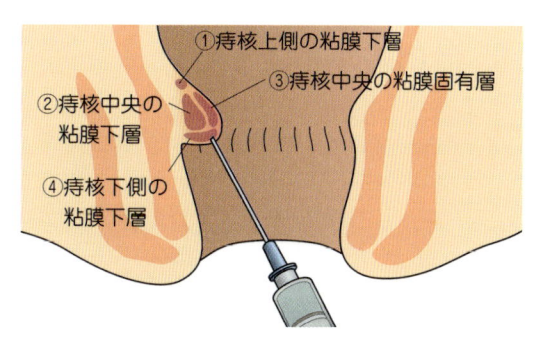

①痔核上側の粘膜下層
②痔核中央の粘膜下層
③痔核中央の粘膜固有層
④痔核下側の粘膜下層

4段階に分けて、直接痔核にALTAを注入して縮小させる。

硬化療法：sclerotherapy／硫酸アルミニウムカリウム・タンニン酸：aluminum potassium sulfate tannic acid (ALTA)／直腸：rectum／ミリガン‐モルガン法：Milligan-Morgan operation／輪ゴム結紮術：rubber band ligation technique／PPH法：procedure for prolapse and hemorrhoids method

細菌感染による膿瘍、膿瘍が慢性し瘻管を形成した病態　　　K61.0 K60.3

肛門周囲膿瘍・痔瘻

担当：板橋道朗

perianal abscess, anal fistula

Overview

歯状線の肛門陰窩に開口している肛門腺の細菌感染により、**膿瘍**を形成したものを肛門周囲膿瘍という。この膿瘍が自潰や切開で**瘻管**を形成したものが痔瘻で、発生頻度は肛門外来受診者の10〜25%。

誘因・原因

- 肛門陰窩からの化膿菌の感染によるものが最も多い。
- 痔瘻はクローン病*の合併症として生じることがある。

病態生理　→P193

- 肛門周囲膿瘍は痔瘻の前段階の状態であり、両者は一連の疾患と考えられる。
- 細菌の侵入口となった肛門陰窩を一次孔（原発孔）、膿の出口を二次孔とよぶ。

症状・臨床所見

- 排便と関係のない肛門周囲の腫脹、発赤、強い疼痛、高熱など。
- 痔瘻に進むと排膿を生じる。

検査・診断　→P193

治療　→P193

外科的治療
- 外科的治療が原則である。

予後

- 痔瘻の根治手術を行っても約1割に再発・肛門機能不全がみられる。

用語解説

クローン病　→P146

消化管に慢性的な炎症・潰瘍が生じる原因不明の疾患。高頻度に肛門病変と合併し、なかでも最も多く合併するのが痔瘻である。再発を繰り返す難治性痔瘻の場合は、クローン病を考える必要がある。クローン病による痔瘻では、トンネルの走行が複雑で長く、二次孔が多発しているのが特徴である。

痔瘻がん

長期化する痔瘻から、がんが発生することがある。痔瘻がんの発生頻度は0.1%とされており、以下の条件を満たすものを痔瘻がんと定義している。
1. 10年以上の長期にわたり、痔瘻が再燃を繰り返す。
2. 痔瘻部分に疼痛や硬結を認める。
3. ムチン様の分泌を認める。
4. 直腸肛門以外に原発性のがんを認めない。
5. 瘻孔開口部が肛門管または肛門陰窩にあること。

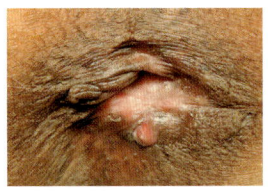

痔瘻

Column

肛門管がん　C21.1

担当：板橋道朗

- 発生頻度は全大腸がんの約4%程度である。
- 肛門管内に発生する管内型と肛門周辺の皮膚に発生した管外型がある。管外型の約4割は痔瘻から発生するといわれる。
- 組織型では、歯状線より口側に生じる「腺がん」が最も多く、ついで歯状線より肛門側に生じる「扁平上皮がん」が多い。
- 主症状に肛門出血、肛門腫瘤、肛門痛がある。
- 鼠径部のリンパ節に転移しやすい。

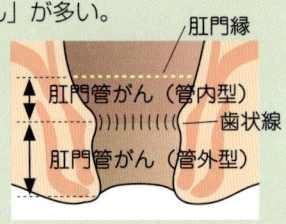

肛門縁／肛門管がん（管内型）／歯状線／肛門管がん（管外型）

肛門：anus／歯状線：dental line, dentate line／肛門陰窩：anal crypt／肛門腺：anal gland／膿瘍：abscess／クローン病：Crohn disease／肛門管がん：anal canal cancer

病態生理

- 痔瘻の分類には、日本では一般的に**隅越分類**が用いられる（下の表）。
- 隅越分類は、瘻管の走る部位を4つに分け、歯状線より上か下か（H/L）、瘻管の走行が単純か複雑か、枝分かれをして複雑か（S/C）で分類したものである。
- 内・外肛門括約筋間痔瘻が約7割を占める。

痔瘻の分類（隅越分類）

I型	皮下または粘膜下痔瘻（約1割）	L	皮下痔瘻
		H	粘膜下痔瘻
II型	内・外肛門括約筋間痔瘻（約7割）	L	低位筋間痔瘻（S／単純、C／複雑）
		H	高位筋間痔瘻（S／単純、C／複雑）
III型	肛門挙筋下痔瘻（約1割）	U	片側（S／単純、C／複雑）
		B	両側（S／単純、C／複雑）
IV型	肛門挙筋上痔瘻（1割未満）＊多くは難治性でクローン病などの基礎疾患をもつ。		

＊III型において両側坐骨直腸窩に及ぶものはB(bilateral)、片側のものはU(unilateral)とする。

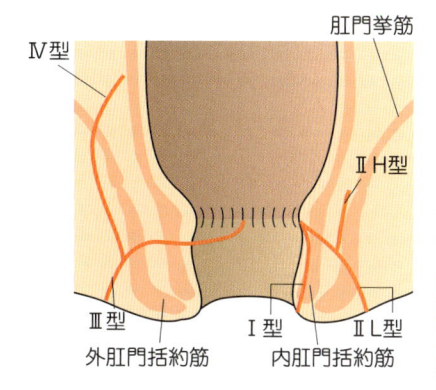

検査・診断

特徴的な検査所見	視診	肛門周囲の腫れや発赤	肛門鏡検査	原発口からの排膿を確認
	肛門直腸指診	圧痛の有無。膿瘍の範囲や瘻管の走行		

- 痔瘻は、肛門周囲の二次孔からの排膿、肛門の硬結などから診断できる。
- 診断がむずかしい場合は、経肛門超音波診断やMRI、CT検査が有用なこともある。

治療

治療の目的	外科的治療	排膿、痔瘻の開放と切除

- 痔瘻完成後は、成人の場合は自然治癒をのぞめないため、原則的に外科治療を行う。
- 痔瘻の分類に応じた術式が必要であるが、代表的なものに下記の術式がある。

代表的な術式

	切開開放術（lay open法）	括約筋温存術（coring out法）	シートン法（seton法）
術式	痔瘻を瘻管に沿って切開、開放。【おもな適応】背側の痔瘻	瘻管だけをくり抜き、一次孔を閉鎖。【おもな適応】前方の低位筋間痔瘻、肛門側方の痔瘻	瘻孔に輪ゴムを通して緊縛し、時間をかけて瘻管を開放するカッティングシートン法、ドレナージを目的とするドレナージシートン法がある。【おもな適応】複雑痔瘻、クローン病にともなう痔瘻
特長	背側の痔瘻であれば、括約筋切除後も肛門機能に影響はない。	肛門括約筋の損傷が少ない。	肛門の変形、機能障害が少ない。

瘻管：fistulous tract／切開：incision／排膿：drainage／一次孔：primary orifice／二次孔：secondary orifice

Column

裂肛（れっこう）

K60.0 K60.1 K60.2
担当：板橋道朗

- 裂肛とは、かたい便の通過やいきみにより肛門上皮が断裂したもので、切れ痔ともよばれる。
- 20代〜40代の女性に多く、肛門疾患の約15%を占める。
- 肛門管後方は、脆弱で進展しにくいため、80%以上が6時方向に好発する。

裂肛の進行

①急性裂肛（浅い裂創）
- かたい便や頻回な下痢などにより生じる浅い裂傷。
- 排便時や排便直後の痛みと出血。

②慢性裂肛（深い裂創→難治性潰瘍）
- 慢性化すると傷が潰瘍化し、**スキンタグ**（見張りいぼ＝瘢痕化した皮膚突起）、肛門ポリープが生じる。

③肛門狭窄
潰瘍が瘢痕化すると肛門が狭窄する。

治療

- 急性期は原則的に保存的療法を行う。慢性化して保存的治療で改善しない場合は外科的治療を考慮。

保存的治療
- 生活指導：便秘の改善、肛門の衛生
- 薬物療法：消炎鎮痛薬の投与

外科的治療
- 側方皮下内括約筋切開法（LSIS法）：肛門の皮膚からメスを入れ内肛門括約筋を浅く切開することで、肛門管の過緊張状態を改善する。
- 皮膚弁移動術（SSG法）：瘢痕化した裂肛を切除し、皮膚移植を行い肛門を広げる。

■ 急性裂肛

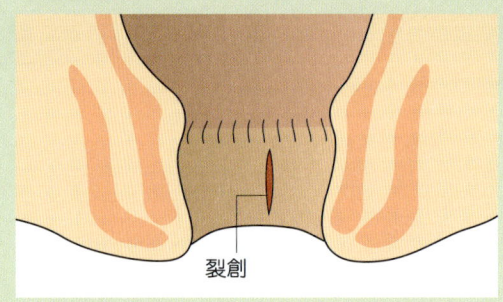

裂創

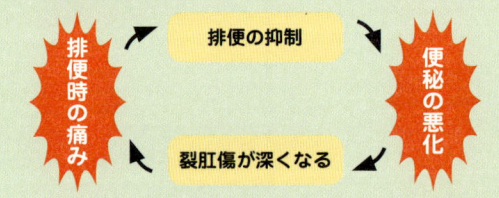

■ 裂肛の悪循環

排便の抑制 → 便秘の悪化 → 裂肛傷が深くなる → 排便時の痛み → 排便の抑制

■ 慢性化した裂肛

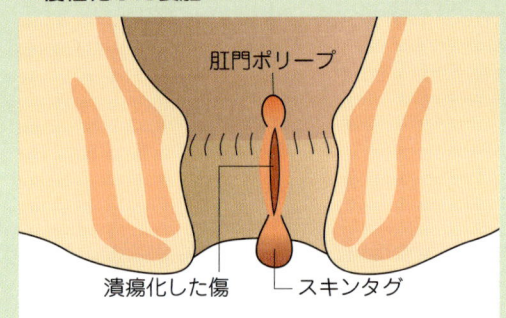

肛門ポリープ
潰瘍化した傷
スキンタグ

■ 側方皮下内括約筋切開法（LSIS法）

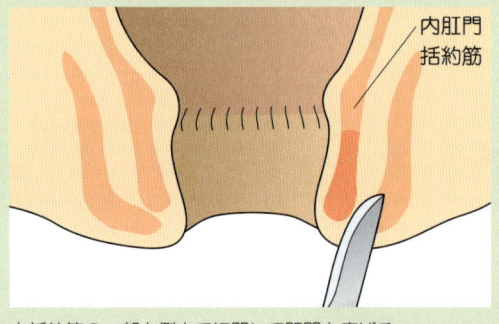

内肛門括約筋

内括約筋の一部を側方で切開して肛門を広げる。

便秘:constipation／排便:defecation／出血：hemorrhage／裂創：laceration／潰瘍: ulcer／スキンタグ：sentinel skin tag／肛門ポリープ:anal polyp／側方皮下内括約筋切開法：lateral subcutaneous internal sphincterotomy（LSIS）／皮膚弁移動術:sliding skin graft（SSG）

第6章
肝臓の疾患

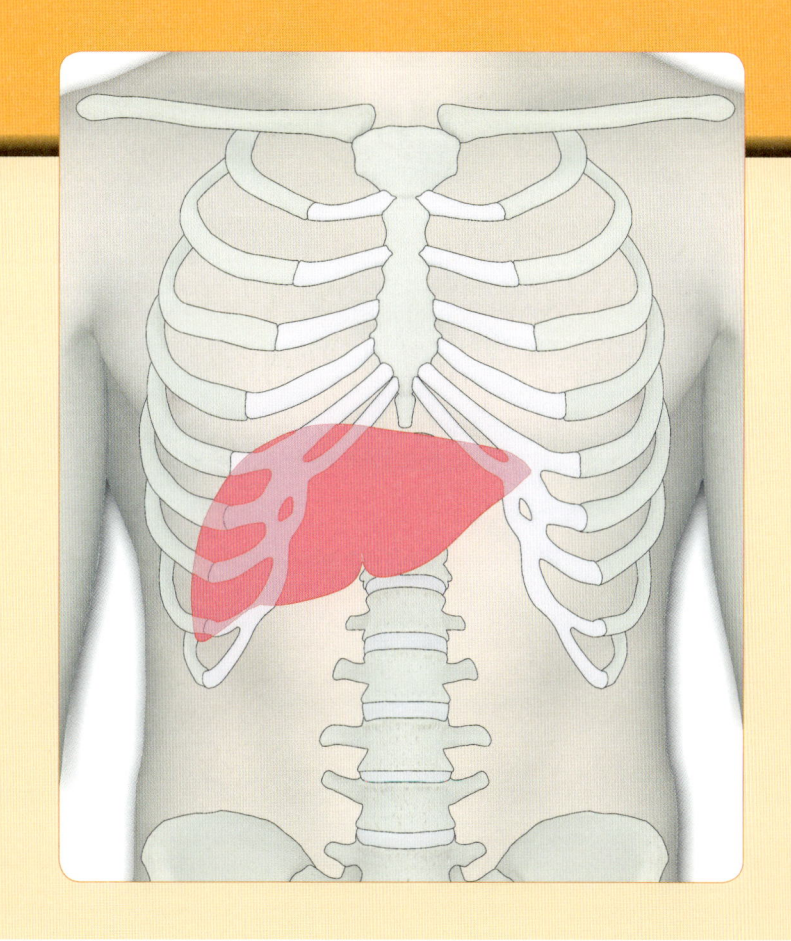

肝臓の構造と生理 —— 196	自己免疫性肝炎 —— 226
Columnクイノーの区域分類 —— 198	脂肪肝 —— 228
Column体質性黄疸 —— 204	肝膿瘍 —— 231
急性肝炎 —— 206	原発性肝がん —— 234
劇症肝炎 —— 210	肝細胞がん —— 235
慢性肝炎 —— 212	肝内胆管がん —— 241
肝硬変 —— 215	転移性肝がん —— 242
肝不全 —— 219	門脈圧亢進症 —— 244
原発性胆汁性肝硬変（PBC） —— 220	**Column**バッド・キアリ症候群 —— 246
薬物性肝障害 —— 222	**Column**特発性門脈圧亢進症 —— 246
アルコール性肝障害 —— 224	

肝臓は人体の「化学工場」といわれ、さまざまな役目を担う臓器

肝臓の構造と生理

担当：徳重克年

肝臓の疾患一覧

肝臓の位置

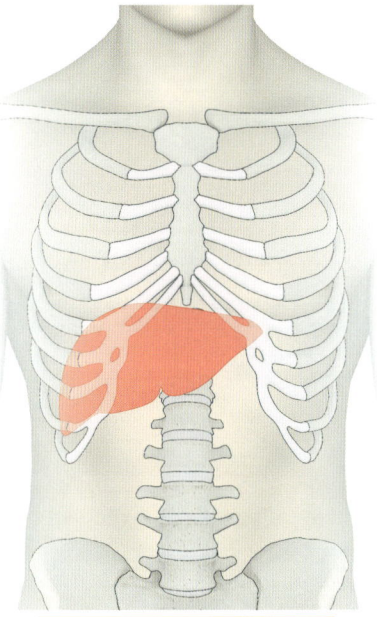

急性肝炎 ▶P206
ウイルスの感染などによって引き起こされる、急性の肝機能障害。

劇症肝炎 ▶P210
発症から短期間で肝組織が壊死(えし)して高度の肝不全を招く。

慢性肝炎 ▶P212
肝臓に生じた炎症性変化が慢性的に持続している病態。

肝硬変 ▶P215
肝臓全体に大小の結節(けっせつ)が生じてかたくなり、萎縮した病態。

肝不全 ▶P219
肝機能が失われた状態で、さまざまな肝疾患によって生じる。

原発性胆汁性肝硬変 ▶P220
自己免疫がかかわると推察される疾患で、肝内胆汁のうっ滞(たん)をきたす。

薬物性肝障害 ▶P222
薬物の投与（摂取）によって引き起こされる肝細胞の障害や胆汁うっ滞。

アルコール性肝障害 ▶P224
常習的な大量飲酒が招く肝障害で、いくつかの段階がある。

自己免疫性肝炎 ▶P226
自己免疫*のかかわりによって引き起こされた肝臓の持続的な炎症。

脂肪肝 ▶P228
肝細胞内の中性脂肪の蓄積が著しい状態で、肥満も大きな成因となる。

肝膿瘍 ▶P231
細菌や原虫（赤痢アメーバ）が肝臓内に進入・増殖して膿瘍(のうよう)を形成する。

原発性肝がん ▶P234
肝臓自体から発生した悪性腫瘍(しゅよう)で、肝細胞がんや肝内胆管(たんかん)がんなどがある。

肝細胞がん ▶P235
原発性肝がんの大半を占めていて、「肝がん」といえば通常、肝細胞がんをさす。

肝内胆管がん ▶P241
肝内胆管に発生する悪性腫瘍。

転移性肝がん ▶P242
肝臓以外の臓器で発生した悪性腫瘍が転移して発生した肝がんをさす。

門脈圧亢進症 ▶P244
門脈圧の亢進(こうしん)が持続することで血流の異常、腹水などを生じる症候群。

■ 肝臓は人体で最も大きな臓器で、横隔膜(おうかくまく)の直下に位置し、重さは成人で1000～1400g。生体の化学工場として、代謝、合成、貯蔵、⑦

⑦ 解毒、排泄(はいせつ)、体液の恒常性の保持、胆汁の生成・分泌など、さまざまなはたらきを担当している。

用語解説

自己免疫
非自己に対して作動する免疫システムが、自己に対して作動してしまうケース。

伝染性単核球症
EBウイルスによる感染症で、肝臓の腫大や肝機能障害が引き起こされる。

肝嚢胞
肝臓に嚢胞（液体の入った袋）が生じる疾患で、先天性で良性のケースが多い。

肝包虫症
包虫（条虫の幼虫）による感染症で、肝臓に嚢胞が生じて肝不全を招く。

肝血管腫
肝臓内に生じる良性腫瘍で、毛細血管が増殖して腫瘍状に発育したもの。

日本住血吸虫症
特定の地域に流行する風土病で、ときに肝硬変を招くが、日本ではすでに撲滅されている。

急性肝炎：acute hepatitis／劇症肝炎：fulminant hepatitis／慢性肝炎：chronic hepatitis／肝硬変：liver cirrhosis／肝不全：liver failure／原発性胆汁性肝硬変：primary biliary cirrhosis／薬物性肝障害：drug-induced liver injury／アルコール性肝障害：alcoholic liver injury／自己免疫性肝炎：autoimmune hepatitis／脂肪肝：fatty liver／肝膿瘍：liver abscess／原発性肝がん：primary liver cancer／肝細胞がん：hepatocellular carcinoma／肝内胆管がん：intrahepatic bile duct carcinoma／転移性肝がん：metastatic liver cancer／門脈圧亢進症：portal hypertension

肝臓の解剖

- 解剖学的に**肝鎌状間膜**を境として左右に分かれるが、機能的にはカントリー（Cantlie）線（下大静脈と胆嚢底を結ぶ線）を境として**左葉**と**右葉**に区分される。
- 肝臓は臓側腹膜で覆われている。胆嚢は、肝臓の臓側面に接して存在する。

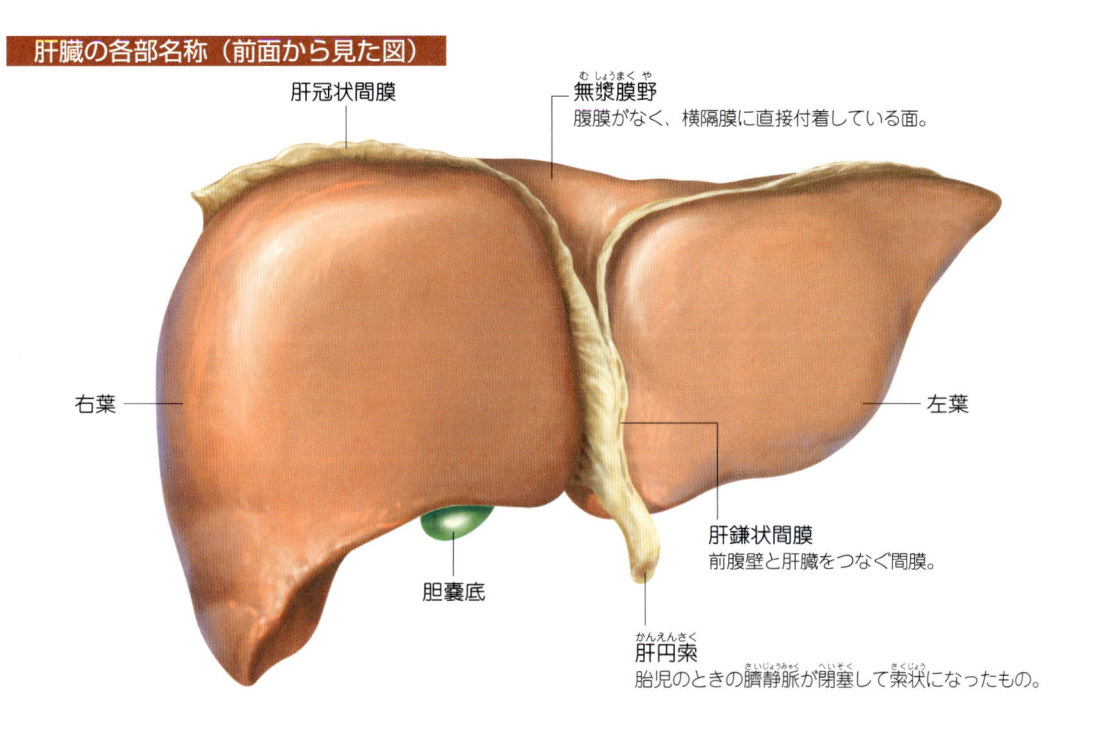

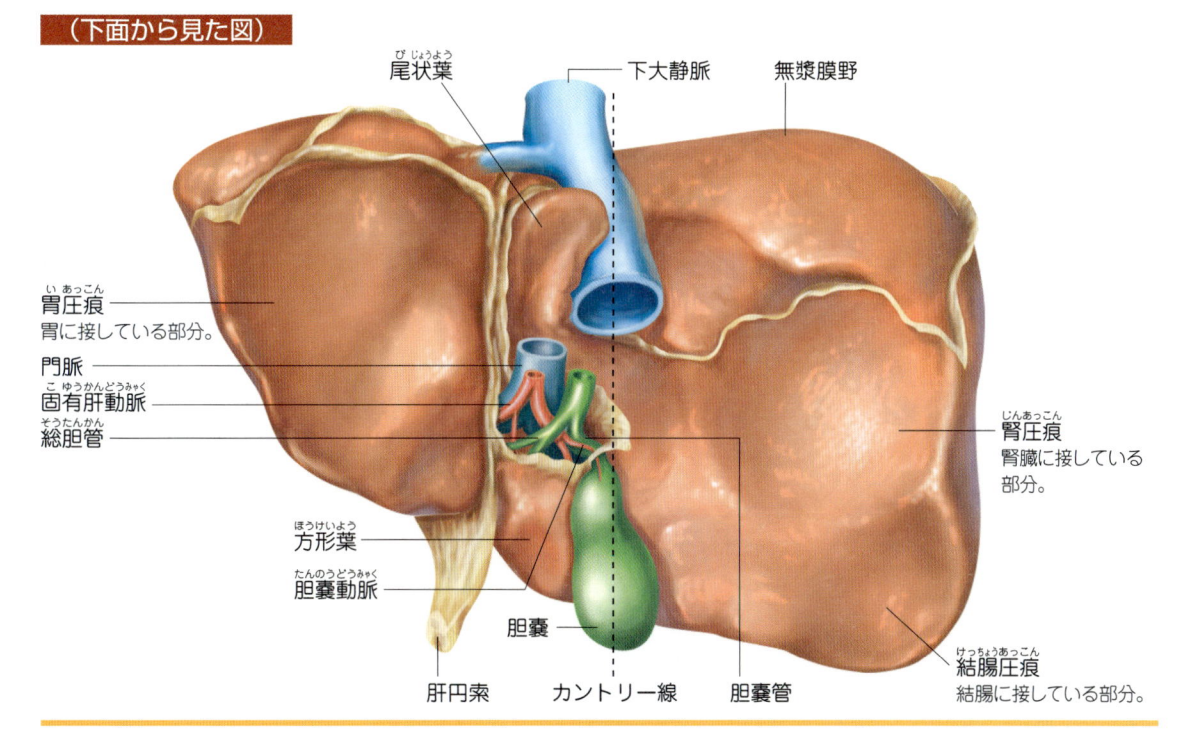

肝臓の各部名称（前面から見た図）

- 肝冠状間膜
- 無漿膜野：腹膜がなく、横隔膜に直接付着している面。
- 右葉
- 左葉
- 胆嚢底
- 肝鎌状間膜：前腹壁と肝臓をつなぐ間膜。
- 肝円索：胎児のときの臍静脈が閉塞して索状になったもの。

（下面から見た図）

- 尾状葉
- 下大静脈
- 無漿膜野
- 胃圧痕：胃に接している部分。
- 門脈
- 固有肝動脈
- 総胆管
- 方形葉
- 胆嚢動脈
- 肝円索
- カントリー線
- 胆嚢
- 胆嚢管
- 腎圧痕：腎臓に接している部分。
- 結腸圧痕：結腸に接している部分。

横隔膜：diaphragm／肝鎌状間膜：falciform ligament／左葉：left lobe／右葉：right lobe／肝冠状間膜：coronary ligament of liver／胆嚢：gallbladder／胆嚢管：cystic duct／総胆管：common bile duct／門脈：portal vein／胆嚢動脈：cystic artery／固有肝動脈：proper hepatic artery

肝臓の構造と生理／クイノーの区域分類

肝臓の動脈・静脈

- 肝臓には、**肝動脈**（栄養血管）と**門脈**（機能性血管）から血液が流入する。これは「肝臓は血流の**二重支配**を受けている」と表現される。上下の腸間膜静脈と脾静脈が合流して肝臓へ向かう部分が門脈（肝門脈）となる。門脈は消化管から吸収した栄養分を肝臓へ運ぶ。

- 固有肝動脈、門脈、総胆管は「**門脈三つ組** (portal triad)」といわれる。
- 肝動脈・門脈から流入した血液は、肝小葉 ●P199の毛細血管を通って中心静脈に流れ込み、肝静脈を経て肝臓から流出される。

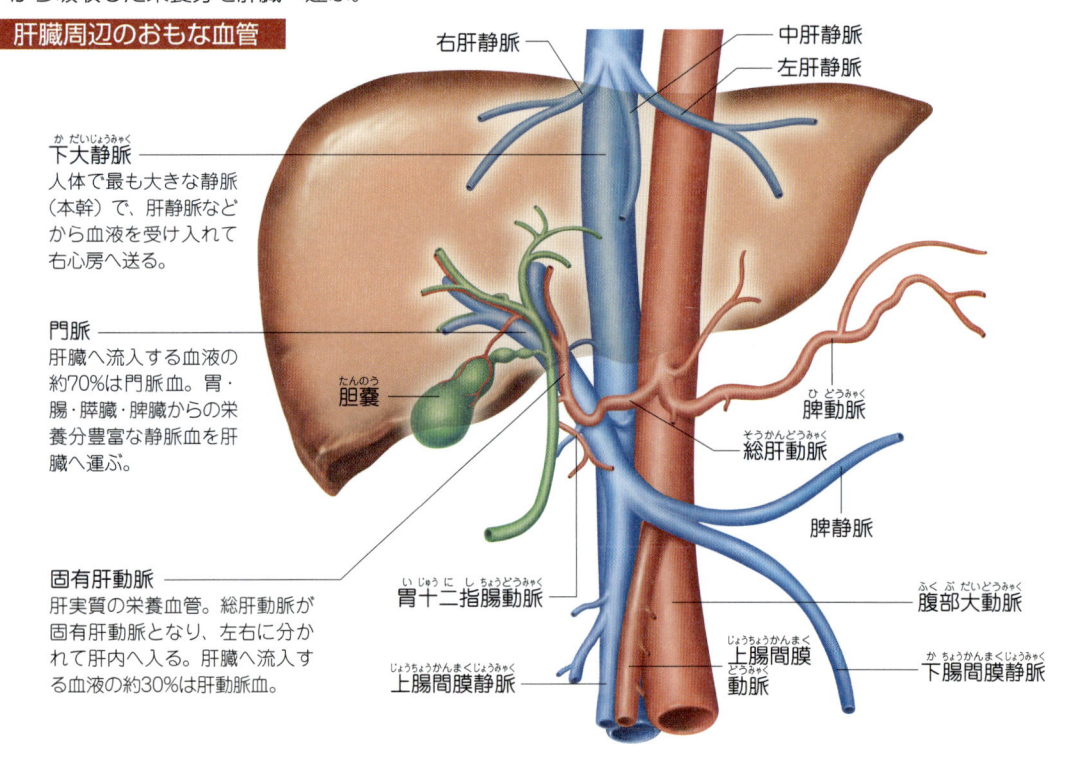

肝臓周辺のおもな血管

（図：肝臓周辺の血管解剖図）

ラベル：右肝静脈／中肝静脈／左肝静脈／下大静脈（人体で最も大きな静脈（本幹）で、肝静脈などから血液を受け入れて右心房へ送る。）／門脈（肝臓へ流入する血液の約70％は門脈血。胃・腸・膵臓・脾臓からの栄養分豊富な静脈血を肝臓へ運ぶ。）／胆嚢／固有肝動脈（肝実質の栄養血管。総肝動脈が固有肝動脈となり、左右に分かれて肝内へ入る。肝臓へ流入する血液の約30％は肝動脈血。）／脾動脈／総肝動脈／脾静脈／胃十二指腸動脈／腹部大動脈／上腸間膜静脈／上腸間膜動脈／下腸間膜静脈

Column

クイノーの区域分類

担当：徳重克年

- グリソン系（門脈、肝動脈、胆管）の支配領域（門脈の分岐など）により、肝臓の内部は8つの区域（S1～S8）に区分される。こ れがクイノー（Couinaud）の区域分類で、肝切除の範囲を決定するための指標となる。

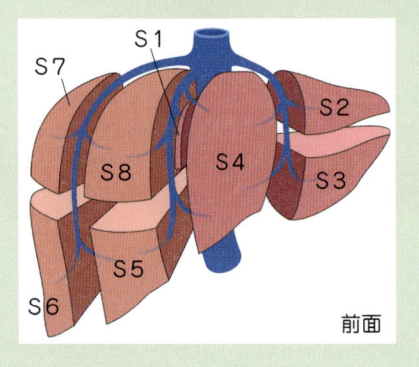

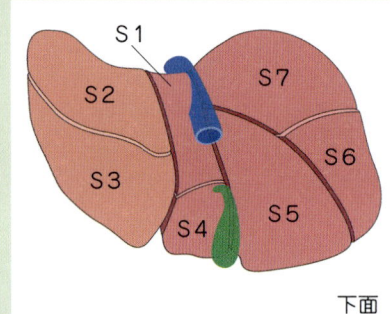

（図：前面・下面からみた肝区域）

- S1：尾状葉
- S2：左葉外側後区域
- S3：左葉外側前区域
- S4：左葉内側区域
- S5：右葉前下区域
- S6：右葉後下区域
- S7：右葉後上区域
- S8：右葉前上区域

下大静脈：inferior vena cava／右肝静脈：right hepatic vein／中肝静脈：middle hepatic vein／左肝静脈：left hepatic vein／固有肝動脈：proper hepatic artery／総肝動脈：common hepatic artery／脾動脈：splenic artery／脾静脈：splenic vein／門脈：portal vein／胆嚢：gallbladder／総胆管：common bile duct

肝小葉

- 肝小葉は肝組織の構造の最小単位（肝細胞の集合体）で、形状は直径1〜2mm大の六角柱または多角柱。静脈（中心静脈）を中心に、肝細胞が配列されている。
- 肝小葉どうしはグリソン鞘（小葉間結合組織）で区切られている。

肝小葉の構造

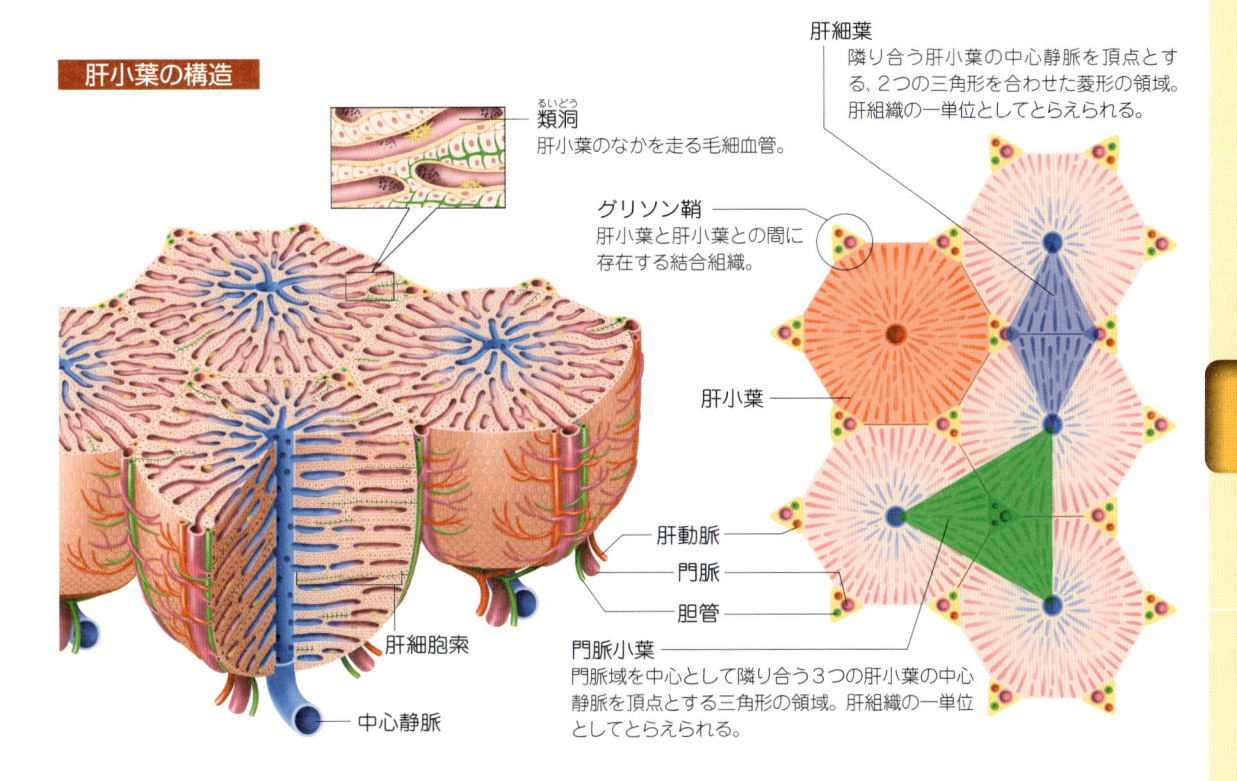

類洞
肝小葉のなかを走る毛細血管。

グリソン鞘
肝小葉と肝小葉との間に存在する結合組織。

肝細葉
隣り合う肝小葉の中心静脈を頂点とする、2つの三角形を合わせた菱形の領域。肝組織の一単位としてとらえられる。

- 肝動脈
- 門脈
- 胆管
- 肝細胞索
- 中心静脈

門脈小葉
門脈域を中心として隣り合う3つの肝小葉の中心静脈を頂点とする三角形の領域。肝組織の一単位としてとらえられる。

肝臓の機能

- 肝臓は生体の化学工場である。糖質、蛋白質、脂質などの栄養分の代謝（中間代謝）と貯蔵、さまざまな物質の解毒と排泄（とくにアルコールの分解能）、体液の恒常性の維持、胆汁の生成・分泌など、さまざまなはたらきをもつ。免疫との深いかかわりもある。

肝臓のおもな機能

1. 栄養分の貯蔵とエネルギーの供給
2. 胆汁の生成とビリルビンの代謝 ➡ P203
3. 血漿蛋白質と尿素の合成
4. 脂質の代謝
5. 糖質の代謝
6. ビタミンの代謝
7. ホルモンの破壊
8. 有害物質の解毒と薬物の代謝

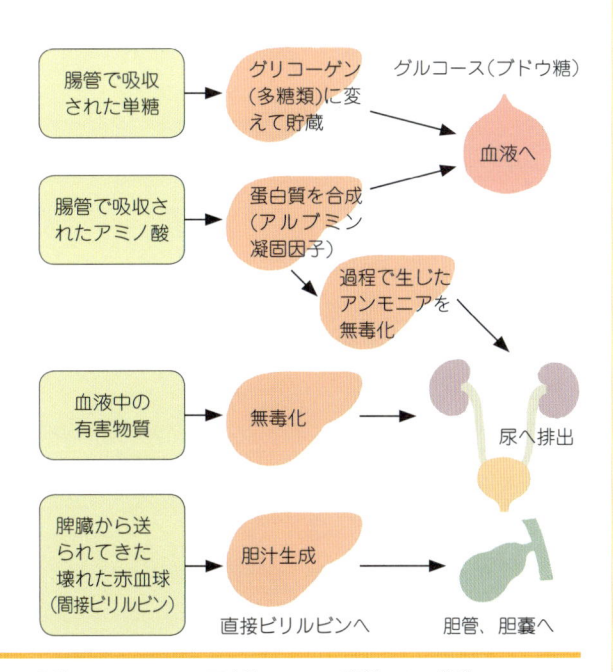

- 腸管で吸収された単糖 → グリコーゲン（多糖類）に変えて貯蔵 → グルコース（ブドウ糖）／血液へ
- 腸管で吸収されたアミノ酸 → 蛋白質を合成（アルブミン凝固因子）
- 過程で生じたアンモニアを無毒化
- 血液中の有害物質 → 無毒化 → 尿へ排出
- 脾臓から送られてきた壊れた赤血球（間接ビリルビン）→ 胆汁生成 → 直接ビリルビンへ／胆管、胆嚢へ

肝細胞：hepatocyte／肝小葉：hepatic lobule／中心静脈：cardiac vein／糖質：carbohydrate／蛋白質：protein／脂質：lipid／代謝：metabolism／解毒：detoxification／恒常性：homeostasis／脾臓：spleen／赤血球：erythrocyte／胆汁：bile／胆管：bile duct／胆嚢：gallbladder

肝臓の構造と生理

おもな肝機能検査

■ 肝細胞の変性・壊死、肝細胞のはたらき、間葉系の反応、胆汁うっ滞などを調べる検査によって、肝機能を評価する。

肝機能の検査項目

検査項目		説明	判定
● アスパラギン酸アミノトランスフェラーゼ（AST） ● アラニンアミノトランスフェラーゼ（ALT）	↑高値	各種のアミノ酸をつくる酵素で、肝酵素とよばれる。肝酵素は肝細胞の壊死により血液中に出てくる。ASTは心筋や骨格筋などにも含まれるが、ALTは肝臓に特異的。かつては、GOT、GPTとよばれていた。	肝細胞の変性・壊死
● アルブミン ● コリンエステラーゼ（ChE） ● コレステロール ● プロトロンビン	↓低値	アルブミン、ChE、コレステロールの値は肝臓における蛋白質の合成機能を示す。プロトロンビンは肝細胞でつくられる蛋白質で、血液凝固因子。出血からプロトロンビンが産出されるまでの時間（プロトロンビン時間）が長くなると、肝機能の急速な低下が疑われる。	肝細胞の機能障害
● ビリルビン ● インドシアニングリーン（ICG）試験	↑	直接ビリルビンの上昇原因に急性・慢性肝炎、肝硬変、肝がん、胆石症などが考えられる。間接ビリルビンの上昇原因に溶血性貧血などがある。ICG試験とは、暗緑色の色素を静脈に注射し、15分後に血液中に残留している量から肝臓の解毒機能を診断する試験。	胆汁うっ滞
● アルカリホスファターゼ（ALP） ● γ-グルタミルトランスペプチダーゼ（γ-GTP） ● ロイシンアミノペプチダーゼ（LAP） ● コレステロール	↑	ALPやγ-GTP（γ-GT）、LAPは肝臓に多く存在する胆道系酵素で、数値の上昇は胆道系細胞の損傷や胆汁うっ滞を意味する。胆汁うっ滞により胆汁中に排出されなかったコレステロールが血中に流出し、濃度が上昇する。	
● チモール混濁試験（TTT） ● 硫酸亜鉛試験（ZTT） ● プロコラーゲンⅢペプチド（P-Ⅲ-P） ● Ⅳ型コラーゲン7S ● ヒアルロン酸	↑	TTT、ZTTは膠質反応といい、血清中のγグロブリンの増加を示す。TTTはIg（免疫グロブリン）M、ZTTはIgGと連動する。肝疾患のほか、膠原病や慢性感染症でも高い数値が出るので、他の検査結果と併用して判断する。P-Ⅲ-P、Ⅳ型コラーゲンの上昇は肝臓の線維化を示す。ヒアルロン酸の増加は、コラーゲン代謝の低下を示す。	肝線維化
● α-フェトプロテイン（AFP） ● AFP-L3 ● PIVKA-Ⅱ	↑	肝細胞がんの代表的な腫瘍マーカー➡P52。	肝細胞のがん化

アスパラギン酸アミノトランスフェラーゼ: aspartate aminotransferase（AST）／アラニンアミノトランスフェラーゼ: alanine aminotransferase（ALT）／グルタミン酸オキサロ酢酸トランスアミナーゼ: glutamic oxaloacetic transaminase（GOT）／グルタミン酸ピルビン酸トランスアミナーゼ: glutamic pyruvic transaminase（GPT）／アルブミン: albumin／コリンエステラーゼ: cholinesterase（ChE）／総コレステロール: total cholesterol／血液凝固因子: blood coagulation factor／アルカリホスファターゼ: alkaline phosphatase（ALP）

肝障害度分類

- 肝機能の評価には、国際的に用いられているチャイルド-ピュースコア⇒P218のほかに、さらにICGの項目を加えた肝障害度分類（下の表）がある。肝障害度分類は『原発性肝癌取扱い規約』において、機能の評価に用いられる。
- 下記の複数の項目に該当するが、肝障害度が異なる場合、高いほうの肝障害度をとる。たとえば肝障害度Bが3項目、Cが2項目の場合には肝障害度分類はCとする。また、肝障害度Aが3項目、B、Cがそれぞれ1項目の場合、Bが2項目相当以上の肝障害と判断し、肝障害度はBとする。

肝障害度分類（liver damage）

項目 \ 肝障害度	A	B	C
腹水	ない	治療効果あり	治療効果少ない
血清ビリルビン値（mg/dL）	2.0未満	2.0～3.0	3.0超
血清アルブミン値（g/dL）	3.5超	3.0～3.5	3.0未満
ICG　15分値（%）	15未満	15～40	40超
プロトロンビン活性値（%）	80超	50～80	50未満

日本肝癌研究会編『臨床・病理 原発性肝癌取扱い規約』（第5版補訂版）より一部改変

肝疾患の分類

- 肝疾患は、臨床的・形態学的な観点から病型別に分類する場合と、成因別に分類する場合がある。たとえば慢性肝炎から肝硬変など、ある疾患から別の疾患へ移行することも多い。

病型別分類──臨床的・形態学的視点からの分類

急性肝炎⇒P206	肝細胞が破壊されるが、6か月以内に炎症が沈静化するケース。
劇症肝炎⇒P210	急性肝炎の発症後8週間以内に、急性肝不全に進展するケース。
慢性肝炎⇒P212	肝機能検査の異常値、ウイルスの増殖が6か月以上続いている状態。
肝硬変⇒P215	慢性進行性肝疾患の終末像。
肝がん	原発性肝がん⇒P234（肝細胞がん⇒P235、肝内胆管がん⇒P241）と転移性肝がん⇒P242に分けられる。
その他	肝不全⇒P219、原発性胆汁性肝硬変⇒P220、薬物性肝障害⇒P222、アルコール性肝障害⇒P224、自己免疫性肝炎⇒P226、脂肪肝⇒P228、肝膿瘍⇒P231、門脈圧亢進症⇒P244など。

成因別分類

肝炎ウイルス性
- A型肝炎
- B型肝炎
- C型肝炎
- E型肝炎
- その他のウイルス性肝炎

肝炎ウイルス以外のウイルス性

自己免疫性
- 自己免疫性肝炎（AIH）
- 原発性胆汁性肝硬変（PBC）
- 原発性硬化性胆管炎（PSC）

アルコール性
- アルコール性脂肪肝
- アルコール性肝線維症
- アルコール性肝炎
- アルコール性肝硬変

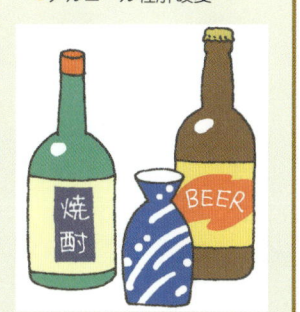

薬物性
- 薬物性肝障害

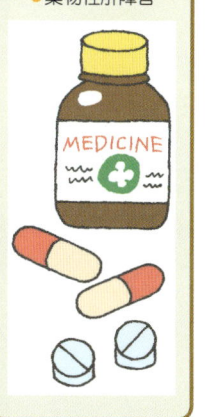

代謝性
- 脂肪肝
- 非アルコール性脂肪性肝炎（NASH）

先天性（遺伝性）
- ウイルソン病
  銅を代謝する蛋白質が障害される遺伝性の疾患。肝臓や脳に銅が沈着し、肝障害などの症状を引き起こす。
- 体質性黄疸

その他

＊アルコール＋ウイルス性肝障害
　ウイルスマーカー（HBs抗原・HCV抗体）が陽性で、かつアルコール性肝障害の条件を満たすケース。

γ-グルタミルトランスペプチダーゼ：γ-glutamyl transpeptidase（γ-GTP）／膠質反応：colloid reaction／インドシアニングリーン：indocyanine green（ICG）／急性肝炎：acute hepatitis／劇症肝炎：fulminant hepatitis／慢性肝炎：chronic hepatitis／肝硬変：liver cirrhosis／肝がん：liver cancer／肝炎ウイルス：hepatitis virus／アルコール性脂肪肝：alcoholic fatty liver／アルコール性肝線維症：alcoholic liver fibrosis／自己免疫性肝炎：autoimmune hepatitis（AIH）

肝臓の構造と生理

腹部CT検査

- 単純CT（造影剤を用いない）と造影CT（造影剤を用いる）がある。
- 骨、石灰化、金属などはX線を吸収しやすいので、白く描き出される。空気、脂肪、水などはX線を透過しやすいので、黒く描き出される。肝臓などの実質臓器の吸収度は中間で、灰色に描き出される。正常な肝臓のCT値は脾臓と同じか、やや高い。
- 検出器が多列に配置されたマルチスライスCT（MDCT）は、1回転で得られる情報が増加し、高速に連続的にデータを収集できる。3D表示も可能 ➡P246。

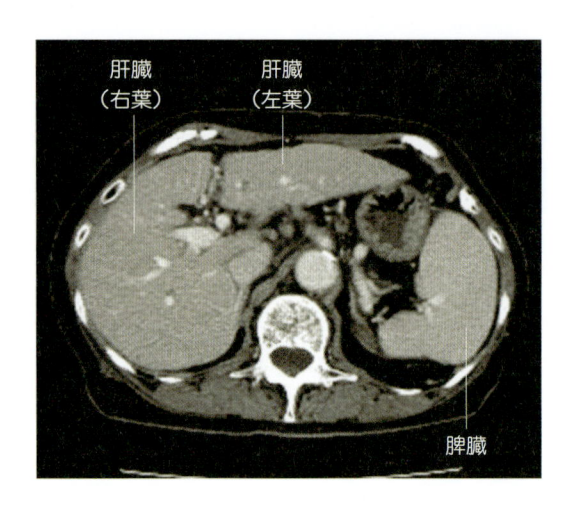

腹部MRI検査

- 信号強度によって画像上の「白さ」「黒さ」が決まる。水の場合、T1強調画像では低信号で黒く描出され、T2強調画像では高信号で白く描出される。

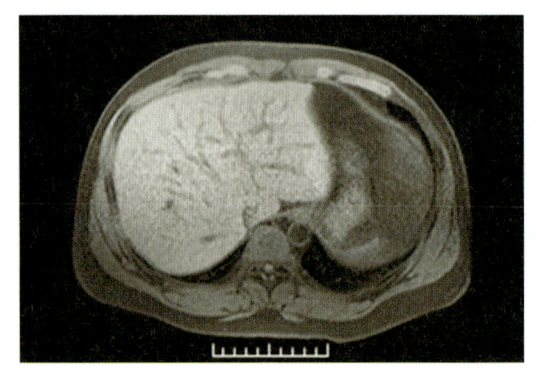

T1強調画像

腹部超音波検査

- 液体内部で超音波は反射しないため、無エコー像として黒く描き出される。脂肪組織や肝臓の血管腫といった反射面の多い組織は、エコー像として白く描き出される。

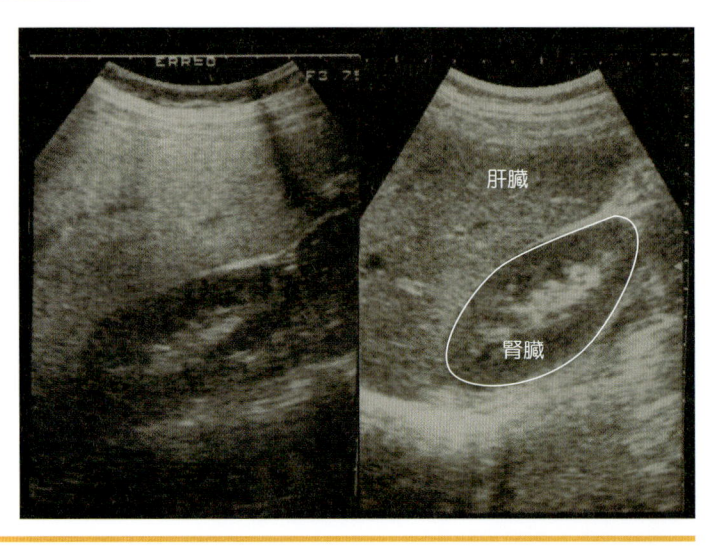

造影剤：contrast material, contrast medium／X線：X-ray／信号強度：signal strength／強調画像：weighted image／コンピュータ断層撮影法：computerized tomography（CT）／超音波：ultrasonic／石灰化：calcification／吸収度：absorbance／マルチスライスCT：multi-detector-row CT（MDCT）／反射：reflex

ビリルビン代謝

- ビリルビンの約80％は、老化した赤血球が脾臓などで壊されて生じた**ヘモグロビン**に由来する。ヘモグロビンは脂溶性（非水溶性）のビリルビンとなり、アルブミンと結びついて肝細胞に運ばれる。そこでアルブミンと遊離して肝細胞に取り込まれ、グルクロン酸抱合を受けて水溶性に変化する。そして肝細胞から排出される。

- グルクロン酸抱合前のビリルビンを**間接ビリルビン**、グルクロン酸抱合後のビリルビンを**直接ビリルビン**という。

- 腸管へ排出された直接ビリルビンは、腸内細菌によって還元されてウロビリノゲンやウロビリンとなり、大半が便中に。一部は再吸収され（腸肝循環）、尿中ウロビリノゲンとなる。

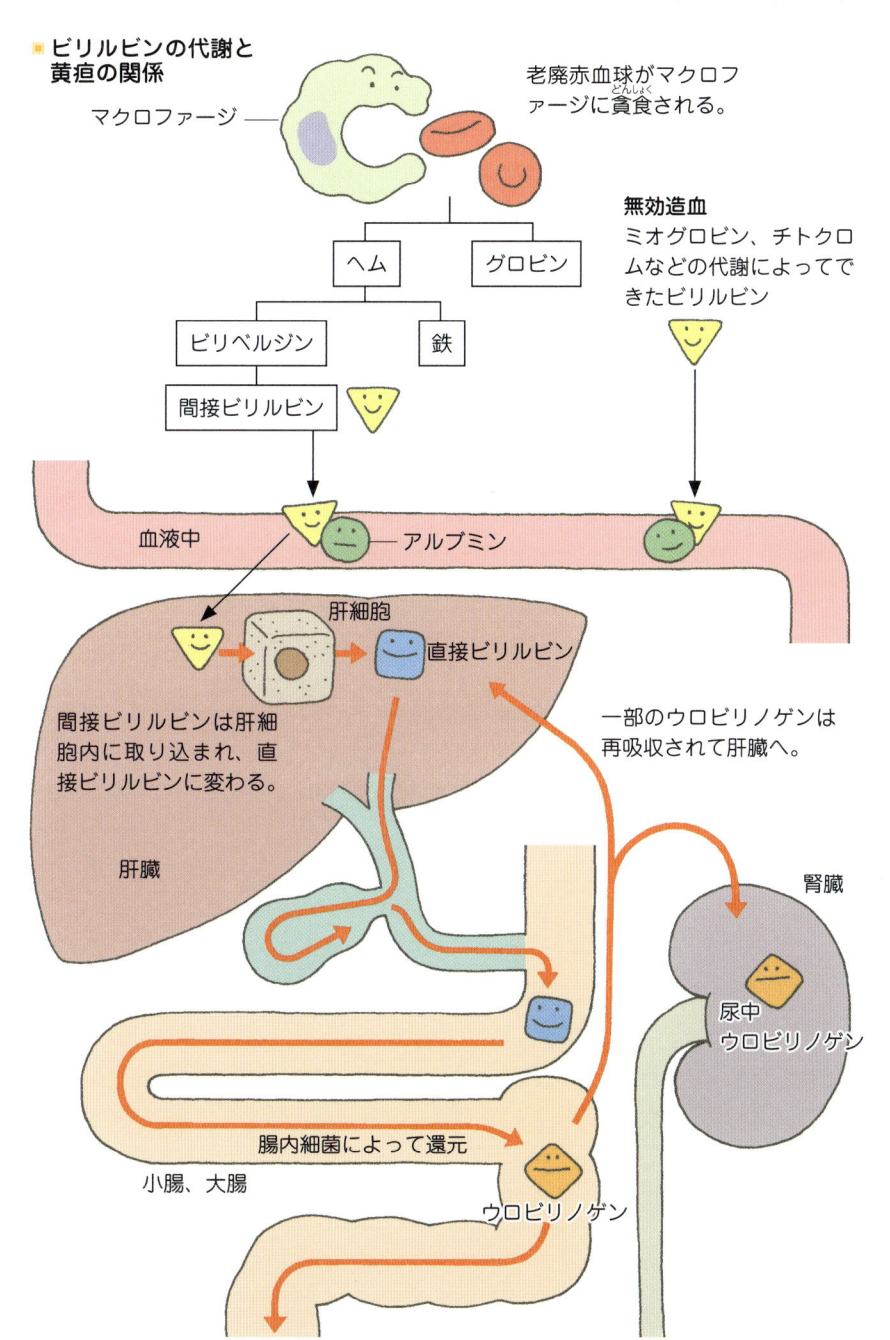

■ ビリルビンの代謝と黄疸の関係

（図：マクロファージ、老廃赤血球がマクロファージに貪食される。ヘム／グロビン、ビリベルジン／鉄、間接ビリルビン、無効造血：ミオグロビン、チトクロムなどの代謝によってできたビリルビン、血液中、アルブミン、肝細胞、直接ビリルビン、間接ビリルビンは肝細胞内に取り込まれ、直接ビリルビンに変わる。肝臓、一部のウロビリノゲンは再吸収されて肝臓へ。腎臓、尿中ウロビリノゲン、腸内細菌によって還元、小腸、大腸、ウロビリノゲン）

黄疸は、ビリルビンの代謝経路の障害によって高ビリルビン血症となり、皮膚や粘膜が黄色く染まる状態。肝臓を中心として、その障害部位から肝前性、肝性、肝後性に分けられる。

■ 肝前性黄疸（溶血性黄疸）

ビリルビンの生成が過剰なために生じる黄疸（間接ビリルビンがアルブミンと結合して肝細胞に取り込まれる過程の障害による）。
おもな疾患：溶血性貧血

■ 肝性黄疸（肝細胞性黄疸、肝内胆汁うっ滞性黄疸、体質性黄疸）

肝細胞が障害されて起こる黄疸。
❶肝細胞のビリルビンの取り込みが障害される。
❷肝細胞内のビリルビンの輸送が障害される。
❸グルクロン酸転移酵素の障害による。
❹肝細胞からの直接ビリルビンの排泄が障害される。
おもな疾患：急性肝炎など

■ 肝後性黄疸（閉塞性黄疸）

胆道系の閉塞によって胆汁が十二指腸へ流れにくくなり、血液中に直接ビリルビンがあふれる。
おもな疾患：胆石症、原発性胆汁性肝硬変（PBC）、原発性硬化性胆管炎（PSC）、悪性腫瘍など

赤血球：erythrocyte／脾臓：spleen／代謝：metabolism／間接ビリルビン：indirect bilirubin／直接ビリルビン：direct bilirubin／腸肝循環：enterohepatic circulation／溶血性貧血：hemolytic anemia／肝細胞性黄疸：hepatocellular jaundice／体質性黄疸：constitutional jaundice／グルクロン酸転移酵素：glucuronyl transferase／閉塞性黄疸：obstructive jaundice

肝臓の構造と生理／体質性黄疸

黄疸の鑑別

- 黄疸とは、血液中のビリルビン濃度が高くなった状態（高ビリルビン血症）。
- 血液中の総ビリルビン値（血清総ビリルビン：T-Bil）の基準値は0.1～0.2mg/dLとされる。1.5mg/dLで異常値とされ、2mg/dL以上になると、皮膚や眼球結膜などが黄色く染まり、見た目にわかる黄疸（顕性黄疸）が現れる。
- 黄疸の鑑別診断は、問診、身体所見、血液生化学検査、腹部超音波検査による。

おもな原因

1. ビリルビンの産生が過剰になる。
2. 肝細胞でのビリルビン取り込み・移送が支障をきたす。
3. ビリルビンの抱合障害。
4. ビリルビンの排泄異常、排泄障害。

黄疸鑑別のフローチャート

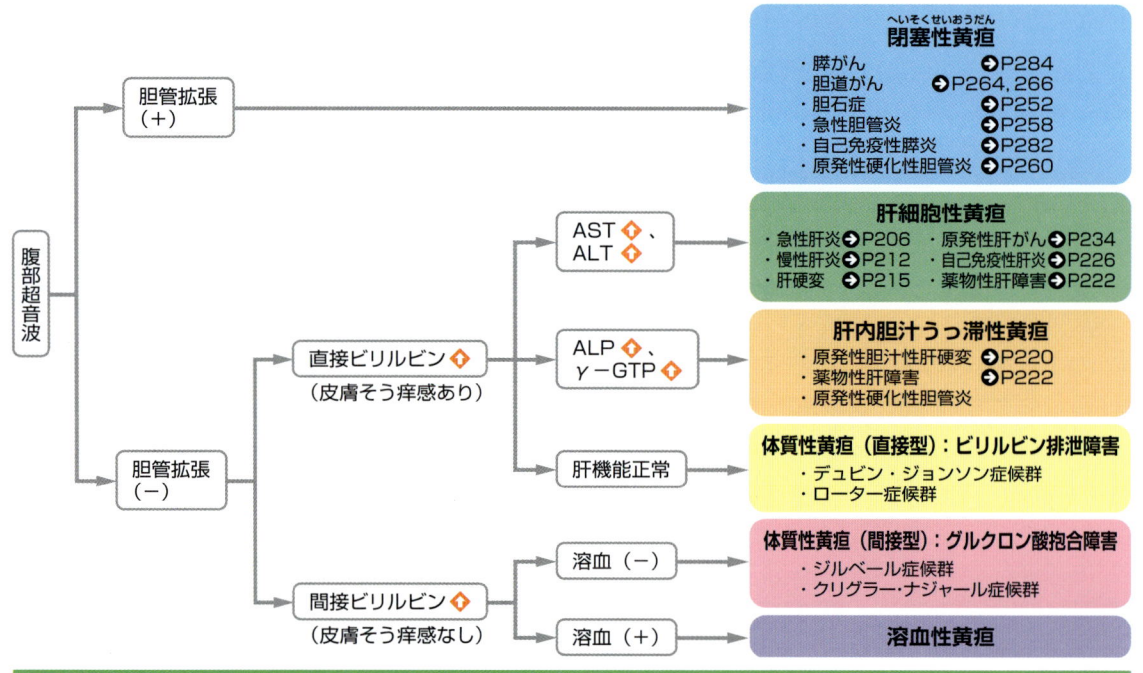

腹部超音波
- 胆管拡張（+）→ **閉塞性黄疸**
  - 膵がん　→P284
  - 胆道がん　→P264, 266
  - 胆石症　→P252
  - 急性胆管炎　→P258
  - 自己免疫性膵炎　→P282
  - 原発性硬化性胆管炎　→P260
- 胆管拡張（-）
  - 直接ビリルビン↑（皮膚そう痒感あり）
    - AST↑、ALT↑ → **肝細胞性黄疸**
      - 急性肝炎　→P206
      - 慢性肝炎　→P212
      - 肝硬変　→P215
      - 原発性肝がん　→P234
      - 自己免疫性肝炎　→P226
      - 薬物性肝障害　→P222
    - ALP↑、γ-GTP↑ → **肝内胆汁うっ滞性黄疸**
      - 原発性胆汁性肝硬変　→P220
      - 薬物性肝障害　→P222
      - 原発性硬化性胆管炎
    - 肝機能正常 → **体質性黄疸（直接型）：ビリルビン排泄障害**
      - デュビン・ジョンソン症候群
      - ローター症候群
  - 間接ビリルビン↑（皮膚そう痒感なし）
    - 溶血（-） → **体質性黄疸（間接型）：グルクロン酸抱合障害**
      - ジルベール症候群
      - クリグラー・ナジャール症候群
    - 溶血（+） → **溶血性黄疸**

Column

体質性黄疸
E80.6
担当：徳重克年

- 肝細胞の先天的なビリルビン代謝異常から生じる黄疸を体質性黄疸という。通常、AST、ALT、胆道系酵素の上昇はみられない。
- クリグラー・ナジャール症候群は、新生児期より黄疸が現れる。ほかは思春期以降に黄疸が現れる。

	デュビン・ジョンソン症候群	ローター症候群	ジルベール症候群	クリグラー・ナジャール症候群
発症年齢	小児期にやや多い	小児期にやや多い	20～30歳代	新生児期
ICG	正常	延長	−	−
BSP	再上昇	延長	−	−
他の肝機能	直接ビリルビン↑	直接ビリルビン↑	間接ビリルビン↑	間接ビリルビン↑
肉眼所見	黒色肝	正常	正常	正常
肝組織所見	肝細胞内褐色顆粒	正常	正常	正常

※プロモスルホフタレイン（BSP）試験とは、ICGと同じ原理でBSPという色素を注射して肝臓の解毒機能を調べる検査。

膵がん：pancreatic cancer／胆道がん：biliary tract carcinoma／胆石症：cholelithiasis／急性胆管炎：acute cholangitis／自己免疫性膵炎：autoimmune pancreatitis／原発性硬化性胆管炎：primary sclerosing cholangitis（PSC）／急性肝炎：acute hepatitis／慢性肝炎：chronic hepatitis／肝硬変：liver cirrhosis／肝がん：liver cancer／自己免疫性肝炎：autoimmune hepatitis／薬物性肝障害：drug-induced liver injury

肝性脳症

- 急性または慢性の肝不全により引き起こされる、意識障害や神経症状などを**肝性脳症**という。
- 急性肝不全の多くは劇症肝炎など、慢性肝不全の多くは肝硬変による。門脈-大循環シャント ⊃P245ができている場合が多い。
- 肝性脳症は、門脈から肝臓内に入ったアンモニアなどの有害物質が代謝されないまま脳に達することなどが原因と考えられる。
- 肝不全ではアミノ酸代謝異常も起こる。そこで蓄積した芳香族アミノ酸（チロシン、トリプトファンなど）によって、ドーパミンやノルアドレナリンなどの神経伝達物質の産出が低下し、肝性脳症が起こるという説もある。
- 肝性脳症の重症度については、犬山シンポジウムの**肝性脳症の重症度分類**が用いられる。

肝性脳症の症状の一例

精神症状
- 意識不清明
- 軽度の錯乱状態
- 性格異常（反社会的行動）
- 抑うつ
- 焦燥感
- 興奮
- 失見当識
- 昏睡

神経症状
- 腱反射異常
- 筋緊張亢進、痙攣
- 緩慢な動作
- 眼振、眼筋麻痺

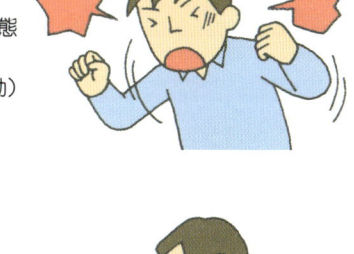

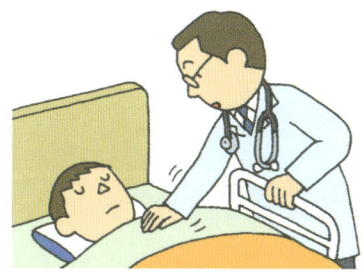

肝性脳症の重症度分類

段階	精神症状	補足説明
I	・睡眠-覚醒リズムの逆転。 ・多幸気分、ときに抑うつ状態。 ・だらしなく、気にとめない状態。	＊後からでしか判定できない場合が多い。
II	・指南力（時、場所）障害、ものを取り違える（confusion）。 ・異常行動（たとえばお金をばらまく、化粧品をゴミ箱に捨てるなど）。 ・ときに傾眠状態（普通の呼びかけで開眼し会話ができる）。 ・無礼な言動があったりするが、医師の指示には従う態度をみせる。	＊興奮状態がない。 ＊尿便失禁がない。 ＊羽ばたき振戦を認める。
III	・しばしば興奮状態またはせん妄状態をともない、反抗的態度をみせる。 ・嗜眠傾向（ほとんど眠っている）。 ・外的刺激で開眼しうるが、医師の指示に従わない、または従えない（簡単な命令には応じる）。	＊羽ばたき振戦あり（患者の協力が得られる場合）。 ＊指南力は高度に障害される。
IV	・昏睡（完全な意識の消失）。 ・痛み刺激に反応する。	＊刺激に対して払いのける動作、顔をしかめるといった反応がみられるのみ。
V	・深昏睡。 ・痛み刺激にもまったく反応しない。	

羽ばたき振戦

- 患者の上肢を前方に伸ばし、手関節を背屈させた姿勢を保持するように指示すると、手関節や中指関節が急激に掌屈・背屈を繰り返す運動のことを「羽ばたき振戦」という。肝性脳症に特徴的な症状として知られるが、特有のものではなく、尿毒症や脳血管障害でも認められる。

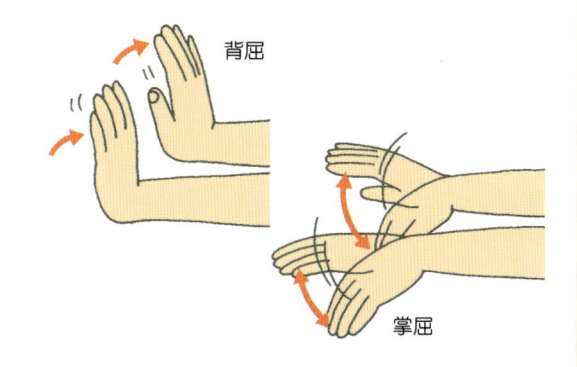

原発性胆汁性肝硬変：primary biliary cirrhosis／デュビン・ジョンソン症候群：Dubin-Johnson syndrome／ローター症候群：Rotor syndrome／ジルベール症候群：Gilbert syndrome／クリグラー・ナジャール症候群：Crigler-Najjar syndrome

急性肝炎
acute hepatitis

おもに肝炎ウイルスの感染によって急性の肝機能障害を招く

B15／B16／B17／B19

担当：徳重克年

Overview

肝炎ウイルスが肝細胞内で増殖する、肝臓の急性炎症性疾患。

誘因・原因 ◆P207

- おもに**肝炎ウイルス**の感染による。ほかに薬物性、自己免疫性などがあげられる。

病態生理 ◆P208

- 肝炎ウイルスはA～E型の5種類が確認されている。
- 肝細胞に肝炎ウイルスが感染し、これに対する免疫反応によって急性の肝細胞障害が引き起こされる。
- 急性肝炎は、免疫反応によってウイルスが排除され、6か月以内に炎症が治まる病態をさす。
- C型急性肝炎は、慢性化する可能性が高い。

症状・臨床所見

- 前駆症状として、感冒様症状（発熱、咽頭痛、頭痛）があげられる。また黄疸に先駆けて褐色尿がみられる。
- おもな症状は黄疸、食欲不振、全身倦怠感、吐き気・嘔吐、腹痛、関節痛、発疹など。

検査・診断 ◆P208～209

[肝機能検査] [ウイルスマーカー]

- 肝酵素（AST、ALT）の顕著な上昇、ビリルビン値の上昇など。
- ウイルスマーカー*陽性。

治療 ◆P209

[保存的治療] [薬物療法*]

- 保存的治療は、安静、栄養、薬物療法を行う。
- C型急性肝炎は半数以上（約70%）の症例で遷延化・慢性化する。予防のためにはインターフェロン*を投与。

予後

- 急性肝炎のほとんどが自然に軽快するため、予後は良好だが、一部に重症化、劇症化するケースがある。

用語解説

ウイルスマーカー
検体（血液や肝組織など）のなかに含まれる、ウイルスを構成する成分（表面抗原、核酸など）またはウイルス蛋白に対してつくられる抗体をさす。これらを測定することで、ウイルス感染の有無を知ることができる。

薬物療法
重症化、劇症化が心配されるケースでは、ステロイド（副腎皮質ホルモン薬）を投与して免疫反応を抑える。B型急性肝炎の重症化、遷延化に対しては抗ウイルス薬が投与される。

インターフェロン（IFN）
生体内で、異物の侵入に対して細胞から分泌される蛋白質で、抗ウイルス作用、抗腫瘍作用、免疫増強作用などを有する。その性質を利用して、IFN製剤は肝炎の治療などに用いられている。

母子感染 ◆P207
B型肝炎ウイルス（HBV）は出生時の母子感染（垂直感染）により代々継承されてきた歴史があるが、1986年から出生時のHBV母子感染予防が実施され、HBワクチンの投与などにより垂直感染によるHBVキャリアは大きく減少した（0.05％以下）。

IgM型抗体 ◆P208
ウイルスに対する抗体のひとつ。たとえばA型肝炎ウイルス（HAV）に対してはIgM型、IgA型、IgG型があり、IgM-HA抗体は感染してから最も早く出現して3～6か月ほど血液中に存在するので、陽性ならば最近HAVに感染したことが推察される。

IgG型抗体 ◆P208
ウイルスに対する抗体のひとつ。HAVに対するIgG-HA抗体はA型肝炎を発症してから4週間ほどたってから出現し、治癒後も長い期間、血液中に存在するため、陽性ならば過去に感染したことを示す。

肝炎ウイルス：hepatitis virus／免疫反応：immunologic reaction／遷延：prolongation／慢性化：becoming chronic／前駆症状：premonitoy symptom／保存的治療：conservative treatment／安静：rest／劇症：fulminant／薬物療法：drug therapy／インターフェロン：interferon（IFN）／アラニンアミノトランスフェラーゼ：alanine aminotransferase（ALT）／アスパラギン酸アミノトランスフェラーゼ：aspartate aminotransferase（AST）

誘因・原因

- 急性肝炎といえば、通常は**ウイルス性肝炎**を意味する。ウイルスそのものが肝細胞を障害するのではなく、ウイルスに感染した肝細胞を排除しようとする免疫反応により、肝障害が起きる。最も多いのはA型とB型（右のグラフ）。

急性肝炎の発生頻度

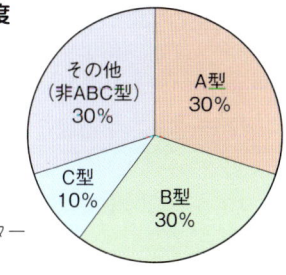

- その他（非ABC型） 30%
- A型 30%
- B型 30%
- C型 10%

国立国際医療研究センター
肝炎情報センターHPより

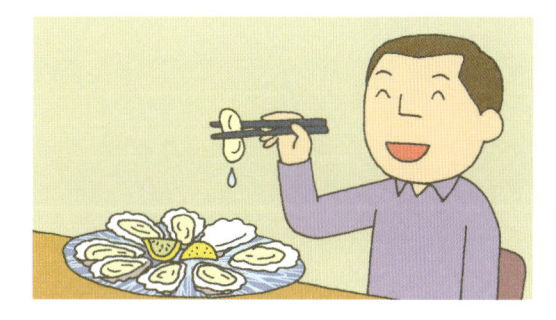

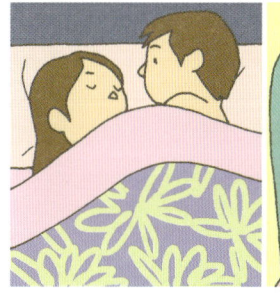

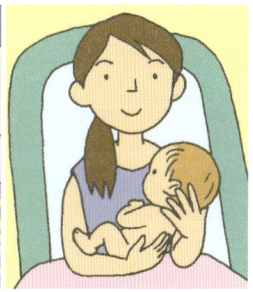

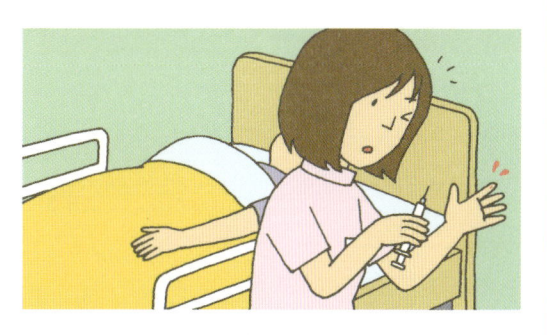

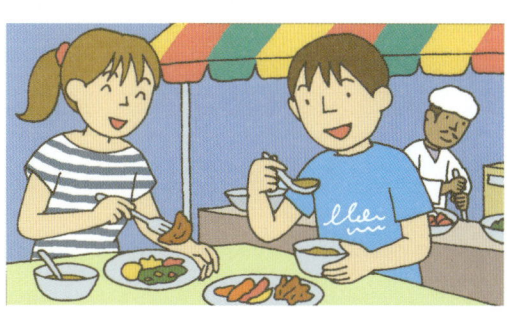

A型肝炎

- A型肝炎ウイルス（HAV）の感染による。排泄物（糞便）からHAVに汚染された水や食物（とくに生の貝類）などによる経口感染。流行的または散発的に発生。

B型肝炎

- B型肝炎ウイルス（HBV）の感染による。ほとんどが非経口感染で、血液や体液を介して感染する。母子感染もある。針刺し事故などだけでなく、性行為でも感染が成立するため、性感染症としてもとらえられる。現在、輸血後急性肝炎はほとんど生じていない。

C型肝炎

- C型肝炎ウイルス（HCV）の感染による。血液を介して感染するケースが多い。かつては輸血後の発症が多かったが、現在、輸血による感染はなくなっている。
- 性行為による水平感染はまれ。

D型肝炎

- D型肝炎ウイルス（HDV）の感染による血液、体液を介して感染する。B型肝炎ウイルスとの重複感染または同時感染で発症し、日本ではきわめてまれ。

E型肝炎

- E型肝炎ウイルス（HEV）の感染による。ウイルスに感染した動物（ブタやシカなど）を食べることによる経口感染。従来、日本には存在しないとされていたが、2000年頃から北海道などで集団発生・流行が確認されている。

経口感染：oral infection／血液：blood／体液：body fluid／母子感染：fetomaternal infection／輸血：blood transfusion／性感染症：sexually transmitted disease／水平感染：horizontal transmission／陽性：positive／A型肝炎ウイルス：hepatitis A virus（HAV）

急性肝炎

病態生理

- ウイルス性急性肝炎の場合、感染してから症状が出るまでの潜伏期は3〜8週間。病初期は**感冒様症状**（発熱、咽頭痛、頭痛）がみられることが多く、この時点では急性肝炎とは診断されない例もある。
- おもな症状は黄疸、褐色尿、全身倦怠感、食欲不振、吐き気・嘔吐など。軽症の場合、黄疸が認められないこともある。

ウイルス性肝炎の種類と特徴

	A型	B型	C型	E型
潜伏期	2〜6週	1〜6か月	2週〜6か月	2〜9週（平均6週）
キャリア化	ない	あり。日本には100万〜150万人のキャリアがおり、ほとんどは無症候性。	あり。日本には150万〜200万人のキャリアがいる。	ない
劇症化	あり	あり	まれ	あり
慢性化	ない	まれ（成人の場合）	約70％が慢性化	ない
特徴	一過性の感染。治癒後に終生免疫を得る。高齢者の場合、抗体をすでに獲得している人も多く、その場合、感染しても肝炎を発症しない。	成人になってから感染した場合、急性肝炎から自然経過で治癒するケースがほとんど。感染しても発症しない（不顕性感染）こともある。新生児、小児期に感染し放置すると80％以上の確率で慢性化する。	感染した人の多くは不顕性感染。約30％は一過性感染で治癒するが、約70％が慢性化。約20年後には30〜40％が肝硬変に進行、さらに年率約7％の人が肝がんに進行。	一過性の感染。とくに若年者では不顕性感染が多い。急性肝炎を発症した場合はA型肝炎に似た症状が出る。人獣共通感染症が疑われている。妊婦が発症した場合、致死率が20％に達するという報告がある。

検査・診断

| 特徴的な検査所見 | 肝機能検査 | AST、ALTの著明な上昇 | ウイルスマーカー | 陽性 |

- 黄疸が認められる場合、まず問診などで薬物性肝障害やアルコール性肝障害の可能性を除外。
- 続いて血清学的検査により、A型またはB型肝炎ウイルス感染の有無を調べる。

A型肝炎

- 感染初期にIg（免疫グロブリン）M型HA抗体が陽性であれば、急性A型肝炎と診断される。
- IgG型HA抗体は治癒後も10年以上存在するため、血中にIgG型HA抗体があれば、過去に感染したことを意味する。

A型肝炎の経過

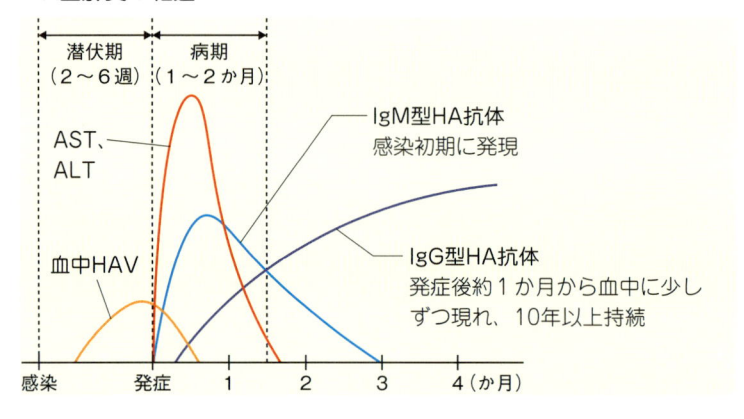

潜伏期（2〜6週）／病期（1〜2か月）
AST、ALT
血中HAV
IgM型HA抗体：感染初期に発現
IgG型HA抗体：発症後約1か月から血中に少しずつ現れ、10年以上持続

免疫グロブリン：immunoglobulin（Ig）／A型肝炎ウイルス：hepatitis A virus（HAV）／抗原：antigen／抗体：antibody／急性肝炎：acute hepatitis／感染：infection

B型肝炎

- 発症早期に、HBs抗原や、IgM型HBc抗体が高い値で陽性を示せば、急性B型肝炎とされる。

■ B型肝炎の経過

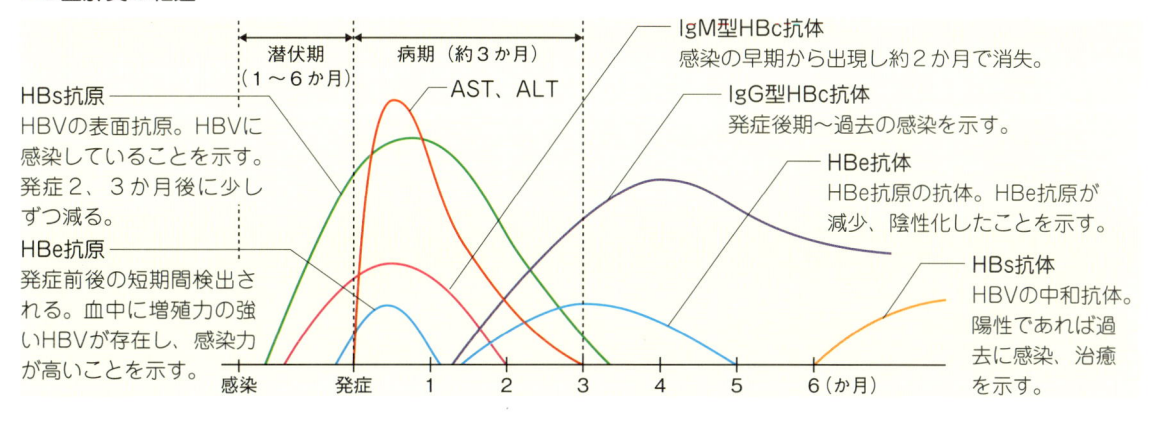

HBs抗原
HBVの表面抗原。HBVに感染していることを示す。発症2、3か月後に少しずつ減る。

HBe抗原
発症前後の短期間検出される。血中に増殖力の強いHBVが存在し、感染力が高いことを示す。

IgM型HBc抗体
感染の早期から出現し約2か月で消失。

IgG型HBc抗体
発症後期〜過去の感染を示す。

HBe抗体
HBe抗原の抗体。HBe抗原が減少、陰性化したことを示す。

HBs抗体
HBVの中和抗体。陽性であれば過去に感染、治癒を示す。

潜伏期（1〜6か月）／病期（約3か月）／AST、ALT

C型肝炎

- HCV抗体は発症後1か月ほど経過しないと出現しないため、初期では遺伝子診断でHCV-RNAの存在を検出する。HCV-RNA陽性、HCV抗体陽性であれば急性C型肝炎と診断される。

■ C型肝炎の経過

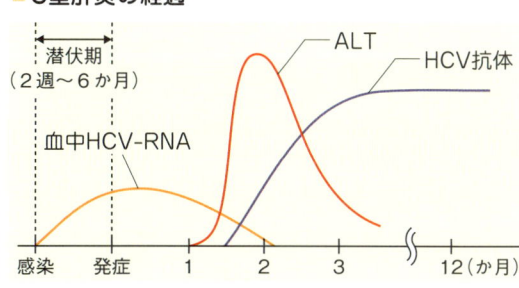

潜伏期（2週〜6か月）／血中HCV-RNA／ALT／HCV抗体

治療

| 治療の目的 | 保存的治療 | 安静、栄養 | 薬物療法 | インターフェロン投与 |

- 安静によって肝血流を増やして肝障害の改善を促す。また、低蛋白食とする。輸液を行うこともある。
- 薬物療法としては、ステロイド、抗ウイルス薬、インターフェロンの投与などがあげられる。C型急性肝炎の場合、インターフェロンの投与を2〜6か月続けることで、慢性化を予防する。
- A型とB型に関しては、ワクチンによる予防方法が確立されている。

■ A型肝炎、B型肝炎の予防ワクチン

A型	B型
接種が推奨される人は、海外（とくにA型肝炎の流行地域：衛生環境のよくない地域）に渡航して長期滞在する人、A型肝炎ウイルスの抗体が陰性の、慢性疾患の人、高齢者など。 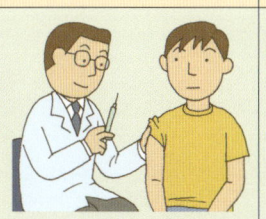	B型肝炎ウイルスの感染の予防法には、免疫グロブリン（HHIG）によるものとHBワクチンによるものがある。接種の対象となる人は、キャリアの多い地域に渡航する人、HBs抗原陽性の女性からの出生児、HBe抗原あるいはHBs抗原陽性の人の配偶者や同居者、感染事故にあう可能性の高い職種の人（たとえば医療従事者、救命救急士、消防士、警察官）など。

肝炎ウイルス：hepatitis virus／保存的治療：conservative treatment／陰性：negative／陽性：positive／キャリア：carrier／抗体：antibody／抗原：antigen／ステロイド：steroid／インターフェロン：interferon (IFN)

劇症肝炎(げきしょうかんえん)*
fulminant hepatitis

肝細胞に短期間で広範な壊死が生じて高度の肝不全に陥る

B17

担当：江川裕人

Overview

急性肝不全の大半は劇症肝炎から推移する。肝組織（肝小葉）に帯状壊死がみられる。

誘因・原因
- A型、B型肝炎ウイルスによるものが多い（約50%）。自己免疫性（約15%）、薬物性（約10%）のケースなどもある。

病態生理
- 急性肝炎のなかで、プロトロンビン時間→P200が40%以下となり、症状が現れてから**8週間以内**に、高度の肝機能障害から昏睡Ⅱ度以上の肝性脳症をきたすケース。急性型と亜急性型*がある。
- 肝性脳症*→P205が現れるまでの期間が8〜24週間のケースは遅発性肝不全*（LOHF：late onset hepatic failure）とされる（劇症肝炎の類縁疾患）。

症状・臨床所見
- 初発症状は、全身倦怠感、食欲不振、吐き気、発熱、腹部膨満感、皮膚そう痒感、黄疸といった急性肝炎の症状。劇症化すると、羽ばたき振戦、黄疸の増悪、肝性口臭、腹水、頻呼吸、肝脳症（意識障害）などを招く。

検査・診断 →P211

| 肝性昏睡度 | プロトロンビン時間 | 腹部CT検査 | 腹部超音波検査 |

- 「Ⅱ度以上の肝性昏睡」「プロトロンビン時間が40%以下」で劇症肝炎と診断される。

治療 →P211

| 全身管理 | 肝庇護療法 | 肝移植 |

- 特殊療法としては、免疫抑制薬*を投与して肝細胞壊死を防ぎ、人工肝補助療法［血漿交換＋血液（持続）濾過透析］を行う。

予後
- 劇症肝炎の生存率は40〜50%。肝移植を行ったケースでの生存率は約80%。
- 急性型に比べて亜急性型のほうが、予後は悪い。

用語解説

急性型と亜急性型
発症後、10日以内に肝性脳症が現れるケースを急性型劇症肝炎、11日以降に現れるケースを亜急性型劇症肝炎とする。

肝性脳症
肝不全の人に現れる精神神経症状。劇症肝炎などの急性肝不全にともなう急性のものと、肝硬変などにともなう慢性のものがある。

遅発性肝不全（LOHF：late onset hepatic failure）
急性肝炎発症から8週以降に意識障害が現れるLOHFは、発生頻度が劇症肝炎の1/10程度のまれな疾患。

免疫抑制薬
肝細胞壊死を防ぐ目的で用いられる。ステロイド、プロスタグランジンE_1製剤、インターフェロンなど。

memo
急性肝炎重症型
プロトロンビン時間40%以下だが昏睡度はⅠ度までのケース。そのうちの約30%は昏睡Ⅱ度以上に進むため、劇症肝炎の前駆症状ととらえられる。

肝小葉：hepatic lobule／壊死：necrosis／肝不全：liver failure／プロトロンビン時間：prothrombin time／肝性脳症：hepatic encephalopathy／黄疸：jaundice／腹水：ascites／意識障害：disturbance of consciousness／肝性昏睡：hepatic coma／肝移植：liver transplantation

検査・診断

特徴的な検査所見		
肝性昏睡度	Ⅱ度以上	
プロトロンビン時間	40%以下	
腹部CT検査	腹部超音波検査	肝臓の萎縮、脳浮腫、多量の腹水など

- 急性肝炎では一般的に、黄疸が出てからは全身倦怠感などの症状が軽くなるが、症状が持続するか悪化する場合は、劇症肝炎を疑う。
- 肝性脳症の重症度については、犬山シンポジウムの**肝性脳症の重症度分類** P205が一般に用いられる。

腹部CT検査

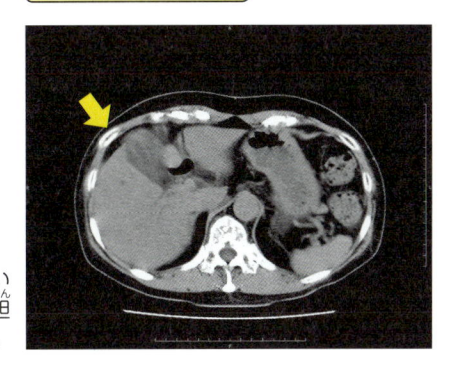

腹部単純CT像
肝臓はやや萎縮している。右の画像では、胆嚢の壁肥厚を認める。

治療

治療の目的		
全身管理	栄養および循環動態管理	
肝庇護療法	肝壊死の進行を抑える	
肝移植	肝移植スコアリングとガイドラインに基づいて行う	

- 十分なエネルギーやビタミンを与え、肝臓に対する治療と合併症に対する治療を行う。

劇症肝炎に対する治療

全身管理	肝移植
中心静脈の確保。水、電解質、栄養の補給および循環動態を管理。	死亡が予測されるケースで唯一、救命可能な治療法。
成因に対する治療	**合併症に対する治療**
自己免疫、薬物に対してはステロイド療法。	肝性脳症・高アンモニア血症、消化管出血、脳浮腫、感染症、低血糖、腎障害、DIC（汎発性血管内凝固症候群）などの合併症、とくに感染症に注意。
肝庇護療法	
人工肝補助療法、血漿交換療法。	

劇症肝炎に対する肝移植適応スコアリングとガイドライン
（厚生労働省「難治性の肝疾患調査研究班」劇症肝炎分科会ワーキンググループ）

スコア	0	1	2
発症から昏睡までの日数	0～5日	6～10日	11日以上
プロトロンビン時間（PT：%）	20.1以上	5.1～20.0	5.0以下
総ビリルビン濃度（T-Bil：mg/dL）	10未満	10～15	15以上
直接/総ビリルビン濃度（D/T）	0.7以上	0.5～0.69	0.5未満
血小板数	10.1万以上	5.1万～10.0万	5.0万以下
肝萎縮	なし	あり	

6項目をそれぞれスコア化し、その合計が5点以上の場合には死亡が予測されるので、肝移植実施の適応とする。

昏睡：coma／萎縮：atrophy／血漿交換：plasmapheresis／血液濾過透析：hemodiafiltration／肝移植：liver transplantation／合併症：complication／全身管理：whole body control

慢性肝炎
まんせいかんえん

chronic hepatitis

肝臓の炎症性変化が慢性的に続いている病態

B18／K73

担当：徳重克年

Overview

「肝機能検査値が**6か月**以上にわたって異常を示し、ウイルスの増殖が続いている病態」と定義される。ウイルス性慢性肝炎（せいまんせいかんえん）と、自己免疫性肝炎（じこめんえきせいかんえん）➡P226などがある。肝細胞がんの高リスク群。

誘因・原因 ➡P213

- 慢性肝炎の原因ウイルスは**C型肝炎ウイルス（HCV）**と**B型肝炎ウイルス（HBV）**。HCVはHCVキャリア*の血液を介して感染。HCV感染が成立すると、健康な成人であっても約70％の確率で慢性肝炎へと移行。

病態生理

- C型慢性肝炎、B型慢性肝炎は、10〜30年以上かけて肝硬変（かんこうへん）へと進み、肝細胞がんの発症リスクが高まる。
- 現在、慢性肝炎ではC型慢性肝炎が約70％を占めている。

症状・臨床所見

- 肝機能障害が高度にならないかぎり、自覚症状に乏しい。全身倦怠感（けんたいかん）、食欲不振、熱感といった不定愁訴（ふていしゅうそ）がみられる程度。

検査・診断 ➡P213

| ウイルスマーカー | 肝機能検査 | 病理組織検査 | 肝線維化マーカー |

- 肝機能検査の異常値、ウイルスの同定、肝線維化の程度などから診断を行う。

治療 ➡P214

薬物療法

- B型慢性肝炎治療の基本は、インターフェロン（IFN）*および核酸アナログ製剤*による抗ウイルス療法。
- C型慢性肝炎治療の基本はインターフェロン（IFN）、ペグインターフェロン（PEG-IFN）*、PEG-IFNとリバビリン（Riba）*の併用療法。

予後

- C型慢性肝炎では、併用療法によってウイルスを排除できる。B型慢性肝炎も抗ウイルス療法によって炎症を沈静化できる。

用語解説

HCVキャリア
1960年代から70年代には、HCVキャリアが感染の起点となった感染の悪循環（閉鎖集団内での注射の回し打ちなど）がみられたが、現在、HCVキャリアの新たな発生はほとんどなくなっている。

インターフェロン（IFN）治療
ウイルス量が多いケースに対しては、PEG-IFNとRibaの併用療法が第一選択となる。たとえウイルスを排除できなくても、炎症の沈静化を図ることができる。副作用（うつ状態など）によってIFNが使用できない場合には、肝炎を抑制して肝障害の進行を防ぐことが重点となり、IFN少量長期投与、グリチルリチン製剤や胆汁酸製剤（ウルソデオキシコール酸）の投与、瀉血などの治療法が選択される。

核酸アナログ製剤
ヒト免疫不全ウイルス（HIV）に対して開発された薬剤で、HBV（B型肝炎ウイルス）に対しても活性をもつため、肝炎治療（とくに劇症肝炎や重症肝炎）にも用いられている。

ペグインターフェロン（PEG-IFN）
インターフェロンとPEG（ポリエチレングリコール）とを結合させて、血中濃度の減少を緩やかにした薬剤で、従来のインターフェロンよりも効果が持続するため、投与間隔が長くなる。

リバビリン（Riba）
抗ウイルス薬のひとつで、C型肝炎治療において、インターフェロンとの併用療法が行われている。

増殖：productive／炎症：inflammation／併用療法：combination therapy／沈静化：calming down／インターフェロン：interferon（IFN）／リバビリン：ribavirin（Riba）／瀉血：exsanguination

誘因・原因

- 慢性肝炎患者のうち、約70％をC型慢性肝炎が占め、約20％がB型慢性肝炎である（右のグラフ）。
- C型急性肝炎にかかった人のうち、約70％がC型慢性肝炎へ移行する。
- 新生児・乳幼児期にB型肝炎に感染した場合、免疫反応が発達していないためにHBVは排除されず、体内で共存している。10〜30歳代になり免疫が発達すると、リンパ球が異物としてHBVを攻撃することにより肝障害を発症する。80〜90％の患者ではHBVが減少して㋐（HBe抗原陽性からHBe抗体陽性となり ➡P209）、以降は肝炎を発症しない。しかし10〜20％の患者ではHBVが排除されず、B型慢性肝炎へ移行する。

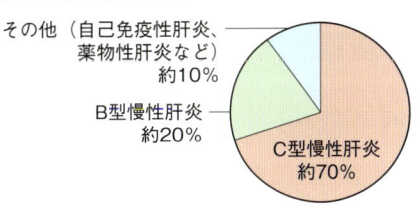

慢性肝炎患者の内訳
- その他（自己免疫性肝炎、薬物性肝炎など）約10％
- B型慢性肝炎 約20％
- C型慢性肝炎 約70％

検査・診断

特徴的な検査所見		
ウイルスマーカー	陽性	
病理組織検査	肝組織の線維化、壊死・炎症などの程度	
肝機能検査	AST、ALT、免疫グロブリン、TTTやZTT ➡P200などの上昇	
肝線維化マーカー	ヒアルロン酸増加、Ⅳ型コラーゲン上昇 ➡P200	

- 慢性肝炎は門脈域を中心とした持続的な炎症が特徴。病理組織学的に、門脈域の線維化（線維㋐化の程度：staging）、肝細胞の壊死・炎症所見（活動性：grading）に分けて評価される。

慢性肝炎の肝組織診断基準（新犬山分類）

線維化の程度	壊死・炎症所見の程度
F0：線維化なし	A0：壊死・炎症所見なし
F1：門脈域の線維性拡大	A1：軽度の壊死・炎症所見
F2：線維性架橋形成	A2：中等度の壊死・炎症所見
F3：小葉のひずみをともなう線維性架橋形成	A3：高度の壊死・炎症所見
F4：肝硬変	

病理組織検査

- とくに線維化、壊死・炎症、脂肪沈着・鉄蓄積などの程度を把握するために有用な検査。肝疾患の病理組織検査（肝生検）では、穿刺針を肝臓へ刺して組織を採取する（針生検）。

肝臓の線維化別（F0〜F4）にみた組織変化

F1では門脈域の拡大が認められる。小葉内にも細胞浸潤をともなう。F4では高度の壊死が認められる。

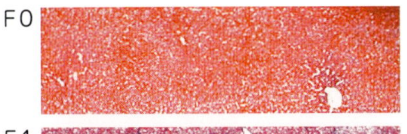

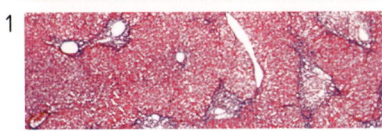

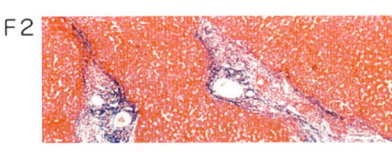

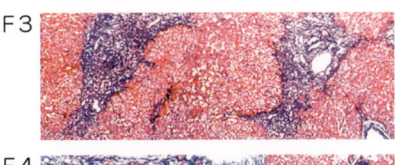

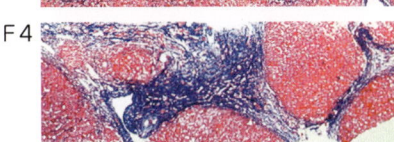

F0
F1
F2
F3
F4

門脈域：portal area／線維化：fibrosis／壊死：necrosis／炎症：inflammation／活動性：activity／病理組織検査：histopathologic examination／肝生検：liver biopsy

慢性肝炎／肝硬変

治療

| 治療の目的 | 薬物療法 | B型慢性肝炎には抗ウイルス療法
C型慢性肝炎にはPEG-IFN／Riba併用療法 |

B型慢性肝炎

- HBVに有効な抗ウイルス薬は大きく分けて、インターフェロン（IFN）の注射と、核酸アナログ製剤の内服の2つがある。
- 一般にインターフェロン療法は、35歳未満の若年者で、比較的程度の軽い（肝硬変になっていない）患者が対象。免疫力を高め、HBe抗原の陰性化を図る。
- 35歳以上の非若年者および肝炎の進行した患者に対しては、HBVの増殖を抑える核酸アナログ製剤を処方。

B型慢性肝炎治療のガイドライン

	HBVウイルス量	≧7 log copies/mLの場合	<7 log copies/mLの場合
35歳未満	HBe抗原陽性	❶IFN長期投与（24〜48週） ❷エンテカビル（核酸アナログ製剤）	❶IFN長期投与（24〜48週） ❷エンテカビル（核酸アナログ製剤）
	HBe抗原陰性	❶シーケンシャル（Sequential）療法 （エンテカビル＋IFN連続療法） ❷エンテカビル	❶経過観察またはエンテカビル ❷IFN長期投与（24週）
		血小板15万未満またはF2以上の進行例には最初からエンテカビル	
35歳以上	HBe抗原陽性	❶エンテカビル ❷シーケンシャル（Sequential）療法	❶エンテカビル ❷IFN長期投与（24〜48週）
	HBe抗原陰性	エンテカビル	❶エンテカビル ❷IFN長期投与（24〜48週）

治療対象者は、ALT≧31 IU/Lで　HBe抗原陽性例は、HBV DNA量で5 log copies/mL以上
HBe抗原陰性例は、4 log copies/mL以上　肝硬変では、3 log copies/mL以上

C型慢性肝炎

- C型慢性肝炎の最も根本的治療は、C型肝炎ウイルスの排除。HCVの増殖を抑えるインターフェロンと、リバビリンという抗ウイルス薬の内服を併用する療法が推奨されている。
- HCVの遺伝子型やウイルスの量により、インターフェロンの効果に差がある。感染者の約70％を占める「1型」は、「2型」に比べてインターフェロンの効きが悪いとされる。

C型慢性肝炎治療のガイドライン（初回治療）

		ジェノタイプ1（1型）	ジェノタイプ2（2型）
ウイルス量	高ウイルス量 5.0logIU/mL以上 300fmol/L以上 1 Meq./mL以上	・ペグIFNα-2b＋リバビリン＋テラプレビル（24週）	・ペグIFNα-2b＋リバビリン併用療法（24週） ・IFNβ＋リバビリン（24週）
	低ウイルス量 5.0logIU/mL未満 300fmol/L未満 1 Meq./mL未満	・IFN単独療法（24週） ・ペグIFNα-2a単独療法（24〜48週）	・IFN単独療法（8〜24週） ・ペグIFNα-2a単独療法（24〜48週）

抗原：antigen／抗体：antibody／陽性：positive／陰性：negative／ジェノタイプ（遺伝子型）：genotype／インターフェロン：interferon／ウイルス量：viral load／併用療法：combination therapy／長期投与：chronic administration

肝硬変
かんこうへん
liver cirrhosis

肝臓が高度の線維化をきたしてかたく萎縮した状態

K74／K72

担当：德重克年

Overview

慢性で進行性の肝疾患の終末像で、肝不全 ➡P219 へと進展。

誘因・原因 ➡P216

- 原因疾患として、ウイルス性肝炎（B型およびC型肝炎）、自己免疫性肝疾患（自己免疫性肝炎、原発性胆汁性肝硬変）、非アルコール性脂肪性肝炎（NASH）、アルコール性肝障害、代謝性肝障害（ヘモクロマトーシス*、ウイルソン病*）などがあげられる。

病態生理

- 壊死した肝細胞を修復するときに生じる線維が増加して肝臓全体に広がった状態（高度の**線維化**）。線維性隔壁により肝小葉が破壊され、新たに**偽小葉**という構造単位がつくられ、大小の結節が肝臓全体に生じる。肝臓全体はかたくなり、萎縮する。
- 病期は、肝臓の予備能がまだ保たれている代償期と、予備能が失われている非代償期に分けられる。

症状・臨床所見 ➡P216

- 代償期は症状に乏しい。非代償期になると、全身倦怠感、食欲不振、腹水*、浮腫、黄疸、くも状血管腫、手掌紅斑、腹壁静脈怒張、肝性脳症*、女性化乳房、睾丸萎縮などが現れる。

検査・診断 ➡P217〜218

| 血液検査 | 腹部超音波／CT検査 | 肝生検 |

- アルブミン*値、血小板数、コリンエステラーゼの低下、プロトロンビン時間の延長、アンモニアの増加、総ビリルビンの上昇など。
- 腹部超音波、腹部CT、肝生検などで診断を確定する。

治療 ➡P218

| 薬物療法 | 肝移植 |

- 肝硬変に対しては、日常生活指導、食事療法、BCAA*投与、肝庇護療法など。合併症の治療も重要となる。

予後

- 合併症が予後を大きく左右する。

用語解説

ヘモクロマトーシス
体内の貯蔵鉄が著しく増加して、肝臓などの実質臓器に過剰に沈着する。

ウイルソン病
銅の代謝異常によって肝障害や神経障害などを招き、精神症状などをきたす。

腹水
性状から滲出性腹水と漏出性腹水に分類される。滲出性は炎症性・腫瘍性のもので、腫瘍や腹膜炎、急性膵炎、リンパ系閉塞などで生じる。漏出性は非炎症性のもので、肝硬変や門脈圧亢進症、バッド・キアリ症候群、ネフローゼ症候群などで生じる。

肝性脳症
（くわしくは➡P205）
高度の肝機能障害があり、門脈-大循環シャントが発達し（異常血流）、体内で生じた、あるいは腸管から吸収された中毒性物質が肝臓で解毒されず、血流にのって中枢神経に達することで生じる精神神経症状。とくにアンモニアが重要となる。

アルブミン ➡P200
血清中に最も多く（60〜70%）含まれる蛋白質で、食事で摂取した蛋白質を原料に肝臓で生成される。血液の浸透圧を保つはたらきがあるため、アルブミンが不足すると浮腫や腹水などが生じる。

BCAA
肝硬変の進行にともなって減少してくる必須アミノ酸（分岐鎖アミノ酸）をさす。

グリチルリチン製剤 ➡P218
肝庇護薬のひとつ。抗炎症作用、抗アレルギー作用などを有する。

ウルソデオキシコール酸 ➡P218
胆汁酸の一種（熊胆の成分）で、製剤化されたものは、肝臓疾患の治療にも用いられている。

肝不全：liver failure／線維：fiber／線維化：fibrosis／予備能：residual function／代償期：compensatory／非代償期：decompensated／腹水：ascites／黄疸：jaundice／肝生検：liver biopsy／合併症：complication／肝性脳症：hepatic encephalopathy

肝硬変

誘因・原因

- 肝硬変の原因としては、ウイルス性肝炎、アルコール性肝障害、非アルコール性脂肪性肝炎（NASH）などがあげられる。
- 日本では全体の約70%がC型肝炎ウイルス、約20%がB型肝炎ウイルスによるもの（右のグラフ）。7：3の比で男性に多い。

■肝硬変の原因

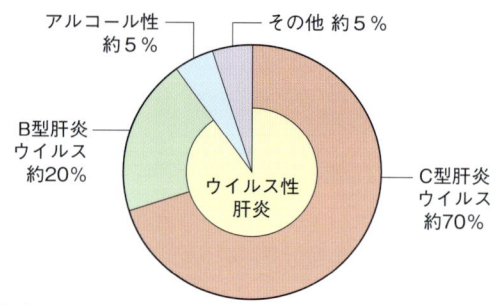

- ウイルス性肝炎
  - C型肝炎ウイルス 約70%
  - B型肝炎ウイルス 約20%
- アルコール性 約5%
- その他 約5%

国立国際医療研究センター 肝炎情報センターHPより

症状・臨床所見

- 代償期には症状が現れないが、肝臓の予備能が失われている非代償期になると、代謝機能の低下や門脈圧亢進によりさまざまな症状が全身に現れる。

■非代償性肝硬変の症状

肝機能低下にともなう症状	
低アルブミン血症	浮腫、腹水、胸水、爪の乳白色化
ビタミンB_{12}や葉酸の貯蔵不足	貧血（巨赤芽球性貧血）
凝固因子低下	出血傾向
ビリルビンの増加 →P204	黄疸、皮膚そう痒感、色素沈着など
ステロイド代謝障害によるエストロゲン過剰	くも状血管腫、毛細血管拡張、手掌紅斑、女性化乳房
アンモニア上昇	肝性脳症、羽ばたき振戦、肝性口臭など
肝腎症候群（重症肝疾患にともなう急性腎不全）	腎不全、黄疸、肝性脳症、腹水など
門脈圧亢進による症状	
遠肝性側副血行路	食道・胃静脈瘤 →P60、怒張、痔核 →P188、腹水、高アンモニア血症
脾腫	血小板減少、汎血球減少
門脈圧亢進性胃症	消化管出血
肝肺症候群（肺内の動静脈短絡による低酸素血症）	
腹水	特発性細菌性腹膜炎

身体所見：

- 肝性脳症にともなう精神神経症状（昼夜逆転、見当識障害、行動異常、羽ばたき振戦など）
- 発熱
- 眼瞼結膜貧血、眼球結膜黄染
- 肝性口臭
- チアノーゼ
- 皮膚の暗褐色調の変化、黄染
- 紫斑（出血傾向）
- くも状血管腫（首や前胸部などに赤い斑点が生じる）
- 女性化乳房
- 皮下脂肪や筋肉の減少
- 脾腫
- 肝腫大（辺縁鈍、進行すると萎縮）
- 肝右葉萎縮
- 腹壁静脈拡張（臍周囲の静脈が太くなる）
- 腹部膨満・腹水貯留
- 起座位で増悪し座位で改善する呼吸困難
- 腸雑音の低下（麻痺性イレウス）
- 臍ヘルニア
- 睾丸萎縮
- 手掌紅斑（手の平が赤くなる）
- ばち指
- 爪の乳白色化
- 浮腫

見当識障害：disorientation／羽ばたき振戦：flapping tremor／紫斑：bruising／くも状血管腫：spider angioma／脾腫：enlarged spleen／女性化乳房：gynecomastia／手掌紅斑：palmar erythema／肝性口臭：hepatic fetor／睾丸萎縮：testicular atrophy／ばち指：clubbed finger／チアノーゼ：cyanosis／腹水：ascites

検査・診断

特徴的な検査所見	血液検査	アルブミンや血小板の低下など	腹部超音波／CT検査	腹水、脾腫大など
	肝生検	偽小葉の形成		

- 血液生化学検査と、腹部超音波やCTなどの画像診断を組み合わせて総合的に診断する。
- 漏出性の腹水が認められる ➡ P42。
- 腹腔鏡による観察や肝生検は確実な診断法であるが、患者への侵襲が大きい。

腹部超音波検査

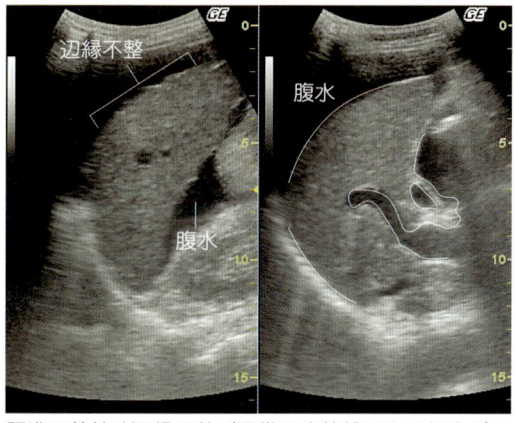

肝臓の萎縮や辺縁不整（通常は直線状である部分がでこぼこしている）などが認められる。腹水も無エコー域として描出される。

腹部CT検査

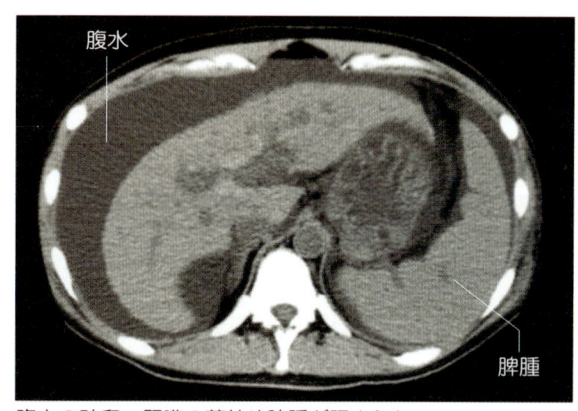

腹水の貯留、肝臓の萎縮や脾腫が認められる。

肝生検

- 肝生検は、病理組織検査のひとつ。生検針を腹部に刺し入れて、肝組織の一部を採取して調べる。腹腔鏡を用いて行われるものもある。

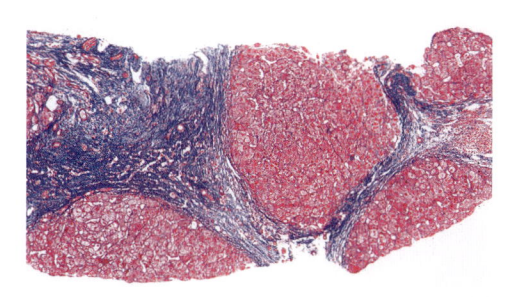

線維（青い部分）で囲まれた再生結節（赤い部分）が認められる。

■ 線維化のしくみ

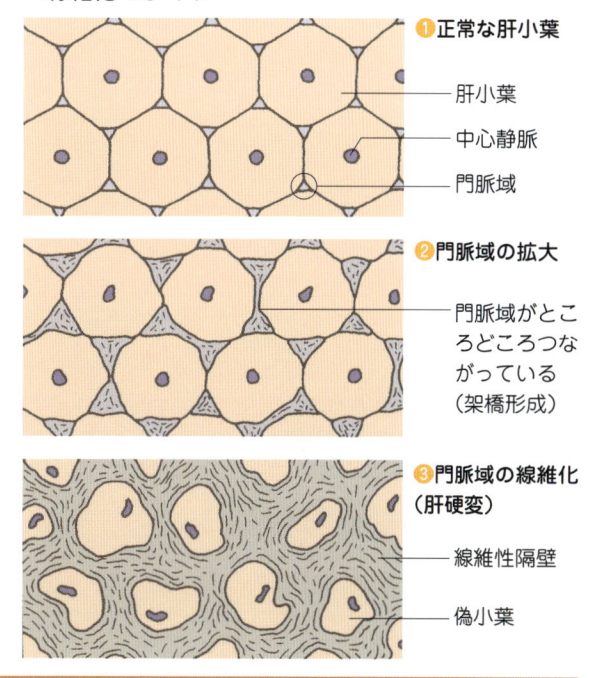

❶ 正常な肝小葉
- 肝小葉
- 中心静脈
- 門脈域

❷ 門脈域の拡大
- 門脈域がところどころつながっている（架橋形成）

❸ 門脈域の線維化（肝硬変）
- 線維性隔壁
- 偽小葉

腹腔鏡：laparoscope／肝生検：liver biopsy／肝小葉：hepatic lobule／偽小葉：pseudolobule／中心静脈：cardiac vein／門脈域：portal area／線維化：fibrosis／結節：node, knot

肝硬変

チャイルド-ピュースコア

- チャイルド-ピュースコアは、血液検査の成績や臨床症状により、肝硬変の重症度を評価するために用いられる国際的な分類。
- 検査値を下の分類に当てはめ、各項目の点数を
- 合計してAからCに分類する。点数が高くなるほど重症度が増す。主として肝移植を行う際に、肝疾患の重症度を判定するために用いられる。

チャイルド-ピュースコアを用いた肝硬変の分類

判定基準		1	2	3
アルブミン（g/dL）		3.5超	2.8以上3.5未満	2.8未満
ビリルビン（mg/dL） （原発性胆汁性肝硬変の場合）		2.0未満 （4.0未満）	2.0以上3.0以下 （4.0以上10以下）	3.0超 （10超）
腹水		なし	軽度（コントロール可能）	中等度以上（コントロール困難）
肝性脳症（度）➡P205		なし	軽度（1～2度）	昏睡（3度以上）
プロトロンビン 時間 ➡P200	（秒、延長）	4未満	4以上6以下	6超
	（%）	70超	40以上70以下	40未満

上記5項目の点数を合計して判定する。
5～6点：チャイルドA、7～9点：チャイルドB、10点以上：チャイルドC
腹水や黄疸が一般的な治療で改善しない場合、チャイルドB以上は、肝移植の適応となる。

治療

| 治療の目的 | 薬物療法 | 抗ウイルス薬の投与など | 肝移植 | 根治療法 |

- 代償期においては、慢性肝炎と同様。抗ウイルス薬の投与などによる原因治療や、グリチルリチン製剤・ウルソデオキシコール酸（UDCA）による肝機能の改善（肝庇護療法）を行う。
- 非代償期には、肝細胞がん➡P235、肝不全➡P219、食道・胃静脈瘤➡P60などの合併症を引き起こすため、その治療が重要となる。
- 末期肝硬変においては、肝移植も検討される。
- 末期肝硬変の患者に対して肝移植を行う際には、予後予測としてmodel for endstage liver disease（MELD）スコアが用いられる。

合併症の治療

食道・胃静脈瘤	➡P60
肝性脳症	・ラクツロースなどの二糖類の薬剤を投与。血中アンモニアを下げる ・分岐鎖アミノ酸を含む薬剤や抗生物質の投与など ・血漿交換（CHDF）
腹水	・安静 ・塩分制限 ・利尿薬などによる薬物療法 ・アルブミン製剤投与（静注） ・腹水穿刺排液 ・腹水濾過濃縮再静注法 ・腹腔-静脈シャント ・経頸静脈肝内門脈大循環短絡術（TIPS）

肝移植のための評価（MELDスコア）

- アメリカの移植ネットワーク（UNOS）で、重症度判定、優先順位の決定のために用いられるスコア。メイヨークリニックのホームページに、自動的に計算できるサイトが掲載されている（The MELD Model, UNOS Medification）。

総ビリルビン、PT-INR、クレアチニン、透析の有無から、肝移植の適応を判定する。20点前後で肝移植適応の目安となる。

重症度：severity／腹水：ascites／肝性脳症：hepatic encephalopathy／食道静脈瘤：esophageal varix／胃静脈瘤：gastric varices／薬物療法：drug therapy／安静：rest／塩分制限：salt restriction／穿刺：paracentesis／腹水濾過濃縮再静注法：cell-free and concentrated ascites reinfusion therapy（CART）

さまざまな肝疾患によって肝機能が失調した状態　K70.4／K71.1／K72

肝不全
かんふぜん
liver failure

担当：江川裕人

Overview

重度の肝機能障害による高度の**肝機能低下**から、黄疸、肝性脳症、腹水、出血傾向などを招く症候群。他臓器へ大きな影響を与え、**多臓器不全**を引き起こす。

誘因・原因
- 肝細胞の広範な壊死、血行動態の破綻が大きな原因となる。

病態生理
- その経過から、急性肝不全*（おもに劇症肝炎→P210）と慢性肝不全（おもに非代償性肝硬変→P216）に分類される。

症状・臨床所見
- 肝臓の解毒・代謝機能の失調、毒性物質（アンモニアなど）の蓄積から、精神神経症状を招く（肝性脳症）。
- 黄疸、褐色尿、灰白色便、眼球結膜黄染、肝腫大、肝性口臭、腹水、くも状血管腫、女性化乳房、出血傾向などもみられる。

検査・診断

肝性昏睡度	血液検査	画像検査

- 肝細胞壊死、合成能や代謝能の低下などを反映した検査値異常がみられる。

治療

全身管理	合併症対策*	特殊療法*	肝移植

- 肝不全の誘因と毒性物質の排除、肝臓の再生を促し、代謝の是正を図る。
- 全身管理は、安静、栄養管理、呼吸管理、循環管理など。
- 根本治療は肝移植。

予後
- 肝性脳症→P205、食道・胃静脈瘤→P60などの併発が予後を規定する。

用語解説

急性肝不全
正常な肝臓に生じる広範な肝組織の壊死と肝機能障害により、8週以内に肝不全の症候が現れるケース。

合併症対策
肝不全の合併症としては、肝性脳症、脳浮腫、腎不全、消化管出血、凝固線溶異常、感染症などがあげられる。これらに対する治療が重要。

特殊療法
急性肝不全に対する特殊治療として、ステロイド療法、プロスタグランジンE_1、グルカゴン-インスリン療法、インターフェロン療法、シクロスポリン療法、ラミブジン療法、リバビリン療法、人工肝補助療法（血漿交換＋血液持続濾過透析）などがあげられる。

多臓器不全：multiple organ failure（MOF）／壊死：necrosis／急性肝不全：acute hepatic insufficiency／慢性肝不全：chronic hepatic insufficiency／解毒：elimination／昏睡：coma／脳浮腫：cerebral edema／腎不全：renal failure／血漿交換：plasmapheresis

慢性進行性の肝内胆汁うっ滞をきたす疾患で、自己免疫が関与

K74.3

原発性胆汁性肝硬変(PBC)

primary biliary cirrhosis (PBC)

担当：徳重克年

Overview

中年以降の女性に好発＊する、原因不明の慢性疾患。

誘因・原因

- 発症に**自己免疫機序**がかかわると推察される。自己免疫疾患が合併するケースが多い。

病態生理

- 肝内胆管における**慢性非化膿性破壊性胆管炎**（CNSDC）と肉芽腫の形成が特徴とされる。
- 胆汁のうっ滞にともなって肝細胞の破壊と線維化をきたし、肝硬変、肝不全へと進展する。

症状・臨床所見

- 症候性(symptomatic)PBC(sPBC)と無症候性(asymptomatic)PBC（aPBC）に分類される。sPBCのうち、2mg/dL以上の高ビリルビン血症を呈するものをs2PBC、それ未満のものをs1PBCとする。
- 病期が進むと胆汁うっ滞による症状（皮膚のかゆみ）、肝障害・肝硬変による症状、合併した自己免疫疾患による症状などが現れる。

検査・診断 →P221

[血液検査] [肝生検]

- 約90%の症例で、血液中の自己抗体（抗ミトコンドリア抗体：AMA）が陽性。
- 胆道系酵素（ALP、γ-GTP）の上昇、IgM＊の上昇など。

治療

[薬物療法] [肝移植]

- 根治療法はなく、対症療法が中心となる。
- 現在、ウルソデオキシコール酸＊（UDCA）が第一選択薬。

予後

- 無症候性PBCならば予後は良好だが、約30%は症候性PBCへ移行するとされる。

用語解説

原発性胆汁性肝硬変の患者構成
2010年のデータによると、原発性胆汁性肝硬変の患者総数は7282人。そのうち無症候性PBCが5181人、症候性PBCが2101人。
7：1の割合で女性に多く、女性は50歳代、男性は60歳代が発症のピークとなっている。

IgM
免疫グロブリン（抗体としての機能を有する蛋白質）の1タイプ。血液や体液のなかに存在し、抗体としてはたらく。

ウルソデオキシコール酸
熊胆の合成成分で、胆汁酸の一種。製剤化されたものは、利胆作用（胆石溶解作用）、肝機能改善作用、消化吸収改善作用をもっている。

シェーグレン症候群 →P221
自己免疫疾患のひとつ。涙腺、唾液腺の病変が特徴的で、ドライアイや口腔乾燥といった症状を招く。全身性の臓器病変をともなうケースもある。膠原病に合併する二次性シェーグレン症候群と、そうではない原発性シェーグレン症候群とに分けられる。

memo

AMA陰性PBC
AMAは陰性だが、慢性で進行性の胆汁うっ滞が確認され、PCBに典型的な肝組織像がみられるケース。PCBと診断される症例の約10%がAMA陰性PBC。

PBC-AIHオーバーラップ症候群
自己免疫性肝炎（AIH）を併発する、特殊なPBC。ステロイド投与が奏功する。

慢性非化膿性破壊性胆管炎：chronic nonsuppurative destructive cholangitis（CNSDC）／胆汁うっ滞：cholestasis／自己免疫：autoimmunity／胆管炎：cholangitis／肝硬変：liver cirrhosis／肝不全：liver failure／自己抗体：autoantibody／抗ミトコンドリア抗体：antimitochondrial antibody（AMA）／ウルソデオキシコール酸：ursodeoxycholic acid／自己免疫性肝炎：autoimmune hepatitis（AIH）

検査・診断

| 特徴的な検査所見 | 血液検査 | 胆道系酵素の上昇、自己抗体陽性、IgM上昇 | 肝生検 | CNSDCや肉芽腫などの特徴的な所見 |

- 原発性胆汁性肝硬変では慢性非化膿性破壊性胆管炎（CNSDC）の所見が根拠となる。これは小葉間胆管や隔壁胆管の細胞が、自己免疫に異常をきたしたリンパ球によって破壊され、胆汁うっ滞を生じた状態。

- 抗ミトコンドリア抗体（AMA）はミトコンドリアに対する自己抗体で、M1からM9までの亜型があり、本疾患ではM2抗体の陽性率が特異的に高い。

原発性胆汁性肝硬変の診断基準
「難治性の肝・胆道疾患に関する調査研究」班　原発性胆汁性肝硬変分科会（平成22年度）

次のいずれか1つに該当するものをPBCと診断する。
1. 組織学的にCNSDCを認め、検査所見がPBCとして矛盾しないもの。
2. AMAが陽性で、組織学的にはCNSDCの所見を認めないが、PBCに矛盾しない（compatible）組織像を示すもの。
3. 組織学的検索の機会はないが、AMAが陽性で、しかも臨床像および経過からPBCと考えられるもの。

組織学的病期分類

- 厚生労働省のガイドラインでは下の組織学的病期分類が推奨されているが、一般にはショイエル（Scheuer）の分類が用いられている。

PBCの組織学的病期分類

A.線維化	スコア	B.胆管消失	スコア
門脈域で線維化がないか、あるいは線維化が門脈域に限局	0	胆管消失がない	0
門脈域周囲の線維化、あるいは不完全な線維性隔壁をともなう門脈域線維化	1	1/3以下の門脈域で胆管消失をみる	1
種々の小葉構造の乱れをともなう架橋性線維化	2	1/3-2/3の門脈域で胆管消失をみる	2
再生結節と高度の線維化をともなう肝硬変	3	2/3以上の門脈域で胆管消失をみる	3

AとBのスコア合計により組織病期を診断する。

ショイエル（Scheuer）の病期分類

Ⅰ期	胆管破壊期（florid bile duct lesion:CNSDC）
Ⅱ期	細胆管増生期（ductular proliferation）
Ⅲ期	瘢痕期（scarring）
Ⅳ期	硬変期（cirrhosis）

(Scheuer PJ: Primary biliary cirrhosis.Pro R Soc Med,1967;60:1257-1260)

病理組織像

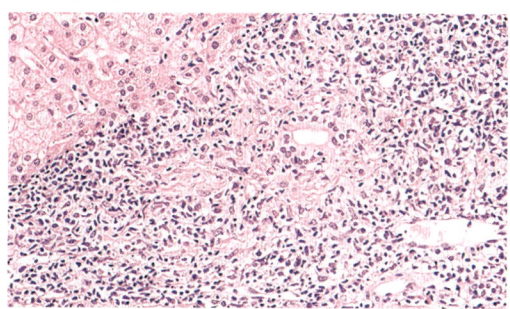

CNSDCと肉芽腫様の変化を認める。

おもな合併症

1. 自己免疫疾患（シェーグレン症候群、関節リウマチ、慢性甲状腺炎など）
2. 門脈圧亢進症状
3. 骨粗鬆症・骨軟化症
4. 眼瞼黄色腫

- PBCはしばしば他の自己免疫疾患をともない、なかでもシェーグレン症候群、関節リウマチ、慢性甲状腺炎の頻度が高い。

- ほかにも、胆汁のうっ滞によって腸管への胆汁排出量が減るため、脂溶性であるビタミンDが吸収されづらくなり、骨粗鬆症が進行する（とくに閉経後の女性）。また脂質異常症を招きやすく、眼瞼黄色種が現れることもある。

線維化：fibrosis ／抗ミトコンドリア抗体：antimitochondrial antibody（AMA）／病理組織：histopathology ／自己免疫疾患：autoimmune disease／シェーグレン症候群：Sjogren syndrome／関節リウマチ：rheumatoid arthritis／慢性甲状腺炎：chronic thyroiditis／門脈圧亢進症状：portal hypertension／骨粗鬆症：osteoporosis ／骨軟化症：osteomalacia／眼瞼黄色腫：xanthelasma

薬物によって肝細胞障害や胆汁うっ滞が生じるケース

K71

薬物性肝障害
やくぶつせいかんしょうがい

drug-induced liver injury

担当：徳重克年

Overview

薬物の投与・摂取の副作用として肝障害が引き起こされる。

誘因・原因

- あらゆる薬物が原因となりうる*。漢方薬、健康食品なども原因となる可能性がある。

病態生理 ◯P223

- 急性型薬物性肝障害と慢性型薬物性肝障害に分けられる。
- 薬物（またはその代謝産物）による中毒性の肝障害と、代謝産物（またはその化合物）に対する過剰反応で生じるアレルギー性の肝障害がある。**急性**で**アレルギー性**の薬物性肝障害が多い。
- 臨床的には肝細胞障害型、胆汁うっ滞型、混合型に分類される。

症状・臨床所見

- 70％以上が4週間以内に、80％以上が8週間以内に出現する。
- 肝細胞障害型では倦怠感、食欲不振、吐き気などが主症状。
- 胆汁うっ滞型では約50％が皮膚のかゆみ、黄疸などを訴える。
- アレルギー症状としては約50％の人が発熱、約30％の人が発疹を訴える。

検査・診断 ◯P223

[血液検査] [薬物刺激試験（DLST）*]

- 薬物の摂取歴の聴取、そしてウイルス性、アルコール性肝障害の鑑別除外が重要。
- 肝酵素（AST、ALT）上昇は肝細胞障害型、胆道系酵素上昇は胆汁うっ滞型が推定される。薬物刺激試験で原因薬物を推定する。

治療

[薬物の使用中止] [肝庇護療法]

- 原因となる薬物の使用中止が第一。
- グリチルリチン製剤やウルソデオキシコール製剤の投与。

予後

- 原因薬物の使用中止によって症状が改善することが多い。まれに劇症肝炎◯P210に至ることもあり、その場合、予後は不良。

用語解説

起因薬物

薬物性肝障害は、とくに抗菌薬、解熱鎮痛薬、中枢神経作用薬、抗がん剤などに起因するケースが多い。投与を開始して1か月以内に発症するケースが大半を占める。

薬物刺激試験（DLST）

薬物によるリンパ球刺激試験。遅延型アレルギー機序による肝障害が現れたとき、そこに特定の薬物がかかわっているかどうかを知るための検査。抗原（起因薬物）とアイソトープで標識した核酸前駆物質を被験者のリンパ球に加えて培養する。そしてリンパ球の幼若化現象（特定の抗原により増殖反応が起こるかどうか）で薬物に対する反応を確認する。

肝細胞障害：hepatocellular injury／胆汁うっ滞：cholestasis ／中毒性：toxic ／アレルギー性：allergic ／黄疸：jaundice／肝庇護療法：liver supporting therapy／抗原：antigen／劇症肝炎：fulminant hepatitis／薬物刺激試験：drug-induced lymphocyte stimulation test（DLST）

病態生理

- 発症機序による分類では、特異体質性肝障害（アレルギー性、異常代謝性）と中毒性肝障害に大別できる。
- 臨床的な分類としては急性・慢性に分かれ、急性はさらに肝細胞障害型（肝細胞壊死、脂肪肝）、胆汁うっ滞、混合型がある。慢性は脂肪肝、非アルコール性脂肪性肝炎（NASH）、胆汁うっ滞、慢性肝炎などさまざまな病型を含む。

発症機序による分類

薬物特異体質性	アレルギー性	頻度は高い。特定の人に、過敏反応として起こる。すべての薬物が起因薬物となりうる。
	異常代謝	頻度は中間。薬物代謝酵素の遺伝子多型による。抗結核薬のイソニアジド、免疫抑制剤のシクロスポリンなどが起因薬物となる。
中毒性		頻度は低い。すべての人に、薬物の成分や代謝物によって起こりうる。解熱鎮痛薬のアセトアミノフェン、ステロイド（副腎皮質ホルモン剤）、抗がん剤のメトトレキサートなどが起因薬物となる。

薬物性肝障害の分類（病型）とおもな起因薬物

急性薬物性肝障害			慢性薬物性肝障害	
❶肝細胞障害型	肝細胞壊死	アセトアミノフェン（解熱鎮痛薬）、ハロセン（全身麻酔薬）、フルコナゾール（抗真菌薬）	慢性活動性肝炎	イソニアジド（抗結核薬）、メチルドパ（血圧降下薬）
			胆汁性肝硬変	クロルプロマジン（抗精神病薬）
	脂肪肝	テトラサイクリン（抗生物質）、バルプロ酸（抗てんかん薬）	肝線維症	ビタミンA、メトトレキサート（抗がん剤）
❷胆汁うっ帯型		アモキシシリン、エリスロマイシン（抗生物質）、エストロゲン（女性ホルモン）、クロルプロマジン（抗精神病薬）、蛋白同化ホルモン	肝血管性病変	経口避妊薬、蛋白同化ホルモン
			肝腫瘍	経口避妊薬、タモキシフェン（女性ホルモン剤）、男性ホルモン、蛋白同化ホルモン
❸混合型		アロプリノール（高尿酸血症薬）、キニジン（抗不整脈薬）、フェニトイン（抗てんかん薬）		

検査・診断

特徴的な検査所見	血液検査	胆道系酵素上昇、AST、ALT上昇	薬物刺激試験（DLST）	起因薬物の推定

- 肝細胞障害型ではASTやALTなどのトランスアミナーゼが上昇、胆汁うっ滞型ではALP（アルカリホスファターゼ）などの胆道系酵素が上昇。
- 薬物の摂取歴の聴取、そしてウイルス性、アルコール性肝障害の鑑別除外が重要。

薬物性肝障害（アレルギー性）の診断基準

以下の❶と❹または❶と❺を満たすものを確診、❶と❷または❶と❸を満たすものを疑診とする。
❶薬物の服用開始後（1～4週）に肝機能障害を認める（期間についてはとくに限定しない）。
❷初期症状として発熱、発疹、皮膚そう痒、黄疸などを認める（2項目以上を陽性とする）。
❸末梢血液として好酸球増多（6％以上）、または白血球増多を認める。
（末梢血液については、初期における検索が望ましい）
❹薬物感受性試験（リンパ球培養試験、皮膚試験）が陽性である。
❺偶然の再投与により肝障害の発現を認める。

肝細胞障害型薬物性肝障害：hepatocellular injury type drug-induced liver injury／胆汁うっ滞型薬物性肝障害：cholestatic type drug-induced liver injury／混合型薬物性肝障害：mixed type drug-induced liver injury／過敏反応：sensitivity reaction／発熱：fever／発疹：exanthema／黄疸：jaundice／薬物感受性試験：drug sensitivity test

アルコール性肝障害
alcoholic liver injury

長期にわたる常習的で大量の飲酒から引き起こされる肝障害

K70

担当：徳重克年

Overview
アルコール性肝障害を起こす人は、アルコール依存症*であるケースが多い。

誘因・原因 →P225
- 長期間のアルコール摂取。

病態生理
- アルコール性脂肪肝、アルコール性肝炎、アルコール性肝線維症、アルコール性肝硬変などの病態*がある。
- 病理組織学的には、肝細胞の変性・壊死がみられ、肝細胞の膨化（風船化*）やマロリー体*の出現などが特徴とされる。

症状・臨床所見
- 自覚症状に乏しい症例も多い。飲酒によって発熱、腹痛、黄疸などが生じるケースもある。
- 進行すると（肝硬変）、肝腫大、全身倦怠感、食欲不振、くも状血管腫、手掌紅斑などが特徴的な症状となる。

検査・診断 →P225
[血液検査] [腹部超音波／CT検査] [肝生検]

- 血液検査では肝酵素（AST、ALT）、白血球数、胆道系酵素（γ-GTP、ALP）などが上昇する。

治療
[禁酒] [食事療法] [肝庇護療法]

- 禁酒が最重要の治療となる。断酒会などへの参加、精神科での受診なども考慮する。
- 重症例では、肝臓を保護するために絶対安静が必要となる。
- 肝臓の炎症を抑える肝庇護薬を用いることもある。

予後
- 禁酒によって、中等症までのアルコール性肝炎ならば改善するが、重症例では予後は不良となる。

用語解説

アルコール依存症
以下のような特徴をもつ疾患。
- お酒を飲みたいという強い欲求（精神依存）
- 飲酒量が制御できない（コントロール困難）
- 同じ量では酔えなくなって飲酒量が増える（耐性）
- 飲まなかったり減らしたりすると離脱症状が現れる（身体依存）
- 仕事、学業、家事、育児などよりも飲酒が優先する（飲酒中心の生活）
- 有害と明らかになっても飲酒をやめない（強迫的飲酒）

病型による分類

アルコール性脂肪肝
中性脂肪が肝小葉に蓄積した状態。多くは肝腫大をともなう。

アルコール性肝炎
病理組織学的には、肝細胞のマロリー体や風船化などが特徴的所見。著しい肝腫大をともなう。重症のケースでは肝性脳症や急性腎不全などを招く。

アルコール性肝線維症
肝細胞周囲、中心静脈周囲などに線維化が生じているケース。

アルコール性肝硬変
アルコール性肝障害の末期だが、肝細胞がんの発症率はウイルス性肝硬変よりも低い。

風船化（ballooning）
蛋白分泌障害により、肝細胞のなかに分泌蛋白と水分が貯留して風船状に腫大する現象。

マロリー体
肝細胞内に現れる変性物質（異常蛋白）。

補酵素 →P225
非蛋白質の低分子有機物（おもにビタミンB群）。酵素の蛋白質部分に対して結合と乖離を繰り返すことで、酵素のはたらきを助ける。

アルコール依存症：alcoholism／脂肪肝：fatty liver／肝硬変：liver cirrhosis／風船化：ballooning／肝腫大：hepatomegaly／全身倦怠感：general malaise／食欲不振：loss of appetite／くも状血管腫：spider angioma／手掌紅斑：palmar erythema／肝生検：liver biopsy／肝庇護療法：liver supporting therapy

誘因・原因

- 摂取したアルコールは肝細胞においてアルコール脱水素酵素（ADH）、ミクロソームエタノール酸化系（MEOS）により酸化され、アセトアルデヒドという毒性の強い物質になる。
- アセトアルデヒドはアルデヒド脱水素酵素（ALDH）によって酸化されて酢酸となる。

■肝臓でのアルコール代謝

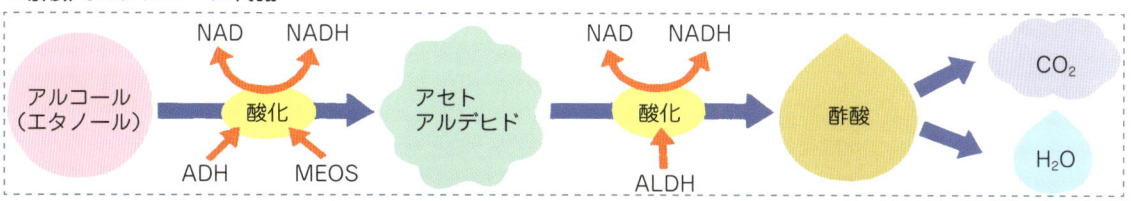

```
アルコール ─(酸化)→ アセトアルデヒド ─(酸化)→ 酢酸 → CO₂
(エタノール)   ↑ NAD→NADH            ↑ NAD→NADH        → H₂O
           ADH MEOS                ALDH
```

この酸化反応の過程で、肝内の補酵素であるニコチンアミドアデニンジヌクレオチド（NAD）が還元型アミドアデニンジヌクレオチド（NADH）に還元され、消費される。NADは、アルコールのほかに脂肪の代謝などにも必要な物質。

- 過度なアルコール代謝によりNADとNADHが不均衡になる。脂肪代謝が抑制されることで、肝細胞に脂肪が蓄積される（脂肪肝）。
- アセトアルデヒドは直接的に肝細胞を傷つけ、線維化を引き起こす。
- 日本酒換算で毎日3合以上、5年以上、またはそれに相当する積算飲酒量で発症し、個人差や性差はあるが、量が多ければ頻度が高くなる。

検査・診断

特徴的な検査所見	血液検査	AST、ALTなどの上昇 アルコールマーカー陽性	腹部超音波／CT検査	肝容積の増加
	肝生検	アルコール硝子体、肝細胞壊死、風船様変化、線維化など		

- 問診により、症状や飲酒の状況を聴くことが大切である。飲酒家の肝障害はアルコールのみが原因でないこともあるので、肝炎ウイルスや薬物性肝障害を併発していないか確認する。

■アルコール性肝障害の診断基準

① 常習飲酒家（3合/日、5年以上）女性ではその2/3
② 禁酒によりAST、ALTが著明に改善（4週間で80単位以下、前値が100単位以下なら基準値まで）
③ 禁酒後、以下のうち少なくともひとつが陽性
・γ-GTPが著明に低下（4週間で前値の40％以下か、正常値の1.5倍以下）
・肝腫大の改善
④ 以下のアルコールマーカーが陽性であればさらに確実
・血清トランスフェリン微小変異
・CTで測定した肝容積の増加
・アルコール性肝細胞膜抗体が陽性
・血清GDH/OCT比が0.6以上
※アルコール性＋ウイルス性肝障害ではウイルスマーカーが陽性で、禁酒後のAST、ALTの改善が上記を満たすもの

■アルコール性肝炎の臨床的診断基準

肝生検は施行されていないが、以下の臨床的条件のうち、必須項目と付加項目のうち3項目以上を認めるもの
1）必須項目
・飲酒の増加を契機に発症ないしは増悪
・AST優位の血清トランスアミナーゼの上昇
・血清ビリルビンの上昇（2mg/dL以上）
2）付加項目
・腹痛
・発熱
・白血球増加
・ALP上昇（正常値上限の1.5倍以上）
・γ-GTPの上昇（正常値上限の2倍以上）

アルコール脱水素酵素：alcohol dehydrogenase（ADH）／ミクロソームエタノール酸化系：microsomal ethanol oxidase system（MEOS）／アルデヒド脱水素酵素：aldehyde dehydrogenase（ALDH）／ニコチンアミドアデニンジヌクレオチド：nicotinamide adenine dinucleotide（NAD）／還元型アミドアデニンジヌクレオチド：reduced nicotinamide adenine dinucleotide（NADH）／補酵素：coenzyme／酸化：oxidation／酢酸：acetic acid／肝腫大：hepatomegary／線維化：fibrosis

自己免疫の関与によって肝臓に持続的な炎症をきたす

K75.4

自己免疫性肝炎＊
autoimmune hepatitis（AIH）

担当：德重克年

Overview

慢性活動性肝炎で、中年以降の女性に好発する、**難病**（難治性疾患克服研究事業対象疾患）のひとつ。

誘因・原因

- 原因は不明だが、その発症機序や進展に**自己免疫機序**がかかわっていると考えられるケースをさす。

病態生理 ➡P227

- 自己免疫疾患あるいは膠原病＊の合併が約30％のケースでみられる。慢性甲状腺炎、関節リウマチ、シェーグレン症候群 ➡P220 などが合併頻度の高い疾患。

症状・臨床所見

- 発症初期は自覚症状に乏しい。
- 進行すると全身倦怠感、食欲不振、黄疸、関節痛、発熱、皮疹などが現れる。

検査・診断 ➡P227

[血液検査] [肝生検]

- 肝酵素（AST、ALT）上昇、高γグロブリン血症＊、血沈亢進、血清自己抗体陽性など。
- 自己抗体では、とくに抗核抗体と抗平滑筋抗体が重要。日本では組織適合抗原であるHLA−DR4陽性例が多い。
- 自己免疫性肝炎の診断において、ウイルス性肝炎、アルコール性肝障害、薬物性肝障害、他の自己免疫疾患による肝障害を鑑別除外する（ただし、C型肝炎ウイルス血症をともなうケースがある）。

治療 ➡P227

[薬物療法]

- 免疫抑制薬（とくにステロイド）の投与が効果を示す。

予後

- 通常、免疫抑制薬による治療を継続すれば予後はよい。

用語解説

膠原病
病理学的に同様の特徴（臓器とくに結合組織の炎症）を呈する疾患のグループ名。自己免疫が関与していると考えられている。提唱されている疾患は、全身性エリテマトーデス（SLE）、関節リウマチ（RA）、強皮症、結節性多発動脈炎、多発性筋炎・皮膚筋炎、混合性結合組織病（MCTD）、シェーグレン症候群、ウェゲナー肉芽腫症、ベーチェット病、リウマチ性多発筋痛症など。

高γグロブリン血症
血液中のγグロブリンという蛋白質（抗体など）が上昇している状態。

memo

自己免疫性肝炎の診断基準
❶血中自己抗体（とくに抗核抗体、抗平滑筋抗体など）が陽性。
❷血清γグロブリン値またはIgG値の上昇（2g/dL以上）。
❸持続性または反復性の血清トランスアミナーゼ値の異常。
❹肝炎ウイルスマーカーは原則として陰性。
❺組織学的には肝細胞壊死所見および削り取り壊死（piecemeal necrosis）をともなう慢性肝炎あるいは肝硬変であり、しばしば著明な形質細胞浸潤を認める。ときに急性肝炎像を呈する。
上記の主要所見❶から❹より、自己免疫性肝炎が疑われた場合には組織学的検査を行い、自己免疫性肝炎の国際診断基準を参考に診断する。

難病：catastrophic illness／自己免疫：autoimmunity／膠原病：collagen disease／自己抗体：autoantibody／免疫抑制薬：immunosuppressant／診断基準：diagnostic criteria／抗核抗体：antinuclear antibody／抗平滑筋抗体：antismooth muscle antibody

病態生理

- 急性と慢性の経過がある。急性の場合は急性肝炎のような症状を示し、重症例では劇症肝炎のような経過をたどる。
- 現れる自己抗体によってⅠ型とⅡ型に分類されるが、日本ではほとんどがⅠ型。

自己免疫性肝炎の分類

Type 1（Ⅰ型）	Type 2（Ⅱ型）
抗核抗体（ANA）、抗平滑筋抗体、抗SLA（可溶性肝抗原）抗体などが陽性となるケース。日本では大部分を占めている。	抗LKM-1抗体（肝腎ミクロソーム1抗体）が陽性となる。重症化する傾向がある。

検査・診断

特徴的な検査所見	血液検査	AST、ALT上昇、高γグロブリン血症、血沈亢進、血清自己抗体陽性	肝生検	門脈域の拡大、炎症性細胞の浸潤、線維化

- 左ページのような診断基準を用いる。肝生検による組織学的検査も重要。

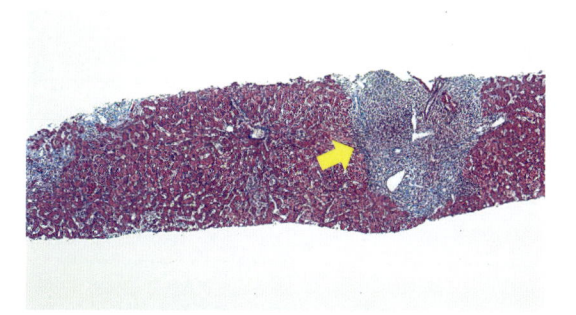

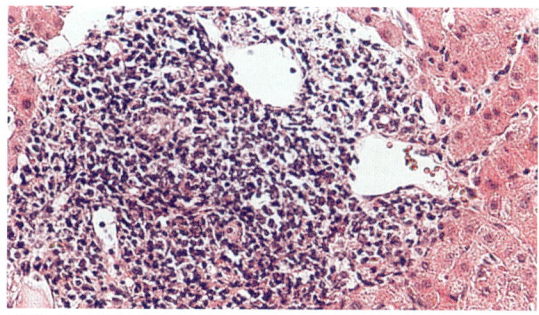

マロリー染色。門脈域が炎症性細胞浸潤で拡大している。　　HE染色。濃い色に染まっているのが炎症性細胞。

治療

治療の目的	薬物療法	免疫抑制薬（とくにステロイド）の投与

- 放置しておくと速やかに肝硬変へ移行するため、早期に診断し、免疫抑制薬を用いた治療を行い、炎症の進行を抑制する。

治療に用いる薬剤

❶ステロイド	自己免疫疾患治療の第一選択薬。一般的にプレドニゾロンが用いられる。通常30〜40mg/日で投与を始め、AST、ALTの改善を確認しながら投与量を徐々に減らしていく。AST、ALTが低下しても肝組織内の炎症反応は十分に改善されていないケースが多いので、投与は長期間継続することが必要。重症例ではステロイドパルス療法（3日間、通常の10倍の量を投与）が行われることもある。
❷アザチオプリン	ステロイドの効果が不十分、あるいは副作用のためにステロイドを使用できないケースで用いられる代謝拮抗薬。重症例では、抗生物質に由来する免疫抑制薬（シクロスポリンなど）が投与される。
❸ウルソデオキシコール酸（UDCA）	軽症例で用いられる。

肝腎ミクロソーム：liver kidney microsome（LKM）／線維化：fibrosis／門脈域：portal area／ステロイド：steroid／炎症：inflammation／ステロイドパルス療法：steroid pulse therapy／重症：advanced disease／軽症：minor

脂肪肝
fatty liver

肝細胞内に中性脂肪（トリグリセリド）が著しく蓄積した状態

K70.0／K76.0

担当：德重克年

Overview

中性脂肪の生産・代謝の異常で肝細胞の細胞質に**脂肪滴**（脂肪の小さな塊）が多く存在している状態。

誘因・原因 ●P229

- **肥満、常習的な多量飲酒、糖尿病**が3大成因とされる。ほかに薬物*、高カロリーの輸液、栄養失調（低栄養）などがあげられる。

病態生理 ●P229

- 「肝細胞の1/5以上に脂肪滴が確認される状態」とされる。
- 病理学的には、**大滴性脂肪肝**（細胞核よりも大きな脂肪滴が存在する肝細胞が20％以上に認められる）と**小滴性脂肪肝***に分類される。

症状・臨床所見

- 自覚症状がほとんどみられないケースが多い。アルコール性、非アルコール性脂肪性肝炎（NASH）が進行すると、黄疸、上腹部痛、全身倦怠感、食欲不振、腹部膨満感などが現れる。

検査・診断 ●P229〜230

| 血液検査 | 腹部超音波検査 | 腹部CT検査 | 肝生検 |

- 肝酵素（AST、ALT）値の軽度上昇、ALPの軽度上昇など。アルコール性脂肪肝では、γ-GTPの上昇が著しい。

治療

| 禁酒 | 食事療法* | 運動療法 | 薬物療法 |

- アルコール性脂肪肝の場合は禁酒が基本。
- 肥満、糖尿病にともなうケースでは、食事療法と運動療法が重要。
- 急性妊娠脂肪肝（AFLP）*とライ症候群*は、劇症肝炎に準じた治療を行う必要がある。

予後

- 多くの場合良好だが、放置するとさまざまな生活習慣病を招くことになる。とくに小滴性脂肪肝の場合、予後は不良。

用語解説

薬物性脂肪肝
ステロイド、テトラサイクリン系抗生物質、エストロゲンといった薬物の服用によって引き起こされる脂肪肝で、医原性脂肪肝ともいわれる。医原性脂肪肝としては、非経口栄養（高カロリー輸液）による脂肪肝もあげられる。

小滴性脂肪肝
ライ症候群、急性妊娠脂肪肝（AFLP）、テトラサイクリン系抗生物質による脂肪肝などは、壊死・炎症・線維化はともなわず、小さな脂肪滴（おもに遊離脂肪酸）が沈着する小滴性脂肪肝。経過が急性で、一般に予後が不良となる。

食事療法
摂取カロリーの制限と運動によって、減量を図るとともに、必要な栄養素は減らさないようにする。蛋白質は肝細胞の再生と、肝細胞からの脂肪の放出を促進する。ビタミン・ミネラルは肝臓の基礎代謝を促進、また食物繊維は脂質の吸収を抑制するはたらきがある。

急性妊娠脂肪肝（AFLP）
妊娠後期に、肝細胞に急激な脂肪の沈着が生じるケース。速やかに妊娠を終了させないと、肝不全に進展する。

ライ症候群
小児に発生する急性脳症。インフルエンザなどのウイルス感染に加え、アセチルサリチル酸（アスピリン）の内服などが関与するともいわれるが、詳しい原因は不明。高アンモニア血症や低血糖症に続き、肝機能障害や小脂肪滴の散在がみられる。

クッシング症候群 ●P229
副腎皮質から分泌されるホルモン（コルチゾール）が過剰となる疾患。臨床症状としては、顔面や体幹部の肥満、高血圧、筋力低下などさまざまなものがある。

中性脂肪：neutral fat／肥満：obesity／糖尿病：diabetes／代謝：metabolism／脂肪滴：lipid droplet／遊離脂肪酸：free fatty acid／栄養失調：malnutrition／黄疸：jaundice／肝生検：liver biopsy／食事療法：diet therapy／運動療法：exercise therapy／減量：weight loss／急性妊娠脂肪肝：acute fatty liver of pregnancy（AFLP）

誘因・原因

- 肝臓に中性脂肪が蓄積する原因としては、中性脂肪の原料である脂肪酸が、食事や末梢脂肪組織から過剰に供給されることや、代謝の低下により肝臓に蓄積することなどがある。
- 脂肪肝の最も多い原因は下のグラフのように肥満、次いで糖尿病とアルコールである。複数の原因がかかわることもある。日本人は比較的軽度の肥満でも脂肪肝になりやすいといわれる。

■ 脂肪肝の原因頻度

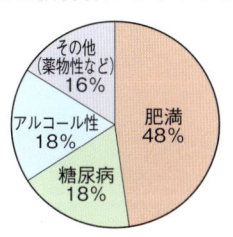

- 肥満 48%
- 糖尿病 18%
- アルコール性 18%
- その他（薬物性など）16%

■ 脂肪肝のおもな原因

栄養過剰	・アルコール多飲 ・肥満 ・高カロリー輸液　など
内分泌・代謝異常	・糖尿病 ・クッシング症候群 ・ライ症候群 ・甲状腺機能亢進症　など
薬剤性	・ステロイドの長期投与 ・テトラサイクリン系抗生物質　など
妊娠	・急性妊娠脂肪肝
栄養不良	・高度の栄養障害、とくに蛋白質不足
他の肝疾患	・ウイルス性肝炎 ・自己免疫性肝炎

病態生理

- 臨床的には、アルコール性脂肪肝と、飲酒歴やほかの慢性肝疾患をともなわない非アルコール性脂肪肝疾患（NAFLD）に分類し、後者をさらに以下の表のように分類する。
- 頻度は低いがNAFLDのなかでも近年注目されているのが、非アルコール性脂肪性肝炎（NASH）である。アルコール性肝炎と類似の組織的病変が特徴で、肝硬変→P215や門脈圧亢進症→P244に移行する危険性がある。

■ 非アルコール性脂肪肝疾患（NAFLD）の定義

1. アルコール摂取量が20g/日以下（ビール中びん1本、日本酒1合に相当）
2. ALT、ASTが6か月以上異常変動
3. 肝炎ウイルスや自己抗体が陰性
4. 代表的な代謝疾患を否定
5. 超音波検査で脂肪肝を疑わせる所見または肝生検により肝脂肪沈着が証明されたもの

■ 脂肪肝の分類

アルコール性脂肪肝		アルコール性肝障害→P224による脂肪肝。中性脂肪が肝小葉に沈着するほか、肝細胞の線維化および風船様変性がみられる。
非アルコール性脂肪肝疾患（NAFLD）	単純性脂肪肝	肥満による脂肪肝で、脂肪の沈着のみが認められる。
	非アルコール性脂肪性肝炎（NASH）	NAFLDのなかで、組織学的に肝細胞の壊死・炎症・線維化などが認められるケース。インスリン抵抗性のかかわりが推察され、メタボリックシンドロームのひとつともとらえられる。40～60代の中年女性に多い。
	その他	妊娠、薬物などによる脂肪肝。

検査・診断

特徴的な検査所見

血液検査	AST、ALT軽度上昇、ChE、中性脂肪の上昇など
腹部超音波検査	blight liver（肝臓が白く光る）、肝腎コントラスト上昇
腹部CT検査	肝腫大、黒っぽさ
肝生検	脂肪滴

非アルコール性脂肪肝：non-alcoholic fatty liver disease（NAFLD）／非アルコール性脂肪性肝炎：non-alcoholic steato hepatitis（NASH）／成因：origin／壊死：necrosis／炎症：inflammation／線維化：fibrosis／薬物性脂肪肝：drug-induced fatty liver／急性妊娠脂肪肝：acute fatty liver of pregnancy（AFLP）／甲状腺機能亢進症：hyperthyroidism／自己抗体：autoantibody／妊娠：pregnancy／肝不全：liver failure／メタボリックシンドローム：metabolic syndrome

脂肪肝

- アルコール性脂肪肝ではAST優位でγ-GTPが上昇する。非アルコール性脂肪肝疾患（NAFLD）ではALTが優位。
- 腹部超音波では、肝細胞内に沈着した脂肪と細胞質内の水分の境界面で反射率が高くなり、高エコーとして描出される（blight liver）。また、肝腎コントラスト上昇（hepatorenal contrast：腎臓よりも肝臓が高エコーとなる）なども特徴的な検査所見。深部エコーの減衰（deep attenuation）などもみられる。
- 腹部CTでは肝実質CT値が低下し、低吸収像となる。その形態から肝障害や脂肪変性を評価する。

腹部超音波検査

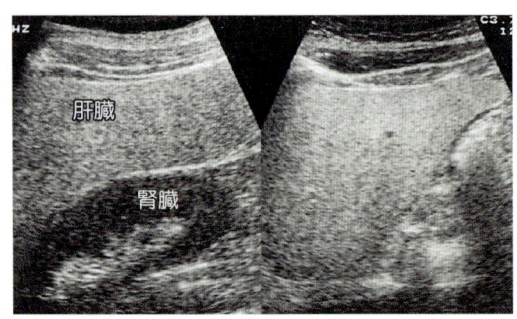

左：肝臓の高エコー（bright liver）と肝腎コントラスト上昇。
右：深部エコーの減衰が認められる。

腹部CT検査

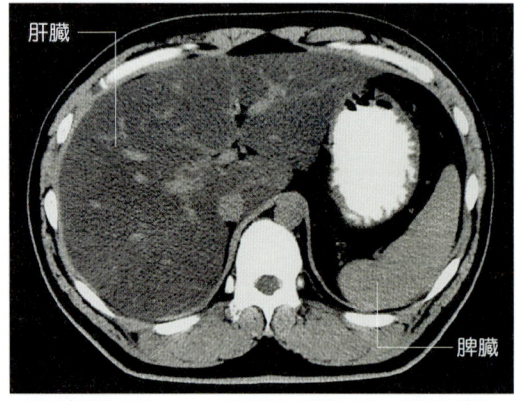

肝臓が低吸収となり、CT値の測定で肝／脾比が低下する（0.9未満）。肝臓が脾臓より黒くみえる。

肝生検

非アルコール性脂肪性肝炎（NASH）の病理組織像

- NASHは、多量飲酒歴はないにもかかわらず、肝臓にアルコール性肝炎とよく似た炎症、線維化、脂肪化が生じた状態。アルコール性肝炎と同様、肝硬変へ進展する可能性がある。NASHと単純性脂肪肝との鑑別のためには肝生検（病理組織検査）が必要。

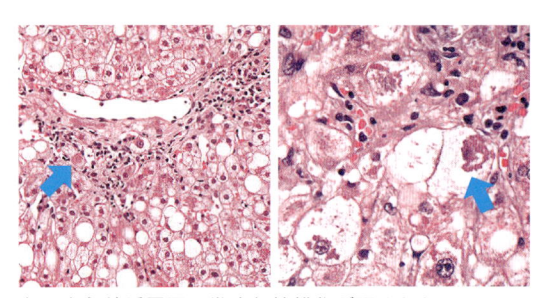

左：中心静脈周囲の炎症と線維化が認められる。
右：左の拡大画像。マロリー体と風船様変性が認められる。

単純性脂肪肝の病理組織像

- 脂肪肝は、病理学的に大滴性と小滴性に分類される。単純性脂肪肝は大滴性脂肪肝で、肝細胞核よりも大きな脂肪滴が認められる。

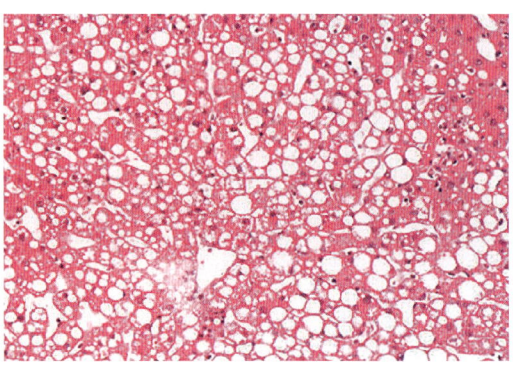

多くの肝細胞に脂肪沈着が認められるが、炎症・線維化は認められない。

病理組織像：histopathological image ／炎症細胞：inflammatory cell ／浸潤：infiltration／線維化：fibrosis／肝硬変：liver cirrhosis／肝生検：liver biopsy／脂肪滴：lipid droplet／風船化：ballooning／肝炎：hepatitis／肝細胞：hepatocyte

細菌や原虫の進入によって肝臓内に膿瘍が形成された感染性の病態　A06.4／K75.0

肝膿瘍
かんのうよう
liver abscess

担当：有泉俊一

Overview

肝臓へ進入した**細菌や原虫**が増殖した結果、化膿性炎症が生じて化膿巣が形成される。

誘因・原因 ◯P232

- 病原体によって、**細菌性（化膿性）肝膿瘍**と、赤痢アメーバ*による**アメーバ性肝膿瘍**に分類される。

病態生理 ◯P232

- 細菌性肝膿瘍は、胆管や門脈から流入した細菌が肝臓で膿瘍を形成する。アメーバ性肝膿瘍は熱帯・亜熱帯地域で頻度が高く、汚染地域への渡航者に認められることがある。

症状・臨床所見

- 悪寒・戦慄をともなう発熱、右季肋部の痛み、肝腫大などが特異的。黄疸や、アメーバ性肝膿瘍で腸炎を合併する場合は下痢・血便。

検査・診断 ◯P232〜233

[血液検査] [腹部超音波検査] [腹部CT検査]

- 白血球の増加、CRP（C反応性蛋白）高値、胆道系酵素*の上昇、血清抗アメーバ抗体陽性、赤沈亢進など。
- 腹部画像検査が診断に有用。

治療 ◯P233

[PTAD] [薬物療法] [手術療法]

- 細菌性肝膿瘍では抗生物質の投与、経皮的膿瘍ドレナージ（PTAD）が行われる。アメーバ性肝膿瘍では、膿瘍穿刺や血清で診断がつけば、メトロニダゾール*（フラジール）を経口投与する。

予後

- 細菌性肝膿瘍は、診断・治療が遅れると敗血症、細菌性ショック、汎発性血管内凝固症候群（DIC）*に移行して、生命にかかわることがある。
- アメーバ性肝膿瘍は細菌性肝膿瘍に比べると予後良好で、80〜90％が完治する。

用語解説

膿瘍
化膿性炎症の病巣が臓器・組織内に限局しているものをさす。中は好中球由来の滲出物（膿）で満たされている。膿瘍は皮膚、肺、腎臓、肝臓、脳などに好発する。

赤痢アメーバ
アメーバ赤痢◯P139、アメーバ性肝膿瘍の病原体となる原虫で、おもに熱帯・亜熱帯に生息、分布。大腸に寄生し、便中にシスト（嚢子）として排泄される。シストが経口感染すると、大腸で栄養型となって粘膜内で増殖し、門脈を経由して肝臓に達する。

胆道系酵素
胆道を形成する細胞に多く含まれている酵素(ALP、LAP、γ-GTP)で、胆汁がうっ滞すると血液中に増加する。

メトロニダゾール
抗原虫薬のひとつ。フラジールは商品名。

汎発性血管内凝固症候群（DIC）
播種性血管内凝固症候群ともいう。さまざまな基礎疾患によって本来は出血箇所だけで起こる血液凝固反応が活性化され、全身の微小血管内で血栓の形成が無秩序に生じる症候群。悪性腫瘍、外傷、熱傷、手術、敗血症、感染症、急性白血症、膠原病、劇症肝炎、急性膵炎など、生体のさまざまなストレスによって生じる。治療薬として、抗凝固薬のアンチトロンビンやヘパリン、プロテアーゼ阻害薬のプロテアーゼインヒビターがあげられる。

細菌：bacteria／膿瘍：abscess／赤痢アメーバ：Entamoeba histolytica ／敗血症：septicemia／汎発性血管内凝固症候群：disseminated intravascular coagulation (DIC)／細菌性肝膿瘍：bacterial hepatic abscess／化膿性肝膿瘍：pyogenic liver abscess／アメーバ性肝膿瘍：amebic liver abscess／腸炎：enteritis

肝膿瘍

誘因・原因

- 原因によって細菌性肝膿瘍とアメーバ性肝膿瘍に分けられ、前者は感染経路によってさらに分類される。後者は、近年は男性の同性愛者に発症するケースが報告されている。

肝膿瘍の原因と感染経路

細菌性肝膿瘍 起因菌としては、大腸菌、クレブシエラ➔P154、黄色ブドウ球菌、腸球菌、バクテロイデス・フラジリスなどがあげられるが、グラム陰性桿菌（大腸菌、クレブシエラ）がほとんどを占める。	経胆道性（最も多い）	胆石症➔P252、胆嚢炎➔P256、胆管炎➔P258、総胆管結石、膵胆道系がんなどによって胆管が閉塞すると胆管内で胆汁がうっ滞。腸内細菌が感染して胆管炎を招き、肝内に逆流して膿瘍を形成する。
	経門脈性	腸管感染症（虫垂炎➔P151、クローン病➔P146、潰瘍性大腸炎➔P141など）から細菌が門脈を経て肝臓内へ達し、膿瘍を形成。
	経動脈性	敗血症、感染性心内膜炎などによる。
	直達性	胆嚢炎、消化管穿孔など、隣接臓器の炎症による。
	外傷性	肝臓の損傷部の感染による。
	特発性	原因不明のケース。
アメーバ性肝膿瘍 赤痢アメーバの腸管内感染。	経門脈性	大腸の病巣から門脈を経て肝臓内へ進入し、膿瘍を形成する。

病態生理

- 肝膿瘍は、形態から単発性と多発性に分けられる。アメーバ性肝膿瘍は95%が単発性で、肝右葉の後上部に多く、大きさはオレンジ大。膿瘍内容物はチョコレート状（アンチョビペースト状）で、腐敗臭はない。
- 細菌性肝膿瘍はアメーバ性に比べると多発性が多い。膿は腐敗臭をともなうことが多い。

検査・診断

特徴的な検査所見
- **血液検査**：白血球数増加、CRP、胆道系酵素（ALPなど）の上昇
- **腹部CT検査**：腫瘤の存在
- **腹部超音波検査**：腫瘤の存在

- 細菌性肝膿瘍では、白血球数の顕著な増加、CRPの上昇、赤沈の亢進などがみられる。アメーバ赤痢では、糞便中のアメーバ陽性率は40%程度だが、血清学的診断法（血清抗アメーバ抗体）は陽性を示す。

腹部超音波検査

- 低エコー腫瘤像（辺縁が不整で内部が不鮮明）が特徴的な所見だが、無エコーから充実性エコーまで、混在してさまざまなエコーパターンを示す。

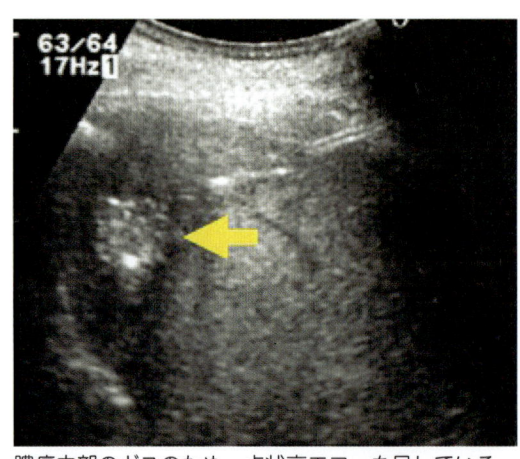

膿瘍内部のガスのため、点状高エコーを呈している。

感染経路：route of infection／門脈：portal vein／感染症：infectious disease／大腸菌：Escherichia coli／連鎖球菌：streptococcus／ブドウ球菌：staphylococcal／胆石：gallstone／胆道：biliary tract／赤痢アメーバ：Entamoeba histolytica／病巣：lesion／膿瘍：abscess／外傷：trauma／特発性：essential／エコー像：echogram

腹部CT検査

■ 単純CT

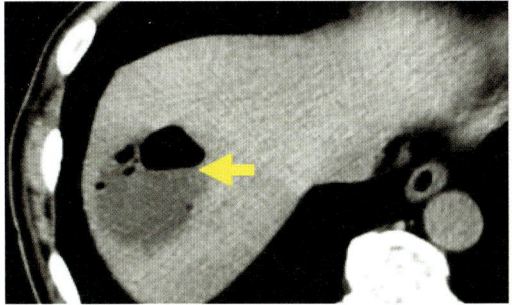

単純CTでは、内部の膿汁とガスによる鏡面形成がみられる。

■ 造影CT

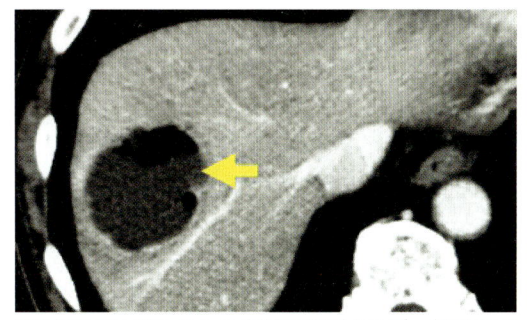

造影CTでは膿汁のため内部は造影されず、低吸収のままである。

治療

| 治療の目的 | PTAD | 排膿（感染巣の除去） | 薬物療法 | 抗菌（感染巣の除去） |

- 細菌性肝膿瘍では、早期に抗生物質を投与したのち、超音波ガイド下に経皮経肝膿瘍ドレナージ（PTAD）と抗菌薬の投与を行う。起因菌を ⓐ 培養同定する場合は、抗菌薬投与の前に行う。
- アメーバ性肝膿瘍の場合は抗原虫薬（メトロニダゾールなど）を投与する。

経皮経肝膿瘍ドレナージ（PTAD）

- 膿瘍径が3cm以上の場合や重症例などに実施される穿刺ドレナージで、局所麻酔で超音波ガイド下に行う。
- 出血傾向や高度の腹水貯留を認めるケースでは禁忌となる。

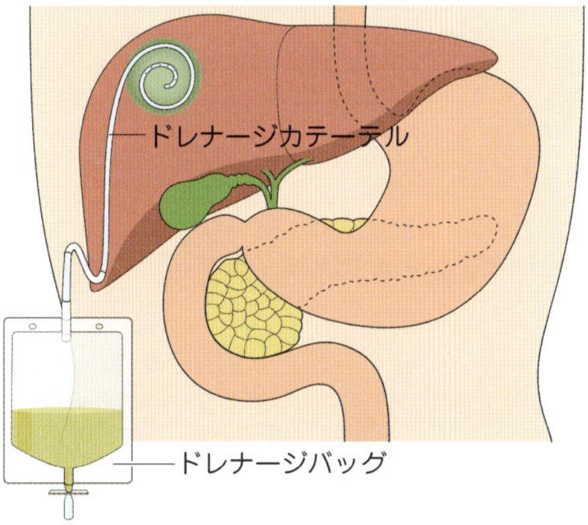

■ X線によるPTAD

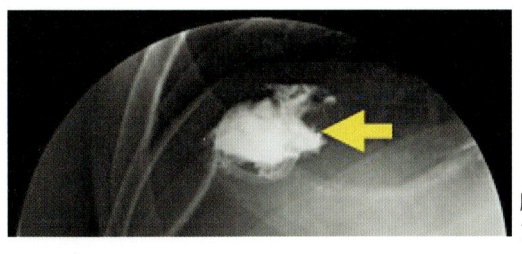

膿瘍穿刺し、ドレナージチューブを挿入することにより治療。

（ドレナージカテーテル／ドレナージバッグ）

薬物療法

■ 肝膿瘍の治療薬

通常例	抗生物質のセフォペラゾンナトリウム・スルバクタムナトリウム配合製剤を点滴静注
重症例	抗生物質のパニペネム・ベタミプロン配合製剤、メロペネム水和物製剤を点滴静注
嫌気性菌が疑われるとき	抗菌薬のクリンダマイシン製剤を点滴静注
アメーバ性肝膿瘍	抗原虫薬のメトロニダゾール製剤を経口投与

排膿：drainage／感染巣：infection focus／経皮経肝膿瘍ドレナージ：percutaneous transhepatic abscess drainage（PTAD）／薬物療法：drug therapy／抗アメーバ薬：amebicide／出血傾向：bleeding tendency／腹水：ascites／膿瘍：abscess／穿刺：paracentesis

肝臓に原発する悪性腫瘍には肝細胞がんと肝内胆管がんなどがある

C22.0

原発性肝がん
primary liver cancer

担当：有泉俊一

Overview

- 原発性肝がんは肝臓自体から発生した悪性腫瘍をさし、**肝細胞がん**が約90％を占めている。原発性肝がんと転移性肝がんは、区別して扱われる。
- 肝細胞がんは慢性の肝疾患を基盤に発生するケースが多く、発生要因がはっきりしている点が特徴的。最大の要因は**肝炎ウイルス** ●P207で、C型肝炎とのかかわりが約70％、B型肝炎とのかかわりが約15％となっている（2つは高危険群とされる）。
- 肝がんの治療法としては、肝切除、経皮的局所療法、肝動脈塞栓療法、肝動注化学療法、全身化学療法、放射線療法、分子標的療法*、肝移植などがあげられる。

肝がんの分類

原発性肝がん	肝細胞がん ●P235	原発性肝がんの約90％を占める。C型肝炎ウイルスやB型肝炎ウイルスが関係している。
	肝内胆管がん（胆管細胞がん） ●P241	肝内の胆管に発生するもので、原発性肝がんの約5％を占める。
	細胆管細胞がん（細胆管がん）	肝内胆管がん（胆管細胞がん）の特殊型（まれな組織型）とされてきたが、原発性肝がんの一種となった。原発性肝がんの約1％を占める。
	胆管嚢胞腺がん	肝内胆管に由来するまれな腫瘍で、粘液産生性の上皮で覆われた嚢胞を特徴とする。近年は粘液性胆管腫瘍とよばれる。
	混合型肝がん	1つの腫瘍内に肝細胞がんと肝内胆管がんが混在しているケース。
	肝芽腫	小児特有の肝がんで、肝芽細胞が発生の母地となる。小児がん全体の1〜2％。発症は、ほとんどが2歳以下とされる。
	未分化がん	未分化の肝細胞が、がん化したケース。
	カルチノイド腫瘍	肝臓に原発するのはきわめてまれな腫瘍。
転移性肝がん ●P242		肝臓以外の臓器に原発したがんの遠隔転移によって生じた肝がんで、発生頻度は原発性肝がんの20〜25倍とされる。とくに進行した大腸がんの肝転移が高率で生じ、画像検査や腫瘍マーカー*による定期的なチェックが不可欠。

用語解説

分子標的療法
切除できない肝細胞がんに対して、ソラフェニブという分子標的薬（がん細胞の増殖にかかわる分子を阻害する）を用いて行う治療法。

原発巣
はじめにがんが発生した部分。おおもととなる病巣。

腫瘍マーカー
ある臓器に発生したがんが特異的に産生する蛋白質をマーカー（指標）として血液中に探り、測定する検査。●P52

肝内胆管がん：intrahepatic bile duct carcinoma／胆管細胞がん：cholangioma／細胆管細胞がん（細胆管がん）：cholangiolocellular carcinoma (CoCC)／肝内胆管嚢胞腺がん：intrahepatic bile duct cystadenocarcinoma／原発巣：primary focus／肝動注化学療法：hepatic arterial infusion／放射線療法：radiation therapy／肝芽腫：hepatoblastoma／未分化がん：anaplastic carcinoma／転移性肝がん：metastatic liver cancer

肝臓外への転移は起こりにくいが、高い確率で肝内転移をきたす

C22.0

肝細胞がん
かんさいぼう
hepatocellular carcinoma

担当：有泉俊一

Overview

原発性肝がんの**約90%**を占める。男女比は3：1。65～70歳に発症のピークがある。通常**「肝がん」といえば肝細胞がん**をさす。

誘因・原因 ●P236

- 約80%に肝硬変●P215、あるいは慢性肝炎●P212をともなう。B型、C型肝炎ウイルスとのかかわりが大きく、高危険群が限定されている（C型肝炎ウイルスとのかかわりが70～80%に認められる）。

病態生理 ●P236

- 多くはウイルス性の慢性肝炎か肝硬変から発生する。腫瘍が大きくなるにつれて血流支配に変化（門脈血流の減少、動脈血流の増加）が生じ、動脈血に富んだ腫瘍になる。

症状・臨床所見

- 進行した肝細胞がんの初発症状は、全身倦怠感、食欲不振、腹部膨満感、腹痛、体重減少など。さらに進行するにつれて、黄疸、腹水、食道静脈瘤、低血糖発作などが現れるようになる。

検査・診断 ●P236～238

| 血液検査 | 画像検査 | 病理組織検査 |

- 腫瘍マーカー（AFP*、PIVKA-Ⅱ*、AFP-L3）上昇。
- 血小板数（減少）はスクリーニングに有用。
- 画像検査としては、腹部超音波、腹部CT、腹部MRIなど。

治療 ●P239～240

| 肝切除 | 経皮的局所療法 | 肝動脈化学塞栓療法 | 肝動注化学療法* |
| 全身化学療法 | 粒子線*療法 | 分子標的療法 | 肝移植* |

- 肝障害度、腫瘍の数、腫瘍の大きさ（径）などをもとに治療方法を選択する。

予後

- 進行度によって大きく異なる。

用語解説

AFP
α-フェトプロテイン。肝がんの腫瘍マーカーのひとつ。

PIVKA-Ⅱ
凝固因子Ⅱ（プロトロンビン）の異常型。肝細胞がんの腫瘍マーカー●P52としても活用されている。

肝動注化学療法
肝動脈を介してがん病巣に直接抗がん剤を注入する治療法。全身化学療法と比べて抗腫瘍効果は高く、副作用は軽減される。

粒子線療法
放射線を用いた療法の一種で、陽子線治療、重粒子線治療が含まれる。

肝移植
肝障害が高度（進行性肝疾患の末期状態で予後不良）で、ミラノ基準（下記の基準）に適合するケースで行われる。
・腫瘍が単発なら腫瘍径が5cm以下
・腫瘍が3個以内で腫瘍径が3cm以下
・脈管侵襲や遠隔転移を認めない

EOB造影MRI ●P237
EOBプリモビストという造影剤を用いたMRI。プリモビストは正常な肝細胞には取り込まれるが、肝細胞がんには取り込まれないため、画像上で区別することができる。

memo

診断アルゴリズム
肝細胞がんの診断手順。B型慢性肝炎、C型慢性肝炎、肝硬変のいずれかがある場合を高危険群、B型肝硬変、C型肝硬変がある場合を超高危険群とし、他のリスク因子（年齢、性別、糖尿病の有無、BMI、AST、ALT、血小板、飲酒量、HBV-DNA量など）もあわせて検査間隔を定める。腹部超音波検査で結節性病変が検出されたら、ダイナミックCT/MRIを行って診断を進める。

肝硬変：liver cirrhosis／門脈：portal vein／肝動脈：hepatic artery／黄疸：jaundice／腹水：ascites／肝切除術：hepatectomy／肝移植：liver transplantation

肝細胞がん

誘因・原因

- C型およびB型慢性肝炎の人（HCV抗体陽性、HBV抗原陽性）が全体の80%以上を占める（右のグラフ）。ほかに肝硬変、男性、高齢者、多量飲酒、非アルコール性脂肪性肝炎（NASH）などが危険群となる。

がん化の過程

- 肝細胞がんの多くは、肝炎ウイルスの持続感染による慢性肝炎から進行する。

肝細胞がんの原因

- その他 アルコール性肝障害、非アルコール性脂肪性肝炎（NASH）など 約17%
- B型肝炎ウイルス 約15%
- C型肝炎ウイルス 約68%

第18回 全国原発性肝癌追跡調査報告（2004〜2005）より

肝細胞がんの発生

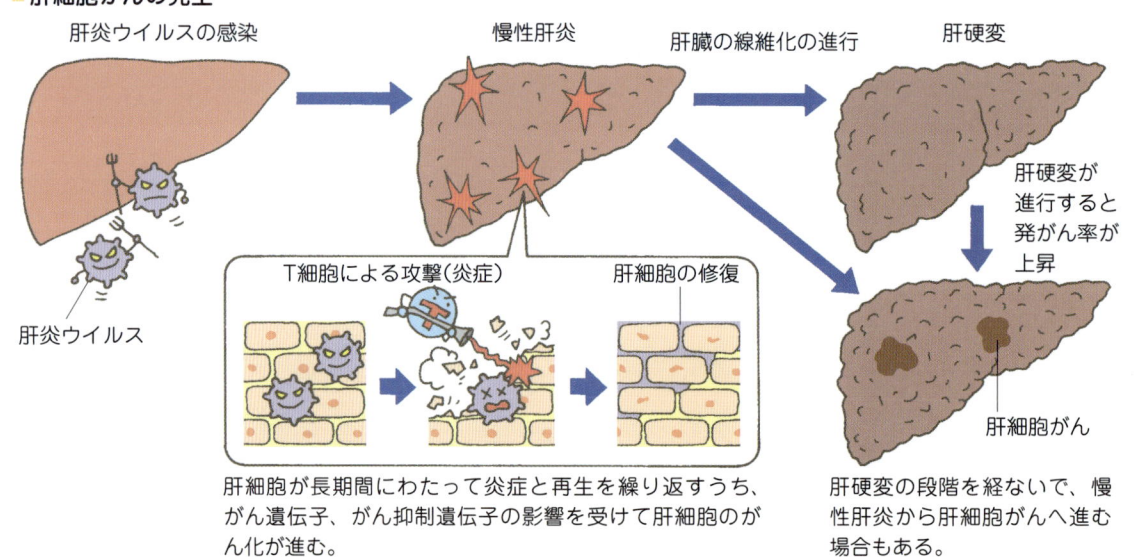

肝炎ウイルスの感染 → 慢性肝炎 → 肝臓の線維化の進行 → 肝硬変

T細胞による攻撃（炎症）→ 肝細胞の修復

肝細胞が長期間にわたって炎症と再生を繰り返すうち、がん遺伝子、がん抑制遺伝子の影響を受けて肝細胞のがん化が進む。

肝硬変が進行すると発がん率が上昇

肝硬変の段階を経ないで、慢性肝炎から肝細胞がんへ進む場合もある。

病態生理

- 肝硬変の段階から肝細胞がんに進む過程で、腫瘍への血流支配が変化していく。具体的には門脈の血流が減少し、肝動脈の血流が増加する。経動脈的門脈造影下CT（CTAP）は門脈血流の、肝動脈造影下CT（CTHA）は肝動脈血流の評価に有用な検査である。

発がんの過程と血流の変化

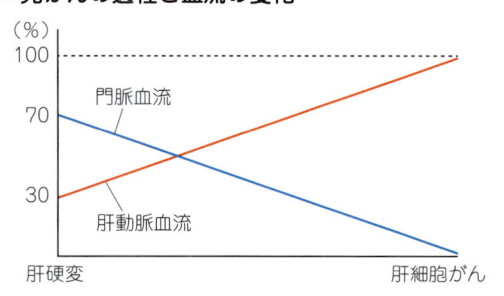

（門脈血流、肝動脈血流のグラフ：肝硬変→肝細胞がん）

検査・診断

特徴的な検査所見		
血液検査	腫瘍マーカー（AFP、PIVKA-Ⅱ、AFP-L3）上昇	
画像検査	腫瘍の濃染など	
病理組織検査	がん細胞の検出	

B型肝炎ウイルス：Hepatitis B virus／B型慢性肝炎：chronic hepatitis B／C型肝炎ウイルス：Hepatitis C virus／C型慢性肝炎：chronic hepatitis C／アルコール性肝炎：alcoholic hepatitis／肝硬変：liver cirrhosis／非アルコール性脂肪性肝炎：non-alcoholic steato hepatitis（NASH）／経動脈的門脈造影下CT：CT during arterial portography（CTAP）／肝動脈造影下CT：CT during hepatic arteriography（CTHA）

進行肝細胞がん

腹部超音波検査像

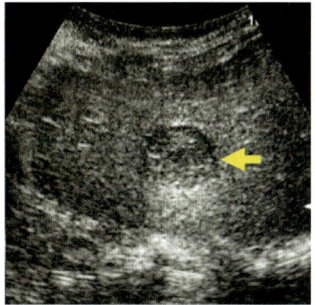

腫瘍は類円形で内部はモザイク状、辺縁は低エコー帯、後方エコーの増強がみられる。

腹部造影CT

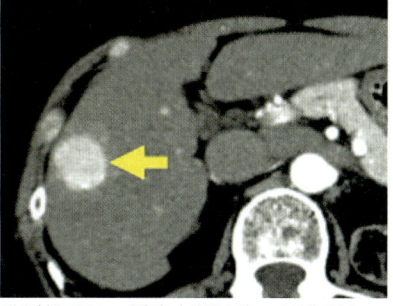

動脈相では、腫瘍内部は均一に造影され高吸収を呈する。

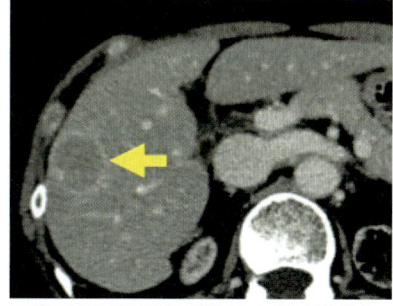

平衡相では造影剤が抜け内部は低吸収、辺縁にコロナとよばれる被膜がみられる。

早期肝細胞がん

EOB造影MRI

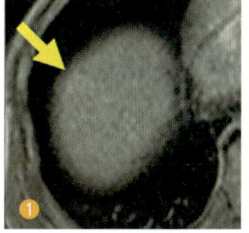

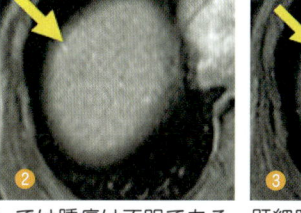

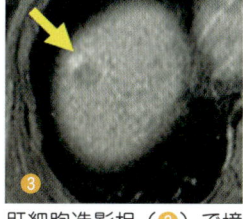

動脈相（❶）、平衡相（❷）では腫瘍は不明である。肝細胞造影相（❸）で境界不明瞭な小さな低信号域がわかる。

肉眼所見

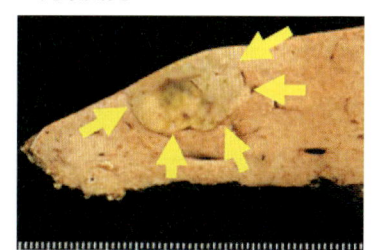

切除標本では、2cmの小結節境界不明瞭型→P238とよばれる早期肝細胞がんであった。

3DCT

- 3DCTにより、さまざまな仮想肝切除と体積計算が術前に可能となった。本症例は前区域切除（緑の領域）とS5切除（黄色の領域）の仮想肝切除である。→P198

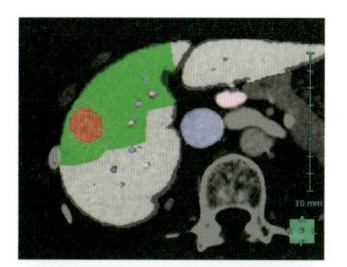

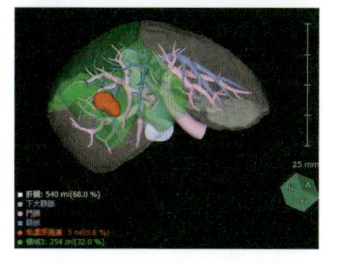

上が2DCT、下が3DCTの前区域切除の仮想肝切除（緑の領域）。

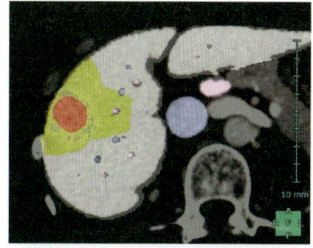

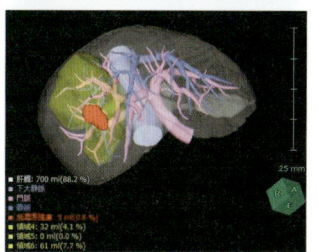

上が2DCT、下が3DCTのS5切除の仮想肝切除（黄色の領域）。

線維化：fibrosis／肝硬変：liver cirrhosis／がん遺伝子：oncogene／がん抑制遺伝子：tumor suppressor gene／造影剤：contrast material, contrast medium／濃染：deep dyeing／門脈：portal vein

肝細胞がん

病理組織検査

- 肝細胞がんは被膜を有し、肝細胞とよく似た形態を示す上皮性悪性細胞から形成される。
- 組織構造による分類は索状型、偽腺管型、充実型、硬化型の4つがあり、肝細胞がんでは一般に索状構造を示す。
- 組織学的分化度による分類は、高分化型、中分化型、低分化型、未分化型がある。分化度が低くなるほど悪性度は高まる。

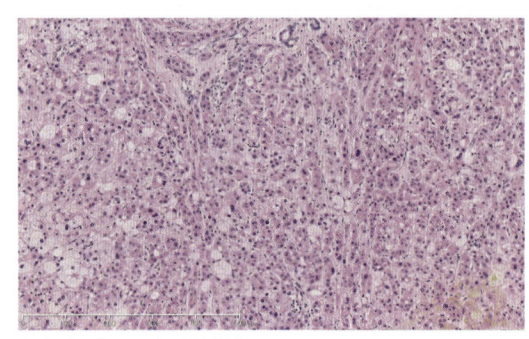

肝細胞がんの病理組織像

肉眼的分類

- 腫瘍が小さい場合、『原発性肝癌取扱い規約』による肉眼的分類が用いられる。腫瘍が大きく、この5つに分類することが困難なケースでは、イーゲルの提唱した3つの型（結節型、塊状型、びまん型）に分類する。

肝細胞がんの肉眼的分類

境界が不明瞭	境界が明瞭			境界が不規則
がん部と非がん部の境界が不明瞭なもの。	がん部と非がん部が明瞭なもの。3つの亜型に分けられる。			
小結節境界不明瞭型	単純結節型	単純結節周囲増殖型	多結節癒合型	浸潤型
早期肝細胞がん	進行肝細胞がん			

進行度分類

- 肝細胞がんの進行度は、T因子（腫瘍の病態）、N因子（リンパ節転移の有無）、M因子（遠隔転移）の3因子によって決められる（TNMステージ）。

ステージ分類

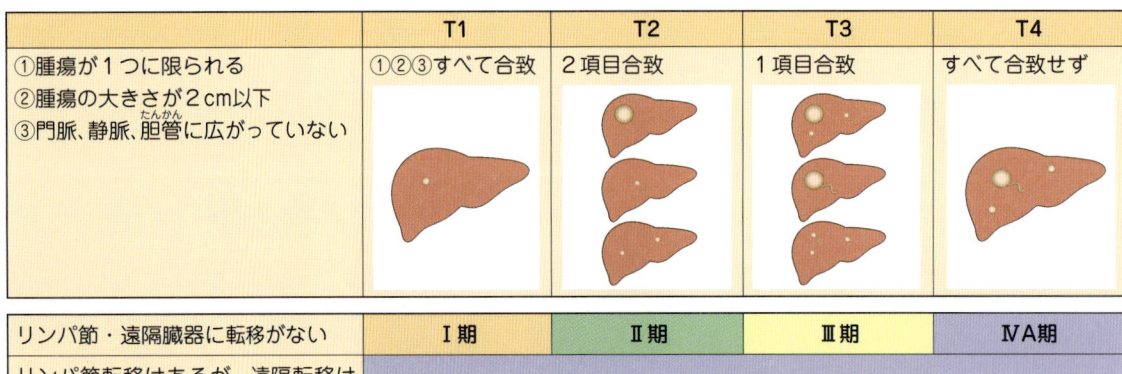

	T1	T2	T3	T4
①腫瘍が1つに限られる ②腫瘍の大きさが2cm以下 ③門脈、静脈、胆管に広がっていない	①②③すべて合致	2項目合致	1項目合致	すべて合致せず

リンパ節・遠隔臓器に転移がない	Ⅰ期	Ⅱ期	Ⅲ期	ⅣA期
リンパ節転移はあるが、遠隔転移はない	ⅣA期			
遠隔転移がある	ⅣB期			

日本肝癌研究会編『臨床・病理　原発性肝癌取扱い規約』（第5版補訂版）より一部改変

肝細胞がん：hepatocellular carcinoma／結節：node, knot／病理組織検査：histopathologic examination／肝細胞：hepatocyte／被膜：capsule／索状：funicular／分化：differentiation／進行度：rate of progression／リンパ節転移：lymph node metastasis／遠隔転移：distant metastasis

治療

治療の目的
- 肝切除：病巣の除去
- 肝移植：病巣の除去と肝機能の改善
- 経皮的局所療法／肝動脈化学塞栓療法／肝動注化学療法：がん細胞の壊死

- 血液生化学所見・臨床所見によって分類した肝障害度や、腫瘍の数や大きさなどによって、治療方法を決定する。
- 手術療法、経皮的局所療法、肝動脈化学塞栓療法の3つが主流。局所療法には、ラジオ波熱凝固療法（RFA⇒P240）、経皮的エタノール注入療法（PEIT）、経皮的マイクロ波凝固療法（PMCT）があるが、PEITとPMCTはほとんど行われていない。

■ 肝障害度分類 ⇒P201

肝障害度	A	B	C
腹水	ない	治療効果あり	治療効果少ない
血清ビリルビン値 (mg/dL)	2.0未満	2.0～3.0	3.0超
血清アルブミン値 (g/dL)	3.5超	3.0～3.5	3.0未満
インドシアニングリーン(ICG)試験15分値(%)	15未満	15～40	40超
プロトロンビン活性値(%)	80超	50～80	50未満

『臨床・病理 原発性肝癌取扱い規約』（第5版補訂版）より一部改変

■ 肝細胞がんの治療アルゴリズム
日本肝臓学会『肝癌診療ガイドライン2009年版』より一部改変

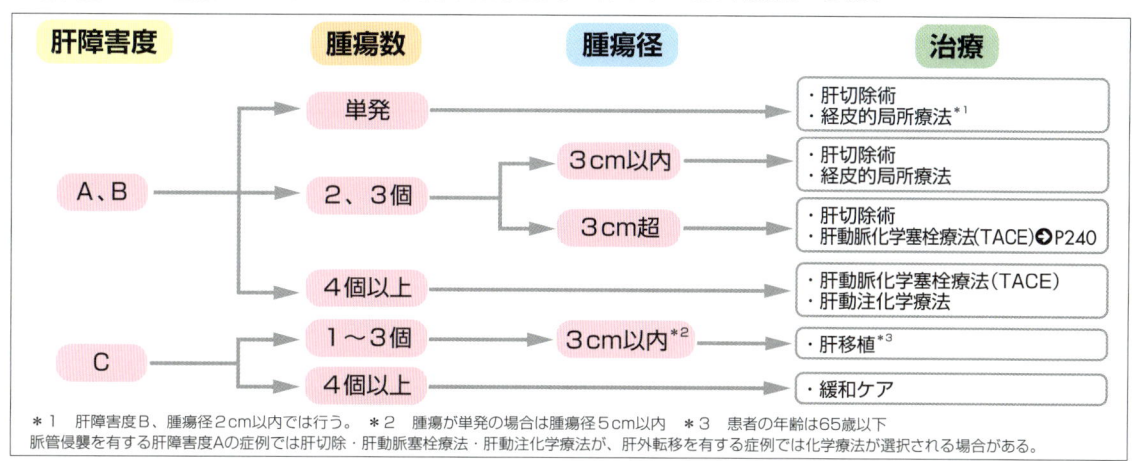

肝障害度	腫瘍数	腫瘍径	治療
A、B	単発		・肝切除術／・経皮的局所療法*1
A、B	2、3個	3cm以内	・肝切除術／・経皮的局所療法
A、B	2、3個	3cm超	・肝切除術／・肝動脈化学塞栓療法(TACE)⇒P240
A、B	4個以上		・肝動脈化学塞栓療法(TACE)／・肝動注化学療法
C	1～3個	3cm以内*2	・肝移植*3
C	4個以上		・緩和ケア

*1 肝障害度B、腫瘍径2cm以内では行う。 *2 腫瘍が単発の場合は腫瘍径5cm以内 *3 患者の年齢は65歳以下
脈管侵襲を有する肝障害度Aの症例では肝切除・肝動脈塞栓療法・肝動注化学療法が、肝外転移を有する症例では化学療法が選択される場合がある。

肝切除

- 肝切除は治療効果が最も確実。肝予備能が良好なケースで適応となる。門脈を介してがんが転移するため、門脈の血流領域を切除する（系統的切除）。
- 肝障害度AあるいはBで、腫瘍が単発、あるいは多発なら3個以内のケースが肝切除の適応となる。門脈や肝静脈の腫瘍栓がある場合も、肝切除となる。
- 肝臓は門脈の支配によって4つの区域に分けられ、さらに1から8までの亜区域に分けられる⇒P198。ICG試験15分値の結果で、肝切除範囲を決めることが多い。

■ 肝切除術の種類

3区域切除（右3区域、左3区域切除）（図は右3区域切除）
2区域切除（右葉、左葉切除）（右葉切除）
1区域切除（外側区域、内側区域、前区域、後区域切除）（後区域切除）
1亜区域切除（後下亜区域S6切除）

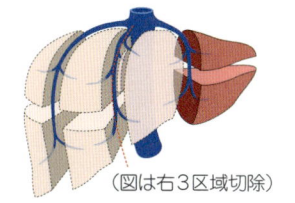

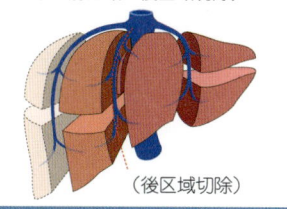

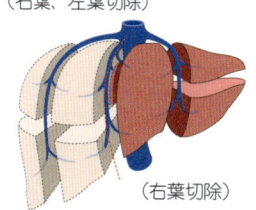

肝切除術：hepatectomy／肝動脈化学塞栓療法：transcatheter arterial chemoembolization（TACE）／肝動注化学療法：hepatic arterial injection／肝移植：liver transplantation／緩和ケア：palliative care／門脈：portal vein／静脈：vein

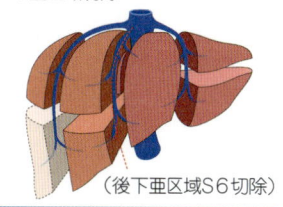

肝細胞がん

経皮的局所療法

- 超音波ガイド下で、経皮的アプローチによって行われる治療法。肝切除に比べて低侵襲で、腫瘍とその周囲だけを壊死させる。
- 肝細胞がんの人の多くが肝硬変を合併しているため、肝切除の適応となるのは20〜30%とされる。経皮的局所療法は、肝臓の予備能が少なくなっていても実施可能。腫瘍が小さい、3cm以下で3個以内のケースなどで適応となる。
- 現在はラジオ波熱凝固療法（RFA）が主流となっている。
- 消化管に近い場所、肝内の血管に近い場所は困難。

ラジオ波熱凝固療法（RFA）

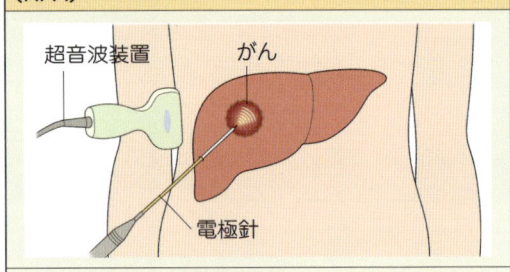

- 電極針をがん病巣へ到達させてラジオ波を照射し、がん細胞を焼灼して壊死させる治療法。

経皮的エタノール注入療法（PEIT）

- 細径針を用いて腫瘍内部にエタノールを注入し、凝固壊死させる治療法。

経皮的マイクロ波凝固療法（PMCT）

- 電極針をがん病巣へ到達させてマイクロ波を照射する治療法。

肝動脈化学塞栓療法（TACE）

- 肝臓の組織は門脈から約70%、肝動脈から約30%の血流を受けているが、肝細胞がんについては肝動脈からの血流のみで栄養されている（門脈血流をほとんど欠いている）。それを利用して、カテーテルを腫瘍の栄養動脈に挿入し、腫瘍内へ、リピオドール（油性造影剤）と抗がん剤を注入後、塞栓物質（多孔性ゼラチン粒：ジェルパート®）で動脈の血流を途絶させる治療法。
- 腫瘍の大きさや個数は問わない。
- 肝動脈化学塞栓療法を施行する際には、血管造影（DSA）検査が必須となる。

肝動脈化学塞栓療法の禁忌

1. 腫瘍が門脈に浸潤しているケース。門脈の閉塞があると、非がん部の栄養血管も肝動脈となっている。
2. 肝臓の予備能が著しく低下している、全身状態がよくない、腹水をコントロールできないといったケース。

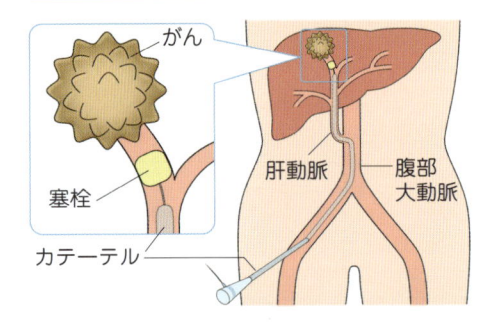

■ 多発進行肝細胞がん

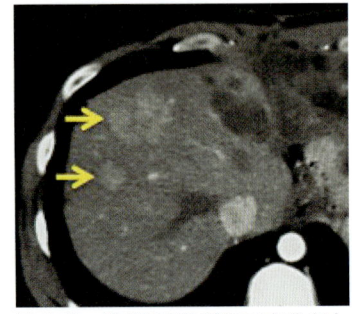

治療前。造影CT動脈相で高吸収となる腫瘍が多発している。

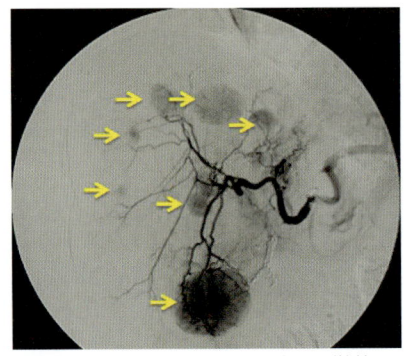

腹部血管造影では、肝内動脈から栄養され濃染する腫瘍が多発している（矢印）。

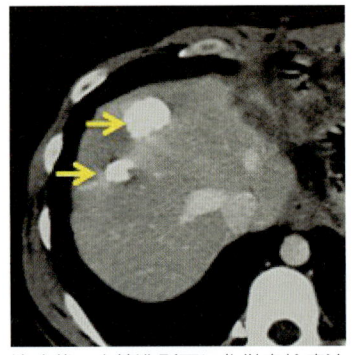

治療後。血管造影下に化学塞栓療法（TACE）を行い、腫瘍内部には均一なリピオドールの沈着がみられる。

ラジオ波熱凝固療法：Radiofrequency ablation（RFA）／経皮的エタノール注入療法：percutaneous ethnol injection therapy（PEIT）／経皮的マイクロ波凝固療法：percutaneous microwave coagulation therapy（PMCT）／壊死：necrosis／肝動脈：hepatic artery／門脈：portal vein／栄養血管：nutrient vessel／抗がん剤：anticancer agent／造影剤：contrast material, contrast medium

肝内胆管がん

肝内の胆管上皮から発生した悪性腫瘍で原因は不明

intrahepatic bileduct carcinoma

C22.1

担当：有泉俊一

Overview

胆管細胞がんともいわれ、原発性肝がんの約3～5％を占める。

誘因・原因
- ウイルス性の慢性肝炎や肝硬変のほか、飲酒、糖尿病、喫煙、肝内結石がリスク要因とされている。近年、印刷工場の化学物質との関連が指摘されている。

病態生理
- 肝内胆管（左右の胆管の第一分枝部より上流の胆管）に発生。組織学的にはほとんどが腺がん。肉眼的分類から、腫瘤形成型*、胆管浸潤型*、胆管内発育型に分けられる。

症状・臨床所見
- 肝門に進展すると閉塞性黄疸→P203などの症状が現れることが多いが、腫瘤形成型は無症状のまま進行する（腫瘍が大きくなる）ケースが多い。慢性肝炎や肝硬変の定期的検査で見つかる、無症状例もある。

検査・診断

[血液検査] [画像検査]

- 腫瘍マーカー（CEA、CA19-9　→P52）陽性。
- 画像検査としては、腹部超音波、腹部CT、腹部MRIなど。胆管内発育型や胆管浸潤型では内視鏡的逆行性胆管膵管造影（ERCP）、経皮経肝胆管内視鏡（PTCS）が有用となる。

治療

[肝切除] [化学療法]

- 肝切除が第一選択。切除が困難な場合、化学療法が選択される。

予後
- 切除不能のケースでは予後不良。
- 切除例では5年生存率が約30％、リンパ節転移性はさらに不良。切除例のなかに、5年生存率が80％を超える良好な一群がある。

用語解説

腫瘤形成型肝内胆管がん

造影CT動脈相

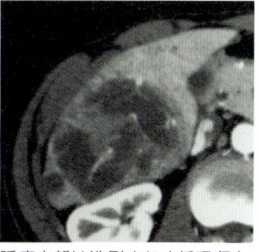

腫瘍内部は造影されず低吸収を呈する。

造影CT遅延相

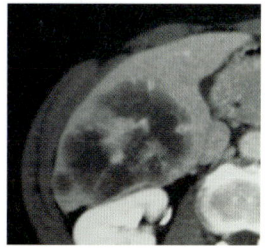

腫瘍内部に遅延性濃染がみられる。

腫瘤形成＋胆管浸潤型

造影CT動脈相

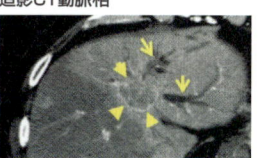

腫瘍内部は造影されない。胆管浸潤のため肝内胆管の拡張がみられる。

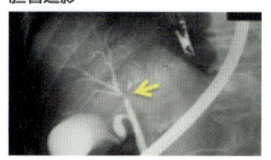

胆管造影

胆管左枝が閉塞、狭窄している。

胆管上皮：bile duct epithelium／肝内結石：intrahepatic stone／原発性肝がん：primary liver cancer／肝硬変：cirrhosis／化学療法：chemotherapy／閉塞性黄疸：obstructive jaundice／造影：contrastradiography／肝内胆管：intrahepatic bile duct

他臓器からの転移によって発生した肝がん

C78.7

転移性肝がん
metastatic liver cancer

担当：有泉俊一

Overview

肝臓以外の臓器に原発したがん細胞が、血液の流れにのって肝臓へ達し（遠隔転移）、そこで増殖を始めたケース。

誘因・原因
- 胃がん、大腸がん、膵がん、胆嚢がん、乳がん、肺がん、卵巣がん、腎細胞がん、頭頸部がんなどがあげられる。

病態生理 ▶P243
- 肝臓は門脈と肝動脈の二重支配を受けるので、他臓器からのがん転移が多い。

症状・臨床所見
- 初期は無症状。進行すると、黄疸、肝腫大などを生じる。

検査・診断 ▶P243

| 血液検査 | 腹部超音波検査 | 腹部造影CT検査 | 腹部MRI検査 | PET* |

- CEA、CA19-9などの腫瘍マーカー、ALP、γ-GTP、乳酸脱水素酵素（LDH）*などの上昇。
- 原発巣の特定（原発巣よりも転移性肝がんが先に発見されるケースもある）。

治療

| 肝切除 | 全身化学療法 | 肝動注化学療法 |

- 肝切除は、原発巣が根治的に切除され、肝臓以外の臓器に転移がみられないケースで適応となる。
- 切除をしないケースでは、全身化学療法や肝動注化学療法が行われることが多い。

予後
- 原発巣の悪性度、進行度によって異なる。切除可能なケース（とくに大腸がんの転移例）の予後は比較的良好。

用語解説

PET
ポジトロン断層撮影法（陽電子放射断層撮影とも）。小さな早期がんの発見も可能にした画像検査。検査薬（FDG）ががんに集積しやすいことを利用して、発見の手がかりとする。

乳酸脱水素酵素（LDH）
ピルビン酸を乳酸に還元する際にかかわる酵素で、血液中に上昇している場合、感染症、がん（肝がん、膵がん、大腸がん）、心筋梗塞、肝機能障害などが推察される。

大腸がん転移 ▶P243
「大腸がん治療ガイドライン」の転移性肝がん治療指針では、標準的治療として肝切除術、熱凝固療法、肝動注療法、全身化学療法があげられている。

癌臍 ▶P243
転移性肝がんの肉眼的特徴。腫瘍が突出し、中心部が壊死するために肝臓の表面が陥凹したもの。肝内胆管がんでも見られることがある。

門脈：portal vein／肝動脈：hepatic artery／黄疸：jaundice／ポジトロン断層撮影法：positron emission [computed] tomography (PET)／大腸がん：colorectal cancer／乳酸脱水素酵素：lactate dehydrogenase（LDH）

病態生理

- ほぼすべてのがんが肝臓へ転移する可能性をもつ。多いのは、消化器系がん、乳がん、肺がん、頭頸部のがん、婦人科系のがん、腎がんなど。最も頻度が高いのが大腸がん⊃P165の肝転移。
- がん転移の経路は、門脈、肝動脈、肝門部リンパ管、直接浸潤などがあり、転移性肝がんのほとんどは門脈性である。

転移と原発臓器

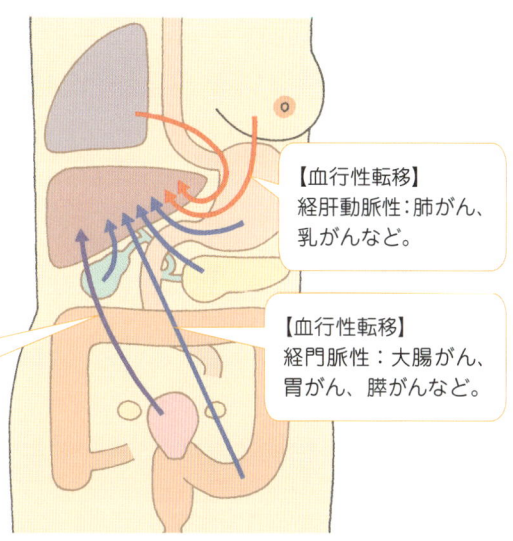

【血行性転移】
経肝動脈性：肺がん、乳がんなど。

【播種性転移】
卵巣がん、胃がんなど。

【血行性転移】
経門脈性：大腸がん、胃がん、膵がんなど。

【リンパ行性転移】
肝門部リンパ管から：膵がん、胆道がん、胃がんなど。

検査・診断

| 特徴的な検査所見 | 腹部超音波検査 | 中心部壊死による無エコー層（bull's eye sign） | 腹部造影CT検査 | リング状濃染 |

大腸がんの転移性肝がん

■ 単純CT　　■ 造影CT平衡相

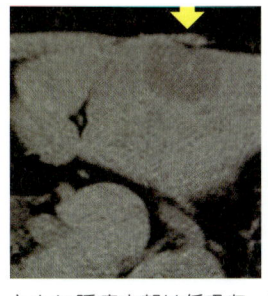

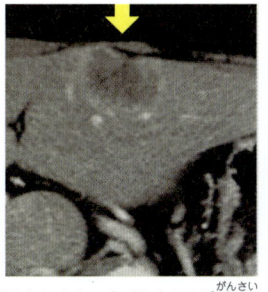

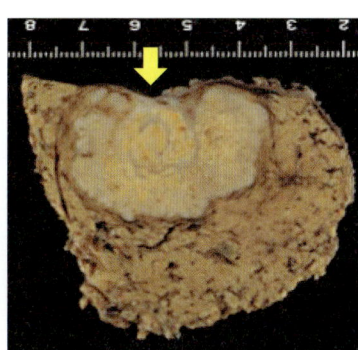

切除標本。白色のかたい腫瘍で、表面は癌臍により陥没し、腫瘍中央は黄色い壊死領域がある。

ともに腫瘍内部は低吸収。肝表に近いと肝表面が癌臍（矢印）のためへこんでいる。

■ 造影MRI　造影前　　■ 動脈相 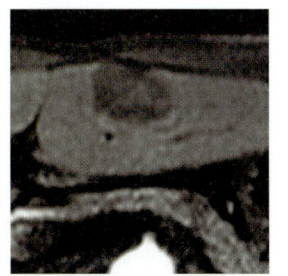　　■ 平衡相 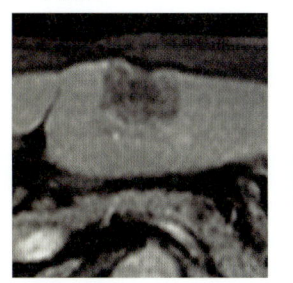　　■ 肝細胞相

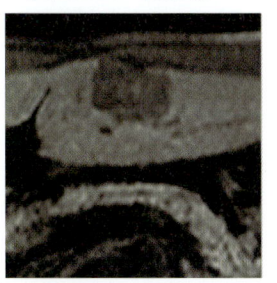

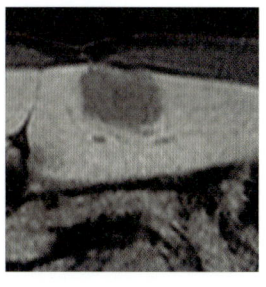

EOB造影MRIにおいて、動脈相、平衡相、肝細胞造影相でも低信号である。

腹部超音波検査：abdominal ultrasound／肝転移：liver metastasis／乳がん：breast cancer／肺がん：lung cancer／大腸がん：colorectal cancer／胃がん：gastric cancer／膵がん：pancreatic cancer／血行性転移：hematogenous metastasis／リンパ行性転移：lymphatic metastasis／播種性（転移）：dissemination

門脈圧の亢進が続いてさまざまな症状をきたす症候群

Q00.0

門脈圧亢進症
もんみゃくあつこうしんしょう
portal hypertension

担当：中村真一

Overview

門脈圧亢進の持続によって**側副血行路**（門脈-大循環シャント*）が発達し、異常な血流が生じる。

誘因・原因 ◆P245

- 約80％はウイルス性肝硬変、アルコール性肝硬変による。
- 基礎疾患として、ほかに肝外門脈閉塞症、バッド・キアリ症候群 ◆P246があげられる。特発性門脈圧亢進症は基礎疾患のないケース。

病態生理 ◆P245

- さまざまな原因で門脈圧（基準値は10～15cmH$_2$O）がつねに20cmH$_2$O（14.7mmHg）以上の状態が続く。25cmH$_2$O以上となると、門脈-大循環シャントが発達する。

症状・臨床所見

- 消化管出血（食道・胃静脈瘤◆P60、直腸静脈瘤）、腹水、脾腫、肝性脳症、腹壁静脈拡張など。

検査・診断 ◆P246

| 腹部超音波検査 | 上部消化管内視鏡検査 | 腹部CT／MRI検査 | MRA | 血液検査 |

- 門脈圧、閉塞肝静脈圧の測定。
- 血小板減少、白血球減少、高アンモニア血症など。

治療

| 薬物療法 | 経頸静脈的肝内門脈大循環短絡術（TIPS）* |

- 原因疾患の治療と症状（合併症）に対する治療を行う。
- 食道・胃静脈瘤による出血に対しては内視鏡治療（止血）や薬物療法、静脈瘤破裂の予防的治療として、内視鏡的硬化療法（EIS）、内視鏡的静脈瘤結紮術（EVL）などが行われる。

予後

- 基礎疾患によって予後は異なる。

用語解説

門脈-大循環シャント
門脈系から肝臓を経ないで大循環系へと直接つながるように形成された静脈（短絡：シャント）。

門脈血行異常症の重症度分類
食道・胃・異所性静脈瘤、門脈圧亢進所見、身体活動制限、消化管出血、肝不全の5項目について、その有無や程度から重症度をⅠ～Ⅴに分類する。
重症度Ⅰ：診断可能だが、所見は認めない。
重症度Ⅱ：所見を認めるものの、治療を要しない。
重症度Ⅲ：所見を認め、治療を要する。
重症度Ⅳ：身体活動が制限され、介護を要する。
重症度Ⅴ：肝不全ないしは消化管出血を認め、集中治療を要する。

経頸静脈的肝内門脈大循環短絡術（TIPS）
経皮的にカテーテルを挿入し、肝実質を貫通させ、ステントによって下大静脈と門脈をつなぐことで門脈圧を低下させる方法。

門脈圧：portal blood pressure／側副血行路：collateral vessel／肝硬変：liver cirrhosis／肝外門脈閉塞症：extrahepatic portal vein obstruction／バッド・キアリ症候群：Budd-Chiari syndrome／特発性門脈圧亢進症：idiopathic portal hypertension／腹水：ascites／脾腫：splenomegaly／内視鏡治療：endoscopic therapy／静脈瘤：varix

誘因・原因

- 門脈には、上腸間膜静脈と脾静脈からの血液が流入する。門脈圧は腹腔内の臓器からの血液量と肝内の血管抵抗によって規定され、基準値は10〜15cmH$_2$Oである。
- 門脈圧亢進症は、血行障害が起こった部位によって、肝前性、肝内性、肝後性に分類される。

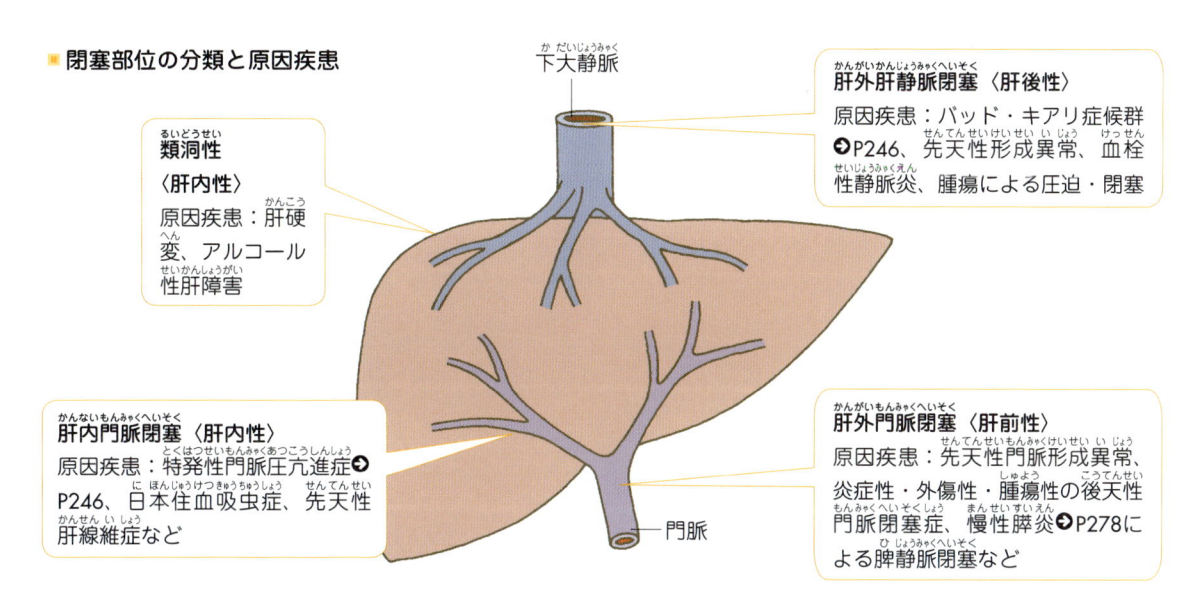

閉塞部位の分類と原因疾患

類洞性〈肝内性〉
原因疾患：肝硬変、アルコール性肝障害

肝外肝静脈閉塞〈肝後性〉
原因疾患：バッド・キアリ症候群 ➡P246、先天性形成異常、血栓性静脈炎、腫瘍による圧迫・閉塞

肝内門脈閉塞〈肝内性〉
原因疾患：特発性門脈圧亢進症 ➡P246、日本住血吸虫症、先天性肝線維症など

肝外門脈閉塞〈肝前性〉
原因疾患：先天性門脈形成異常、炎症性・外傷性・腫瘍性の後天性門脈閉塞症、慢性膵炎 ➡P278による脾静脈閉塞など

下大静脈 / 門脈

病態生理

- 門脈圧が亢進すると門脈血がうっ血して逆流し、側副血行路（門脈-大循環シャント）が発達する。
- 臨床症状としては、静脈瘤の形成による消化管出血、消化管粘膜のうっ血による胃症・腸症、腹水、脾腫、肝性脳症などがある。

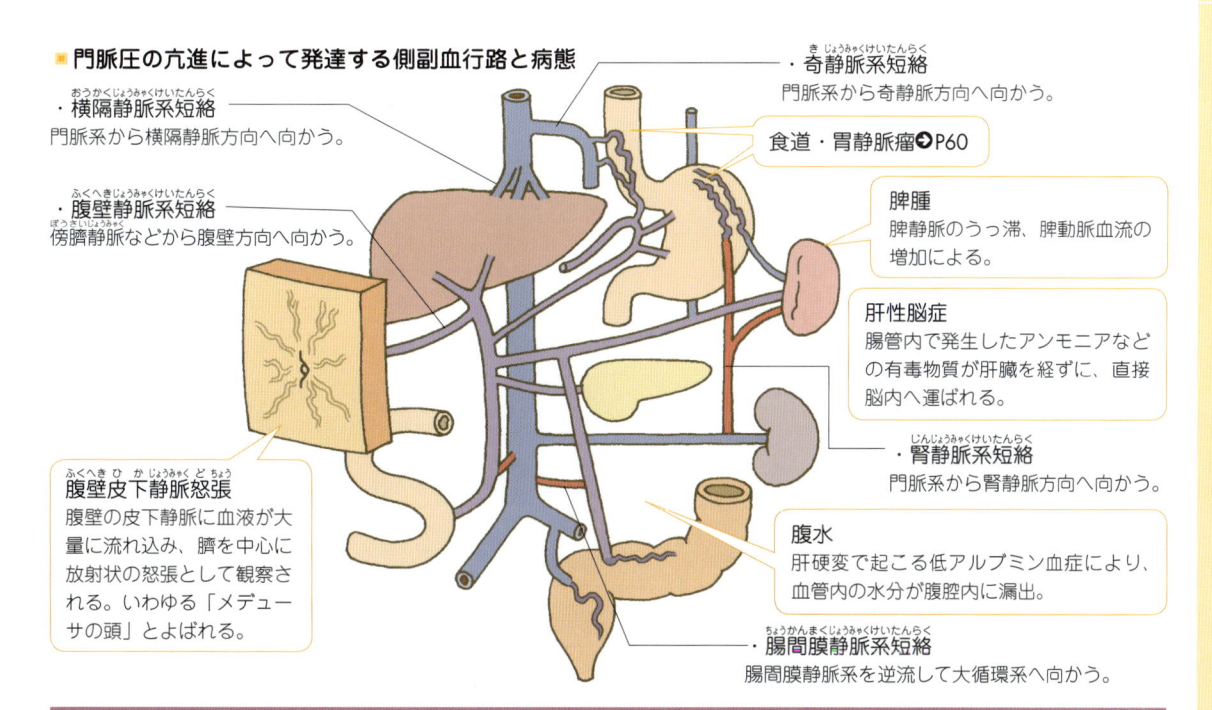

門脈圧の亢進によって発達する側副血行路と病態

・横隔静脈系短絡
門脈系から横隔静脈方向へ向かう。

・腹壁静脈系短絡
傍臍静脈などから腹壁方向へ向かう。

腹壁皮下静脈怒張
腹壁の皮下静脈に血液が大量に流れ込み、臍を中心に放射状の怒張として観察される。いわゆる「メデューサの頭」とよばれる。

・奇静脈系短絡
門脈系から奇静脈方向へ向かう。

食道・胃静脈瘤 ➡P60

脾腫
脾静脈のうっ滞、脾動脈血流の増加による。

肝性脳症
腸管内で発生したアンモニアなどの有毒物質が肝臓を経ずに、直接脳内へ運ばれる。

・腎静脈系短絡
門脈系から腎静脈方向へ向かう。

腹水
肝硬変で起こる低アルブミン血症により、血管内の水分が腹腔内に漏出。

・腸間膜静脈系短絡
腸間膜静脈系を逆流して大循環系へ向かう。

肝前性：prehepatic／肝内性：intrahepatic／肝後性：posthepatic／日本住血吸虫症：schistosomiasis japonica／食道静脈瘤：esophageal varix／腹水：ascites

門脈圧亢進症／バッド・キアリ症候群／特発性門脈圧亢進症

検査・診断

特徴的な検査所見

腹部超音波検査	門脈、肝静脈などの拡張・閉塞、腹水の貯留
腹部CT／MRI検査	側副血行路や脾腫の描出
血液検査	血中アンモニア値の上昇、ICG血中消失率の低下

- 腹部CTや腹部MRIなどの非侵襲的な検査法によって、側副血行路など門脈血行動態の診断が可能になっている。近年、マルチスライスCT（MDCT）の進歩により、鮮明な画像が構築できるようになった。
- 血液検査では、肝臓で解毒されなかったアンモニア値が上昇。またインドシアニングリーン（ICG）→P200の血中消失率の低下がみられる。

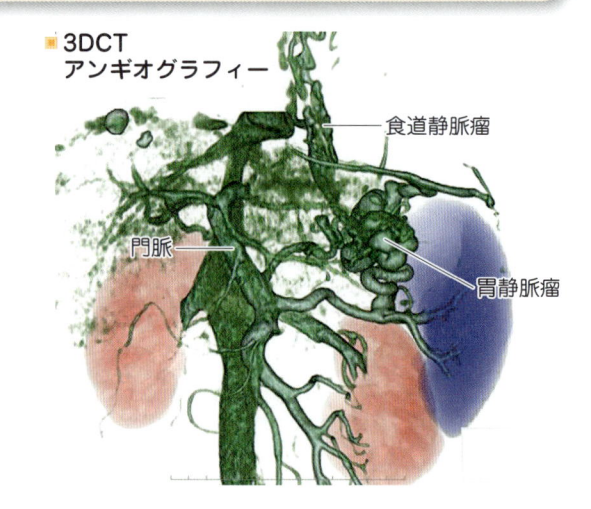

3DCTアンギオグラフィー
（食道静脈瘤／門脈／胃静脈瘤）

Column

バッド・キアリ症候群★　I82.0
担当：中村真一

- 肝静脈や肝部下大静脈の閉塞・狭窄によってうっ血が生じ、肝腫大や門脈圧の亢進をきたす症候群。慢性に進行するケースが多く、門脈圧亢進症状が現れる。
- カテーテルによる開通術、拡張術、ステント留置、シャント手術など、閉塞・狭窄部位に対する治療も必要となる。
- 大部分は原因不明だが、先天的な血管形成異常、後天的な血栓形成などによるものと考えられる。

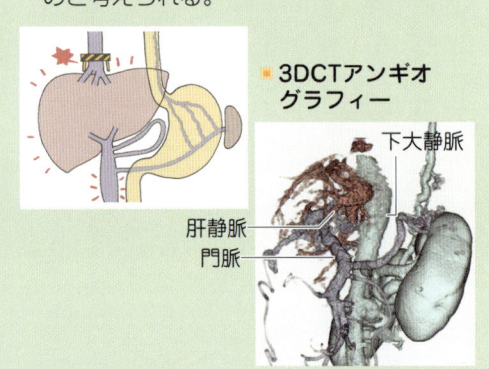

3DCTアンギオグラフィー
（下大静脈／肝静脈／門脈）

Column

特発性門脈圧亢進症★　K76.6
担当：中村真一

- かつてはバンチ症候群ともよばれた。中年女性に好発する。
- 原因疾患（肝硬変、肝外門脈血栓症など）がみられないにもかかわらず門脈圧が亢進し、食道・胃静脈瘤、脾腫、腹壁皮下静脈怒張、貧血などをきたす症候群。自己免疫とのかかわりが推察されている。
- 前類洞性（肝内性）の門脈圧亢進に分類される。肝機能は保たれ、肝不全、肝細胞がんに進展することはほとんどない。

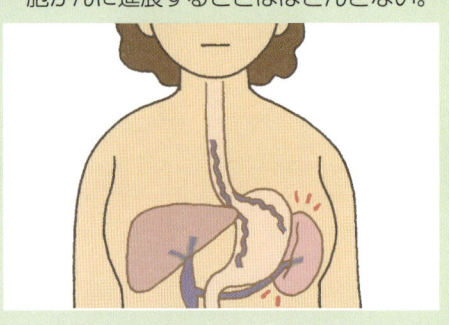

磁気共鳴画像撮影法：magnetic resonance imaging（MRI）／アンギオグラフィー（血管造影検査）：angiography／マルチスライスCT：multi-detector computed tomography（MDCT）／バッド・キアリ症候群：Budd-Chiari symdrome／特発性門脈圧亢進症：idiopathic portal hypertension／バンチ症候群：Banti symdrome

第7章
胆道の疾患

胆道の構造と生理 ——— 248	先天性胆道拡張症 ——— 262
胆石症 ——— 252	胆嚢がん ——— 264
急性胆嚢炎 ——— 256	胆管がん ——— 266
急性胆管炎 ——— 258	**Column** 胆嚢ポリープ ——— 268
原発性硬化性胆管炎（PSC）——— 260	**Column** 胆嚢腺筋腫症 ——— 268

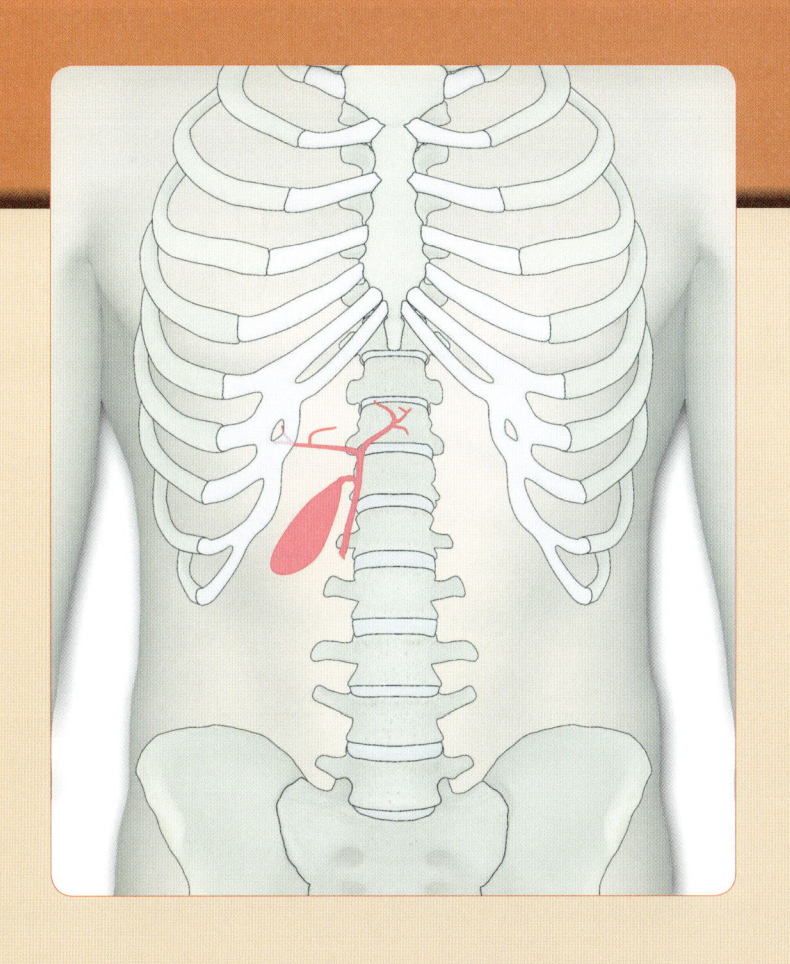

胆道は、胆汁がつくられて十二指腸へ排出されるまでのルート

胆道の構造と生理

担当：樋口亮太

胆道の疾患一覧

胆石症 ➡P252
胆道内の結石（胆石）によって疝痛発作などの症状をきたす。

急性胆嚢炎 ➡P256
胆嚢の急性的な炎症で、胆嚢結石が大きな誘因となることが多い。

急性胆管炎 ➡P258
胆汁のうっ滞により、胆管局所の炎症と、発熱・腹痛・黄疸の症状を呈する。

原発性硬化性胆管炎 ➡P260
胆管の線維性狭窄をきたす原因不明の慢性炎症性疾患。

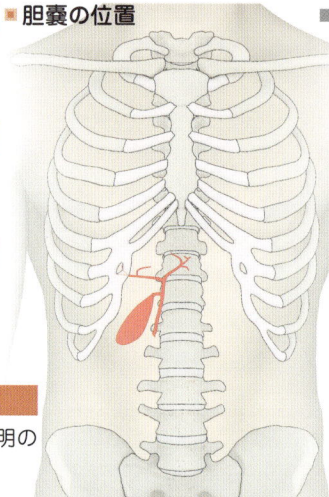

■ 胆嚢の位置

■ 肝臓（肝細胞）でつくられた胆汁が、大十二指腸乳頭部（胆管が膵管と合流して十二指腸に開口するところ）に排出されるまでのルート（胆管、胆嚢、胆嚢管）を胆道と総称する。

先天性胆道拡張症 ➡P262
胆道の拡張をきたす先天性疾患で、幼少時にみつかることが多いが、成人してから発見されることもある。

胆嚢がん ➡P264
胆嚢・胆嚢管に原発する悪性腫瘍で、高齢女性に好発する。

胆管がん ➡P266
肝外胆管に原発する悪性腫瘍で、高齢男性に好発する。

胆嚢のはたらきと胆汁酸の循環

■ 胆嚢は胆嚢管から胆汁を受け入れ、一時的に貯留して濃縮（水分を吸収）する。そして収縮によって十二指腸へと送り出す。胆汁は、胆汁酸、胆汁色素（直接ビリルビン）、コレステロールやリン脂質などで組成され、1日に600mLほど分泌される。

■ 胆汁酸は食物中の脂肪とリパーゼ（消化酵素）との反応を促し、消化吸収を助ける。胆汁酸の大半は小腸で吸収される。門脈を経て肝臓に戻り、再び胆汁中へ放出される（再利用）。この循環を腸肝循環*という。

- 肝臓でつくられた胆汁を貯留・濃縮
- 十二指腸に食物が入るとコレシストキニン*などの作用により胆汁が十二指腸に流出する
- 胆汁に含まれる胆汁酸は、脂肪の消化を促し、小腸で吸収させる
- 胆汁に含まれる胆汁酸は門脈を経て肝臓に戻る（腸肝循環）。

用語解説

腸肝循環
胆汁酸が小腸から吸収されて肝臓へ戻るサイクルによって、胆汁を組成する物質を効率よく利用することができる。その回収率は約95％とされる。

コレシストキニン（CCK） ➡P38
十二指腸に食物が入ると放出される消化管ホルモン。胆嚢の収縮、乳頭部のオッディ括約筋*の弛緩を促すことで、胆汁が十二指腸へ流れる。

オッディ括約筋
総胆管と膵管の開口部（大十二指腸乳頭部）の周りに存在する括約筋。胆汁、膵液の排出をコントロールしている。

胆嚢：gallbladder／胆管：biliary, bile duct／胆汁：bile／胆汁酸：bile acid／門脈：portal vein／十二指腸：duodenum／コレシストキニン：cholecystokinin（CCK）／膵管：pancreatic duct／ビリルビン：bilirubin／オッディ括約筋：Oddi sphincter

胆嚢・十二指腸の解剖

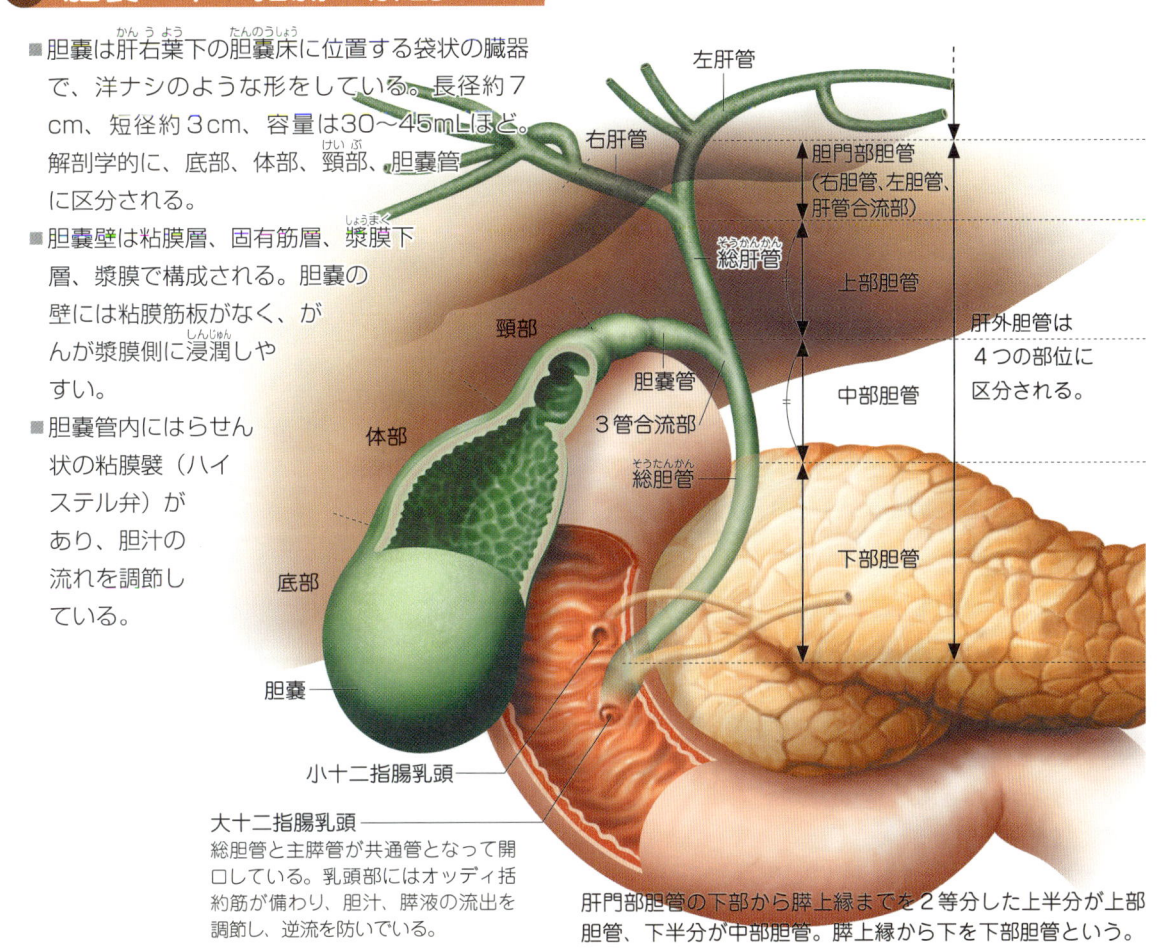

- 胆嚢は肝右葉下の胆嚢床に位置する袋状の臓器で、洋ナシのような形をしている。長径約7cm、短径約3cm、容量は30〜45mLほど。解剖学的に、底部、体部、頸部、胆嚢管に区分される。
- 胆嚢壁は粘膜層、固有筋層、漿膜下層、漿膜で構成される。胆嚢の壁には粘膜筋板がなく、がんが漿膜側に浸潤しやすい。
- 胆嚢管内にはらせん状の粘膜襞（ハイステル弁）があり、胆汁の流れを調節している。

大十二指腸乳頭：総胆管と主膵管が共通管となって開口している。乳頭部にはオッディ括約筋が備わり、胆汁、膵液の流出を調節し、逆流を防いでいる。

肝門部胆管の下部から膵上縁までを2等分した上半分が上部胆管、下半分が中部胆管。膵上縁から下を下部胆管という。

胆道の血管

- 総肝管、総胆管、胆嚢は胆管周囲動脈叢（肝動脈および胃十二指腸動脈の分枝など）に栄養される。
- 総肝管、胆嚢管、肝臓の下面を三辺とする三角形を「カローの三角」という。胆嚢動脈はこの三角形のなかを通ることが多い（約80％）。胆嚢摘出の際には胆嚢管と胆嚢動脈を結紮してから切り離すが、胆嚢動脈の位置はカローの三角を指標とする。

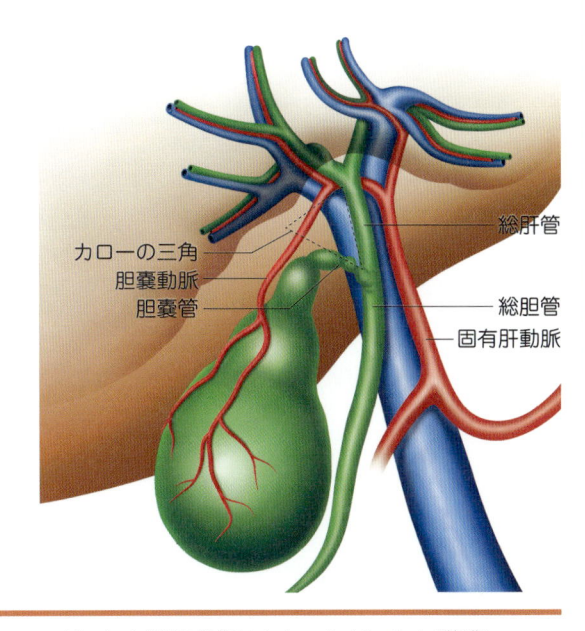

胆嚢管：cystic duct／総肝管：common hepatic duct／総胆管：common bile duct／肝内胆管：intrahepatic bile duct／粘膜：mucosa membrane／筋層：musclar layer／漿膜：serosa／粘膜筋板：muscularis mucosae／胆嚢動脈：cystic artery／胆嚢摘出術：cholecystectomy／カローの三角：Calot triangle

胆道の構造と生理

腹部超音波検査

- 体外から腹部に超音波を発信し、その反射波（エコー）をとらえて画像化する検査法。病変の存在診断（存在部位、大きさの把握）に有用。
- 侵襲がなく、ベッドサイドでの施行も可能で、多くの情報を得ることができる。とくに胆石や胆管拡張の有無の診断にすぐれている。

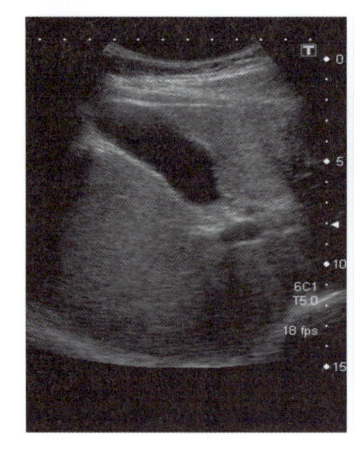

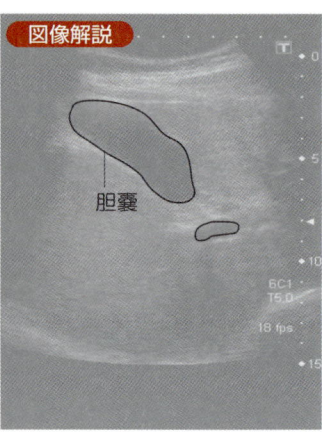

腹部CT検査

- 胆道疾患の診断、周辺臓器へのがん浸潤、がんの肝転移、リンパ節転移などの把握に有用。単純CTを行い、必要に応じて造影剤を投与して造影CTを行う。
- 単純CT（造影剤を用いない）：腹部臓器の石灰化、脂肪、液体、空気といった特徴的所見から、病変を検出する。
- 造影CT（造影剤を用いる）：腫瘍や非腫瘍部が造影剤によって濃く染まること（腫瘍の場合は早期濃染、リング状濃染、遅延性濃染など）から、病変を検出する。
- 3D DIC-CT（経静脈性胆道造影併用3D-CT）は胆管像を得ることができる。

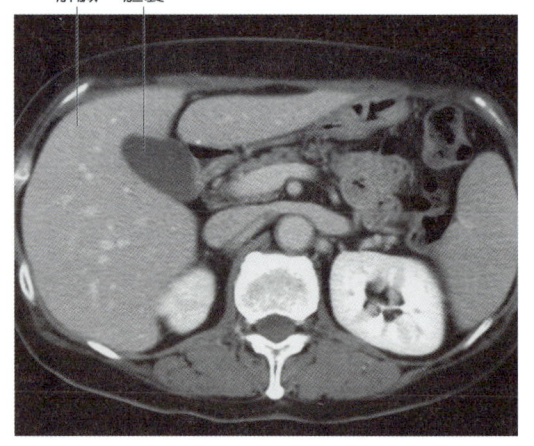

磁気共鳴胆管膵管造影

- 磁気共鳴胆管膵管造影（MRCP）は、MRI装置を用いた造影検査。膵管と胆管・胆嚢を同時に描出できる（T2強調画像）。
- 非侵襲的な検査で、すべての胆道疾患が適応となるが、とくに胆嚢胆石、胆管結石の検出にすぐれている。
- MRCPだけ撮影する場合には、造影剤が不要である。

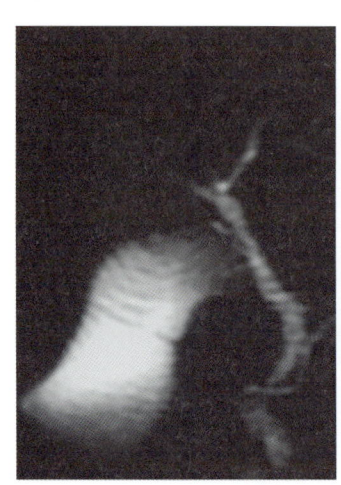

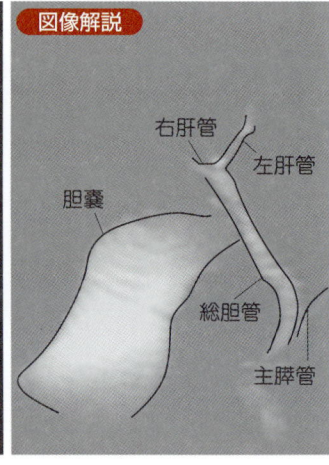

腹部超音波検査：abdominal ultrasonography／侵襲、浸潤：invasion／コンピュータ断層撮影法：computed tomography (CT)／造影剤：contrast medium／石灰化：calcification／リンパ節転移：lymph node metastasis／経静脈性胆道造影併用3D-CT：3 dimension drip infusion cholangiography CT／磁気共鳴胆管膵管造影：magnetic resonance cholangiopancreatography (MRCP)

内視鏡的逆行性胆管膵管造影

- 内視鏡的逆行性胆管膵管造影（ERCP）は、直接胆道造影法のひとつで、内視鏡とX線画像を併用する検査。
- 大十二指腸乳頭まで側視鏡を進め、そこからカニューレ（チューブ）を胆管に挿入して造影剤を注入後、X線撮影を行う（直接造影）。
- また、ガイドワイヤーの留置後に、必要に応じて内視鏡的乳頭括約筋切開術（EST）、内視鏡的乳頭バルーン拡張術（EPBD）、内視鏡的経鼻胆道ドレナージ（ENBD）、内視鏡的胆道ドレナージ（EBD）、切石術、細胞診や生検（細胞の採取）なども行われる。

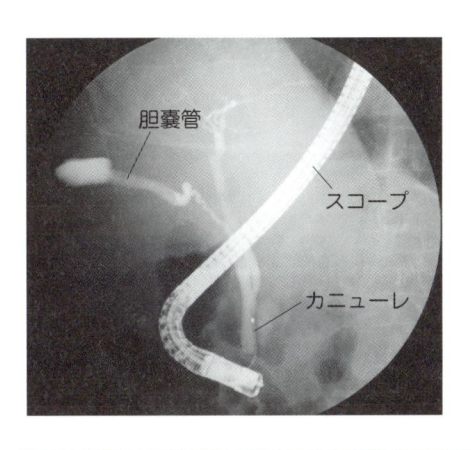

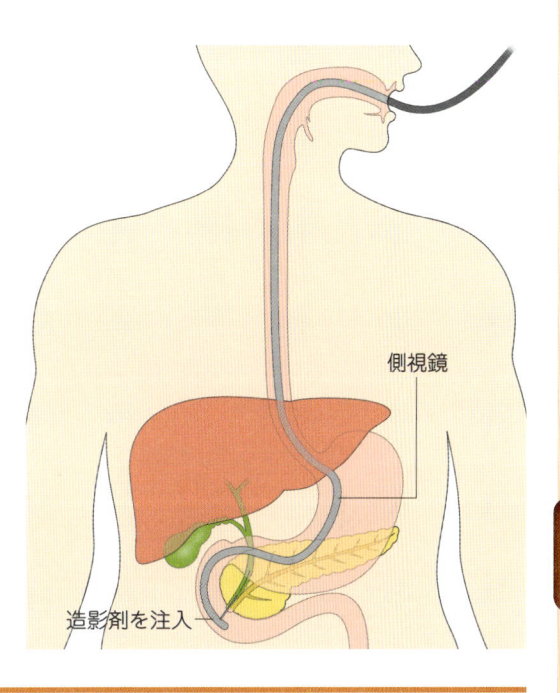

経皮経肝的胆道造影

- 経皮経肝的胆道造影（PTC）は直接胆道造影法のひとつ。現在、行われることは少なくなってきている。
- 超音波ガイドの下、体外から皮膚・肝臓を通して肝内胆管に直接穿刺し、胆道を造影する。
- 磁気共鳴胆管膵管造影（MRCP）の普及により、PTCはおもにドレナージを目的として施行される。穿刺針からガイドワイヤーを挿入して、ドレナージ用カテーテルを留置すれば、胆汁を体外へ排出して黄疸の軽減を図ることができる（経皮経肝胆道ドレナージ：PTBD➡P259）。

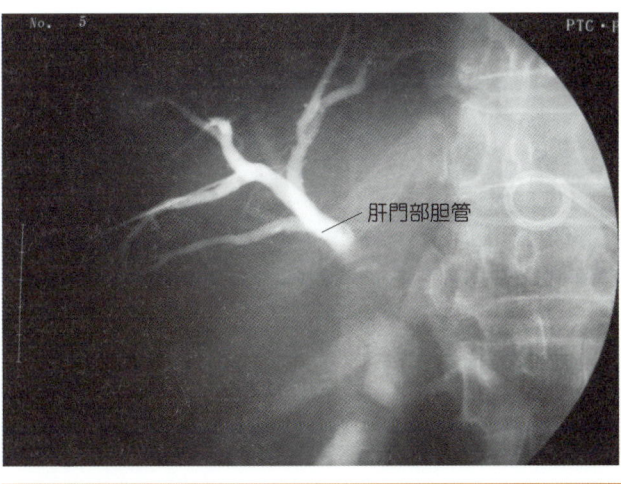

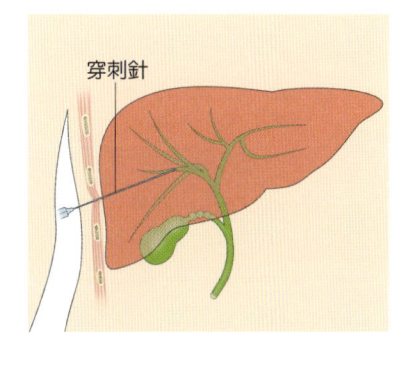

肝門部胆管がんに対する前区域胆管枝からの経皮経肝的胆道造影。

内視鏡的逆行性胆管膵管造影：endoscopic retrograde cholangiopancreatography（ERCP）／乳頭部：papillary area／内視鏡的乳頭括約筋切開術：endoscopic sphincterotomy（EST）／内視鏡的乳頭バルーン拡張術：endoscopic papillary balloon dilatation（EPBD）／内視鏡的胆道ドレナージ：endoscopic biliary drainage（EBD）／経皮経肝的胆道造影：percutaneous transhepatic cholangiography（PTC）／経皮経肝的胆道ドレナージ：percutaneous transhepatic biliary drainage（PTBD）

胆道内に形成された結石（胆石）によってさまざまな症状をきたす

K80

胆石症
たんせきしょう

gallstone disease, cholelithiasis

担当：樋口亮太

Overview

60〜70歳代に発症のピークがある。男女比は1：2。発生部位によって、**胆嚢結石**、**総胆管結石**、**肝内結石**に分けられる。

誘因・原因

- 胆嚢結石は胆嚢の収縮不全、胆嚢管の閉塞、総胆管結石は胆嚢からの結石落下、胆汁の十二指腸への流出障害、胆汁の細菌感染、肝内結石は胆道狭窄、胆汁の細菌感染などがおもな原因となるが、結石の種類によって異なる。肝代謝異常、胆汁組成の変化なども胆石生成の促進因子としてあげられる。

病態生理 ●P253

- 発生する部位は胆嚢内が最も多い。組成によってコレステロール結石*と色素結石*に大別される。

症状・臨床所見

- 疝痛発作*（おもに食後や夜間に突発する右季肋部から心窩部の痛み）が特徴的。右背部・右肩に放散することが多い。炎症（胆嚢炎、胆管炎）を起こすと発熱、黄疸なども現れる。

検査・診断 ●P254

| 血液検査 | 腹部超音波検査 | 腹部CT検査 | MRCP | ERCP |

- 血液検査では、炎症反応、胆道系酵素の上昇などがみられる。
- 鑑別診断や治療法選択に画像検査が欠かせない。

治　療 ●P255

| 内視鏡的治療 | 胆嚢摘出 | ESWL* | 薬物療法 |

- 無症候性の胆嚢結石は無治療で経過観察。症状があれば治療（おもに腹腔鏡下胆嚢摘出術）の適応になる。総胆管結石は症状の有無にかかわらず内視鏡的治療●P255によって結石の除去を考慮する。薬物療法としては、胆石溶解療法*などがある。

予　後

- 一般に良好だが、総胆管結石は重症化することがあり、急性胆道炎（胆管炎、胆嚢炎）、胆石性膵炎から敗血症、DIC（汎発性血管内凝固症候群）、多臓器不全などに至るケースもある。

用語解説

コレステロール結石
過飽和胆汁（胆汁中のコレステロールの濃度が、胆汁酸とレシチンに対して過剰になった状態）が生成要因となる。誘因として、高脂肪食、高糖質食、加齢、肥満、女性、胆汁酸の再利用低下、胆汁うっ滞、過激なダイエットなどがあげられる。おもな発生部位は胆嚢。

色素結石
主成分は胆汁色素のビリルビン。

疝痛発作
とくに脂質の多い食事をとった後に生じやすい。食後に胆嚢が収縮すると胆嚢結石が胆嚢の頸部や胆嚢管にはまり込み、胆嚢の内圧が上昇して痛みを招く。

ESWL（体外衝撃波結石破砕療法）
体外から衝撃波を当てることで結石を破砕する療法。低侵襲であることが特徴で、胆石や尿路結石、腎結石などの治療に用いられる。

胆石溶解療法
ウルソデオキシコール酸（胆汁酸の一種）を成分とする薬剤を内服する経口胆石溶解療法は「コレステロール胆石で径が1cm以下、良好な胆嚢機能を保持」で適応となる。

胆石：gall stone／無症状胆石：silent gallstone／胆汁：bile／コレステロール：cholesterol／疝痛：colicky pain／黄疸：jaundice／体外衝撃波結石破砕療法：extracorporeal shock wave lithotripsy (ESWL)／腹腔鏡下胆嚢摘出術：laparoscopic cholecystectomy (Lap-C)

病態生理

胆石の分類　■胆石はその組成からコレステロール胆石と色素胆石に大別される。石の外観、割面などもそれぞれに特徴がみられる。

┣━━┫ は1cm

分類	種類	特徴
コレステロール胆石［約60％］	純コレステロール石［約10％］	球形または楕円形。白色あるいは黄白色、割面は放射状構造。
	混合石［約40％］	多角形や桑実状。割面は放射状構造と層状構造が混在。
	混成石［約10％］	球形または卵円形。割面は内層が放射状構造、外層が層状構造の二層構造。
色素胆石［約40％］	黒色石［約20％］	・溶血（溶血性貧血）、肝硬変などが生成要因となる。発症に細菌感染をともなわない。おもに高齢者の胆嚢に好発する。 ・金米糖状（砂粒状：多数）、割面は黒色で無構造。
	ビリルビンカルシウム石［約20％］	・胆汁のうっ滞、腸管からの上行性感染などが生成要因となる。おもに胆管内に形成される。 ・黒褐色、割面は同心円状の層状構造。
まれな胆石［2％程度］	炭酸カルシウム石	
	脂肪酸カルシウム石	
	他の混成石	
	その他の胆石	

胆石の発生部位

■胆石は、発生する部位によって胆嚢結石、総胆管結石、肝内結石に分けられる。

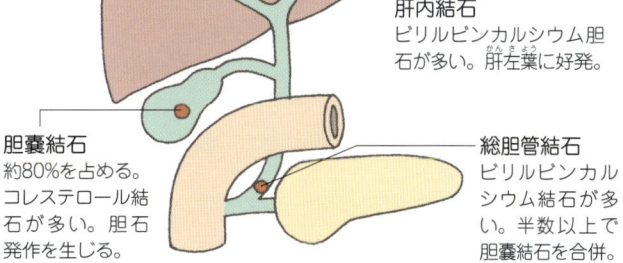

肝内結石　ビリルビンカルシウム胆石が多い。肝左葉に好発。

胆嚢結石　約80％を占める。コレステロール結石が多い。胆石発作を生じる。

総胆管結石　ビリルビンカルシウム結石が多い。半数以上で胆嚢結石を合併。

コレステロール胆石：cholesterol gallstone／純コレステロール石：pure cholesterol stone／混合石：mixed stone／混成石：combination stone／色素胆石：pigment gallstone／ビリルビンカルシウム石：calcium bilirubinate stone／黒色石：black stone／まれな胆石：rare gallstone／炭酸カルシウム石：calcium carbonate stone／脂肪酸カルシウム石：fatty acid calcium stone／他の混成石：other combination stone／その他の胆石：miscellaneous stone

胆石症

検査・診断

特徴的な検査所見			
腹部超音波検査	音響エコー像	腹部CT検査	石灰化の描出
MRCP	胆石を欠損像として描出	ERCP	透亮像
血液検査	胆道系酵素（ALP、γ-GTPなど）の上昇、炎症反応		

腹部超音波検査

- 胆石描出のために第一選択の検査。とくに胆嚢結石の描出に有用。
- 結石の典型的な所見として、音響エコー像（AS：acoustic shadow：胆石は高エコーとなり、深部に音響陰影を生じる）があげられる。

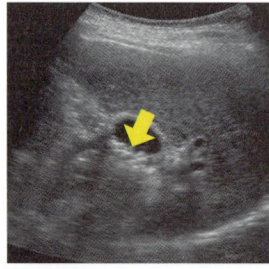

胆嚢結石 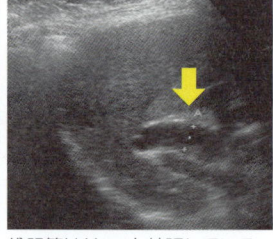　　　総胆管は11mmと拡張している。

腹部CT検査

- 石灰化をともなった胆石を高吸収像として描出。コレステロール結石などはCT値が液体と違わないために描出がむずかしい。
- DIC-CT（点滴静注胆道造影とCTを組み合わせた検査法）では、磁気共鳴胆管膵管造影（MRCP）と同レベルの胆管像を得ることができる。

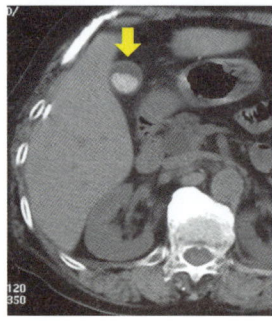

胆嚢結石 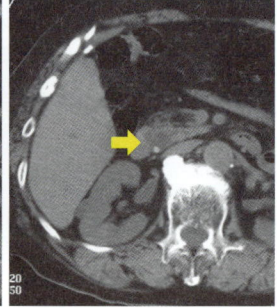　　　総胆管結石

MRCP

- 磁気共鳴胆管膵管造影（MRCP）は非侵襲的に胆道を観察できる。胆石は欠損像として描出される（無信号部として抜けて写る）。CTでは描出がむずかしい結石も診断可能。とくに総胆管結石の診断に有用。

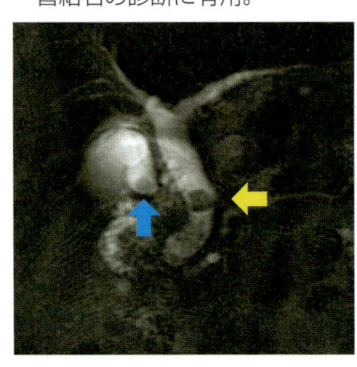

総胆管（黄色矢印）、胆嚢（青い矢印）に透亮像（黒く抜けて写っている）を認め、結石の存在が疑われる。

ERCP

- 腹部超音波や磁気共鳴胆管膵管造影（MRCP）などの非侵襲検査の所見に、さらに精査・治療が必要なケースで適応となる。

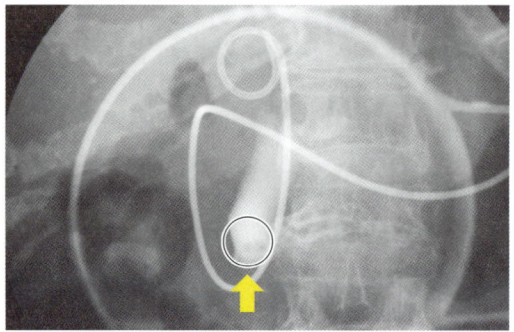

胆管の末端に透亮像（造影されていない部分）を認め、総胆管結石の存在が疑われる（円内）。胆嚢は造影されていない。

点滴静注胆道造影：drip infusion cholecystocholangiography（DIC）／高吸収：high absorbance／石灰化：calcification／胆道：biliary tract／確定診断：definitive diagnosis／描出：visualization／磁気共鳴胆管膵管造影：magnetic resonance cholangiopancreatography（MRCP）／内視鏡的逆行性胆管膵管造影：endoscopic retrograde cholangiopancreatography（ERCP）／総胆管：common bile duct

治療

| 治療の目的 | 内視鏡的治療 | ERCPによる結石の除去（切石術） | 胆嚢摘出 | 腹腔鏡下胆嚢摘出術 |

- 総胆管結石に対する標準的治療法。胆石や胆汁の排出のため、十二指腸乳頭を開口させる方法として、2つの内視鏡的処置があげられる。

内視鏡的治療

- ESTとEPBDが総胆管結石に対する標準的治療法。

内視鏡的乳頭括約筋切開術（EST）
経口・経十二指腸的に乳頭部へ内視鏡を進め、電気メス（EST用ナイフ）で乳頭部の切開を行う。

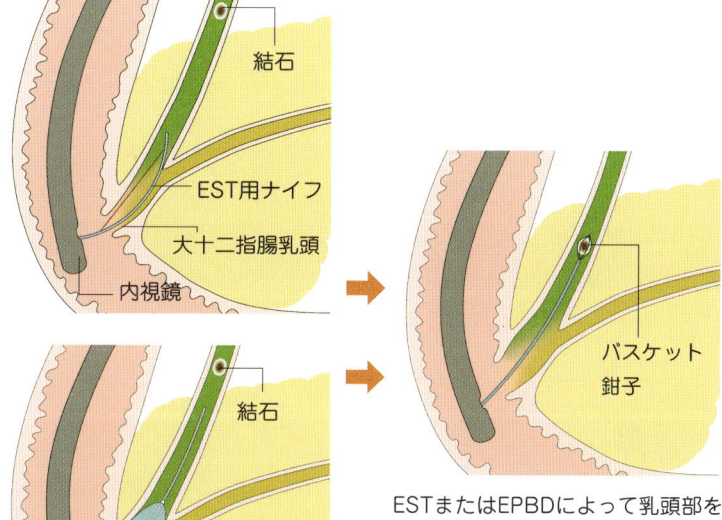

内視鏡的乳頭バルーン拡張術（EPBD）
経口・経十二指腸的に乳頭部へ内視鏡を進め、バルーンで拡張する。乳頭の機能は温存される。ESTに比較して、術後の膵炎に注意が必要。

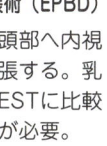

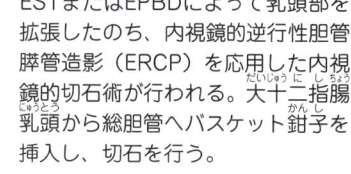

ESTまたはEPBDによって乳頭部を拡張したのち、内視鏡的逆行性胆管膵管造影（ERCP）を応用した内視鏡的切石術が行われる。大十二指腸乳頭から総胆管へバスケット鉗子を挿入し、切石を行う。

胆嚢摘出

- 適応疾患は胆嚢結石、急性胆嚢炎、胆嚢ポリープ、胆嚢腺筋腫症など。
- 外科的胆嚢摘出術の主流になっている。
- 従来は開腹して行われていた胆嚢摘出術を、腹腔鏡を用いて行う。全身麻酔での施行が原則だが、低侵襲で入院期間も短い。
- 癒着や炎症が強いケースでは困難な場合がある。

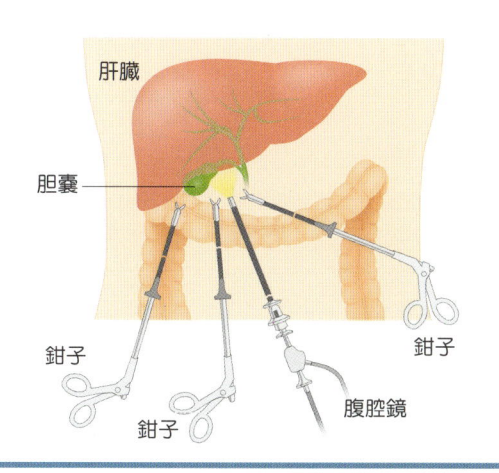

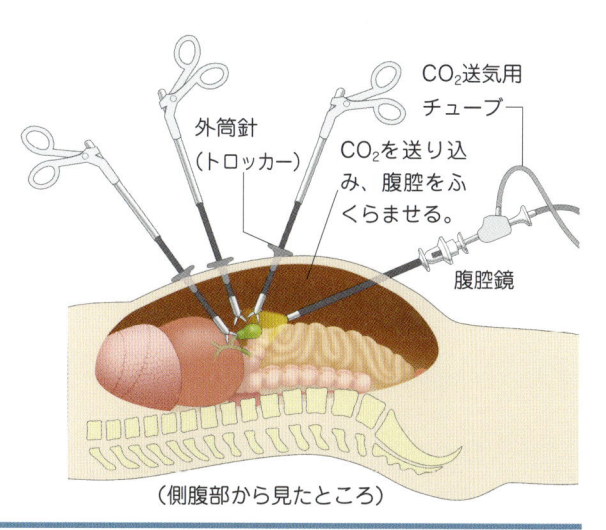

（側腹部から見たところ）

標準的治療：standard therapy／胆管結石：bile duct stone／大十二指腸乳頭：major duodenal papilla／内視鏡的乳頭バルーン拡張術：endoscopic papillary balloon dilatation（EPBD）／内視鏡的乳頭括約筋切開術：endoscopic sphincterotomy（EST）／急性胆嚢炎：acute cholecystitis／胆嚢ポリープ：gallbladder polyp／胆嚢摘出術：cholecystectomy／全身麻酔：general anesthesia／侵襲：invasion／腹腔鏡下胆嚢摘出術：laparoscopic cholecystectomy（Lap-C）

急性胆嚢炎
acute cholecystitis

胆嚢に生じる急性の炎症性疾患で、その大半に胆石がかかわっている　K80.0／K81.0

担当：樋口亮太

Overview
中高年以上の**胆嚢結石**のある人に好発する。重症度判定基準*により、病状は3段階に分けられる。

誘因・原因
- 胆嚢結石が大きな発症要因となることが多い。

病態生理
- おもな発症機序：胆嚢結石が胆嚢頸部や胆嚢管にはまり込んで（嵌頓）閉塞し、胆嚢胆汁がうっ滞。胆嚢の内圧が上昇し、胆汁による粘膜障害が生じ、急性胆嚢炎を発症する。

症状・臨床所見 ➡P257
- 右季肋部〜心窩部の痛みや発熱など。痛みは持続的で、ときに右肩甲骨部に放散する（放散痛）。
- 重症になると黄疸やミリッツィ症候群*などが現れる。

検査・診断 ➡P257
[腹部超音波検査] [腹部CT検査] [血液検査]

- マーフィー徴候➡P257が診断の手がかりとなる。血液検査と腹部超音波検査が診断に必須。
- 診断基準*、重症度判定基準などをもとに診断する。

治療 ➡P257
[保存的治療] [胆嚢摘出] [胆嚢ドレナージ]

- まず抗菌薬投与と、保存的治療として全身支持療法を行う。重症度判定に従い、重症度に応じた治療を行う。
- 早期に（腹腔鏡下）胆嚢摘出術➡P255を行うことが望ましい。

予後
- 発症早期に治療が開始されれば予後は良好。

用語解説

重症度判定基準
重症：臓器不全を併発していて臓器サポートが必要な状態
中等症：臓器不全に至ってはいないが手術などの治療をすみやかに行うべき状態
軽症：腹腔鏡下手術が有効と考えられるケース

ミリッツィ症候群（Mirizzi syndrome）
胆嚢頸部ないし胆嚢管に嵌頓した結石の圧迫あるいは炎症の波及により、総胆管を圧迫、狭窄または閉塞を来した状態。

診断基準
A：胆嚢局所の臨床所見
　(1.マーフィー徴候
　 2.右上腹部腫瘤触知、右上腹部痛、圧痛)
B：全身の炎症所見
　(1.発熱
　 2.CRP上昇
　 3.白血球数の異常)
C：特徴的画像検査所見
[Aのいずれか] ＋ [Bのいずれか] ＋Cで確定診断

炎症性疾患：inflammatory diseases／胆嚢結石：cholecystolithiasis／嵌頓：incarceration／閉塞：obstruction／放散痛：radiating pain／ミリッツィ症候群：Mirizzi syndrome／内圧：internal pressure／ドレナージ：drainage／診断基準：diagnostic criteria

症状・臨床所見

マーフィー徴候
- 急性胆嚢炎の診断に有用な徴候。
- 炎症のある胆嚢を検者の手で触知すると、痛みを訴えて呼吸を完全に行えない状態のこと。
- 超音波プローブで体外から胆嚢を圧迫すると生じる痛み（圧痛）はソノグラフィック・マーフィー徴候という。

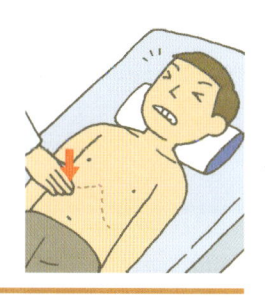

検査・診断

特徴的な検査所見
- 腹部超音波検査：胆嚢腫大、胆嚢壁肥厚、無エコー層など
- 腹部CT検査：胆嚢腫大、胆嚢壁肥厚など
- 血液検査：白血球数増加、CRP上昇

（超音波像：壁の肥厚、胆泥）
（CT像：壁の肥厚、胆嚢の腫大）

腹部超音波検査
- 胆嚢腫大、胆嚢壁の肥厚、結石陰影、胆泥（デブリ／debris）、肥厚した壁の内部に見られる不整な多層構造の低エコー帯（ソノルーセントレイヤー／sonolucent layer）などがみられる。

腹部CT検査
- 胆嚢壁肥厚、胆嚢腫大、結石陰影、周囲の炎症などがみられる。
- 造影CTの動脈相における胆嚢周囲の不均一濃染を認める。

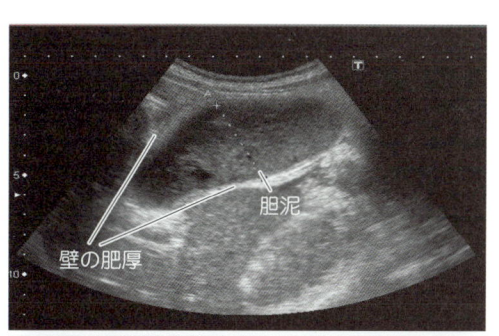

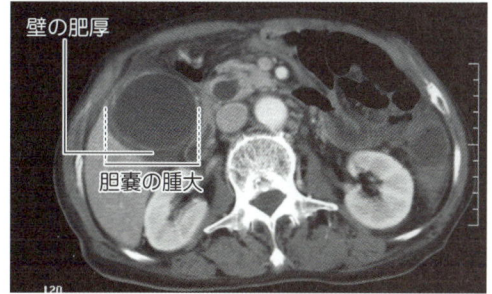

治療

治療の目的
- 胆嚢摘出：病巣の除去
- 胆嚢ドレナージ：炎症の改善

- 治療は外科手術（胆嚢摘出術）が優先される。
- 経皮経肝胆嚢ドレナージ（PTGBD）と経皮経肝胆嚢吸引穿刺（PTGBA）は、胆嚢の内容物⑦を穿刺・吸引・ドレナージして炎症を改善させる方法で、補助的に用いられる。どちらも超音波ガイド下に穿刺する。

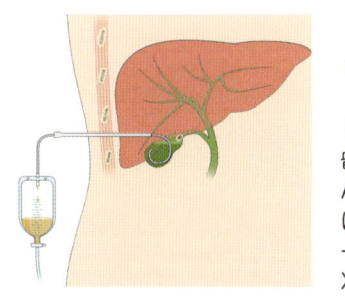

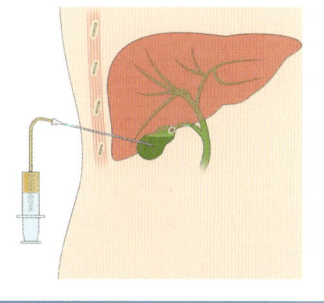

経皮経肝胆嚢ドレナージ（PTGBD）
ドレナージチューブを留置する。
ADL（日常生活動作）は制限されるがドレナージの効果は高い。
X線透視が必要。

経皮経肝胆嚢吸引穿刺（PTGBA）
ドレナージチューブは留置しない。
ADLは制限されないがドレナージの効果は低い。
X線透視は不要。

マーフィー徴候：Murphy sign／季肋部：hypochondrium／深呼吸：deep breathing／圧痛：tenderness／腫大：swelling／肥厚：hypertrophy／陰影：shadow／炎症：inflammation／経皮経肝胆嚢ドレナージ：percutaneous transhepatic gallbladder drainage（PTGBD）／経皮経肝胆嚢吸引穿刺：percutaneous transhepatic gallbladder aspiration（PTGBA）／穿刺：paracentesis／日常生活動作：activities of daily living（ADL）

胆汁のうっ滞によって胆管内に生じた急性の炎症

K83.0

急性胆管炎
（きゅうせいたんかんえん）
acute cholangitis

担当：樋口亮太

Overview

胆石のある中高年以上の人に好発。重症度判定基準*によって病状は3段階に分けられる。

誘因・原因 ➡P259
- 総胆管結石（そうたんかんけっせき）➡P253に起因するケースがほとんど。

病態生理
- おもな発症機序：胆石や腫瘍によって胆道が狭窄・閉塞すると胆管内の胆汁がうっ滞（内圧上昇）が生じ、胆管に細菌感染が起こり（細菌の増殖、あるいは逆行性感染）、急性胆管炎を発症する。
- 重症化すると意識障害やショックを招く（重症急性胆管炎）。汎発性血管内凝固症候群（DIC）、敗血症などを続発すると生命にかかわる。

症状・臨床所見
- 典型的な症状としてはシャルコー（Charcot）の3徴（発熱、黄疸、右上腹部痛）があげられる。シャルコーの3徴すべてを満たす急性胆管炎は26.4％、レイノルズ(Reynolds)の5徴*をすべて満たすのは0.1％と報告されている（TG13より）。

検査・診断 ➡P259
- 画像検査 / 血液検査
- 画像検査では腹部CT、腹部超音波検査などで、胆管の拡張・狭窄、結石などを認める。

治療 ➡P259
- 保存的治療 / 胆道ドレナージ
- 治療の原則は、抗菌薬投与、胆道ドレナージ、成因に対する治療である。できるだけ早期に感染胆汁のドレナージを行う。
- 保存的治療：絶食、輸液、抗生物質の投与（抗菌薬静注）、鎮痛薬の投与。軽症なら保存的治療のみで改善するケースもある。

予後
- ドレナージが適切に行われれば予後は良好。重症急性胆管炎に進展すると予後は不良となる。

用語解説

急性胆管炎重症度判定基準

重症急性胆管炎（GradeⅢ）
急性胆管炎のうち、以下のいずれかをともなう場合は「重症」。
- 循環障害（ドーパミン≧5μg/kg/min、もしくはノルアドレナリンの使用）
- 中枢神経障害（意識障害）
- 呼吸機能障害（PaO$_2$/FiO$_2$比＜300）
- 腎機能障害（乏尿、もしくはクレアチニン＞2.0 mg/dL）
- 肝機能障害（PT-INR＞1.5）
- 血液凝固異常（血小板＜10万/mm^3）

中等症急性胆管炎（GradeⅡ）
初診時に、以下の5項目のうち2つ該当するものがある場合には「中等症」とする。
- WBC＞12,000 or ＜4,000/mm^3
- 発熱（体温≧39℃）
- 年齢（75歳以上）
- 黄疸（総ビリルビン≧5mg/dL）
- アルブミン（＜健常値下限×0.73 g/dL）

上記の項目に該当しないが、初期治療に反応しなかった急性胆管炎も「中等症」とする。

軽症急性胆管炎（GradeⅠ）
急性胆管炎のうち、「中等症」、「重症」の基準を満たさないものを「軽症」とする。

（急性胆道炎の国際ガイドライン「Tokyo Guideline 2013 (TG13)」より）

memo

急性胆管炎の診断基準

A. 全身の炎症所見
A-1. 発熱（悪寒戦慄をともなうこともある）
A-2. 血液検査：炎症反応所見

B. 胆汁うっ滞所見
B-1. 黄疸
B-2. 血液検査：肝機能検査異常

C. 胆管病変の画像所見
C-1. 胆管拡張
C-2. 胆管炎の成因：胆管狭窄、胆管結石、ステント等

確診：Aのいずれか＋Bのいずれか＋Cのいずれか
疑診：Aのいずれか＋BもしくはCのいずれか
（TG13より）

レイノルズの5徴
シャルコーの3徴に加えて、ショック、意識障害。

うっ滞：retenion／汎発性血管内凝固症候群：disseminated intravascular coagulation（DIC）／意識障害：disturbance of consciousness／ショック：shock／黄疸：jaundice／ドレナージ：drainage／輸液：transfusion／アルカリフォスファターゼ：alkaline phosphatase（ALP）／γ-グルタミルトランスペプチダーゼ：γ-glutamyl transpeptidase（γ-GTP）

誘因・原因

発生機序

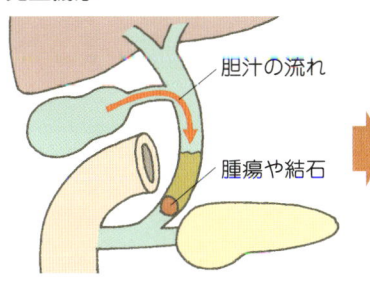

総胆管結石や悪性腫瘍などによって胆管が閉塞する。

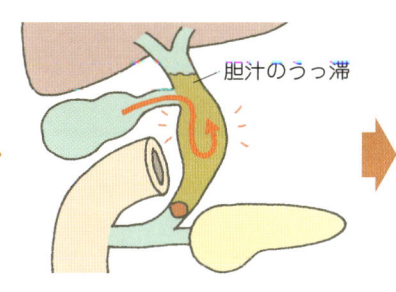

胆汁がうっ滞し、胆管の内圧が上昇する。

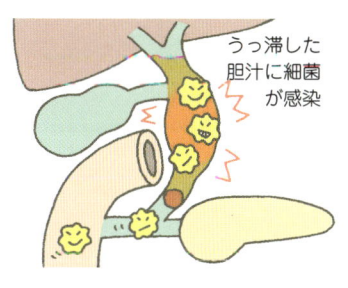

腸管内の常在菌（大腸菌やクレブシエラなど）による胆道感染が生じる。

検査・診断

特徴的な検査所見	血液検査	黄疸、胆道系酵素上昇、炎症反応
	画像検査	胆管の拡張・狭窄、総胆管結石像

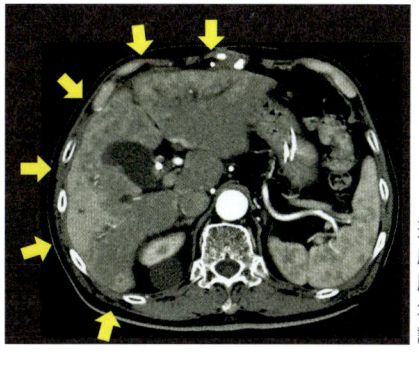

造影CT動脈相にて、肝実質の不均一濃染を認める。

画像検査

- 拡張した胆管、総胆管結石などを認める。
- 造影CTは閉塞の原因や閉塞部位の探索に有用。

治療

治療の目的	胆道ドレナージ	胆道の減圧、胆管閉塞の解除

ENBDとPTBD

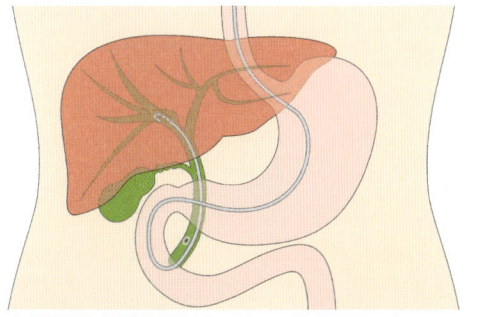

■ **内視鏡的経鼻胆道ドレナージ（ENBD）**
- 内視鏡（側視鏡）を十二指腸まで進め、大十二指腸乳頭部から総胆管にドレナージチューブを留置。体外あるいは十二指腸内へ胆汁を排出させて胆道内圧の低減を図る。
- 総胆管結石では、結石の嵌頓も並行して解消できる。

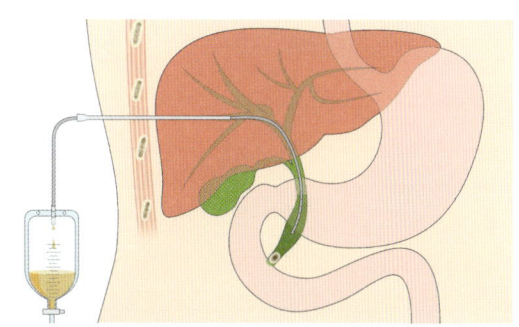

■ **経皮経肝胆道ドレナージ（PTBD）**
- 超音波ガイドの下、腹壁から拡張した肝内胆管や胆嚢を穿刺（ドレナージチューブを留置）。胆汁を吸引して胆道内圧の低減を図る。
- 内視鏡ドレナージのむずかしいケースで行われる。

細菌：bacteria／腹壁：abdominal wall／十二指腸：duodenum／胆汁：bile／経皮経肝胆道ドレナージ：percutaneous transhepatic biliary drainage（PTBD）／内視鏡的経鼻胆道ドレナージ：endoscopic nasobiliary drainage（ENBD）／内圧：internal pressure

進行性の慢性炎症性疾患で、肝内外胆管の線維性狭窄を起こす

K83.0

原発性硬化性胆管炎（PSC）★
primary sclerosing cholangitis

担当：樋口亮太

Overview

日本では20歳代と50〜60歳代に好発年齢のピークがあり、男女比は2:1とされる。胆汁うっ滞から肝障害、胆汁性肝硬変●P220、肝不全●P219へと進展。胆管がん●P266の合併頻度も高い。

誘因・原因
- 原因不明の疾患だが、自己免疫的機序、細菌・ウイルス感染とのかかわり、遺伝的素因、環境因子の影響などが推定される。

病態生理
- **胆管壁の線維性肥厚**にともなう内腔の著しい**狭窄**がみられる。炎症性腸疾患（とくに**潰瘍性大腸炎***）や**胆道がん**を合併する頻度が高い。

症状・臨床所見
- 初期は無症状のケースが多い。進行するにつれて黄疸、かゆみ、右季肋部痛、発熱、全身倦怠感、食欲不振、体重減少などが現れる。

検査・診断 ●P261

| 血液検査* | ERCP | MRCP | 病理組織検査 |

- 画像検査では肝内外の胆管壁の肥厚、胆管の拡張や狭窄などを認める。
- 内視鏡的逆行性胆管膵管造影（ERCP）が標準的な画像検査法とされるが、低侵襲のMRCPも診断に有用。

治療 ●P261

| 薬物療法 | 胆道ドレナージ | 肝移植* |

- 肝移植以外には、生存期間の延長や症状を改善する治療法は確立されていない。
- 胆管狭窄に対する内視鏡的バルーン拡張やステント留置の有用性は報告されている。

予後
- 病期にもよるが、診断後10〜20年とされる。

用語解説

潰瘍性大腸炎 ●P141
「原因不明の大腸のびまん性非特異性炎症」と定義される。粘膜が侵されてびらんや潰瘍を形成。免疫反応の過剰が発症要因と考えられている。遺伝的素因や環境因子などもかかわる。

血液検査
ALP、γ-GTP、ビリルビンなどの上昇がみられる。感染をともなうときはCRPの上昇や白血球数の増多がみられる。PSCではさらに好酸球の増加、血中抗好中球細胞質抗体（血液中の好中球の細胞質に対する自己抗体：P-ANCA）が陽性となることもある。ただし、ほかの自己抗体（抗核抗体、抗ミトコンドリア抗体など）はほとんど陰性となる。

肝移植
PSCが進行したケースで唯一の救命処置となる。日本国内での生体部分肝移植の5年生存率（累積）は約80%。対象疾患としては、胆道閉鎖症、原発性胆汁性肝硬変、先天性代謝異常、肝静脈血栓症、PSC、原発性肝がん、アルコール性肝硬変、非アルコール性肝硬変、劇症肝炎などがあげられる。

自己抗体 ●P261
自己（自分自身の組織や細胞）を抗原としてしまう抗体をさす。全身性自己免疫疾患、臓器特異性自己免疫疾患を引き起こす。

線維化：fibrosis／肝不全：liver failure／肝移植：liver transplantation／自己免疫：autoimmunity／遺伝的因子：genetic factor／環境因子：environmental factor／細胞診：cytodiagnosis／潰瘍性大腸炎：ulcerative colitis

検査・診断

| 特徴的な検査所見 | ERCP、MRCP | 肝内外胆管の狭窄・拡張、数珠状所見など | 病理組織検査 | 胆管周辺の輪状線変化など |

診断基準

- 血液検査、画像検査の特徴的所見から、原発性硬化性胆管炎（PSC）の診断基準が作成されている。「メイヨークリニックの診断基準」がよく用いられる。診断にあたり、胆管結石、胆道手術後胆管炎、胆道腫瘍などによる二次性硬化性胆管炎を除外する。

診断のポイント
- 肝内・肝外胆管や胆道造影所見が重要視される。
- 血清ALP値、T-Bil値上昇、白血球数増加。
- 好酸球増加、血清γグロブリン値上昇、IgG/IgM上昇
- 自己抗体陽性（抗核抗体やP-ANCAなど）

ERCP

- PSCでは、肝内・肝外胆管に狭窄・拡張がみられる（びまん性）。
- 数珠状所見（肝外胆管の狭窄と拡張が短く交互に現れて数珠のように見える）が典型的な胆管造影像。

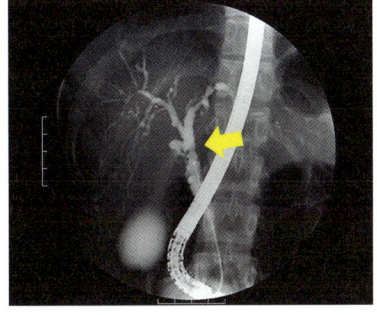

毛羽立ち像（beaded appearance）を示している。

病理組織検査

- 病理組織所見では、「炎症細胞浸潤」「浮腫や肥厚」「胆管の輪状線維化（onion-skin lesion：同心円状に線維化が生じている）」「細胆管増生」などが特徴的。

胆管上皮の配列不整、内腔の閉塞をともなう線維性閉塞性胆管炎を認める（黒い矢印）。

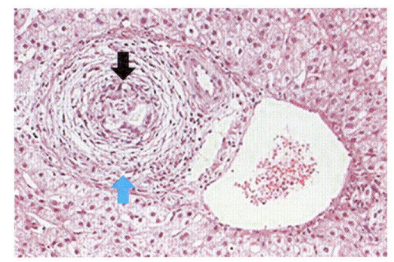

小葉間胆管の周囲を取り囲む輪状の線維化（青い矢印）

治療

| 治療の目的 | 肝移植 | 進行例での救命処置 | 胆道ドレナージ | 閉塞性黄疸の解消 |

胆道ドレナージ

- 胆管の狭窄によって閉塞性黄疸がみられるときは、内視鏡的経鼻胆道ドレナージ（ENBD）、内視鏡的逆行性胆道ドレナージ（ERBD）などの胆道ドレナージが有効な場合があることが報告されている。

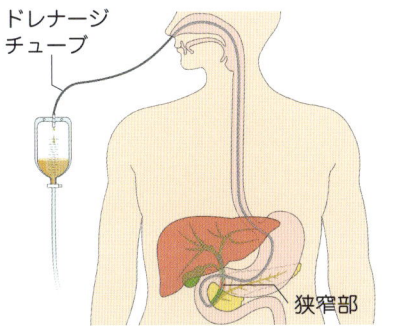

内視鏡的経鼻胆道ドレナージ（ENBD）
内視鏡的にドレナージチューブを挿入し、鼻から胆汁を体外へ排出させる方法。

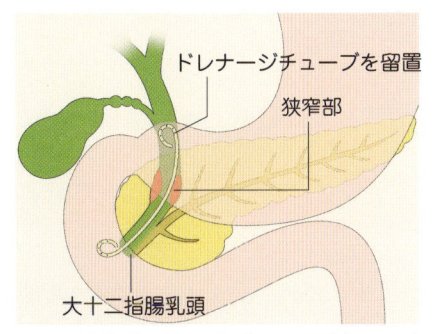

内視鏡的逆行性胆道ドレナージ（ERBD）
大十二指腸乳頭へドレナージチューブを挿入し、胆汁の流れを維持する方法。

診断基準：diagnostic criteria／血液検査：blood examination／画像検査：imaging study／数珠状：beaded／線維化：fibrosis／びまん性：diffuse／内視鏡的経鼻胆道ドレナージ：endoscopic nasobiliary drainage（ENBD）／内視鏡的逆行性胆道ドレナージ：endoscopic retrograde biliary drainage（ERBD）

先天的要因*によって胆道が拡張をきたす疾患で若年発症が多い　　Q44.4

先天性胆道拡張症
（せんてんせいたんどうかくちょうしょう）

congenital biliary dilatation

担当：樋口亮太

Overview

大半が**膵・胆管合流異常**を合併する。また、胆道がんの発生率が高い。
幼少時に発症することが多い。男女比は1：3とされる。

誘因・原因

- 病因は不明。膵・胆管合流異常が大きな発症要因と考えられている。

病態生理 ●P263

- 肝外胆管が嚢胞状*または紡錘状*に拡張する。

症状・臨床所見

- 無症状のケースもある。上腹部痛、黄疸、腹部腫瘤が3主徴とされるが、小児で3つがそろうケースはあまりない。発熱、白色便などをきっかけに発見されることが多い。

検査・診断 ●P263

| ERCP | MRCP | 腹部超音波検査 | 腹部CT検査 | 血液検査 |

- ERCPやMRCPにより拡張した総胆管を確認する。
- 超音波検査や腹部CT検査では胆管の拡張が認められる。
- 症状が現れている時期には血液検査において、胆道系酵素（ALP、γ-GTP）、ビリルビン値、肝酵素（AST、ALT）などの上昇がみられる。

治療 ●P263

手術療法

- 手術が必要となる。「肝外（拡張）胆管切除、胆嚢摘出、胆道再建（肝管空腸吻合）」が標準術式。胆管を切除し、消化管と吻合することで、胆汁と膵液の相互逆流を防止する（分流手術）。

予後

- 分流手術を行うと胆道がんの発生率が低下することが報告されている。

用語解説

先天的要因
特定の病気になる可能性をもっていること（生得的素因）。

嚢胞状
部分的に出っ張った状態。

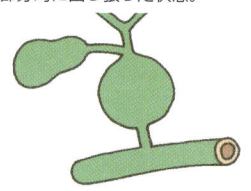

紡錘状
全体的にふくらんだ状態。

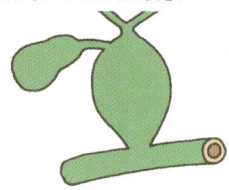

先天性胆道拡張症の病型分類（戸谷分類）より一部改変

胆道がん
胆道に発生するがんの総称で、胆嚢がん、胆管がん、十二指腸乳頭部がんに分けられる。十二指腸乳頭部がんは、オッディ括約筋に囲まれた部分（大十二指腸乳頭）に生じるものをさす。総胆管の閉塞により初期から黄疸が現れる。切除が根治療法となる。

memo
十二指腸乳頭部がん
総胆管・主膵管が合流して十二指腸へ開口する部位（十二指腸乳頭部：ファーター乳頭）に発生する悪性腫瘍。乳頭部はオッディ括約筋に囲まれ、胆汁や膵液の分泌が調節されている。オッディ括約筋から、十二指腸壁、総胆管、膵臓へと浸潤する（進行がん）。総胆管が閉塞をきたすと黄疸が現れる。血液検査（胆道系酵素、膵酵素、腫瘍マーカーなどの上昇）と画像検査（上部消化管内視鏡、腹部超音波・CT、EUS、MRI、ERCPなど）、病理組織検査などによって診断。切除が唯一の根治療法となる。

膵・胆管合流異常：pancreatobiliary maljunction／嚢胞：cyst／紡錘：spindle／白色便：pale feces／吻合：anastomosis／消化管：gastrointestinal tract／胆汁：bile／膵液：pancreatic juice／胆膵分流手術：biliopancreatic diversion

病態生理

膵・胆管合流異常
- 解剖学的には、膵管と胆管が十二指腸壁外で合流する先天的形態異常のこと。
- 機能的には、大十二指腸乳頭部括約筋（オッディ括約筋）の作用が合流部に及ばず、膵液と胆汁の相互混入が生じ（膵液が胆道内に、胆汁が膵管内に逆流）、膵・胆道系にさまざまな病態を起こしうるもの。
- 膵・胆道系の発生異常によって生じる。胆道拡張症、胆管炎、胆嚢炎、胆道がん、胆石、膵炎などの病変が生じやすい。
- ERCP（あるいはMRCPやEUS）により、乳頭部括約筋の作用が合流部に及んでいないことを確かめる。
- 反復する腹痛が現れることがある。

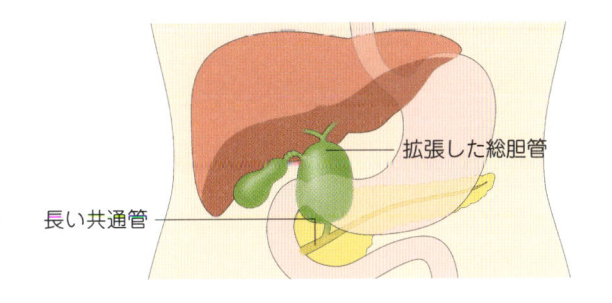

図：拡張した総胆管／長い共通管

検査・診断

特徴的な検査所見 | **ERCP** 胆管の拡張

ERCP
- 嚢胞状や紡錘状に拡張した総胆管が特徴的所見。合流異常をともなう場合には膵管と胆管が十二指腸壁外で合流し、共通管を認める。MRCPでも同様の所見がみられる。

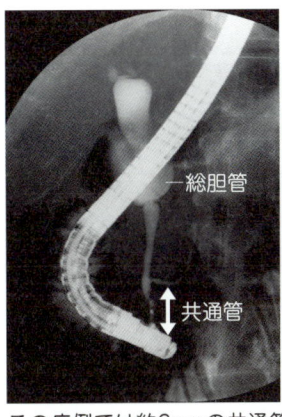

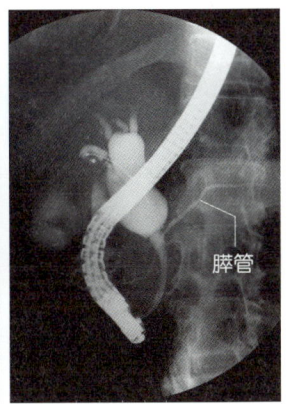

画像：総胆管／共通管／膵管

この症例では約6mmの共通管とともに、径26mmに拡張した総胆管と拡張のない膵管が造影された。

治療

治療の目的 | **手術療法** 拡張胆管の可及的切除と消化管の再建

肝外胆管切除・肝管空腸吻合法
- 先天性胆道拡張症治療の標準術式。拡張した胆管は膵管との合流部付近まで切除し、胆嚢を摘出し、肝門部胆管と空腸を吻合する。胆汁は腸管へ流出、膵液は大十二指腸乳頭から十二指腸へ流出し、相互混入（逆流）は解消される。

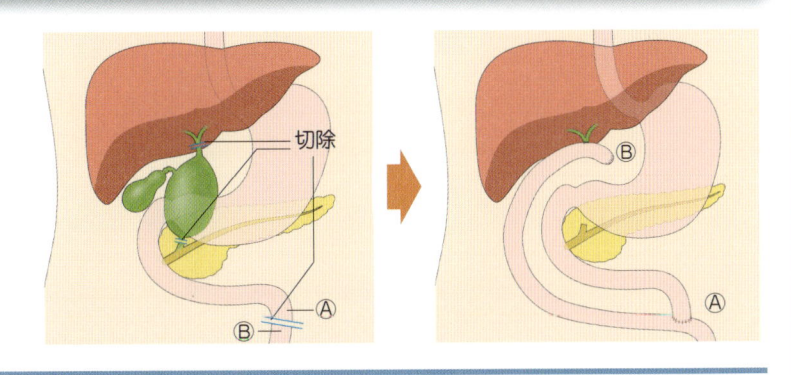

括約筋：sphincter／胆道拡張症：biliary dilatation／胆管炎：cholangitis／胆嚢炎：cholecystitis／胆道がん：biliary tract cancer／胆石：gallstone／腹痛：abdominal pain／空腸：jejunum／内視鏡的逆行性胆管膵管造影：endoscopic retrograde cholangiopancreatography（ERCP）

胆道がんのひとつで、胆嚢・胆嚢管に原発するものをさす

C23

胆嚢がん
gallbladder carcinoma

担当：樋口亮太

Overview

高齢女性に起こりやすい。男女比は1：1.5程度とされる。

誘因・原因

- 誘因として、胆嚢結石◯P253、膵・胆管合流異常◯P263、陶器様胆嚢*、胆嚢炎、胆管炎、潰瘍性大腸炎◯P141、クローン病◯P146、原発性硬化性胆管炎◯P260などがあげられている。胆石を合併することが多い。

病態生理

- 胆嚢壁には粘膜筋板がなく、がんの浸潤、転移が生じやすい。

症状・臨床所見

- 早期がん（粘膜、固有筋層に限局するもの）では、症状がほとんどみられない。進行すると、右上腹部痛、悪心・嘔吐、黄疸、全身倦怠感、体重減少、食欲不振などが現れる。

検査・診断 ◯P265

| 血液検査 | 腹部超音波検査 | 腹部CT検査 | MRCP | EUS | 直接胆道造影 |

- 進行すると、血液検査では胆道系酵素（ALP、γ-GTP）や腫瘍マーカー*（CA19-9、CEA）が上昇。
- 超音波内視鏡（EUS）*や直接胆道造影（内視鏡的逆行性胆管膵管造影：ERCPあるいは経皮経肝的胆道造影：PTC◯P251）などで精査。

治療 ◯P265

| 外科的治療 | 化学療法 | 胆道ドレナージ |

- 切除手術が唯一の根治療法。化学療法は切除ができないケースに、あるいは手術後の補助療法として行われる。
- 進行すると閉塞性黄疸*を呈することがある。切除前に内視鏡的経鼻胆道ドレナージ（ENBD）◯P261、経皮経肝胆道ドレナージ（PTBD）◯P259を要することもある。

予後

- 進行がんで発見されるケースが多く、その場合、予後は不良。

用語解説

陶器様胆嚢
慢性胆嚢炎の進行により胆嚢壁が全体的に石灰化して、陶器のようになった状態。胆嚢がんのリスクファクターとされる。

腫瘍マーカー ◯P52
そのがんで特徴的に産生される物質のうち、血液より測定されるもの（指標となるもの）。胆嚢がんでは、がん胎児性抗原（CEA）、糖蛋白のCA19-9が50～80％で高値を示す。

超音波内視鏡検査（EUS）
先端に超音波を発信するプローブ（探触子）を装着した内視鏡による検査。がんの深達度やリンパ節転移の有無を調べる。超音波を病変近くから発信できるので、画像の精度、分解能、検出力が高まる。

閉塞性黄疸
黄疸は「血液中の色素（ビリルビン）が増えて皮膚や粘膜に過剰に沈着した状態」。胆道の閉塞で胆汁の流れが滞って生じる黄疸を閉塞性黄疸という。黄疸には、ほかに溶血性黄疸（赤血球が破壊されて生じる）、肝細胞性黄疸、体質性黄疸がある。

危険因子：risk factor／浸潤：invation／黄疸：jaundice／褐色尿：brown urine／胆道系酵素：biliary enzyme／胆道造影：cholangiography／化学療法：chemotherapy／進行がん：advanced cancer／超音波内視鏡：endoscopic ultrasonography（EUS）／内視鏡的経鼻胆道ドレナージ：endoscopic nasobiliary drainage（ENBD）／経皮経肝胆道ドレナージ：percutaneous transhepatic biliary drainage（PTBD）

検査・診断

特徴的な検査所見
- **血液検査**：胆道系酵素上昇　腫瘍マーカー高値
- **腹部超音波／CT検査**：病巣の存在

腹部超音波検査

- 胆嚢内の隆起性病変（辺縁不整）や、胆嚢壁の肥厚などを描出する。
- 超音波内視鏡（EUS）では、深達度やリンパ節転移などの程度が確認できる。

腹部CT検査

- 胆嚢壁の異常肥厚所見、腫瘤（しゅりゅう）の描出、胆嚢粘膜の造影効果の有無。
- 造影CTは、隣接する臓器（肝臓、十二指腸、結腸など）への直接浸潤、リンパ節転移、遠隔転移（肝転移や腹膜播種による腹水（ふくまくはしゅ）の有無）の診断に有用。

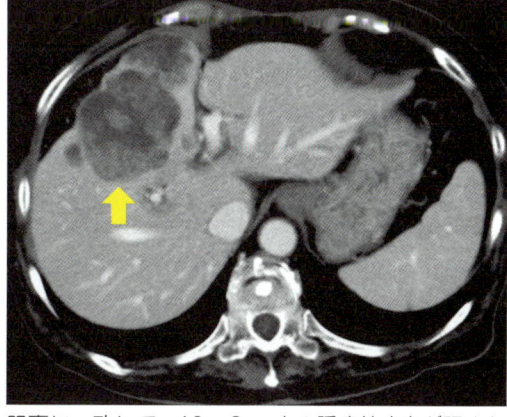

胆嚢に一致して、10×6cm大の腫瘍性病変が認められる。

■ TNMによる病期分類

〈国際対がん連合（UICC）による胆嚢がんのTNM分類〉

原発腫瘍の深達度（T）	M0：遠隔転移なし		M1：遠隔転移あり
	N0：所属リンパ節への転移なし	N1：所属リンパ節への転移あり	
Tis：上皮内がん	0期		ⅣB期（T、Nに関係なく）
T1：粘膜固有層または筋層に浸潤する腫瘍	Ⅰ期	ⅢB期	
T2：筋層周囲の結合組織に浸潤するが、漿膜を越えた進展や肝臓への進展はない腫瘍	Ⅱ期	ⅢB期	
T3：漿膜（臓側腹膜）を貫通した腫瘍、肝臓および／または肝臓以外の1つの隣接臓器（胃、十二指腸、結腸、膵臓、腹膜の大網、肝外胆管）に直接進展する腫瘍	ⅢA期	ⅢB期	
T4：門脈本幹または肝動脈に浸潤する腫瘍、あるいは肝臓以外の2つ以上の隣接臓器に進展する腫瘍	ⅣA期（Nに関係なく）		

治療

治療の目的
- **外科的治療**：病巣の摘出
- **胆道ドレナージ**：黄疸の軽減

- 胆嚢がんでは切除手術が根治療法となる。胆嚢摘出（たんのうしょう）、胆嚢床切除、肝S4下S5切除、拡大肝（かん）右葉（うよう）切除、胆管切除、膵頭十二指腸（すいとうじゅうにしちょう）切除などを進展度に応じて行う。
- 切除しても成績のよくない進行がん（肝転移や腹膜播種、大動脈周囲リンパ節転移を認める場合）に対しては、化学療法が行われる。

■ 胆嚢摘出術

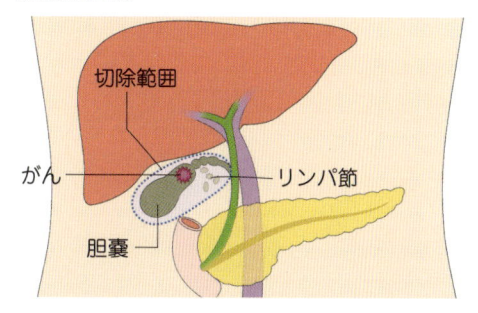

（切除範囲／がん／リンパ節／胆嚢）

胆嚢壁：gallbladder wall／深達度：invasion depth／リンパ節転移：lymph node metastasis／隆起性病変：torose lesion／遠隔転移：distant metastasis／根治療法：radical cure, radical treatment／粘膜：mucosa／筋層：muscular layer／漿膜：seroca／浸潤：invasion

胆管がん
cholangiocarcinoma

胆道がんのひとつで、肝外胆管上皮から発生したものをさす

C22.1／C24.0

担当：樋口亮太

Overview

高齢男性に好発。男女比は1.7：1とされる。

誘因・原因
- 誘因として、膵・胆管合流異常*、原発性硬化性胆管炎 →P260などがあげられる。

症状・臨床所見
- 早期がん（粘膜、線維筋層にとどまるもの）に特有の症状はみられない。**進行がん**では、黄疸、褐色尿、皮膚のかゆみ、上腹部痛、体重減少、発熱などが現れる。がんが3管合流部*以下（下部）に発生したケースで生じる無痛性の胆嚢腫大はクールボアジェ徴候*とよばれる。

検査・診断 →P267
- 血液検査
- 腹部超音波検査
- 腹部CT検査
- 直接胆道造影

- 水平方向のがん伸展は直接胆道造影とマルチスライスCT（MDCT）、垂直方向のがん伸展はMDCTにて評価を行う。

治療 →P267
- 外科的治療
- 化学療法
- 胆道ドレナージ

- 切除手術が根治療法となる。局在や伸展範囲によって術式を選択。術後の補助療法として化学療法が行われることもある。
- 黄疸をともなう場合は、胆道ドレナージ（内視鏡あるいは経皮経肝的）によって減黄を図る。
- 切除ができないケースに対しては化学療法（腹膜播種、多発性肺肝転移、大動脈周囲リンパ節転移など）、放射線療法、光線力学的治療*（局所の病変に対して）などが行われる。

予後
- 進行がんで発見されるケースが多く、その場合、予後は不良。

用語解説

膵・胆管合流異常 →P263
膵管と胆管の合流の形態が本来と異なっている状態をさす。大十二指腸乳頭のシステム（膵液の総胆管への、胆汁の膵管への逆流を防ぐ）が作動せず、膵液と胆汁の相互混合（逆流）が生じる。

3管合流部
総胆管、総肝管、胆嚢管が合流する部分 →P249。

クールボアジェ（Courvoisier）徴候
大十二指腸乳頭側の胆管閉塞により、胆嚢が胆汁で腫大し、それを体外から触知できる徴候。

光線力学的治療（PDT：photodynamic therapy）
がん病巣に集積されてレーザー光線に反応する物質（腫瘍親和性光感受性物質）を投与した後、がん病巣にレーザー光線を照射してがん細胞を破壊する治療法。

膵・胆管合流異常：pancreaticobiliary maljunction／原発性硬化性胆管炎：primary sclerosing cholangitis（PSC）／胆嚢腫大：gallbladder enlargement／補助療法：adjunct therapy／腹膜播種：peritoneal dissemination／放射線療法：radiation therapy／光線力学的治療：photodynamic therapy

検査・診断

特徴的な検査所見		
血液検査	胆道系酵素上昇、腫瘍マーカー高値	
腹部超音波／CT検査	胆管壁の肥厚、血管浸潤	
直接胆道造影	病変の浸潤	

腹部超音波

- 胆管の拡張、リンパ節の腫大の有無などの確認に有用。

腹部CT検査

- 隣接臓器や血管への浸潤・転移、遠隔転移（肝転移や腹膜播種による腹水）の有無や程度の把握に有用。マルチスライスCTは解像度が高く、垂直方向では周辺臓器や大血管への浸潤、水平方向では胆管がんの伸展範囲の診断に有用。

- TNMによる病期分類（遠位側の胆管がん）

■ 直接胆道造影（ERCP）

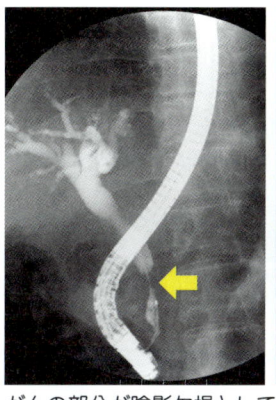

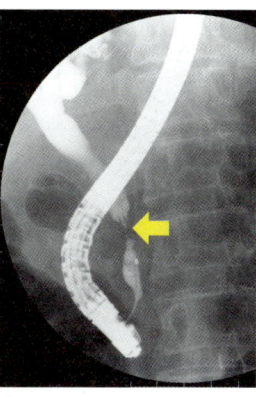

がんの部分が陰影欠損として認められる。

〈国際対がん連合（UICC）による胆管がんのTNM分類〉

原発腫瘍の深達度（T）	M0：遠隔転移なし		M1：遠隔転移あり
	N0：所属リンパ節への転移なし	N1：所属リンパ節への転移あり	
Tis：上皮内がん	0期		ⅣB期（T、Nに関係なく）
T1：胆管内に限局する腫瘍	Ⅰ期	ⅢB期	
T2：胆管壁を越える腫瘍	Ⅱ期	ⅢB期	
T3：肝臓または隣接臓器（胆嚢、膵臓、十二指腸など）に浸潤する腫瘍	ⅢA期	ⅢB期	
T4：腹腔動脈、上腸間膜動脈に浸潤する腫瘍	ⅣA期（Nに関係なく）		

治療

治療の目的	外科的治療	病巣の切除	胆道ドレナージ	黄疸の軽減

- **切除範囲**　■手術が唯一の根治療法で、可能なかぎり切除を考慮する。がんの部位により、切除範囲が異なる。

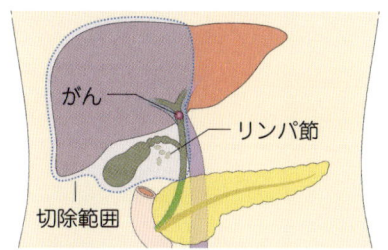

肝門部・上部胆管がん
「肝外胆管切除、肝葉切除兼尾状葉切除、胆嚢摘出、リンパ節郭清」が標準。

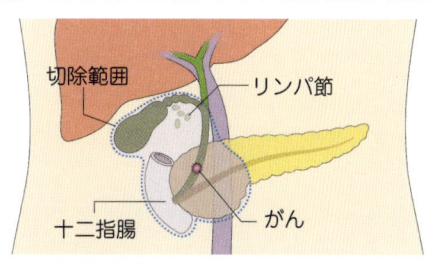

中部・下部胆管がん
「膵頭十二指腸切除、リンパ節郭清」が標準。

超音波検査：ultrasonography／転移：metastasis／根治療法：radical cure, radical treatment／肝転移：liver metastasis／腹膜播種：peritoneal dissemination／マルチスライスCT：multi detector row CT（MDCT）／肝門：porta hepatis

胆道ポリープ／胆嚢腺筋腫症

Column

胆嚢ポリープ

K82.8
担当：樋口亮太

- 胆嚢の粘膜に生じる限局性の**良性隆起性病変**。好発年齢は40〜50歳代で、男女比に大きな差はない。
- とくに自覚症状がなく、検診などで超音波検査を受けて発見されるケースが多い。
- ほとんどは、コレステロールが粘膜へ沈着して形成される良性（非腫瘍性）のコレステロールポリープ。その場合に治療の必要はないが（経過観察）、10mm以上（とくに20mm以上）のものはがんである可能性を否定できないため、（腹腔鏡下）胆嚢摘出術（Lap-C）で胆嚢を摘出する。

■ 腹部超音波

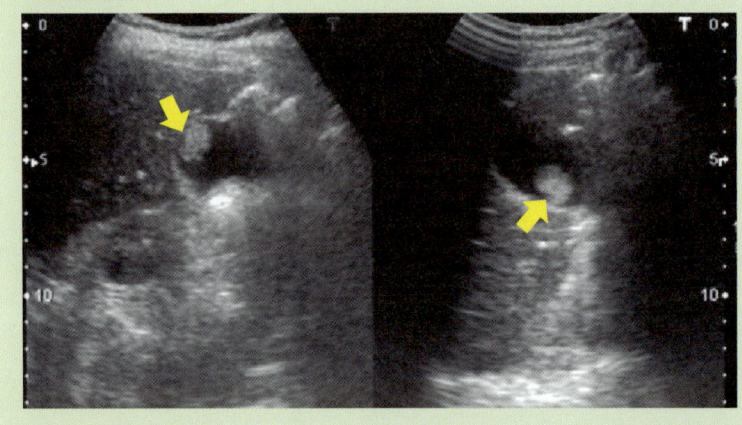

胆嚢体部肝臓側に径13mmの隆起性病変を認める（矢印）。

Column

胆嚢腺筋腫症

P13.5
担当：樋口亮太

- 腹部超音波所見では、**胆嚢壁の肥厚**、ロキタンスキー・アショッフ洞（RAS）の増生が特徴的。RASは胆嚢の粘膜上皮の過形成で、胆嚢壁の筋層まで憩室のように入り込んだ状態をさす。
- 病変の位置（局在）や広がりから、底部型（胆嚢の底部に腫瘤が限局）、分節型（胆嚢頸部や体部の壁の全周が肥厚して内腔が狭まっている）、びまん型（RASの増生が胆嚢全体に及び、びまん性の肥厚がみられる）の3つに分類される。
- 良性の疾患で、とくに症状が現れていなければ経過観察。胆石や胆嚢炎をともなっている場合、がんと鑑別がむずかしい場合には胆嚢摘出を行う。

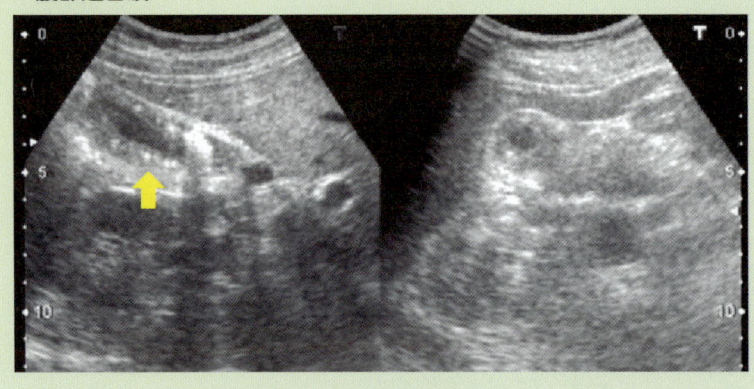

■ 腹部超音波

胆嚢壁は全体的に10mm程度肥厚し、壁内にはコメット様エコー(矢印)が散在している。

胆嚢ポリープ：gallbladder polyp／胆嚢腺筋腫症：adenomyomatosis／隆起性病変：torose lesion ／好発：willing development／良性：benign／経過観察：follow-up／超音波所見：ultrasound finding／精密検査：detailed examination／局在：localization／びまん性：diffuse ／胆嚢：gallbladder／ロキタンスキー・アショッフ洞：Rokitanski-Aschoff sinus (RAS)／過形成：hyperplasia

第8章
膵臓の疾患

膵臓の構造と生理 —— 270	膵がん —— 284
急性膵炎 —— 274	膵嚢胞性腫瘍 —— 288
Column 膵仮性嚢胞と膵膿瘍 —— 277	膵神経内分泌腫瘍 —— 290
慢性膵炎 —— 278	**Column** クロモグラニンA —— 291
自己免疫性膵炎 —— 282	**Column** NETのWHO分類2010 —— 292

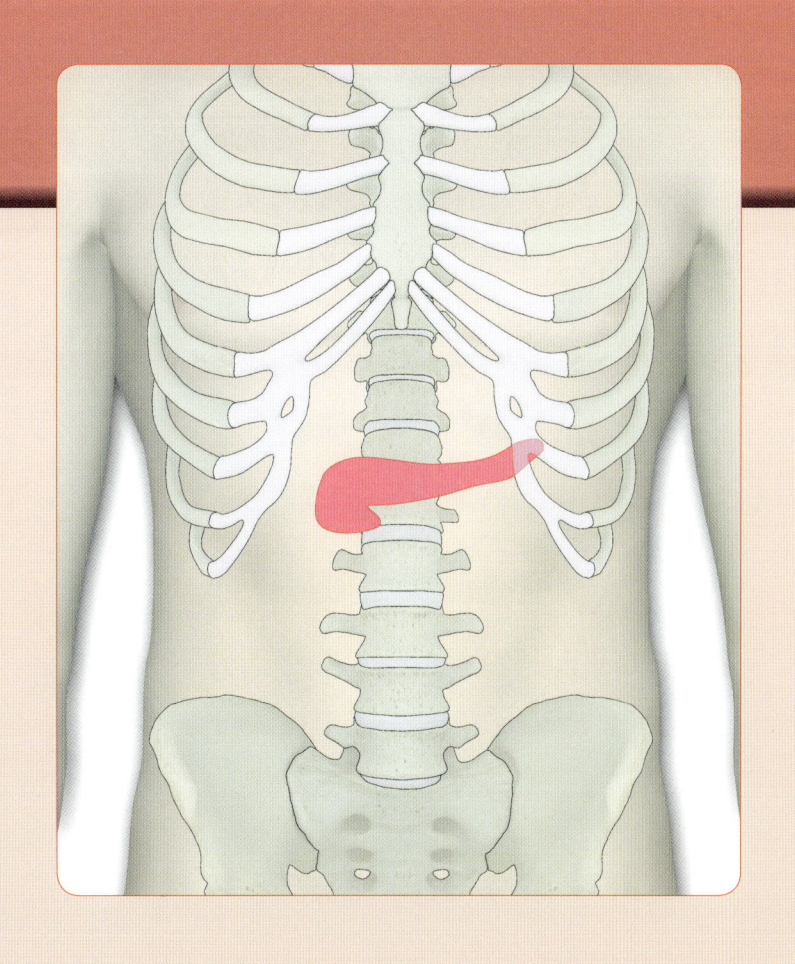

膵臓は腹腔にある実質臓器で、外分泌機能と内分泌機能を備える

膵臓の構造と生理

担当：羽鳥 隆

膵臓の疾患一覧

膵臓の位置

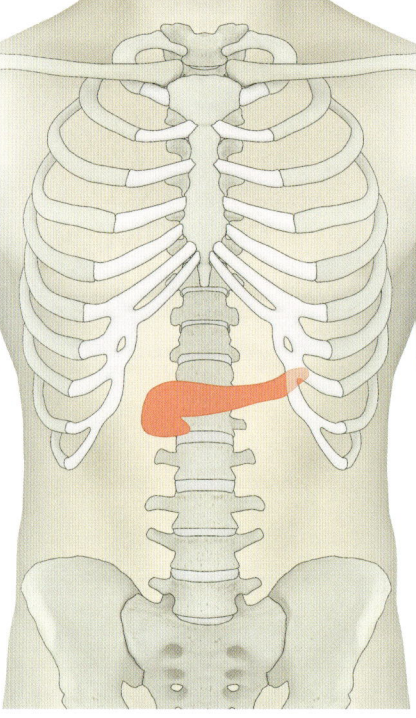

急性膵炎 ➡P274
膵臓の「自己消化」によって生じる急性炎症性疾患で、重症急性膵炎はひじょうに危険な病態。

慢性膵炎 ➡P278
持続性の炎症によって外分泌・内分泌機能が低下していく疾患で、難病に指定されている。

自己免疫性膵炎 ➡P282
IgE4関連疾患のひとつとされる。原因や発症機序はいまだ不明だが、ステロイド治療が効果をあげる。

膵がん ➡P284
増加傾向にある悪性腫瘍。進行が速く、早期発見が困難で、予後不良のケースが多い。

膵嚢胞性腫瘍 ➡P288
膵管内乳頭粘液性腫瘍、膵粘液性嚢胞*腫瘍、膵漿液性嚢胞腫瘍、SPN（solid-pseudopapillary neoplasm）などが含まれる。悪性度はさまざま。

膵神経内分泌腫瘍（P-NET）➡P290
全身のさまざまな臓器に生じる神経内分泌腫瘍（NET）*のひとつで、膵臓の神経内分泌細胞に由来するものをさす。

- 膵臓は第12胸椎から第2腰椎の高さ（みぞおちの高さ）に位置する、長さ15cm前後、厚さ約2cm、重さ70〜80gの実質臓器。
- **外分泌腺**と**内分泌腺**からなり、大部分（約98％）は消化活動を助ける膵液（消化酵素や電解質、水分）を分泌する外分泌腺である

る。そこにホルモン（インスリン、グルカゴン、ソマトスタチン）を分泌する内分泌腺が、海原に浮かぶ島のように散在している。その様子から、内分泌部は膵島（または発見者の名前から**ランゲルハンス島**）とよばれていて、膵尾部に多くみられる。

用語解説

神経内分泌腫瘍（neuroendocrinetumor：NET）
膵NETはインスリンやグルカゴンといったホルモンを産生する細胞（神経内分泌細胞）から生じる腫瘍をさす。

嚢胞（cyst）
病理学的には内部に液体や半固形状の物質を含んだ閉鎖腔（袋状のできもの）だが、臨床的には膵管と交通のあるものも含まれる。

自己免疫（autoimmune）
本来「自己（自分のからだの構成成分）」に対しては作動しない免疫システムが、「自己」に対してはたらいてしまうこと。

膵臓：pancreas／膵炎：pancreatitis／膵がん：pancreatic cancer／膵嚢胞性腫瘍：cystic lesions of the pancreas／難病：incurable disease, intractable disease／自己免疫：autoimmune

膵臓の解剖

- 膵臓の右端は十二指腸下行部、左端は脾門部に接している。門脈との位置関係から、**膵頭部**、**膵体部**、**膵尾部**に分けられる。
- 外分泌腺から分泌される膵液は膵臓の中心部を㋐貫く**主膵管**を流れる。主膵管は十二指腸直前で総胆管と合流し、膵液は大小十二指腸乳頭（開口部）から十二指腸へと注がれる。

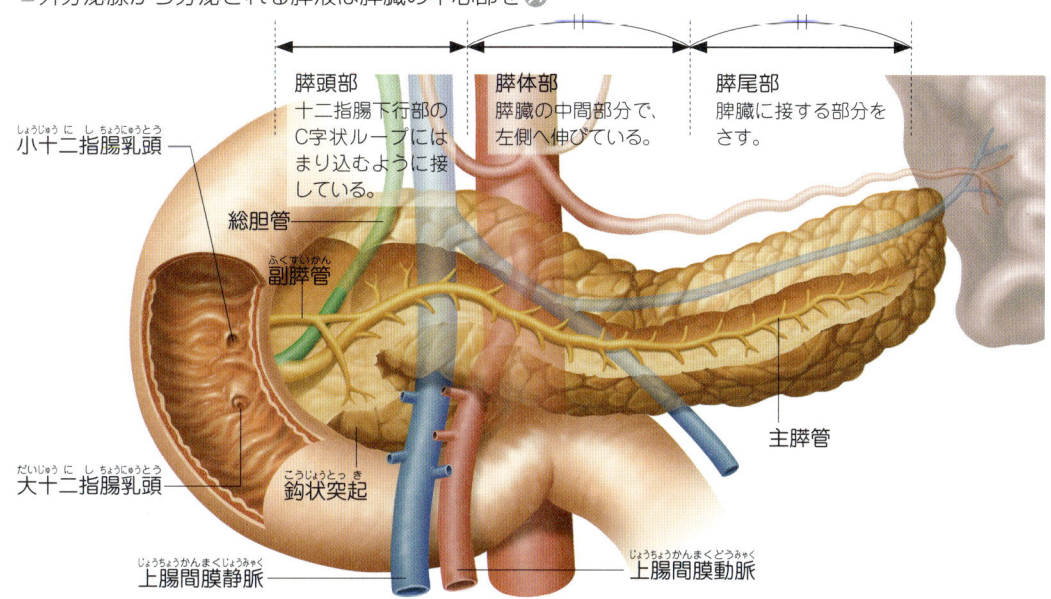

膵頭部：十二指腸下行部のC字状ループにはまり込むように接している。

膵体部：膵臓の中間部分で、左側へ伸びている。

膵尾部：脾臓に接する部分をさす。

図中ラベル：小十二指腸乳頭／総胆管／副膵管／大十二指腸乳頭／鉤状突起／上腸間膜静脈／上腸間膜動脈／主膵管

膵臓の血管

- 膵臓は腹腔動脈（その分枝の総肝動脈と脾動脈）と上腸間膜動脈から血流を受けている（栄養血管）。
- 膵臓は、門脈や上腸間膜動脈などの大きな血管に近接している。
- 膵臓の動脈は各所で**吻合**していて、さまざまな走行パターンを示す点が特徴。たとえば膵頭部では、胃十二指腸動脈の分枝である前上膵十二指腸動脈と後上膵十二指腸動脈が、それぞれ下膵十二指腸動脈の前枝・後枝と吻合している。

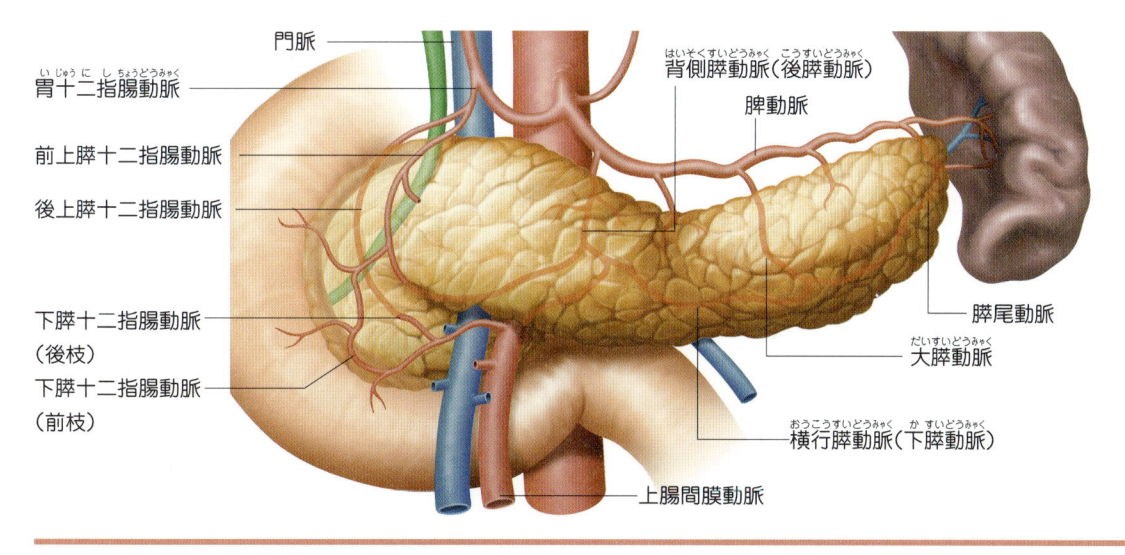

図中ラベル：門脈／胃十二指腸動脈／前上膵十二指腸動脈／後上膵十二指腸動脈／下膵十二指腸動脈（後枝）／下膵十二指腸動脈（前枝）／背側膵動脈（後膵動脈）／脾動脈／膵尾動脈／大膵動脈／横行膵動脈（下膵動脈）／上腸間膜動脈

外分泌：external secretion／内分泌：internal secretion／インスリン：insulin／グルカゴン：glucagon／膵液：pancreatic juice／消化酵素：digestive enzyme／ランゲルハンス島：Langerhans island／膵島：pancreatic islets／膵頭部：pancreas head／膵体部：pancreas body／膵尾部：pancreatic tail

膵臓の構造と生理

外分泌機能

- 膵臓の外分泌部の組織は小葉に分かれていて、そこには腺房（房状の腺）と導管がある。腺房では膵液（弱アルカリ性で無色透明の液体。ほとんどがアミラーゼやリパーゼといった消化酵素→P37）が分泌される。その量は1日に1000～1500mL。膵液は膵管を経て消化管へ送られ、消化活動を助けている。
- 膵液の分泌には、迷走神経反射（脳相）、ガストリンによる刺激や胃の拡張（胃相）、セクレチンやコレシストキニン（CCK）による刺激（腸相）、交感神経のはたらきなどがかかわっている→P35,38。

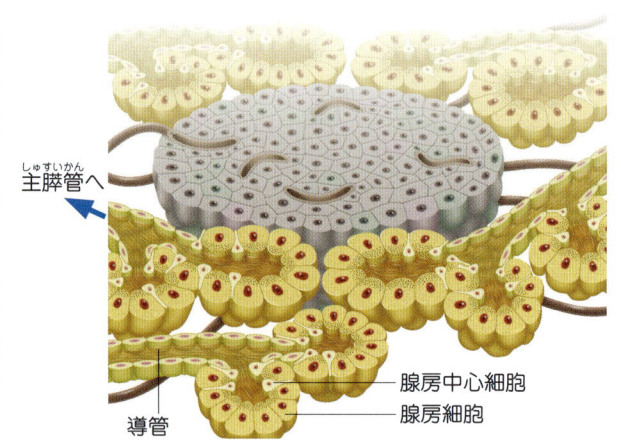

主膵管へ
腺房中心細胞
腺房細胞
導管

膵液の成分とはたらき

分泌する細胞	分泌される物質	はたらき
腺房中心細胞	重炭酸	酸性の胃液を中和する。
導管細胞		
腺房細胞	アミラーゼ	糖質を分解する。
	リパーゼ	脂肪を分解する。
	ホスホリパーゼ	
	トリプシノーゲン	蛋白質を分解する。
	キモトリプシノーゲン	
	エステラーゼ	

内分泌機能

- 膵臓の内分泌部は膵組織全体の1～2％（100万個ほど）。島状に点在するのでランゲルハンス島（膵島）とよばれる。ひとつの直径は50～200μmで、3種類の細胞によって構成されている。ランゲルハンス島は膵尾部に多く分布している。
- 3種類の細胞はそれぞれにホルモン（インスリン、グルカゴン、ソマトスタチン）を産生し、毛細血管網から血液中に分泌する。
- 内分泌部は神経内分泌因子（ノルアドレナリンなど）も産生している。

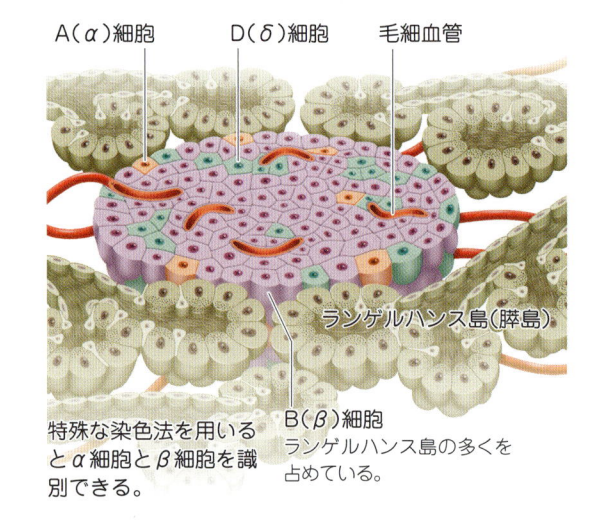

A（α）細胞　D（δ）細胞　毛細血管
ランゲルハンス島（膵島）
B（β）細胞
特殊な染色法を用いるとα細胞とβ細胞を識別できる。
ランゲルハンス島の多くを占めている。

膵臓から分泌されるホルモン→P38

分泌する細胞	分泌されるホルモン	はたらき
A（α）細胞	グルカゴン	肝臓にたくわえられたグリコーゲンを放出して血糖値を上げる。
B（β）細胞	インスリン	ブドウ糖の利用を促して血糖値を下げる。
D（δ）細胞	ソマトスタチン	インスリン、グルカゴンの分泌を抑制する。

外分泌：external secretion／内分泌：internal secretion／重炭酸：bicarbonate／腺房：acinus／膵管：pancreatic duct／毛細血管：a capillary（vessel）／染色法：staining method／膵島：pancreatic islets／インスリン：insulin／グルカゴン：glucagon／ソマトスタチン：somatostatin／コレシストキニン：cholecystokinin（CCK）

腹部超音波検査

- 非侵襲的な検査で、膵臓のびまん性腫大や限局性腫大、萎縮、輪郭の不明瞭化（凸凹）、膵実質のエコーレベル低下、膵石の存在、主膵管の拡張、囊胞、膵周囲の滲出液の貯留などを知ることができて、さまざまな病気の検出に役立つ。

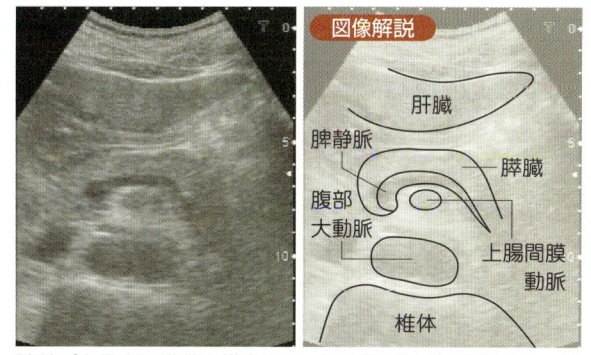

図像解説：肝臓／脾静脈／膵臓／腹部大動脈／上腸間膜動脈／椎体

脾静脈を目安に膵臓を描出する。消化管ガスがある場合や、肥満している例では描出しにくいので注意が必要。

腹部CT検査

- 腹部の横断画面（下から見上げた面）を描出。各臓器の大きさ、位置関係がわかりやすい。膵臓は後腹膜下に位置している。
- 単純CT、造影CTにより、膵石●P278、膵臓の腫脹、壊死、膵管の拡張などが確認され、さまざまな病気の診断に役立つ。

膵臓

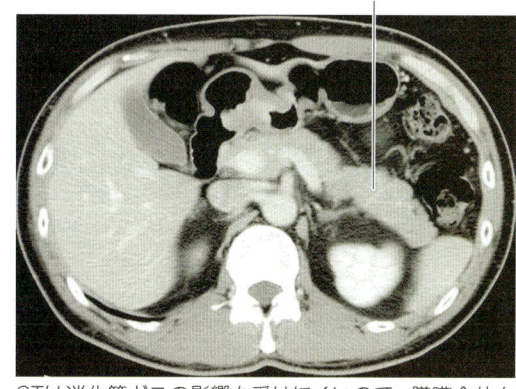

CTは消化管ガスの影響を受けにくいので、膵臓全体を描出できる。

磁気共鳴胆管膵管造影

- 磁気共鳴胆管膵管造影（MRCP）はMRI装置を用いて行う検査で、胆囊や胆管、膵管を描出できる。主膵管の状態などを知るために有用で、内視鏡を用いる内視鏡的逆行性胆管膵管造影（ERCP）と比べて苦痛が少ない低侵襲的な検査。

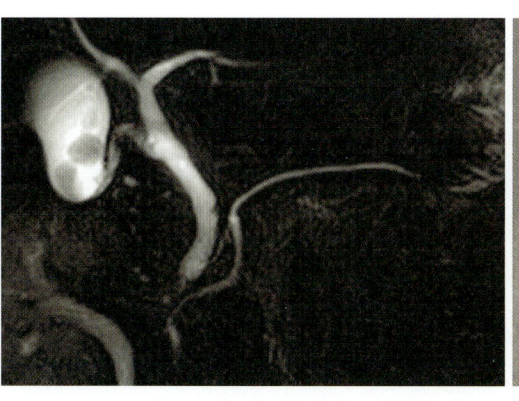

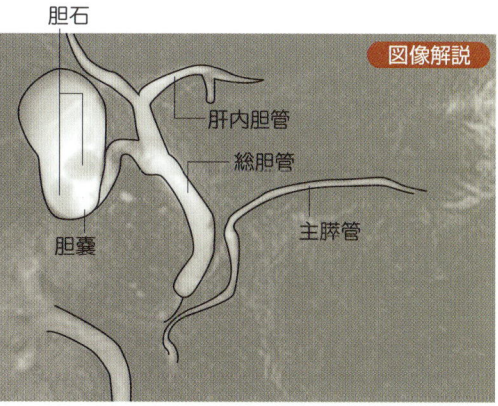

図像解説：胆石／肝内胆管／総胆管／胆囊／主膵管

超音波：ultrasonic／コンピュータ断層撮影法：computed tomography（CT）／磁気共鳴画像撮影法：magnetic resonance imaging（MRI）／磁気共鳴胆管膵管造影：magnetic resonance cholangiopancreatography（MRCP）／膵臓：pancreas／膵石：pancreatic calculus, pancreatic stone／内視鏡的逆行性胆管膵管造影：endoscopic retrograde cholangiopancreatography（ERCP）／侵襲：invasion／胆囊：gallbladder／胆管：bile duct／主膵管：pancreatic duct

膵酵素が活性化されて膵臓の「自己消化」を引き起こす

K85／K91.8

急性膵炎
きゅうせいすいえん
acute pancreatitis

担当：羽鳥 隆

Overview

急性の**炎症性**疾患。軽症と重症の２段階に分けられる。**重症急性膵炎**は致死率が高く、治療法が確立されていないために「難病」として扱われる。

誘因・原因
- 飲酒や胆石が大きな原因となる。手術や外傷、内視鏡による膵管造影検査、脂質異常症、薬剤なども誘因に。特発性（原因不明）のものもある。

病態生理
- 膵臓が腫れる程度の軽症膵炎から、膵臓に出血が生じる出血性膵炎、膵臓の一部が壊死する壊死性膵炎（重症膵炎）まで、いくつかの段階がある。重症急性膵炎では感染性膵壊死、膵仮性嚢胞* ➡P277などがみられる。

症状・臨床所見 ➡P275
- 持続性の**上腹部痛**は、背中を丸めると痛みがやわらぐのが特徴。吐き気・嘔吐、発熱がみられることもある。進行すると腹水や腸閉塞（イレウス）、胆石性膵炎では茶褐色の尿（黄疸）などがみられる。
- 重症急性膵炎ではショック状態を招くこともある。

検査・診断 ➡P275〜276

| 胸腹部単純X線検査 | 腹部超音波検査 | 腹部造影CT検査 | 血液検査／尿検査 |

- 急性膵炎と診断されたら入院加療が必要。重症度を判定する。

治療 ➡P277

| 絶飲絶食 | 輸液 | 薬物療法 |

- 膵臓の絶対安静を保ち、十分な水分補給を行う。
- 薬物療法では蛋白分解酵素阻害薬、鎮痛薬、抗菌薬などを投与。
- 重症例では持続的血液濾過透析（CHDF）*や動注療法*などが行われることもある。

予後
- 軽症の段階で速やかに治療を開始すれば多くは治癒するが、重症に進むと治療はむずかしく、予後が不良な場合もある。

用語解説

膵仮性嚢胞
膵臓内に存在する、内部に液体が入った袋状の病変を膵嚢胞といい、嚢胞壁の内腔面が上皮細胞で覆われている膵真性嚢胞と、覆われていない膵仮性嚢胞に分類される。

持続的濾過透析（CHDF）
血液浄化法のひとつで、24時間以上間断なく続けるものをさす。

動注療法（intraarterial injection treatment）
膵臓を血流支配する動脈にカテーテルを留置し、蛋白分解酵素阻害薬および抗菌薬を持続的（5〜7日間くらい）に投与する治療法。重症急性膵炎に対して行われる。

汎発性血管内凝固症候群（disseminated intravascular coagulation, DIC） ➡P275
播種性血管内凝固症候群ともいう。なんらかの原因により血液の凝固が過剰に起こり、血小板や血液凝固因子が消費され、出血傾向となる。

急性呼吸窮迫症候群（acute respiratory distress syndrome, ARDS） ➡P275
さまざまな疾患で引き起こされる、急性の呼吸不全。肺内に体液がしみ出し、低酸素血症となる。

膵酵素：pancreatic enzyme／腹水：ascites／腸閉塞（イレウス）：ileus／内視鏡的逆行性胆管膵管造影：endoscopic retrograde cholangiopancreatography (ERCP)／蛋白分解酵素阻害薬：protease inhibitor／胆石：gall stone／軽症：mild／重症：advanced

症状・臨床所見

- 急性膵炎では、まず腹痛、吐き気・嘔吐、背部痛などが現れることが多い（初発症状）。重症㋐になると汎発性血管内凝固症候群（DIC）や急性呼吸窮迫症候群（ARDS）などを招く。

さまざまな臨床所見

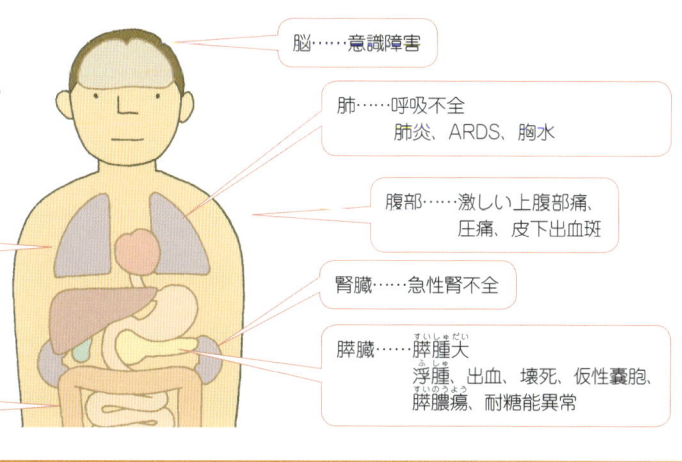

- カレン徴候　臍周囲の皮下の斑状出血（暗赤色）
- グレイ・ターナー徴候　側腹部の皮下出血（暗赤色）

背部への放散痛→P40、食欲不振、発熱、悪心・嘔吐などが現れることがある。

- 心臓・循環……ショック、DIC
- 肝臓・胆道……黄疸
- 腹腔……腹水、急性腹膜炎
- 腸管……麻痺性イレウス
- 脳……意識障害
- 肺……呼吸不全　肺炎、ARDS、胸水
- 腹部……激しい上腹部痛、圧痛、皮下出血斑
- 腎臓……急性腎不全
- 膵臓……膵腫大、浮腫、出血、壊死、仮性嚢胞、膵膿瘍、耐糖能異常

検査・診断

特徴的な検査所見

検査	所見
胸腹部単純X線検査	イレウス像
腹部超音波検査	膵腫大、膵周辺の炎症性変化
腹部造影CT検査	膵壊死
血液検査	膵酵素（アミラーゼ、リパーゼ）の上昇、血小板の減少など

胸腹部単純X線検査

- イレウス像、大腸の拡張の急な途絶（colon cut-off sign）、左上腹部の局所的な小腸拡張像（sentinel loop sign）、十二指腸ループの拡張・ガス貯留像、後腹膜ガス像、石灰化胆石、膵石像などがみられる。

胸部単純X線像

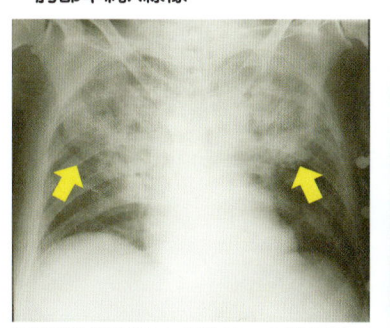

両側肺に浸潤像を認める。急性呼吸窮迫症候群（ARDS）様変化である。

腹部単純X線像

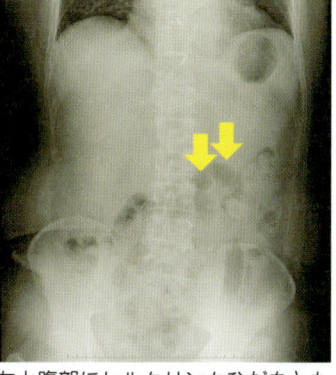

左上腹部にケルクリングひだをともなって拡張した小腸を認める。局所的な小腸拡張像である。

腹部超音波検査

- 膵腫大や膵周囲の炎症性変化などを知ることができる。急性膵炎の診断に有用。

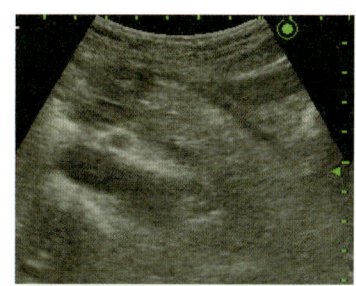

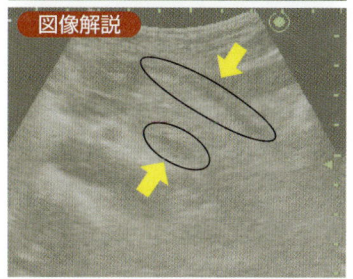

図像解説

腫大した膵体尾部である。周囲に低エコーの液貯留を認める。

急性膵炎：acute pancreatitis／カレン徴候：Cullen sign／グレイ・ターナー徴候：Grey Turner sign／黄疸：jaundice／汎発性血管内凝固症候群：disseminated intravascular coagulation（DIC）／急性呼吸窮迫症候群：acute respiratory distress syndrome（ARDS）／重症度：severity

急性膵炎／膵仮性嚢胞と膵膿瘍

腹部造影CT検査

- 造影CTは重症度の判定に重要な検査。
- 膵腫大、仮性嚢胞の形成、膵実質の不均一化、膵壊死など、急性膵炎の診断に有用な所見が確認できる。

結腸間膜根部、左右前腎傍腔、および網嚢内低吸収域を認め、液貯留あるいは脂肪壊死が考えられる。

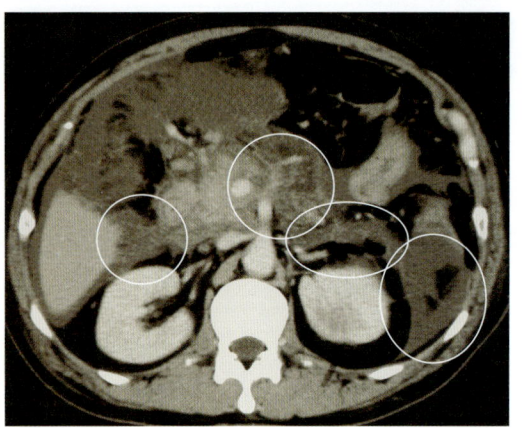

診断基準

- 右の3項目中2項目を満たし、他の膵疾患および急性腹症を除外したものを急性膵炎と診断する。ただし、慢性膵炎の急性増悪は急性膵炎に含める。
- 急性膵炎における重症度判定基準には、診察・血液検査や年齢など9つの予後因子からなる基準と、造影CTによる基準がある。48時間以内は繰り返し重症度判定を行う。

急性膵炎の診断基準

1. 上腹部に急性腹痛発作と圧痛がある。
2. 血中または尿中に膵酵素の上昇がある。
3. 超音波、CTまたはMRIで膵臓に急性膵炎にともなう異常所見がある。

予後因子（各1点で、3点以上に該当すると重症と診断される）

① 塩基過剰（Base Excess）≦ －3 mEq/L、またはショック（収縮期血圧≦80mmHg）
② 動脈血酸素分圧（PaO_2）≦60mmHg（room air）、または呼吸不全（人工呼吸管理が必要）
③ 血清尿素窒素（BUN）≧40mg/dL（or Cr≧2mg/dL）、または乏尿（輸液後も1日尿量が400mL以下）
④ 乳酸脱水素酵素（LDH）●P242 ≧基準値上限の2倍
⑤ 血小板数≦10万/mm^3
⑥ 血清中の総カルシウム濃度（総Ca）≦7.5mg/dL
⑦ C反応性蛋白（CRP）≧15mg/dL
⑧ SIRS診断基準＊における陽性項目数≧3
⑨ 年齢≧70歳
＊SIRS診断基準項目：（1）体温＞38℃または＜36℃、（2）脈拍＞90回/分、（3）呼吸数＞20回/分または$PaCO_2$＜32 torr、（4）白血球数＞12,000/mm^3か＜4,000/mm^3または10％幼若球出現

造影CTによるGrade分類（❶と❷の合計が2点以上＝Grade 2以上は重症と診断される）

❷ 膵臓の造影不良域 膵臓を便宜的に3つの区域（膵頭部、膵体部、膵尾部）に分けて判定する。	❶ 膵外進展度 前腎傍腔（0点）	結腸間膜根部（1点）	腎下極以遠（2点）
各区域に限局している場合、または膵の周辺のみの場合（0点）	0点（Grade 1）	1点（Grade 1）	2点（Grade 2）
2つの区域にかかる場合（1点）	1点（Grade 1）	2点（Grade 2）	3点（Grade 3）
2つの区域全体を占める、またはそれ以上の場合（2点）	2点（Grade 2）	3点（Grade 3）	4点（Grade 3）

（厚生労働省難治性膵疾患調査研究班による急性膵炎重症度判定基準：2009より）

急性膵炎：acute pancreatitis／造影：contrastradiography／膵壊死：pancreatic necrosis／炎症：inflammation／仮性嚢胞：pseudocyst／膵腫大：pancreatic enlargement

治療

治療の目的
- **絶飲絶食**：膵臓の安静保持
- **輸液**：十分な水分補給
- **薬物療法**：痛みの除去、膵酵素の不活化、感染予防

治療の流れ（急性膵炎診療ガイドライン2010改訂出版委員会編『急性膵炎診療ガイドライン2010（第3版）』より）

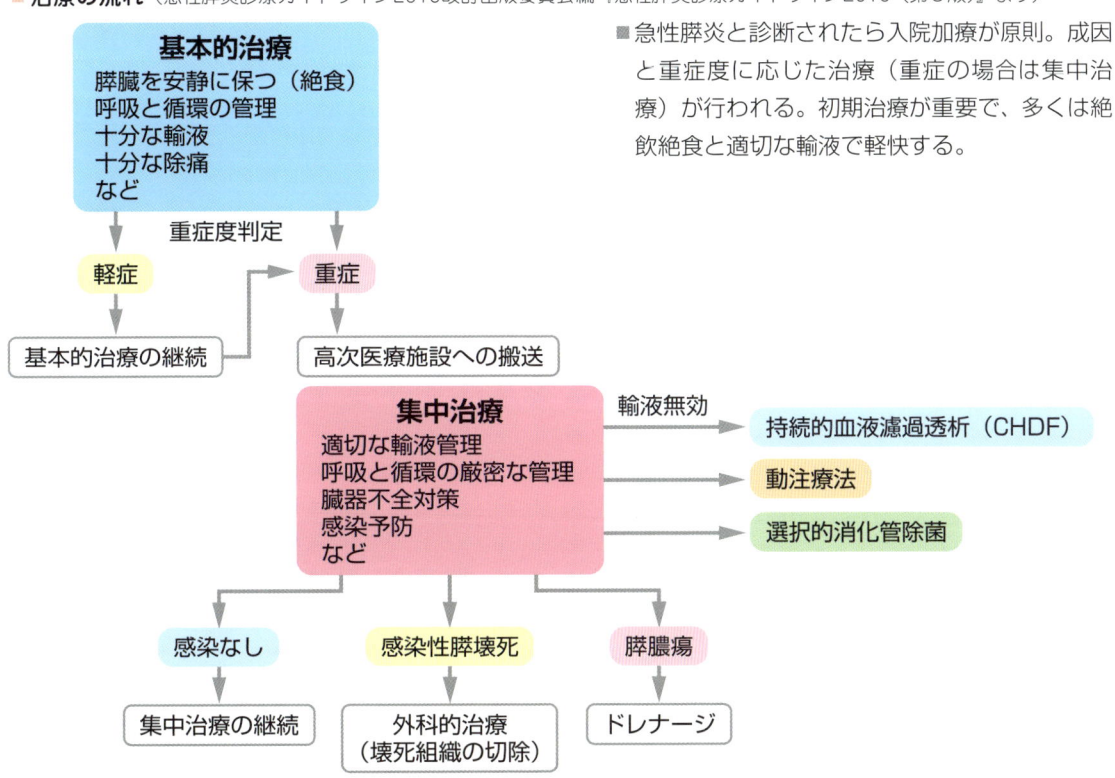

基本的治療
- 膵臓を安静に保つ（絶食）
- 呼吸と循環の管理
- 十分な輸液
- 十分な除痛
- など

■ 急性膵炎と診断されたら入院加療が原則。成因と重症度に応じた治療（重症の場合は集中治療）が行われる。初期治療が重要で、多くは絶飲絶食と適切な輸液で軽快する。

重症度判定
- 軽症 → 基本的治療の継続
- 重症 → 高次医療施設への搬送

集中治療
- 適切な輸液管理
- 呼吸と循環の厳密な管理
- 臓器不全対策
- 感染予防
- など

- 輸液無効 → 持続的血液濾過透析（CHDF）
- → 動注療法
- → 選択的消化管除菌

- 感染なし → 集中治療の継続
- 感染性膵壊死 → 外科的治療（壊死組織の切除）
- 膵膿瘍 → ドレナージ

急性膵炎の治療薬

鎮痛薬	疼痛の抑制（非麻薬性鎮痛薬）。早期より十分な除痛が必要。
抗菌薬（抗生物質）	重症例で用いる。感染症が合併すると生命にかかわるので、予防的投与が必要。
蛋白分解酵素阻害薬	膵酵素を不活性化して膵炎の進行を抑える。重症急性膵炎では大量持続点滴療法が行われる。
H_2RA（ヒスタミンH_2受容体拮抗薬）またはPPI（プロトンポンプ阻害薬）	膵外分泌を抑制する。急性胃粘膜病変や消化管出血を合併しているケースで投与。

Column

膵仮性嚢胞と膵膿瘍 K85 K86.3
担当：羽鳥 隆

- 膵仮性嚢胞は、急性膵炎の発症後約4週間以上経過して膵臓に形成される嚢胞。多くは無菌で、自然に消失することもあるため経過を観察し、必要に応じて経皮的、内視鏡的、外科的にドレナージを行う。

- 膵膿瘍は重症膵炎の発症から約4週間以上経過してみられる膵臓および膵臓に隣接した限局性の膿の貯留で、膵壊死の液状化ともいえる。多くの場合感染をともなうため、ドレナージを行う。

ドレナージ：drainage／輸液：transfusion／集中治療：intensive care／持続的血液濾過透析：continuous hemodiafiltration（CHDF）／壊死：necrosis／鎮痛薬：analgesic／膵酵素：pancreatic enzyme／仮性嚢胞：pseudocyst／膵膿瘍：pancreatic abscess／抗菌薬：antibacterial agent／蛋白分解酵素阻害薬：protease inhibitor

長期にわたる持続的な炎症で膵臓の機能が失われていく

K86.0 K86.1

慢性膵炎★
chronic pancreatitis

担当：羽鳥 隆

Overview

消化酵素を分泌する膵臓の外分泌腺細胞に炎症が続き、徐々に細胞が線維化*し、膵外分泌・内分泌機能が低下する難治性**進行性**疾患。

誘因・原因

- 大量飲酒に起因する**アルコール性慢性膵炎**と、飲酒にかかわらない**非アルコール性慢性膵炎**（胆石性、特発性、遺伝性、家族性など）に分けられる。喫煙、膵損傷、脂質異常症、副甲状腺機能亢進症なども誘因となる。

病態生理 ●P279

- 膵管内に膵石*をともなうケース（慢性石灰化膵炎）が30〜40％にみられる。アルコール性慢性膵炎にその頻度が高い。
- 膵臓に不規則な線維化、細胞浸潤、実質の脱落、肉芽組織などの慢性変化が生じ、膵内外分泌の低下を招く。
- 男女比は2.8：1と推定される。

症状・臨床所見

- **腹痛、消化吸収障害、糖尿病***が3主徴とされる。とくに腹痛、背部痛、食欲不振、腹部重圧感が頻度の高い症状。

検査・診断 ●P279〜P281

| 画像検査 | 血液検査 | PFD試験* | 病理組織検査 |

- 画像検査としては、腹部単純X線・超音波検査、腹部CT検査、ERCP、MRCP、EUSなどがあげられる。
- 臨床診断基準と照らし合わせて診断。

治療 ●P281

| 禁酒・禁煙 | 外科的療法 | 内視鏡的治療 | 薬物療法 | ESWL |

- 病期、成因、病態によって治療法が異なる。アルコール性慢性膵炎の場合は禁酒が最も重要。慢性膵炎の急性増悪は急性膵炎として対応し、入院治療が必要となる。

予後

- アルコール性慢性膵炎の場合、禁酒が守られ、適切な治療が継続されれば予後は比較的良好。

用語解説

線維化（fibroblast）
からだの組織の構成成分である結合組織が異常増殖する現象。膵臓の組織に線維化が生じると腺房細胞やランゲルハンス島の消失が起こり、外分泌・内分泌機能が低下していく。

膵石（pancreatic calculus）
膵管の中に生じる結石。慢性膵炎と確定診断された人の半数近くにみられる。膵石によって膵液の流れが滞ると、腹痛発作が繰り返し起こるようになる。内視鏡やESWL（体外衝撃波結石破砕術）で膵石を除去できることもある。

膵性糖尿病（pancreatic diabetes）
慢性膵炎の進行によって内分泌腺（ランゲルハンス島）の破壊が進み、インスリンを分泌するB（β）細胞が減少して二次的に引き起こされる糖尿病を「膵性糖尿病」という。グルカゴンを分泌するA（α）細胞も減少して、インスリン投与時に低血糖を招きやすくなるケースは「不安定型糖尿病」といわれる。

PFD試験
BT-PABA試験ともいう。膵臓の外分泌機能を調べる検査のひとつで、試験薬（BT-PABA）を早朝空腹時の排尿後に服用し、6時間後の尿を採取して尿量と尿中PABA排泄率（％）を測定する。標準値は71％以上。

ESWL（体外衝撃波結石破砕療法）
体内の結石へ衝撃波（体外で発生させた衝撃波を集束させた密度波）を当てて細かく砕き、体外へ自然排出させる治療法。

内科的保存的治療 ●281
禁酒を中心とした生活指導。薬物療法。食事療法（脂肪制限）。

血液分泌性膵症（hemosuccus pancreaticus,HP） ●P281
慢性膵炎、仮性膵嚢胞、膵腫瘍などによって生じる膵管からの出血。

体外衝撃波結石破砕療法：extracorporeal shock wave lithotripter (ESWL) ／線維化：fibrosis ／膵酵素：pancreatic enzyme ／消化吸収障害：digestion and absorption disorder ／糖尿病：diabetes ／インスリン：insulin ／グルカゴン：glucagon ／胆石：gall stone ／膵石：pancreatic calculus,pancreatic stone ／背部痛：backache ／結合組織：connective tissue

病態生理

■ 慢性膵炎の臨床病期

慢性膵炎の症状は病気の進行程度（病期）で変化する。

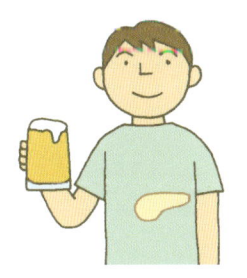

〈潜在期〉
無症状期（症状が出る前の時期）。自覚症状はない。

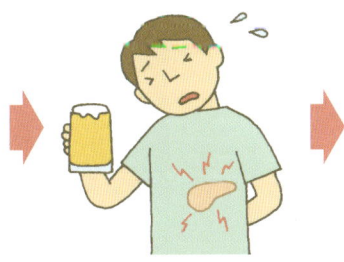

〈代償期〉
飲酒や過食などによって急性膵炎発作を繰り返す時期（1〜10年ほど）。膵臓の組織変化が軽く、膵内外分泌機能はまだ保たれている。腹痛、背部痛、吐き気、嘔吐、食欲不振、腹部膨満感、下痢、体重減少、圧痛（手や指でからだの表面を押したときの痛み）、叩打痛（こぶしで軽く叩いたときの痛み）などがみられる。

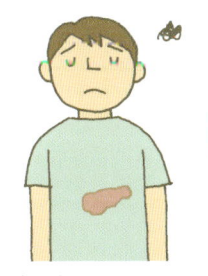

〈移行期〉
代償期から非代償期へ移行していく時期（重複する時期）で、膵実質の脱落がみられ、膵炎発作は減り、膵石や膵内外分泌機能の低下が出現。

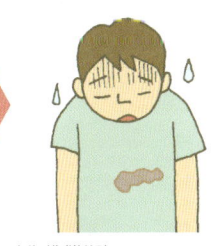

〈非代償期〉
膵臓の組織の破壊が進み、膵機能の不可逆的な障害をきたした状態。糖尿病や膵外分泌機能不全を招く。

検査・診断

特徴的な検査所見
- 画像検査：膵石、膵臓の萎縮・腫大、膵管の拡張・狭窄
- PFD試験：外分泌機能（消化吸収）の低下
- 血液検査：血中膵酵素値の異常

腹部CT検査

■ 石灰化慢性膵炎の診断には有用だが、初期の慢性膵炎の診断には不十分。

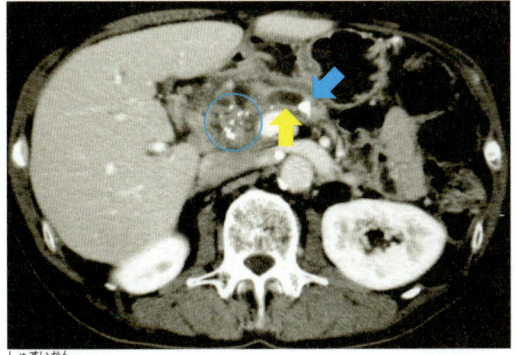

主膵管の狭窄・拡張（黄色矢印）、膵実質の萎縮、大小の膵石（青い矢印と円で囲んだ部分）などが確認できる。

腹部超音波検査

■ 石灰化慢性膵炎などの高度な慢性膵炎の診断には有用だが、初期の慢性膵炎の診断には不十分。

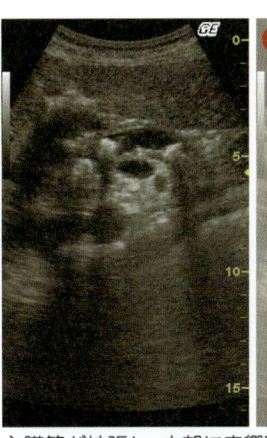

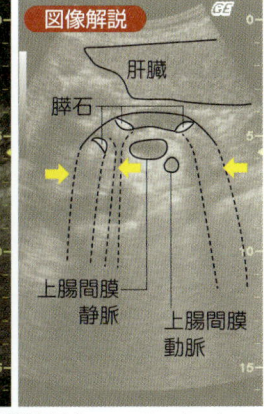

図像解説：肝臓、膵石、上腸間膜静脈、上腸間膜動脈

主膵管が拡張し、内部に音響陰影（acoustic shadow、高エコーの背側にできるエコーのない「影」の部分）をともなう石灰化像を認め、膵石と判断できる。膵実質は萎縮している。

超音波内視鏡：endoscopic ultrasound（EUS）／所見：findings／膵石：pancreatic calculus／膵酵素：pancreatic enzyme／膵嚢胞：pancreatic cyst／潜在期：latency period／代償期：compensatory／移行期：transition／非代償期：decompensated

慢性膵炎

腹部単純X線検査

- 腹部単純X線撮影は非侵襲的で、膵石の診断に有用。
- 慢性膵炎の急性増悪期には小腸の限局性拡張（sentinel loop sign）や、限局性の腸管麻痺や圧迫による異常なガス像（colon cut-off sign）などがみられることがある。

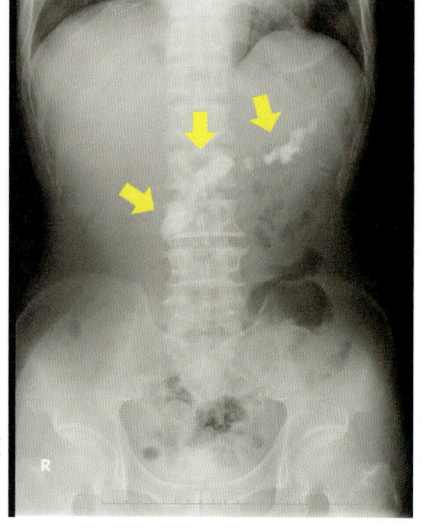

石灰化の有無、消化管ガス像などに注意する。この症例では膵管の走行に一致して石灰化が認められる。

診断基準

■ 慢性膵炎の臨床診断基準（2009）より改変

❶ 特徴的な画像所見

確診所見：以下のいずれかが認められる。	準確診所見：以下のいずれかが認められる。
a. 膵管内の結石。 b. 膵全体に分布する複数ないしびまん性の石灰化。 c. ERCP像で、膵全体にみられる主膵管の不整な拡張と不均等に分布する不均一かつ不規則な分枝膵管の拡張。 d. ERCP像で、主膵管が膵石、蛋白栓などで閉塞または狭窄しているときは、乳頭側の主膵管と分枝膵管の不規則な拡張。	a. MRCPにおいて、主膵管の不整な拡張とともに膵全体に不均一に分布する分枝膵管の不規則な拡張。 b. ERCP像において、膵全体に分布するびまん性の分枝膵管の不規則な拡張、主膵管のみの不整な拡張、蛋白栓のいずれか。 c. CTにおいて、主膵管の不規則なびまん性の拡張とともに膵辺縁が不規則な凹凸を示す膵の明らかな変形。 d. US（EUS）において、膵内の結石または蛋白栓と思われる高エコーまたは膵管の不整な拡張をともなう辺縁が不規則な凹凸を示す膵の明らかな変形。

❷ 特徴的な組織所見

確診所見：膵実質の脱落と線維化が観察される。膵線維化はおもに小葉間に観察され、小葉が結節状、いわゆる硬変様をなす。	準確診所見：膵実質が脱落し、線維化が小葉間または小葉間・小葉内に観察される。

❶または❷の確診所見 あり → 慢性膵炎確定診断

❶または❷の準確診所見 あり ↓

❸ 反復する上腹部痛発作
❹ 血中または尿中膵酵素値の異常：以下のいずれかが認められる。
a. 血中膵酵素が連続して複数回にわたり正常範囲を超えて上昇あるいは正常下限未満に低下。
b. 尿中膵酵素が連続して複数回にわたり正常範囲を超えて上昇。
❺ 膵外分泌障害
BT-PABA試験で尿中PABA排泄率の明らかな低下（6時間排泄率70%以下）を複数回認める。
❻ 1日80g以上（純エタノール換算）の持続する飲酒歴

❸〜❺のうち2項目以上 あり → 慢性膵炎確定診断
❸〜❺のうち2項目以上 なし → 慢性膵炎準確定診断
❸〜❻のうち2項目以上 あり → 早期慢性膵炎の画像所見 あり → 早期慢性膵炎

注1：❶❷のいずれも認めず、❸〜❻のいずれかのみ2項目以上有する症例のうち、他の疾患が否定されるものを慢性膵炎疑診例とする。疑診例には3か月以内に超音波内視鏡（EUS）を含む画像診断を行うことが望ましい。
注2：❸または❹の1項目のみ有し早期慢性膵炎の画像所見を示す症例のうち、他の疾患が否定されるものは早期慢性膵炎の疑いがあり、注意深い経過観察が必要である。

石灰化：calcification／主膵管：main pancreatic duct／慢性膵炎：chronic pancreatitis／超音波：ultrasonic／膵石：pancreatic calculus／狭窄：stricture／拡張：dilatation／萎縮：atrophy／非侵襲的：noninvasive

ERCP

- 膵管と胆道（胆嚢と胆管）を観察する検査法で、内視鏡を十二指腸まで挿入し、十二指腸乳頭部（膵管・胆管の出口）に細い管（カニューレ）を進め、造影剤を注入してX線撮影を行う。胆汁や膵液、胆管・膵管などの組織を採取して生検を行うこともある。
- 膵疾患では、膵腫瘍、膵嚢胞、慢性膵炎、胆石による急性膵炎、急激な糖尿病の悪化、超音波検査やCTでの膵管拡張、膵アミラーゼの上昇などがERCPの適応となる。

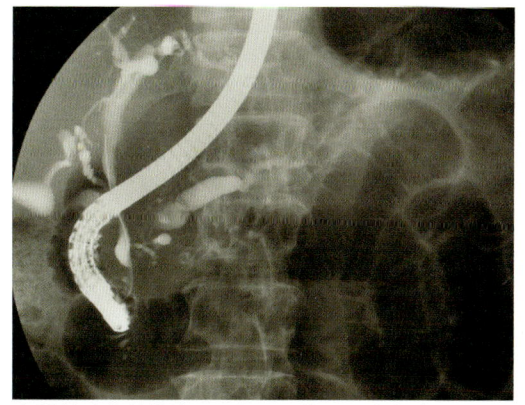

主膵管や分枝膵管の不規則な拡張、狭窄がみられ膵管内の膵石による陰影欠損をともなう。

治療

治療の目的		
禁酒・禁煙	膵臓の安静	
薬物療法	除痛、消化吸収障害の改善、内・外分泌の補充	
内視鏡的治療	膵石の除去	
外科治療	膵石の除去	

- 病期・病態に応じた治療を行う。代償期は、腹痛などに対する治療（内科的保存的治療）が中心となる。非代償期は、消化吸収障害、二次性の糖尿病や膵外分泌機能不全などに対する治療が中心となる。

治療の流れ
日本消化器病学会編『慢性膵炎診療ガイドライン』2009年より

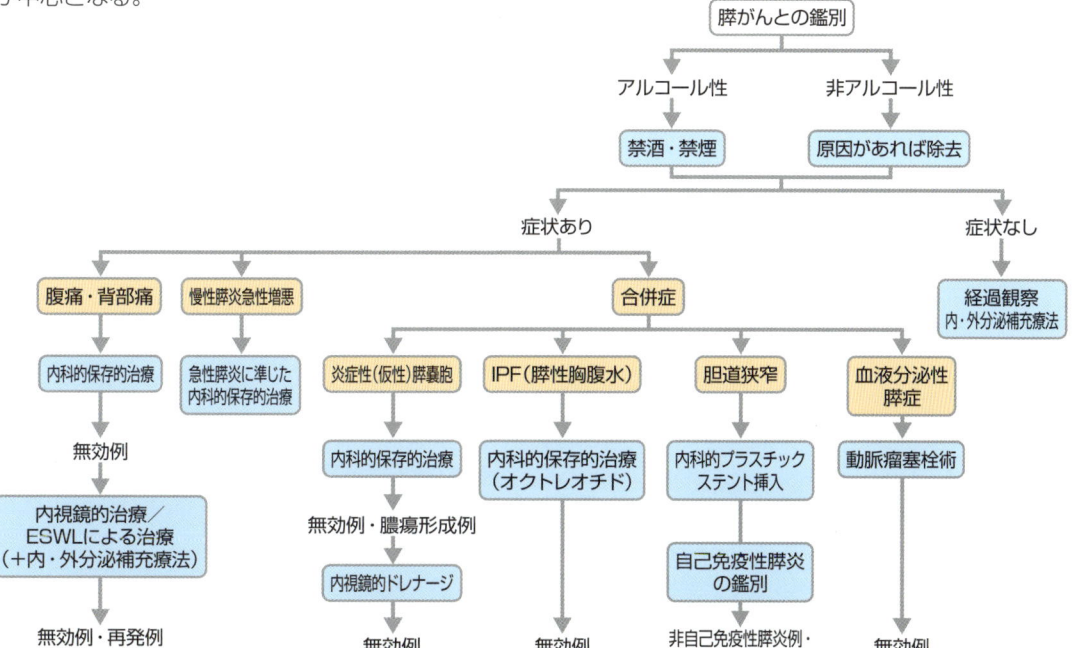

慢性膵炎の診断
↓
膵がんとの鑑別
├ アルコール性 → 禁酒・禁煙
└ 非アルコール性 → 原因があれば除去

- 症状あり
  - 腹痛・背部痛 → 内科的保存的治療 → 無効例 → 内視鏡的治療／ESWLによる治療（＋内・外分泌補充療法） → 無効例・再発例 → 外科的治療（＋内・外分泌補充療法）
  - 慢性膵炎急性増悪 → 急性膵炎に準じた内科的保存的治療
  - 合併症
    - 炎症性（仮性）膵嚢胞 → 内科的保存的治療 → 無効例・膿瘍形成例 → 内視鏡的ドレナージ → 無効例 → 外科的治療（腹腔鏡下手術）
    - IPF（膵性胸腹水）→ 内科的保存的治療（オクトレオチド）→ 無効例 → 外科的治療（内視鏡的膵管ステント）
    - 胆道狭窄 → 内科的プラスチックステント挿入 → 自己免疫性膵炎の鑑別 → 非自己免疫性膵炎例・無効例 → 外科的治療
    - 血液分泌性膵症 → 動脈瘤塞栓術 → 無効例 → 外科的治療
- 症状なし → 経過観察 内・外分泌補充療法

内視鏡的逆行性胆管膵管造影：endoscopic retrograde cholangiopancreatography（ERCP）／膵石：pancreatic calculus／内視鏡：endoscope／膵管：pancreatic duct／胆管：bile duct／膵腫瘍：pancreatic tumor／胆道：biliary tract／胆汁：bile／十二指腸乳頭：duodenal papilla／糖尿病：diabetes／鎮痛薬：analgesic／外分泌：external secretion／内分泌：internal secretion

自己免疫機序がかかわって発症したと考えられる膵炎　K86.1

自己免疫性膵炎
autoimmune pancreatitis（AIP）

担当：羽鳥 隆

Overview

硬化性胆管炎➡P260、硬化性唾液腺炎*、後腹膜線維症*などを合併するケースもみられ、自己免疫性膵炎は全身的疾患という見方もある。

誘因・原因
- 病因や発症機序は不明。

病態生理 ➡P283
- 中高年男性に多い。画像検査では**びまん性の膵腫大**や**膵管狭細像**を示す。
- 高γグロブリン血症*、高IgE血症*、自己抗体*（抗核抗体、リウマチ因子、抗膵管抗体、抗炭酸脱水酵素Ⅱ抗体、抗ラクトフェリン抗体など）の存在、ステロイド治療の有効性など、自己免疫機序とのかかわりを示す所見をともなう。

症状・臨床所見
- 上腹部の不快感、胆管狭窄による閉塞性黄疸➡P203、糖尿病を認めることが多い。
- ❶自己免疫現象　❷膵臓の炎症　❸その他の多様な合併症

検査・診断 ➡P283

| 腹部CT検査 | ERCP | 血液検査 | 病理組織検査 |

- 膵がんや胆管がんなどの腫瘍性病変との鑑別が重要。
- ステロイド投与による治療的診断は避ける。

治療 ➡P283

| 薬物療法 | 胆道ドレナージ |

- ステロイド*（副腎皮質ホルモン薬）の投与が奏功することが多い。
- 蛋白分解酵素阻害薬などを用いた、通常の膵炎に対する治療を行うこともある➡P277。
- 黄疸のコントロールを目的に胆道ドレナージを行うこともある。
- 糖尿病を合併しているときは血糖コントロールも行う。

予後
- ステロイドが効果をあげ、予後は比較的良好。膵外分泌機能の低下例も多くは改善する。自然軽快例もある。

用語解説

硬化性唾液腺炎
唾液腺の炎症性変化で、おもに顎下唾液腺に線維化が生じる。自己免疫とのかかわりが指摘され、自己免疫性膵炎の膵外病変とも考えられている。

後腹膜線維症
おもに腹大動脈の周囲に炎症性細胞浸潤や線維化が生じる、まれな疾患。薬剤、手術、感染など、原因がはっきりしている二次性後腹膜線維症は30％ほど。後は原因不明の特発性後腹膜線維症で、自己免疫とのかかわりが指摘されている。

高γグロブリン血症（hypergammaglobulinemia）
血清γグロブリンが基準範囲よりも上昇した状態。

高IgE血症
健康な状態であれば微量しかみられない血液中のIgE抗体（アレルギー反応にかかわる免疫グロブリン）が異常値を示す状態。

自己抗体（autoantibody）
自分のからだを構成する成分を抗原とする抗体。免疫システムの異常により、自己に対して免疫反応を引き起こして作動する抗体をさす。自己免疫疾患の原因となる。

ステロイド（副腎皮質ホルモン薬）
副腎皮質ホルモンは副腎から分泌されるステロイドホルモンの総称。ステロイドは、糖質コルチコイドという成分を化学合成したもの。

IgG ➡P283
抗原に結合する抗体である免疫グロブリン（Ig）のひとつ。免疫グロブリンは構造の違いから5つ（G、A、M、D、E）に分けられる。IgGには、構造上の差異からIgG₁～IgG₄の4タイプ（サブクラス）がある。

自己免疫：autoimmunity／糖尿病：diabetes／胆道ドレナージ：biliary drainage／胆管炎：cholangitis／唾液腺：salivary gland／後腹膜：retroperitoneum／胆道ドレナージ：biliary drainage／自己抗体：autoantibody

病態生理

- 自己免疫性膵炎はIgG₄関連疾患のひとつ。IgG₄はアレルギー疾患で上昇する。ほかの消化器疾患での上昇はほとんどみられない。
- 膵臓以外の臓器にもリンパ球、IgG₄陽性形質細胞の浸潤と線維化がみられる。

■ 自己免疫性膵炎の診断基準 （自己免疫性膵炎臨床診断基準2011より改変）

Ⅰ～Ⅴの診断項目から診断を進める。

Ⅰ. 膵腫大	Ⅰa. びまん性腫大（diffuse）	
	Ⅰb. 限局性腫大（segmental/focal）	
Ⅱ. 主膵管の不整狭細像：ERP		
Ⅲ. 血清学的所見　高IgG₄血症（135mg/dL以上）		
Ⅳ. 病理所見	Ⅳa. ❶～❹の所見のうち、3つ以上	❶高度のリンパ球，形質細胞の浸潤と，線維化
		❷強拡1視野当たり10個を超えるIgG₄陽性形質細胞浸潤
	Ⅳb. ❶～❹の所見のうち2つ	❸花筵状線維化（storiform fibrosis）
		❹閉塞性静脈炎（obliterative phlebitis）
Ⅴ. 膵外病変	Ⅴa. 臨床的病変：臨床所見および画像所見（膵外胆管の硬化性胆管炎、硬化性涙腺炎・唾液腺炎、後腹膜線維症）	
	Ⅴb. 病理学的病変：特徴的な病理所見（硬化性胆管炎、硬化性涙腺炎・唾液腺炎、後腹膜線維症）	

■ 確定診断

❶びまん型	Ⅰa＋〈Ⅲ、Ⅳb、Ⅴ（aまたはb）のいずれか〉
❷限局型	Ⅰb＋Ⅱ＋〈Ⅲ、Ⅳb、Ⅴ（aまたはb）〉のうち2つ以上
	Ⅰb＋Ⅱ＋〈Ⅲ、Ⅳb、Ⅴ（aまたはb）のいずれか〉＋ステロイド治療の効果
❸病理組織的確診	Ⅳa

検査・診断

特徴的な検査所見
- 腹部CT検査／ERCP：主膵管の狭窄、膵腫大
- 病理組織検査：細胞浸潤、線維化
- 血液検査：免疫グロブリンの上昇、自己抗体の存在

■ 腹部CT像

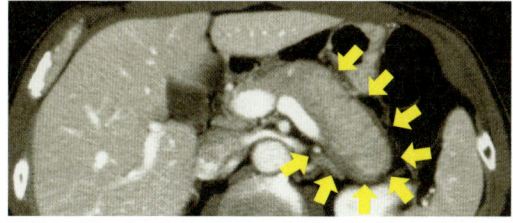

膵体尾部にびまん性の腫大、周囲にわずかな低吸収域（peripancreatic rim）をともなっている。

■ ERCP像

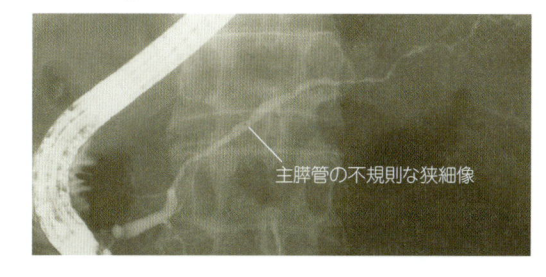

主膵管の不規則な狭細像

治療

治療の目的
- 薬物療法：臨床徴候の改善
- 胆道ドレナージ：黄疸のコントロール

- ステロイド治療が第一選択。ただし、自己免疫性膵炎が疑われているケース（診断がついていない時点）で、ステロイド投与による治療的診断は行わない。

コンピュータ断層撮影法：computer tomography（CT）／主膵管：main pancreatic duct／内視鏡的逆行性胆管膵管造影：endoscopic retrograde cholangiopancreatography（ERCP）／内視鏡的逆行性膵管造影：endoscopic retrograde pancreatography（ERP）／黄疸：jaundice／細胞浸潤：cellular infiltration／線維化：fibrosis／リンパ球：lymphocyte／形質細胞：plasmacyte

膵臓に原発する悪性腫瘍で、おもに膵管上皮から発生するものをさす C25

膵がん
pancreatic cancer

担当：羽鳥 隆

Overview

膵臓の腫瘍は組織学的に浸潤性膵管がん、膵管内乳頭粘液性腫瘍、粘液性嚢胞性腫瘍、漿液性嚢胞腫瘍、神経内分泌腫瘍などに分類される。ほとんどは膵管上皮から発生。そのなかの**浸潤性膵管がん**を一般に「膵がん（通常型膵管がん）」という。

誘因・原因
- 原因（成因）は不明。危険因子として、肥満、喫煙、高齢（60歳以上）、糖尿病、家族歴、慢性膵炎などがあげられる。
- 正常な膵管上皮が遺伝子変異によってがん化すると推察される。

病態生理 ●P285
- 50〜80歳代に好発する。やや男性に多い。

症状・臨床所見
- 上腹部痛、腰背部痛、食欲不振が多い。また疲労感、吐き気・嘔吐、体重減少などの非特異的症状をきたす。糖尿病が高率にみられる。
- 膵頭部がんでは、総胆管への浸潤で狭窄・閉塞が生じて閉塞性黄疸*が現れることが多い。

検査・診断 ●P285〜286

| 血液検査 | 腹部超音波検査 | 腹部CT検査 | ERCP／MRCP |

- 血液検査では膵酵素や腫瘍マーカー、血糖値などを調べる。

治　療 ●P286〜287

| 外科的療法 | 化学療法* | 化学放射線療法 |

- 切除可能例、局所進行例、遠隔転移例に分けて治療法を選択する。手術療法では、膵頭十二指腸切除や尾側膵切除が標準的な根治治療となる。
- 閉塞性黄疸、消化管閉塞、疼痛に対する治療も行われる。
- 集学的治療*が重要。

予　後
- 進行が速く、早期から転移をきたすため予後は不良。

用語解説

閉塞性黄疸（obstructive jaundice）
肝臓から十二指腸に至る胆汁の流出ルート（胆管系）が閉塞することで生じる黄疸。

化学療法（chemotherapy）
化学物質を生体内へ投与する原因療法。がんの場合、抗がん剤を投与してがん細胞を攻撃・破壊する。

集学的治療（multimodality treatment）
外科的治療、化学療法、放射線療法など、いくつかの治療法を組み合わせて病気にアプローチしていく方法。各専門分野のスタッフがチームを組んで行われる。

memo

上皮性腫瘍（epithelial tumor）
被覆上皮（器官を覆う細胞層）から発生する腫瘍。

膵外分泌腫瘍（exocrine pancreatic tumor）
膵臓の外分泌細胞から発生する腫瘍。その中で最も発生頻度が高いのが浸潤性膵管がん（膵がん）。

抗がん剤：anticancer agent／浸潤性膵管がん：invasive ductal carcinoma／黄疸：jaundice／磁気共鳴胆管膵管撮影：magnetic resonance cholangiopancreatography（MRCP）／糖尿病：diabetes／遠隔転移：distant metastasis

病態生理

発生部位による分類
- 膵臓は解剖学的に膵頭部、膵体部、膵尾部と分類する。
- 膵頭部と膵体部の境界は、上腸間膜静脈・門脈の左側縁、膵体部と膵尾部との境界は、膵頭部を除いた部分を二等分するライン。
- 2つの部位に重なったり、がんが膵臓の全体に及ぶケースもある。

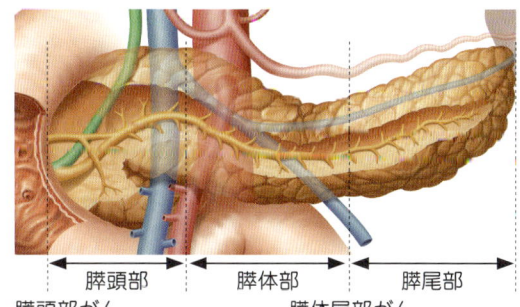

膵頭部 / 膵体部 / 膵尾部

膵頭部がん
膵がんの6〜7割を占める。黄疸が出る頻度が高い。

膵体尾部がん
黄疸は出にくく、非特異的な症状が中心となる。

検査・診断

特徴的な検査所見		
腹部超音波検査	主膵管の拡張	
腹部CT検査	膵腫大、腫瘤形成、膵管の狭窄、主膵管の拡張	
ERCP／MRCP	膵管の途絶や不整像	

腹部超音波検査
- 低侵襲的な検査で、膵臓の病変のスクリーニングに有用。
- 超音波内視鏡（EUS）は、内視鏡の先端に装着した超音波装置により、胃や十二指腸などの膵臓に近い臓器から膵臓を観察する方法。体外超音波検査と比べてより詳細な画像が得られる。

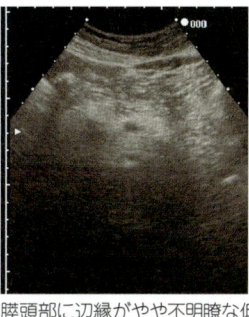

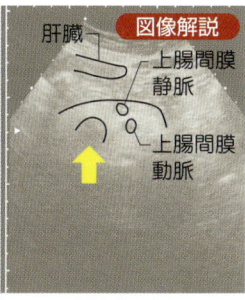

図像解説: 肝臓／上腸間膜静脈／上腸間膜動脈

膵頭部に辺縁がやや不明瞭な低エコーの腫瘍（矢印）を認める。

腹部CT検査
- 単純CT単独では2cm以下の早期膵がんの検出は困難で、造影CTを併用。膵がんは正常な膵臓の組織に比べて線維性の部分が多く、造影CTの早期動脈相で低吸収域として描出される。

単純CT像 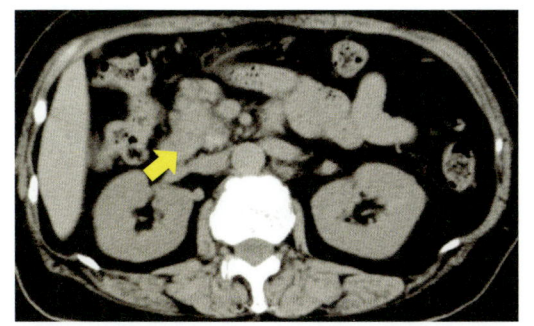
単純CTでは膵頭部の腫大としか描出されない。

造影CT像 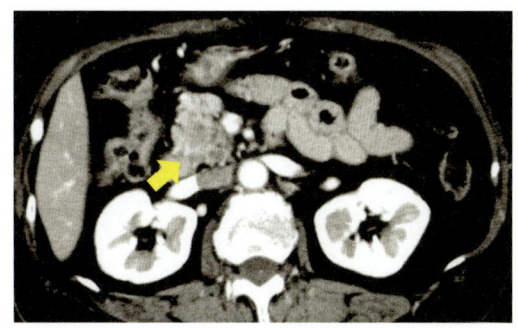
造影CT早期相では低吸収域の腫瘤像が認められる。

門脈：portal vein／膵頭部：pancreas head／膵体部：pancreas body／膵尾部：pancreatic tail／スクリーニング：screening／超音波内視鏡：endoscopic ultrasonogarapy endosonography (EUS)／黄疸：jaundice

膵がん

- マルチスライスCT（MDCT）は複数の検出器で画像を構成。三次元の画像も作成できるので、血管や膵外神経叢への腫瘍の浸潤の程度なども明確に描出する。

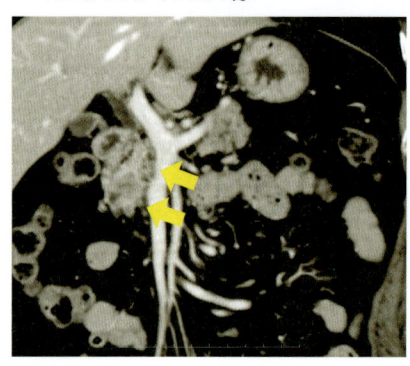

■ マルチスライスCT像

腫瘍と上腸間膜静脈の間に太い毛羽立ち状の変化を認め、浸潤が疑われる。

ERCP／MRCP

- 内視鏡的逆行性胆管膵管造影（ERCP）では十二指腸乳頭部近くまで内視鏡を挿入し、そこからカテーテルを主膵管に進めて造影剤を注入して観察する。侵襲性があり、膵炎を引き起こす可能性もあるため、代わりにMRCP（磁気共鳴胆管膵管造影）が行われるケースが多くなっている。

■ ERCP像

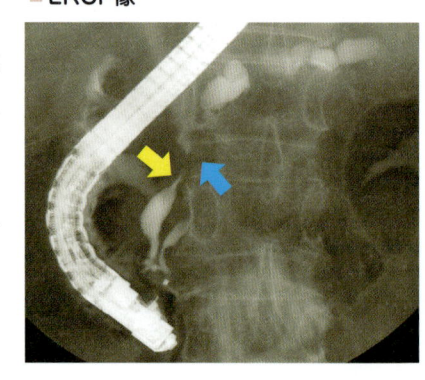

総胆管（黄色矢印）および主膵管（青い矢印）の狭窄を認める。

進行度分類（膵がんのStage）

- 「膵がん取扱い規約」に基づいた進行度分類（病期：ステージ）で、これを用いて治療法の決定、予後の予測などを行う。
- 病期は、検査所見や手術所見（病変の大きさ、周囲への進展度、リンパ節転移、他の臓器への転移の有無など）から決定される。

膵局所進展度（T）	M0：遠隔転移を認めない				M1：遠隔転移を認める
	N0：リンパ節転移なし	N1：1群リンパ節のみに転移	N2：2群リンパ節まで転移	N3：3群リンパ節まで転移
Tis：非浸潤がん	0			
T1：腫瘍径が2cm以下で膵内に限局したもの。	I	II	III	IVb
T2：腫瘍径が2cmを超え膵内に限局したもの。	II	III	III	IVb
T3：がんの浸潤が膵内胆管、十二指腸、膵周囲組織のいずれかに及ぶもの。	III	III	IVa	IVb
T4：がんの浸潤が隣接する大血管、膵外神経叢、他臓器のいずれかに及ぶもの。	IVa	IVb	IVb	IVb

日本膵臓学会編『膵癌取扱い規約』第6版より一部改変

治療

治療の目的		
外科的療法	病変部の切除	
化学療法	抗がん剤による原因療法	
化学放射線療法	抗がん剤と放射線照射の併用による原因療法	

コンピュータ断層撮影：computer tomography（CT）／造影剤：contrast medium／マルチスライスCT：multi-detector computed tomography（MDCT）／内視鏡的逆行性胆管膵管造影：endoscopic retrograde cholangiopancreatography（ERCP）／磁気共鳴胆管膵管造影：magnetic resonance cholangiopancreatography（MRCP）／主膵管：main pancreatic duct／胆道：biliary tract

- 膵頭部がんと膵体尾部がんでは症状、手術術式が異なる。
- 切除可能例では、根治切除と術後補助化学療法が行われる。局所進行例では化学療法または化学放射線療法、遠隔転移例では化学療法が選択される。
- 閉塞性黄疸に対する治療としては、内視鏡的逆行性胆道ドレナージ（ERBD）●P261や、経皮経肝胆管ドレナージ（PTCD）があげられる。

外科的療法

膵頭十二指腸切除術の切除範囲（模式図）

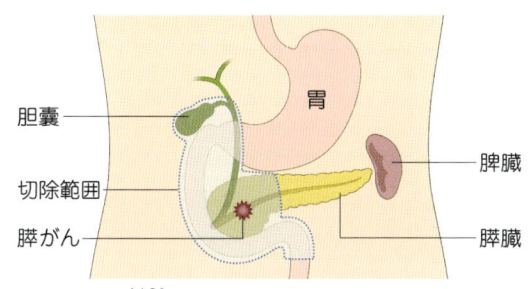

胃部分切除＋胆嚢摘出＋総胆管切除＋膵頭部切除＋十二指腸切除

膵頭部およびその周囲に発生したがんに対して行う手術法。難易度の高い手術で、術後合併症の頻度も高い。全胃を温存する幽門輪温存膵頭十二指腸切除術（PPPD）や、胃の大半を温存する亜全胃温存膵頭十二指腸切除術（SSPPD）などの胃温存術式が選択されることが多い。膵全摘でも胃や脾臓を温存する手術も可能。

膵頭十二指腸切除術後の消化管再建法

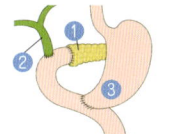

チャイルド法
膵臓、胆管、胃の順に小腸と吻合。

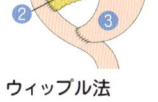

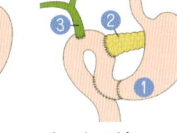

ウィップル法
胆管、膵臓、胃の順に小腸と吻合。

キャトル法
再建後の食物の通過が生理的。

転移しやすい部位

- 膵臓の周辺には大血管や神経叢、十二指腸、総胆管などが存在するため、がんはこれらに浸潤しやすい。

膵体尾部切除術の切除範囲（模式図）

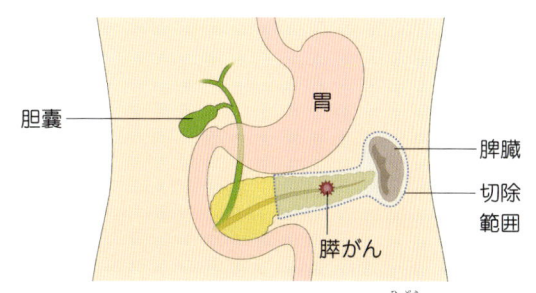

膵体尾部に発生したがんに対して行う。通常、脾臓も合併切除。消化管再建の必要はない。

膵全摘術（模式図）

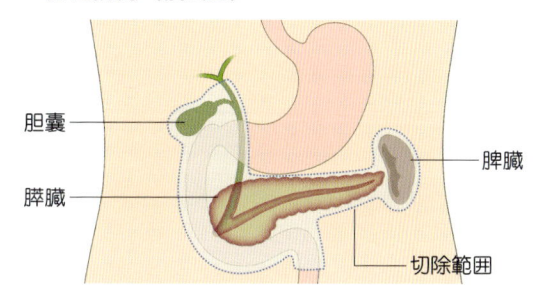

胃部分切除＋胆嚢摘出＋総胆管切除＋膵臓全摘＋脾臓摘出＋十二指腸全摘

がんが膵臓全体に及んでいる場合（頭部と体部にまたがっている場合）に行われる。術後はインスリン注射と膵酵素内服の補充が必要。
幽門輪温存膵全摘（PPTP）や、亜全胃温存膵全摘（SSPTP）など胃温存術式が選択されることが多い。

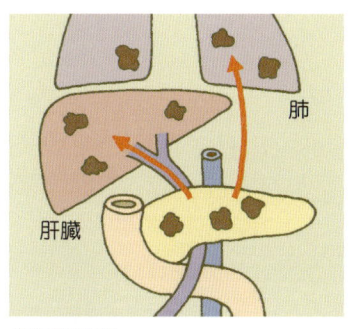

血行性転移
がん細胞が発生部位から血流にのって他臓器へ。そこで増殖。

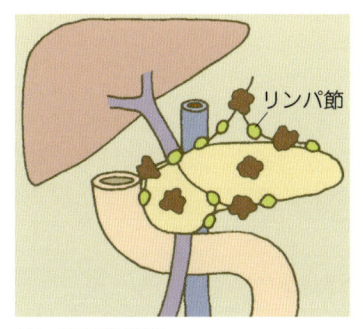

リンパ行性転移
がん細胞が発生部位からリンパの流れにのってリンパ節へ。そこで増殖。

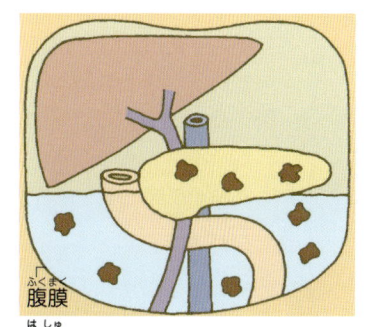

播種性転移
がん細胞が腹腔内にちらばる。腹水が貯留して、がん細胞が浮遊している状態。

血行性転移：hematogenous metastasis／リンパ行性転移：lymphogenous metastasis／播種性転移：dissemination／腹膜：peritoneum／がん細胞：cancer cell／インスリン：insulin／膵酵素：pancreatic enzyme／浸潤：infiltration／化学療法：chemotherapy／経皮経肝胆管ドレナージ：percutaneous transhepatic cholangiodrainage（PTCD）／腹水：ascites

膵臓に生じた腫瘍性の囊胞性病変で、病理学的にさまざまなものがある　D37.7

膵囊胞性腫瘍
cystic tumor of the pancreas

担当：羽鳥 隆

Overview

- 膵臓の囊胞性病変は多様。炎症によって生じる囊胞*は良性だが、炎症とかかわりなく生じるものはそれぞれに悪性度が異なる。過形成から腺腫、そして進行がんなど、組織型が広く含まれる。
- 膵管に粘液を産生する腫瘍*細胞ができると、この粘液がたまって閉鎖腔（袋状のできもの：囊胞）が生じることがある。これが膵囊胞性腫瘍で、おもに4つに分類される。

膵囊胞性腫瘍の分類

膵管内乳頭粘液性腫瘍（intraductal papillary mucinous neoplasm：IPMN）

- 発生頻度が最も多い膵囊胞性腫瘍で、膵管に粘液を産生する腫瘍細胞が乳頭状に増殖。好発部位は膵頭部。
- 主膵管がびまん性または限局性に拡張する**主膵管型IPMN**と、囊胞がブドウの房状になる**分枝型IPMN**、そして2つの**混合型**がある。
- 主膵管型IPMNの約80％は悪性とされる。分枝型IPMNの悪性度は約20％。進行は遅いため、大きさや形の変化に注意しながら経過観察するケースも多い
- 男女比は2：1。平均発症年齢は男女ともに約65歳となっている。

膵粘液性囊胞腫瘍（mucinous cystic neoplasm：MCN）

- 平均発症年齢は約48歳で、ほとんどが女性。膵体尾部に好発する。囊胞内に多量の粘液を貯留していて、がん化の可能性が高く、切除手術が必要となる。
- 厚い皮膜に覆われた球形の隔壁をもち、組織学的には卵巣様間質を有する場合が多い。

膵漿液性囊胞腫瘍（serous cystic neoplasm：SCN）

- 典型例は、小さな囊胞が蜂の巣状にたくさん集まってできている多房性囊胞腫瘍。囊胞の内部には漿液（サラサラとした液体）が含まれている。
- ほとんどが腺腫で、良性のケースが多い。

solid-pseudopapillary neoplasm（SPN）

- 多くは若年女性に発生する比較的まれな腫瘍で、多くは良性であるが、悪性例の報告もあり、低悪性度腫瘍として扱われる。
- 厚い線維性被膜を有し、充実部分と出血壊死した囊胞部分が共存する球形の腫瘍であるが、小さなものでは囊胞部分がないこともある。

用語解説

囊胞（cyst）
病理学的に「液体や半固形状の物質を含む閉鎖腔」とされる。囊胞内腔を覆う上皮があるものを「真性囊胞」、ないものを「仮性囊胞」という。真性囊胞は、腫瘍性囊胞と非腫瘍性囊胞に分けられる。

腫瘍（tumor）
組織・細胞の一部が無秩序に、そして過剰に増殖することで生じる組織塊。新生物（neoplasm）も同じ意味。良性と悪性があり、悪性腫瘍は浸潤性に増殖し、また転移をするものをさす。

memo

仮性膵囊胞（pancreatic pseudocyst）
「線維や肉芽組織といった結合組織の壁（線維性皮膜）で包まれた膵液や滲出液の貯留」とされる。急性膵炎→P274を発症してから4週間以上を経て形成された急性仮性囊胞と、慢性膵炎→P278に合併して生じた慢性仮性囊胞に分けられる。

膵がん：pancreatic cancer／主膵管：main pancreatic duct／悪性度：malignancy／真性囊胞：true cyst／仮性囊胞：pseudocyst／腫瘍性囊胞：neoplastic cyst／粘液：mucus／腫瘍細胞：tumor cell／上皮：epithelium／浸潤：infiltration

検査・診断

特徴的な検査所見（IPMNの場合）
　画像検査：主膵管や膵管分枝の拡張、膵管内の隆起性病変、浸潤の有無など

腹部超音波検査／EUS

- 超音波検査は膵臓全体のスクリーニングとして有用。主膵管や膵管分枝の拡張、膵管内の隆起性病変、その周囲の変化などが観察できる。
- 内部が低エコーの腫瘍として描出される。嚢胞内の隔壁や隆起成分の有無を観察。
- 超音波内視鏡（EUS）は、病変の観察や診断にさらに有用。

■ 超音波検査像
膵頭部にブドウの房状の多房性嚢胞性腫瘍を認める。

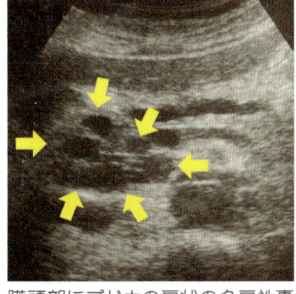

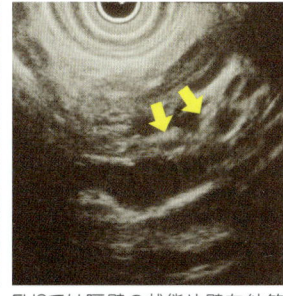

■ EUS像
EUSでは隔壁の状態や壁在結節（矢印）の有無などがわかりやすい。

ERCP／MRCP

ERCP（内視鏡的逆行性胆管膵管造影）

- 主膵管の拡張、膵管内の粘液塊、隆起性病変、病変の主膵管との交通などが明らかになる。膵液の細胞診もできる。
- 膵管内乳頭粘液腫瘍（IPMN）では、大十二指腸乳頭開口部の開大や粘液の排出が特徴的な所見。

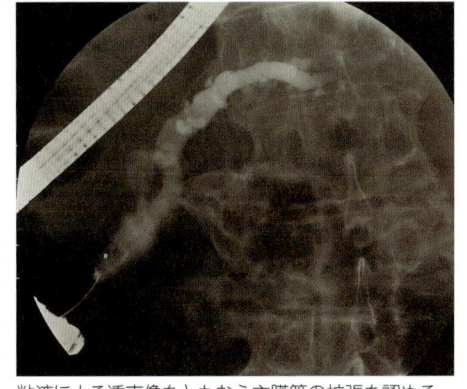

粘液による透亮像をともなう主膵管の拡張を認める。

MRCP（磁気共鳴胆管膵管造影）

- MRIを用いて胆道（胆嚢、胆管）と膵管を描出できる方法で、膵嚢胞性腫瘍の診断に有用な検査。

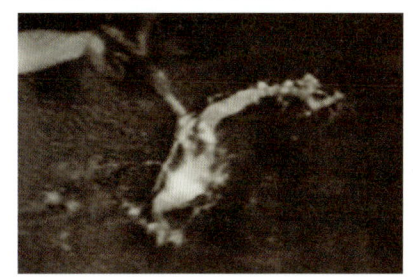

MRCPでは膵管全体の描出が可能である。主膵管の著明な拡張と分枝膵管の拡張も認める。

治療

治療の目的　**経過観察**：半年から1年ごとにCTやMRIで経過観察　**外科治療**：病変部の切除

- IPMNのうち主膵管型および混合型は手術の対象となる。
- IPMNのうち分枝型は、嚢胞径が30mmを超える場合や嚢胞内に結節（ポリープ状の隆起部分）がある場合に手術の対象となる。それ以外は経過を観察する。
- 膵粘液性嚢胞腫瘍（MCN）は悪性化の可能性があるので、診断がついたらすべてが膵切除術の適応となる。
- 膵漿液性嚢胞腫瘍（SCN）はほとんどが腺腫で良性。大きなものや、膵管を巻き込むタイプ以外は経過観察となるケースが多い。
- Solid-pseudopapillary neoplasm（SPN）は低悪性度腫瘍とされており、診断がついたら膵切除術の適応となる。
- 主膵管の拡張をともなうもの、膵液の細胞診で陽性(悪性)の所見となったケースも手術の適応となる。

超音波内視鏡：endoscopic ultrasonogarapy（EUS）／内視鏡的逆行性胆管膵管造影：endoscopic retrograde cholangiopancreatography（ERCP）／磁気共鳴胆管膵管造影：magnetic resonance cholangiopancreatography（MRCP）／主膵管：main pancreatic duct／経過観察：follow-up／粘液：mucus／交通：intercourse

膵臓の神経内分泌細胞*に由来する腫瘍でさまざまな種類がある　C25.4／D13.7／D37.7

膵神経内分泌腫瘍
（すいしんけいないぶんぴつしゅよう）
pancreatic neuroendocrinetumor（P-NET）

担当：羽鳥 隆

Overview

- 膵神経内分泌腫瘍（膵NET）は**ランゲルハンス島由来の腫瘍**。ホルモン産生能を有する**機能性NET**と有さない**非機能性NET**に分けられる。
- 膵NETの発症年齢は60歳代にピークがある。男女比は1：1.6で女性に多い。発症と、喫煙・飲酒にかかわりがある。
- MEN1*という遺伝性疾患がNETと関連がある。

*膵内分泌腫瘍といわれていた疾患が現在、NETのひとつとして扱われるようになっている。

膵神経内分泌腫瘍の分類

	種類		特徴
機能性NET	インスリノーマ（insulinoma） 患者数 31.7%　悪性率 7.4%		・ランゲルハンス島のB（β）細胞に由来する。機能性NETのなかで最も頻度が高い。インスリンの過剰分泌によって低血糖症状（傾眠、振戦、意識消失発作など）を招く。 ・ウィップルの三徴*が知られている。
	ガストリノーマ（gastrinoma） 患者数 8.6%　悪性率 45.5%		・ガストリノーマからガストリンが無秩序に分泌され、その結果、胃酸の分泌が過剰になって難治性消化性潰瘍や下痢などを招く。
	グルカゴノーマ（glucagonoma） 患者数 4.9%　悪性率 52.0%		・グルカゴンの過剰な作用により、耐糖能異常や糖尿病、血中アミノ酸低下、アルブミン低下、体重減少、壊死性遊走性紅斑、貧血などを招く。
	ソマトスタチノーマ（somatostinoma） 患者数 2.3%　悪性率 91.7%		・ホルモンの分泌を抑制するソマトスタチンが過剰になると、抑制作用にかかわる症状を招く。3主徴は糖尿病、胆石、下痢もしくは脂肪便。 ・腹痛と体重減少が最もよくみられる症状。
	VIPオーマ（VIPoma） 患者数 1.2%　悪性率 50.0%		・VIPは血管作動性腸管ペプチドで、胃酸の分泌を抑え、腸液の分泌を促す。VIPオーマの主症状は分泌性（水様）下痢。低カリウム血症や脱水による疲労感、筋力低下、息切れ、筋肉の痙攣、吐き気・嘔吐などの症状を招く。
	その他	患者数 1.2%　悪性率 50.0%	
非機能性NET	患者数 47.6%　悪性率 46.1%		・症状としては、低血糖、上腹部痛や背部痛、下痢、消化性潰瘍、黄疸などがあげられる。
不明（分類不能）	患者数 2.5%　悪性率 38.5%		

治療

- 手術による腫瘍の切除が基本。薬物治療としては、ソマトスタチンアナログ*、インターフェロンα（アルファ）*、抗がん剤の投与など。
- インスリノーマの低血糖症状、ガストリノーマの胃酸過剰分泌などに対する対症療法も行われる。非機能性NETでは60〜80%に肝転移がみられるため、肝転移に対する治療も行われる。

用語解説

神経内分泌細胞（neuroendocrine cell）
内分泌細胞は「神経内分泌細胞」「ステロイドホルモン産生細胞」「甲状腺濾胞上皮細胞」の3種類に区別される。

多発性内分泌腫瘍1型（Multiple Endocrine Neoplasia type 1：MEN1）
内分泌器官（副甲状腺、膵臓、脳下垂体など）に機能亢進腫瘍などが生じる遺伝性の疾患。MEN1という原因遺伝子を保因する人はほぼ100%発症する。膵臓では、ガストリノーマ、インスリノーマ、グルカゴノーマなどを合併するケースが多い。非機能性NET。

ウィップル（Whipple）の3徴
❶空腹時の中枢神経障害、とくに意識障害発作
❷発作時の血糖値50mg/dL以下
❸ブドウ糖投与による意識障害の改善
以上があればインスリノーマを疑うが、確定診断にはならない。

ソマトスタチンアナログ
脳の視床下部、膵臓の内分泌細胞（ランゲルハンス島）などから分泌されるホルモン・ソマトスタチンの類似化合物（アナログ）。

インターフェロンα
抗ウイルス効果、抗がん効果をもつ薬剤で、おもにC型肝炎の治療などに用いられている。

ホルモン：hormone／消化器：digestive organs／化学療法：chemotherapy／低血糖症状：hypoglycemia／胃酸：gastric acid／意識消失：loss of consciousness／遺伝子：gene／血管作動性腸管ペプチド：vasoactive intestinal polypeptide（VIP）／インスリン：insulin／ガストリン：gastrin

検査・診断

特徴的な検査所見		
画像検査	腫瘍の検出	
SASI Test	機能性NETの局在	
病理組織検査	腫瘍細胞の増殖	

腹部造影CT検査

- 単純CTでは腫瘍の検出は困難。腹部造影CTでは検査で発見されるケースがある。

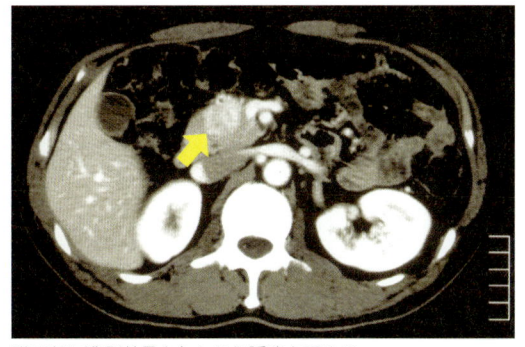

膵頭部に造影効果をともなう腫瘍を認める。

MRI

- MRIでは造影剤を用いることで、他の画像で描出困難な肝転移などを描出できることがある。

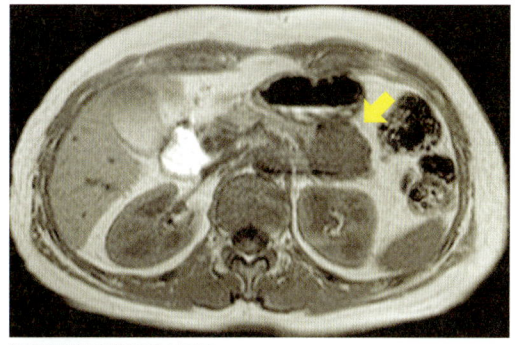

T1強調像で低信号を示す。

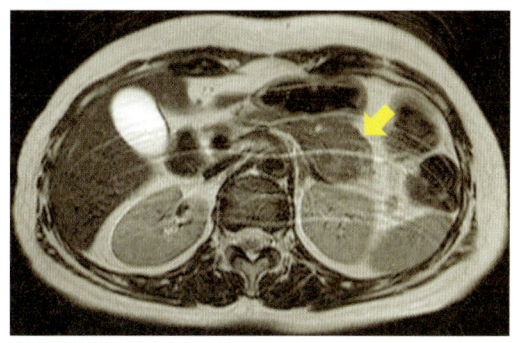

T2強調像でやや高信号を示す。

EUS

- 局所観察能にすぐれる超音波内視鏡（EUS）は膵神経内分泌腫瘍に対する有用な画像検査法。小さな病変の検出に対して最も感度が高い。

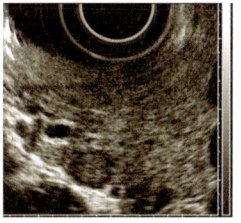

周囲に低エコー領域をともなう小さな腫瘍を認める。

Column

クロモグラニンA

担当：羽鳥 隆

- 神経内分泌腫瘍の診断のために有用な指標（腫瘍マーカー）として、クロモグラニンA（CgA）があげられる。脳の下垂体、膵臓のランゲルハンス島、甲状腺のC細胞、副腎髄質などの神経内分泌細胞の分泌顆粒のなかにある特異的な蛋白質で、神経伝達物質（カテコールアミン類）といっしょに放出されるもの。

- 高分化型のNETでは、クロモグラニンAの発現が強くみられ、血中（血清や血漿）の濃度を探ることで、分化度が調べられる。
- 治療（切除手術）の効果を知るための指標（モニタリングマーカー）としても有用とされるが、日本ではまだ保険承認されていない。現在大学病院などで試験研究が続けられている。

侵襲：invasion／コンピュータ断層撮影法：computed tomography（CT）／超音波内視鏡：endoscopic ultrasonogarapy（EUS）／病変：lesion／膵管：pancreatic duct

膵神経内分泌腫瘍／NETのWHO分類2010

SASI Test

- 選択的動脈内刺激薬注入法（SASI Test）はカテーテルを用いて行われる検査。ホルモン産生腫瘍の正確な位置や数などを診断することができる。
- 膵臓の栄養動脈に選択的にホルモン分泌を刺激する薬（セクレチン、カルシウム、グルカゴンなど）を注入。刺激薬の注入前と注入後に肝静脈から採血を行い、ガストリンやインスリンなどの血中ホルモン濃度（経時的変化）を20秒ごとに測定する。
- 刺激薬を注入した動脈がホルモン産生腫瘍の栄養動脈だとすれば、刺激後40秒で血中ホルモン濃度が急速に上昇し、機能性NETの局在を確かめられる。

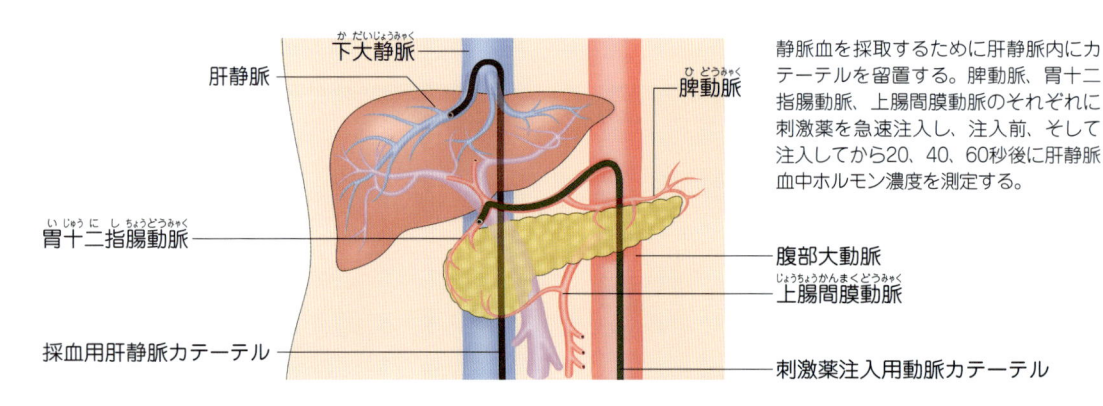

静脈血を採取するために肝静脈内にカテーテルを留置する。脾動脈、胃十二指腸動脈、上腸間膜動脈のそれぞれに刺激薬を急速注入し、注入前、そして注入してから20、40、60秒後に肝静脈血中ホルモン濃度を測定する。

肝静脈／下大静脈／脾動脈／胃十二指腸動脈／腹部大動脈／上腸間膜動脈／採血用肝静脈カテーテル／刺激薬注入用動脈カテーテル

Column

NETのWHO分類2010

担当：羽鳥 隆

- 神経内分泌細胞に由来する腫瘍は、神経内分泌腫瘍（NET：Neuroendocrinetumor G1、G2）と神経内分泌がん（NEC：Neuroendocrine carcinoma：G3）に大別される。
- 下の表は世界保健機関（WHO）によるNETの病理組織学的分類で、腫瘍の性質とその予後、治療方針決定のために重要。
- 核分裂の過程にある細胞数を求める「核分裂像数」と、増殖している細胞数の割合を求める「Ki-67指数」を用いて腫瘍細胞の増殖程度（悪性度）を判定する。

		核分裂像	Ki-67指数	特徴
神経内分泌腫瘍（NET）	NET G1	<2	≦2%	・高分化型。腫瘍細胞は正常の細胞に似ている。 ・増殖能は低く、悪性度は低〜中程度。 ・カルチノイド腫瘍とよばれることもある。
	NET G2	2〜20	3〜20%	
神経内分泌がん（NEC）		>20	>20%	・低分化型。腫瘍細胞は正常細胞の機能をほとんど失い、増殖能が高い。悪性度も高い。 ・小細胞がんと大細胞がんに分けられる。

病理組織像

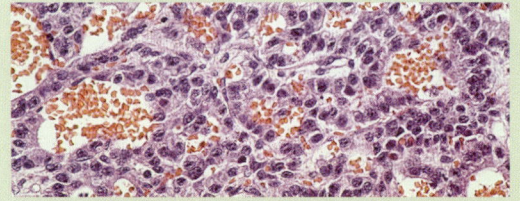

神経内分泌腫瘍（NET） 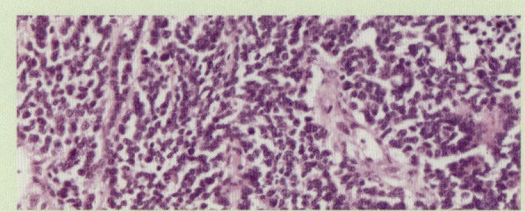　　　神経内分泌がん（NEC）

選択的動脈内刺激薬注入法：selective arterial secretagogue injection（SASI Test）／カテーテル：catheter／肝静脈：hepatic vein／病期：stage／腫瘍：tumor／高分化：high differenciation／低分化：poorly-differentiated／悪性度：malignancy／腫瘍細胞：tumor cell／セクレチン：secretin／カルシウム：calcium／核分裂：nuclear division／世界保健機関：World Health Organization（WHO）

第9章
腹部の疾患・腹部外傷

腹部と腹膜の構造	294
急性腹膜炎	297
Column 横隔膜下膿瘍・ダグラス窩膿瘍	299
腹膜中皮腫	300
後腹膜腫瘍	301
Column 腹膜偽粘液腫	301
腹部外傷	302

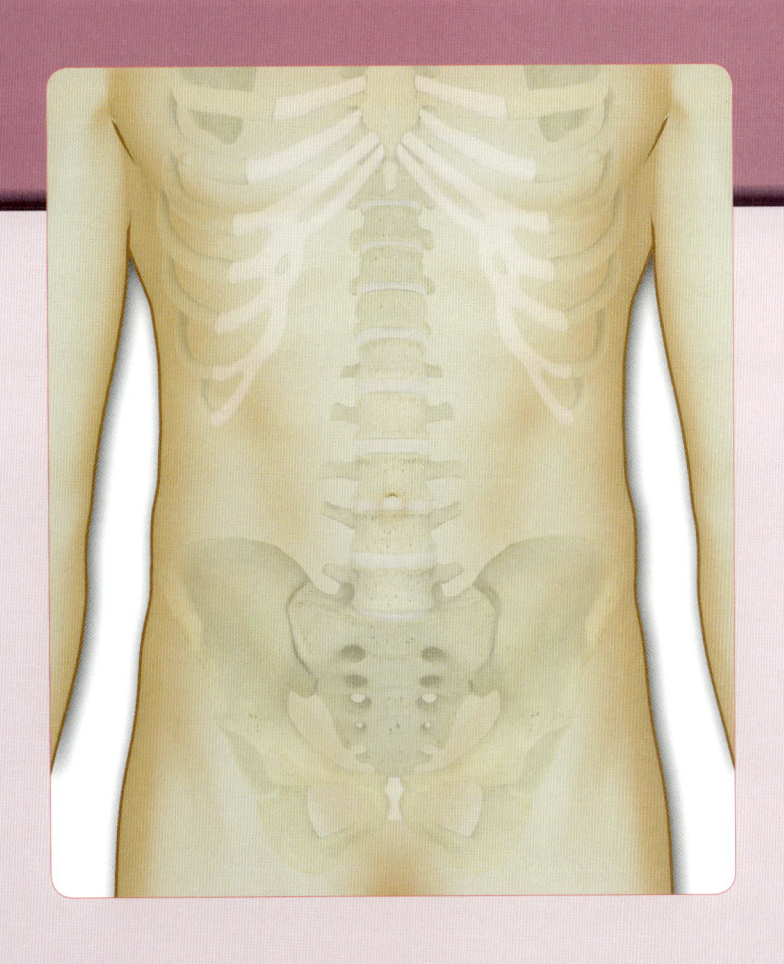

腹部臓器を包み保護する腹膜

腹部と腹膜の構造

担当：大木岳志

腹壁の区分分類

- 腹壁は、4または9区分*に分けられる。
- 4区分では、正中線と臍を通る水平の線によって、4分割する。
- 9区分では、下図のように縦横2本の線によって9分割する。

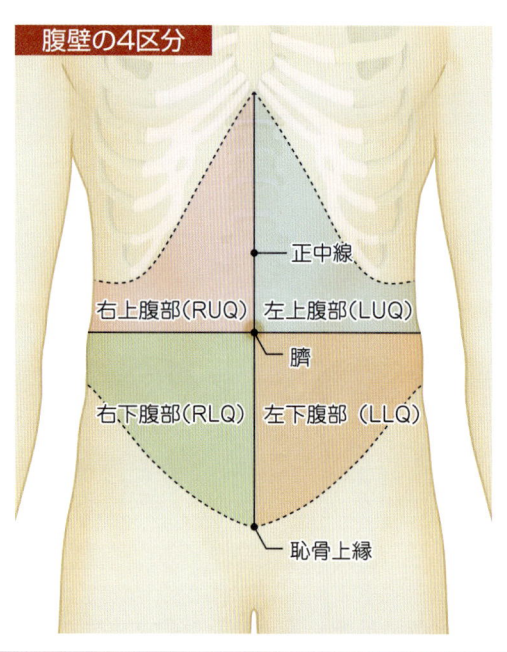

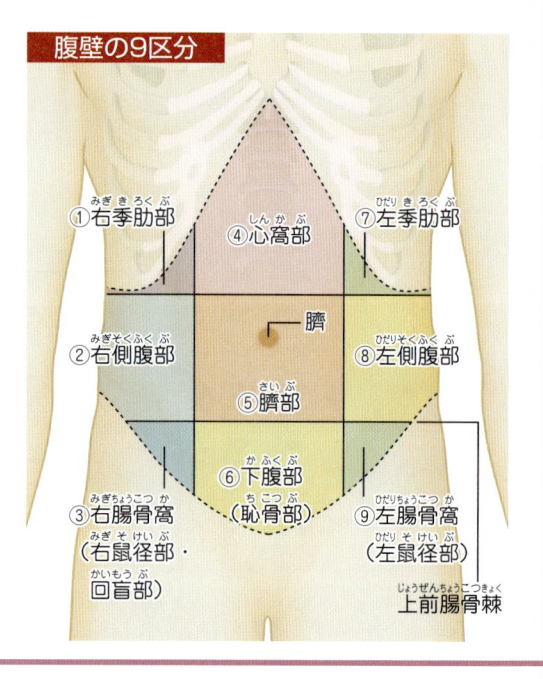

腹壁の4区分

- 正中線
- 右上腹部（RUQ）
- 左上腹部（LUQ）
- 臍
- 右下腹部（RLQ）
- 左下腹部（LLQ）
- 恥骨上縁

腹壁の9区分

① 右季肋部
② 右側腹部
③ 右腸骨窩（右鼠径部・回盲部）
④ 心窩部
⑤ 臍部
⑥ 下腹部（恥骨部）
⑦ 左季肋部
⑧ 左側腹部
⑨ 左腸骨窩（左鼠径部）
- 臍
- 上前腸骨棘

腹膜と腹膜腔

- 腹腔の内側、および腹部の臓器の表面を覆う、ひとつのつながりをもった漿膜を**腹膜**とよぶ。表面積は約2m²ある。
- 腹膜は、腹壁の内側を覆う**壁側腹膜**と、胃、腸、肝臓、胆嚢、膵臓などの腹部臓器を覆う**臓側腹膜**からなる。壁側腹膜と臓側腹膜に囲まれた空間を、腹膜腔*とよぶ。

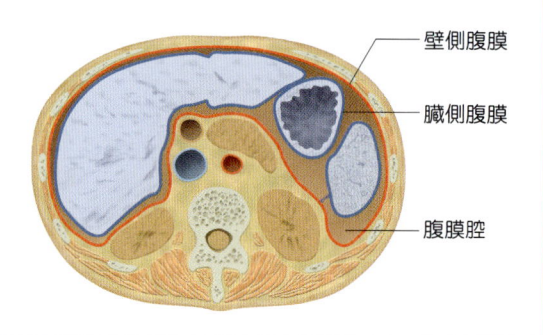

- 壁側腹膜
- 臓側腹膜
- 腹膜腔

用語解説

腹壁の9区分
横は左右第10肋骨下縁を結ぶ線と左右上前腸骨棘を結ぶ線により、上、中、下腹部の3区分とする。さらに左右の第8肋骨から鼠径靭帯の中央を結ぶ2本の縦線により、9つに分割する。実際の臨床ではそれほど厳密に区分しない。

腹膜腔
腹膜腔には少量の漿液が存在しており、臓器同士の摩擦を防ぐはたらきをしている。腹膜腔は閉鎖腔だが、女性では卵管開口部で外界と通じる。

腹膜の吸収作用
腹膜はすぐれた吸収作用をもつ。水分や電解質を吸収する反面、腹腔内に炎症が広がると毒素が腹膜より吸収され、全身にまわり、重症化しやすい。

右上腹部：right upper quadrant (RUQ) ／左上腹部：left upper quadrant (LUQ) ／右下腹部：right lower quadrant (RLQ) ／左下腹部：left lower quadrant (LLQ)

腹膜と腹部臓器の位置関係

- 腹部臓器は、腹膜との関係により、次のように分けられる。

❶ **腹膜内器官**：臓器のほとんどが腹膜により覆われている臓器。これに属するものには、胃、十二指腸上部、空腸、回腸、肝臓などがある。

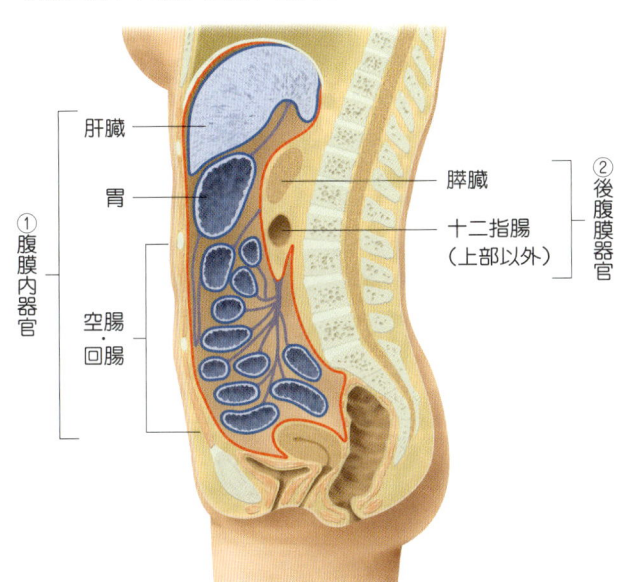

❷ **後腹膜器官（腹膜後器官）**：腹腔後壁に埋まっている臓器。これに属するものは膵臓、腎臓、副腎、脾臓、十二指腸、上行結腸、下行結腸などがある。

- 多くの腹部消化管では、臓側腹膜は、壁側腹膜と**腸間膜**を介してつながっている。

腸間膜の構造

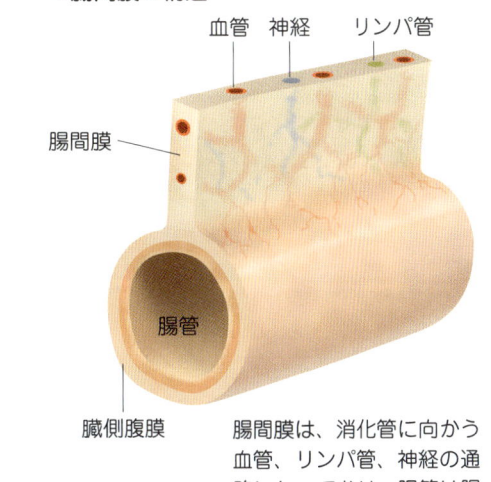

腸間膜は、消化管に向かう血管、リンパ管、神経の通路になっており、腸管は腸管膜のなかの血管により栄養を受けている。

前腹壁を開いたところ

- 胃の大彎からエプロンのように垂れ下がり、横行結腸の前面を覆う腹膜を、**大網**という。
- 大網は可動性に富み、腹腔内の炎症に癒着して腹腔内全体への炎症の波及を防ぐ（癒着作用）。しかし、その一方で癒着した器官の動きを制限することになる。

後腹膜器官と腸間膜

- 腹膜内器官を取り除いたところ。後腹膜器官は壁側腹膜の奥（背側）に透けて見えている。
- 腸管膜は腸全体を弾力的につり下げて支えているが、膵臓、十二指腸、膀胱などの後腹膜器官は腸間膜をもたず、後腹壁に固定されている。

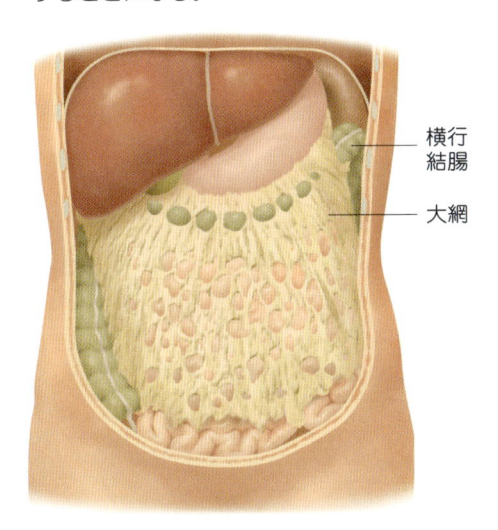

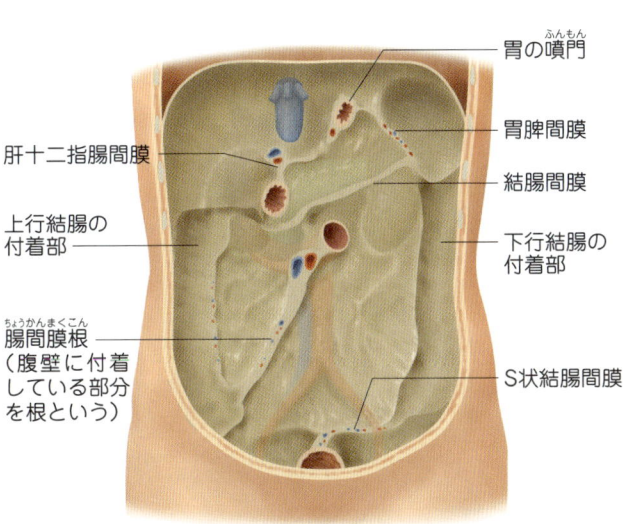

漿膜：serosa／腹膜：peritoneum／腸間膜：mesentery／大網：greater omentum／後腹膜器官：retroperitoneal organ

腹部と腹膜の構造

腹膜の吸収作用と浸透圧

- 腹膜は、生体膜として、滲出と漏出、分泌、吸収能などをもっており、腹膜内には毛細血管が無数に分布している。
- 慢性腎不全患者に対して行われる腹膜透析治療 ㋐

■ 連続携行式腹膜透析（CAPD）

㋐のひとつ「連続携行式腹膜透析（CAPD）」は、腹膜を使って透析を行うものである。

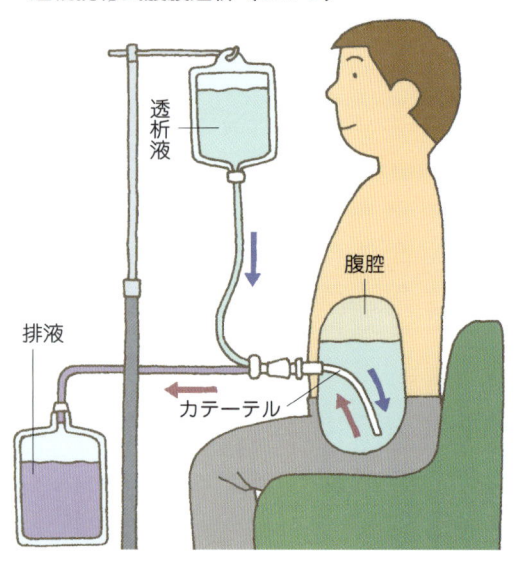

■ 透析のしくみ

透析液　　血液

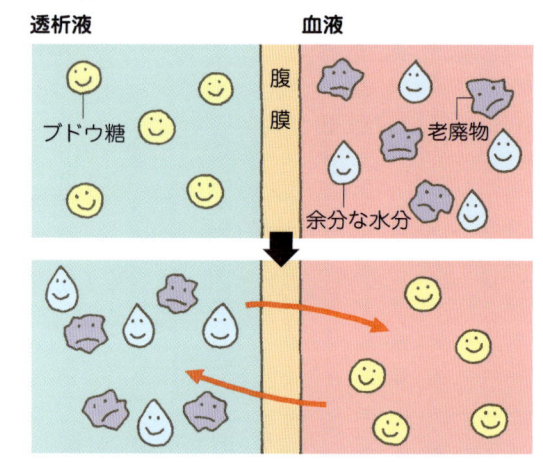

腹腔内の透析液を注入して貯留すると、時間の経過とともに血液中の老廃物が腹膜を介して腹腔内の透析液へ移動する（拡散）。また、体内の水分は濃度の高い透析液のほうへと引き出されていく（浸透圧）。

腹膜刺激症状

- 腹膜に炎症、外傷が起こると**腹膜刺激症状**という特有の腹部所見が現れる。
- 「筋性防御」と「ブルンベルグ徴候」がその代 ㋐

㋐表で、急性腹症の患者の手術のタイミングを決める重要な所見となる。

筋性防御

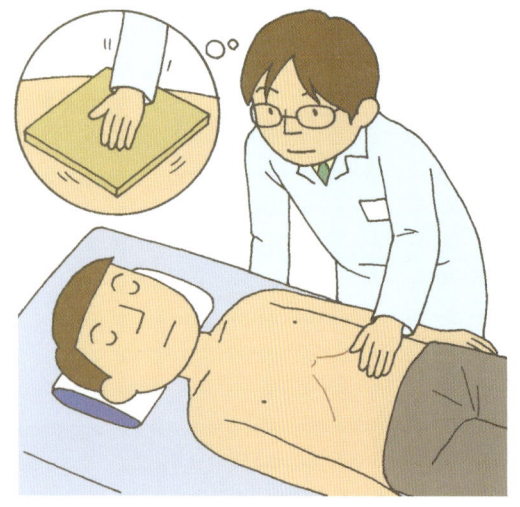

触診時、腹部を手のひらで軽く圧迫したときに、腹壁が無意識に緊張してかたくなる症状。腹膜炎では、腹部が張って、板のようになることがある（板状硬）。

ブルンベルグ徴候（反跳痛）

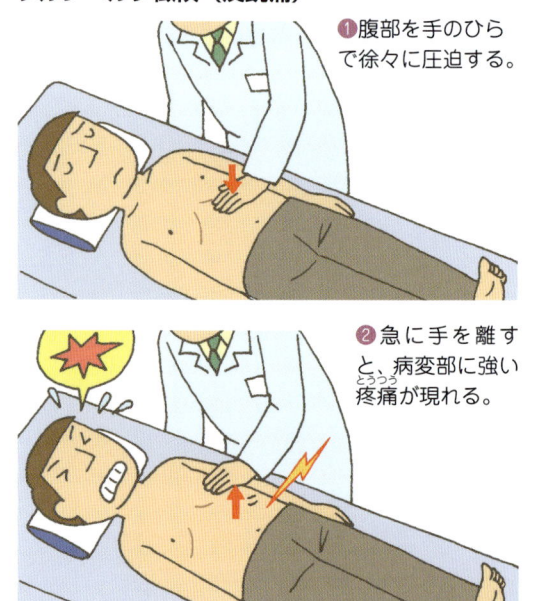

❶腹部を手のひらで徐々に圧迫する。

❷急に手を離すと、病変部に強い疼痛が現れる。

腹膜：peritoneum／腹膜透析：peritoneal dialysis（PD）／連続携行式腹膜透析：continuous ambulatory peritoneal dialysis（CAPD）／拡散：diffusion／浸透圧：osmotic pressure／筋性防御：muscular defense／ブルンベルグ徴候：Blumberg sign

急性腹膜炎
きゅうせいふくまくえん
acute peritonitis

腹膜に細菌感染や化学的刺激などが加わって起こる急性の炎症性疾患　K65.0

担当：大木岳志

Overview

いわゆる**腹膜の炎症疾患**を腹膜炎とよび、急性腹膜炎、慢性腹膜炎*に大別される。また、炎症の範囲が腹膜の一部にとどまっているものを「限局性腹膜炎」といい、腹膜全体にわたって起こっているものを「汎発性腹膜炎（びまん性腹膜炎）」という。

誘因・原因　→P298

- 多くは、腹腔内臓器の炎症、外傷、および穿孔からの**細菌感染**による。病巣が腹腔内臓器以外の部位にあって腹膜炎が起こる場合もあり、代表的なものに特発性細菌性腹膜炎*がある。

病態生理

- 本来は無菌状態に保たれている腹膜に炎症が起こり、腸管の腫脹などの炎症性変化、滲出液貯留などが起こる。重症例では、敗血症性（エンドトキシン）ショック*、汎発性血管内凝固症候群（DIC）*に進行し、多臓器不全*に進展することがある。

症状・臨床所見

- 激しい腹痛、悪心、嘔吐、発熱、頻脈、浅呼吸など。腹膜炎顔貌*とよばれる特有の顔つきになることもある。

検査・診断　→P298

| 問診 | 腹部触診検査 | 血液検査 | 胸部単純X線検査 |

| 腹部超音波／腹部CT検査 | 腹腔穿刺 |

- 既往歴や現病歴を十分に聴取することが重要である。

治　療　→P299

| 保存的治療 | 外科的治療 |

- 保存的治療（抗菌薬投与、栄養管理、呼吸管理など）。
- 外科的治療（ドレナージ術、開腹手術、腹腔鏡手術）。
- 急性腹膜炎に対しては、外科的治療が基本となる。

予　後

- 早期に治療すれば予後は良好である。

用語解説

慢性腹膜炎
おもなものに結核性腹膜炎、癒着性腹膜炎、がん性腹膜炎などがある。最も多いのは結核性腹膜炎で、腸結核→P150などに合併して起こる。がん性腹膜炎は、おもに腹部の原発巣のがん細胞が、腹膜内に播種されて炎症を引き起こし、発症する。

特発性細菌性腹膜炎
腹水を有する基礎疾患に発症する急性腹膜炎のひとつ。アルコール性肝硬変患者に多くみられる。おもな起因菌にグラム陰性の大腸菌や肺炎桿菌、グラム陽性の肺炎連鎖球菌などがある。

敗血症性ショック
細菌感染から拡散したエンドトキシン（菌内毒素）によって誘発される細菌性ショック。免疫反応が過剰に起こり、サイトカインが大量に放出され、血流量が低下する。

汎発性血管内凝固症候群（DIC）
播種性血管内凝固症候群ともいう。悪性腫瘍や急性白血病、敗血症などにより、血液の凝固能が高まり、全身の最小血管・毛細血管のさまざまなところに血栓が多発する。それにより血行障害が起こり、臓器障害や組織の壊死など重篤な病態をもたらす。

多臓器不全（MOF）
中枢神経、心臓、肺、肝臓、腎臓、消化管、凝固系、免疫系、代謝系などの生命に必要な複数の重要臓器が、同時または短時間のうちに機能不全状態に陥った病態。重症感染症や重度の外傷・熱傷、大手術、重症膵炎、大量出血、汎発性血管内凝固症候群（DIC）、ショック、心不全、悪性腫瘍などが原因となる。

腹膜炎顔貌
激痛のために、顔は苦悶状になり、皮膚の乾燥、頬骨の突出、眼球の陥凹、口唇チアノーゼなど、特有の顔つきになる。ヒポクラテス顔貌ともよばれる。

慢性腹膜炎：chronic peritonitis／限局性腹膜炎：localized peritonitis／汎発性腹膜炎：panperitonitis, generalized peritonitis／結核性腹膜炎：tuberculous peritonitis, peritonitis tuberculosa／がん性腹膜炎：carcinomatous peritonitis, peritonitis carcinomatosa／特発性細菌性腹膜炎：spontaneous bacterial peritonitis（SBP）／敗血症性ショック：septic shock／汎発性血管内凝固症候群：disseminated intravascular coagulation（DIC）／多臓器不全：multiple organ failure（MOF）／腹膜炎顔貌：abdominal face

急性腹膜炎／横隔膜下膿瘍・ダグラス窩膿瘍

❗ 誘因・原因

- 急性腹膜炎の大部分は消化器疾患に起因する。腹腔内臓器の炎症の波及、胃・十二指腸潰瘍、㋐ 胃がん、大腸がんなどの穿孔、ヘルニア嵌頓、腸閉塞などによる腸管壊死などから続発する。

急性腹膜炎のおもな原因分類

原因／感染源		原因分類
炎症の波及	胆嚢・肝臓・膵臓の疾患	急性膵炎➡P274、急性胆嚢炎➡P256、肝膿瘍➡P231 など
	泌尿器・生殖器の疾患	子宮付属器炎、子宮外妊娠、卵巣嚢腫茎捻転、膀胱の炎症など
穿孔	消化管の穿孔	胃・十二指腸潰瘍➡P90、急性虫垂炎➡P151の穿孔、大腸憩室炎の穿孔、絞扼性イレウス➡P134にともなう腸管穿孔、クローン病➡P146、潰瘍性大腸炎➡P141の穿孔、悪性腫瘍（胃がん➡P104、大腸がん➡P165）など
	外傷性穿孔	腹部臓器の外傷、打撲など 医原性穿孔（上部・下部内視鏡診断、治療にともなう損傷など）
手術後		縫合不全、手術後ドレーンによる逆行性感染など

⚠ 検査・診断

特徴的な検査所見

腹部触診検査	腹部症状（筋性防御、ブルンベルグ徴候）、腸雑音
胸部単純X線検査	消化管ガスの増加、ニボー形成、消化管穿孔では、横隔膜下遊離ガス(free air)像
腹腔穿刺	腹水の性状、細菌感染の有無、原因菌の同定
血液検査	炎症反応（白血球数増加、CRP高値）。とくに重篤な例では、白血球数、血小板減少
腹部超音波／CT検査	原病巣の検索、腹水の貯留、遊離ガスの診断など

腹部触診検査

- 限局性腹膜炎では、炎症の強い部位に圧痛が強く、汎発性腹膜炎では腹部全体にみられる。
- 腹部所見では、筋性防御とブルンベルグ徴候が典型的である➡P296。
- 腸管の麻痺のために腸雑音は低下する。

画像検査

- 胸部単純X線検査では、消化管ガス像の増加、ニボー形成（➡「腸閉塞」P134）を認める。
- 消化管穿孔による腹膜炎では遊離ガス（free air）像は、確定的な診断の決め手となる。
- 腹部超音波検査では、腹水、膿瘍、遊離ガス、膵炎、虫垂炎、胆嚢穿孔などの所見を認める。
- 腹部CT検査では、超音波検査で検索しにくい領域について情報を得やすく、遊離ガスの診断や原因疾患の診断が確かになる。

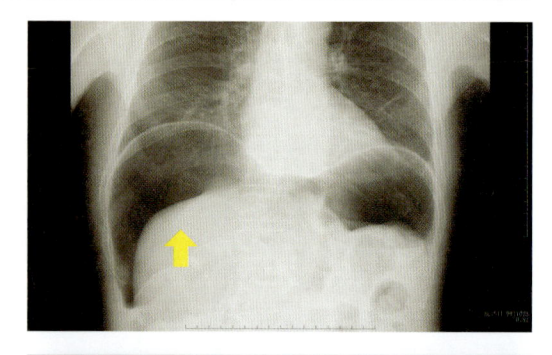

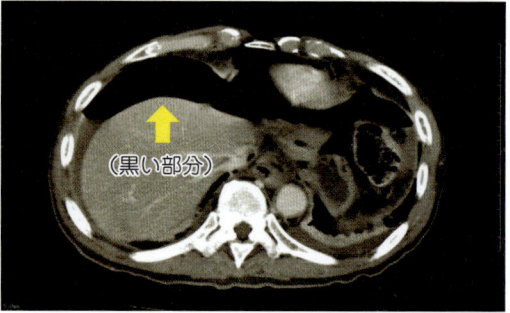

上：胸部X線写真、下：腹部CT。穿孔にともなう遊離ガス像（矢印）が診断のポイントになる。

白血球：white blood cell（WBC）／胆嚢：gallbladder／肝臓：liver／膵臓：pancreas／筋性防御：muscular defense／ブルンベルグ徴候：Blumberg sign／急性虫垂炎：acute appendicitis

治療

| 治療の目的 | 保存的治療 | 全身状態の改善（抗菌療法、栄養管理など） | 外科的治療 | 感染巣の除去、排膿（開腹手術） |

- 急性腹膜炎においては、発症から手術の時間に比例して死亡率が上がる。手術の適否を考え、㋐できるだけ早く診断し、治療を行う必要がある。

診断から治療への流れ

```
腹痛
 ↓
[問診（既往歴、現病歴）] [全身・局所所見：・バイタルサイン ・腹部所見] [検査：・動脈血ガス分析、血液・生化学、尿、電解質など ・画像診断（X線、超音波、CT） ・腹腔穿刺]
 ↓ショックなし              ↓ショックあり
急性腹膜炎の診断            抗ショック療法
（診断と並行して手術適否を判断する）  ・全身状態の把握
・腹膜炎の原因疾患の診断。      ・呼吸・循環系の管理
・原因疾患の腹痛が急速に悪化し、腹部全体に広がる。  ・血管確保、気道確保と酸素投与
・頻脈、呼吸数増加、血圧低下、体温上昇。
・筋性防御、ブルンベルグ徴候。      ←改善あり
・腹水、腸雑音低下。
・白血球数増加、および幼若化。ときに白血球数減少。
・遊離ガス像（消化管穿孔）、腸管ガス症状（麻痺性イレウス）。
                    →適応あり→ 緊急手術
↓適応なし                      ・感染巣の除去
保存的治療                      ・ドレナージ
・輸液、輸血 ・抗菌薬投与      改善なし↑
・胃管      ・呼吸管理        →再燃→
・尿道カテーテル
```

Column

横隔膜下膿瘍・ダグラス窩膿瘍

K65.0／T81.4／N73.5
担当：大木岳志

- 横隔膜の下に膿がたまった状態を横隔膜下膿瘍、ダグラス窩 ➡P187（男性は直腸と膀胱の間、女性は子宮と直腸の間）に膿がたまった状態をダグラス窩膿瘍という。

誘因・原因
- 多くは、急性腹膜炎治療の際にドレナージが不十分で排膿がうまくいかずに形成される。消化管術後の縫合不全で起こることもある。

症状・臨床所見
- 激しい腹痛、発熱などの症状が現れるが、疼痛を訴えない場合もある。白血球数の増加と赤沈亢進がみられる。

治療
- 開腹によって、あるいは直腸または膣を通じて外科的に排膿する必要がある。

腹膜：peritoneum／ドレナージ：drainage／消化管：alimentary tract, digestive tract／穿孔：perforation／横隔膜下膿瘍：subphrenic abscess／ダグラス窩膿瘍 Douglas pouch abscess

腹膜中皮から発生した腫瘍

C45.1／D19.1

腹膜中皮腫
ふくまくちゅうひしゅ

peritoneal mesothelioma

担当：大木岳志

Overview
腹膜の中皮＊から発生する腫瘍を腹膜中皮腫という。中皮腫には、良性と悪性＊があるが、悪性のものが全体の90％以上を占める。そのため、中皮腫といえば悪性腫瘍をさすことが多い。本疾患は60歳以上の男性に比較的みられる。発生頻度はまれである。

誘因・原因
- 多くはアスベスト（石綿）の吸入により発症。アスベストの累積曝露量が多いほど、発生リスクが高まる。したがってアスベストにさらされる機会が多い職業歴が危険因子となる。中皮腫発生までの期間は長く、接触後30〜40年経過して発症する。

病態生理
- 良性のものはすべて限局性だが、悪性には限局性とびまん性がある。びまん性悪性腹膜中皮腫は腹膜に沿って広範に広がる。

症状・臨床所見
- 初期のうちは無症状であるが、腫瘍が大きくなるにつれて腹痛や腹水貯留による腹部膨満感などが出現する。

検査・診断
| 問診・触診 | 腹部CT検査 | 腹部MRI検査 | 腫瘍マーカー |
| 細胞診検査 | 病理組織検査 |

- 診断の確定には病理組織検査が必須である。

治療
| 外科的治療 | 化学療法 | 放射線療法 |

- 良性中皮腫は、外科的切除が標準治療である。
- びまん性悪性中皮腫では、外科手術、化学療法、放射線療法などを組み合わせて治療する。

予後
- ほかの悪性腫瘍と比べて予後は不良である。治療後の1年生存率は50％程度である。

用語解説

中皮
胸部臓器や腹部臓器はそれぞれ胸膜、心膜、腹膜に包まれており、この膜の表面を覆う組織を中皮という。中皮腫はこの中皮に発生する腫瘍で、発生部位により胸膜中皮腫、心膜中皮腫、腹膜中皮腫がある。

悪性中皮腫の病期
腹膜中皮腫は、非常にまれな疾患であるために病期分類はまだ決められていない。悪性中皮腫の病期分類としては、下記の胸膜中皮腫の病期が知られている。
- Ⅰ期（限局期）
  Ⅰa期／壁側胸膜のみに、がんが認められる。
  Ⅰb期／壁側胸膜から臓側胸膜に腫瘍が散らばる。
- Ⅱ期（進行期）
  胸膜のほか、肺へ腫瘍が広がる。または胸膜全体に広がる。
- Ⅲ期（進行期）
  局所進行腫瘍だが切除可能な胸壁や縦隔脂肪組織などに広がっている。
- Ⅳ期（進行期）
  切除不能で、胸壁、縦隔、横隔膜下などに広がり、反対側のリンパ節や遠隔部位にも広がっている。

＊IMIGの病期分類による。

中皮：mesothelium／腫瘍：tumor／腹膜：peritoneum／心膜：pericardium／胸膜：pleura／悪性中皮腫：malignant mesothelioma

後腹膜領域に発生した腫瘍

C78.6／D48.3

後腹膜腫瘍
（こうふくまくしゅよう）

retroperitoneal tumor

担当：大木岳志

Overview

腹腔の後壁と腹膜の間の後腹膜領域の中胚葉組織やリンパ組織から発生した腫瘍を総称して後腹膜腫瘍という。悪性のものと良性のものとがあるが、80％が悪性である。比較的まれな疾患である。

病態生理

- 良性腫瘍には脂肪腫、線維腫、奇形腫、嚢腫、平滑筋腫などが、悪性腫瘍には悪性リンパ腫、線維肉腫、脂肪肉腫、平滑筋肉腫などがある。

症状・臨床所見

- 初期は多くが無症状である。腫瘍が増大し周辺臓器を圧迫するようになると、腹痛、吐き気、便秘、排尿障害などが出現する。

検査・診断

| 腫瘍マーカー | 腹部CT検査 | 腹部MRI検査 | シンチグラム検査 |

- 後腹膜臓器の腫瘍との鑑別を必要とする。

治療

| 外科的治療 | 化学療法 | 放射線療法 |

- 悪性腫瘍では腫瘍摘出が困難な場合も多い。腫瘍の摘出が困難な場合は、化学療法、放射線療法を組み合わせて行う。

用語解説

memo

良性腫瘍である「後腹膜嚢腫」の検査画像

腹部CT像

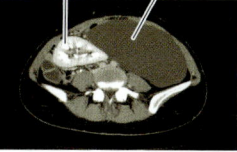

左副腎由来の偽嚢胞。巨大な嚢腫であるため、左の腎臓が右に偏位している。

MRI画像

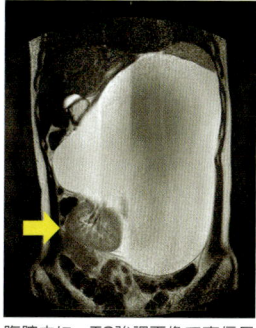

腹腔内に、T2強調画像で高信号域を呈する単胞性嚢胞性病変を認める（白い部分）。左腎が偏位している（矢印）。

Column

腹膜偽粘液腫
（ふくまくぎねんえきしゅ）

C78.6
担当：大木岳志

- 腹腔内に広範囲にゼラチン様の物質（ムチン）が貯留した疾患である。臨床的には悪性の経過をたどることが知られている。

病態生理

- 男性では虫垂嚢腫、女性では卵巣嚢腫の破裂が多いとされる。嚢腫の破裂により、腫瘍細胞が腹膜に着床してムチンを産生し、ゼラチンを含む粘液で腹腔内が充満する。

症状・臨床所見

- 悪心、嘔吐、食欲不振などの腹部愁訴から始まり、腹部膨満、体重減少などからしだいに悪液質に陥る。

治療

- 根本治療は原発巣および嚢腫を完全摘出することだが、困難なことが多い。

後腹膜：retroperitoneum／後腹膜腫瘍：retroperitoneal tumor／脂肪腫：lipoma／線維腫：fibroma／奇形腫：teratoma／嚢腫：cystoma／悪性リンパ腫：malignant lymphoma／線維肉腫：fibrosarcoma／脂肪肉腫：liposarcoma／平滑筋肉腫：leiomyosarcoma／腹膜偽粘液腫：pseudomyxoma peritonei

出血性ショックと急性腹膜炎に警戒が必要

腹部外傷
ふくぶがいしょう
abdominal trauma

S39.9

担当：大木岳志

Overview

腹部外傷の発生頻度は全外傷の2～3％といわれるが、重症が多く、胸部損傷に次いで緊急度が高い。受傷の部位により、実質臓器損傷と管腔臓器損傷に大別される。

誘因・原因

- 最も多いのは交通事故*である。ほかに高所からの墜落・転落、スポーツ外傷、傷害行為、刃物による外傷などが含まれる。

病態生理 ●P303

- 実質的臓器損傷による腹腔内出血、管腔臓器損傷による腹膜炎、後腹膜血腫が警戒すべき病態である。
- これらの病態が複合的に発生している場合は、出血性の病態に対する診断・治療が優先される。

症状・臨床所見

- 腹部の痛みとともに、実質臓器損傷および血管の損傷では、一次性ショックによる、顔面蒼白、血圧低下、冷や汗、徐脈などがみられる。大量出血がある場合は、出血性ショックに陥る。
- 腹膜刺激症状として筋性防御、ブルンベルグ徴候、腹部板状硬 ●P296 がみられる。

検査・診断 ●P303

| 血液検査／尿検査 | 腹部単純X線検査 | 腹部超音波検査 | 腹部CT検査 |

- 可能なかぎり、本人や家族の話から受傷機転*を確認する。
- 腹部臓器の出血では、腹部超音波およびCT検査で出血部位を同定することが重要である。
- 重症の場合は診断と治療を同時に行う。

治療

| 保存的治療 | 外科的治療 |

- 保存的治療（輸液・輸血、止血処置など）
- 外科的治療（ドレナージ術、開腹手術、経カテーテル動脈塞栓術）

予後

- 外傷の重症度と治療開始までの時間が予後に大きく影響する。

用語解説

交通事故による外傷
運転者の交通外傷では、胸部や上腹部を打撲して受傷する「ハンドル外傷」が多い。臓器のなかでは肝、膵、十二指腸などの臓器がハンドルと脊椎に挟まれて損傷されやすい。

受傷機転
どの程度の外力がどのようにからだに加わったかなど、受傷時の概要を把握することにより、損傷臓器の予測ができる。本人や家族からの病歴聴取はきわめて重要である。

モリソン窩
Morison pouch ●P303
肝腎陥凹ともいう。肝臓と腎臓・副腎の間にある、仰臥位では最も低い部位。腹水がたまりやすい。

memo

鈍的損傷／鋭的損傷
腹部の受傷原因は、腹部の強打による鈍的損傷と、刃物などの鋭利な外力による鋭的外傷とに分けられる。腹部の鈍的外傷は、重篤な臓器の損傷があってもかならずしも体表面に変化がみられない症例もあるので、注意が必要である。

実質臓器：parenchymatous organ／管腔臓器：hollow viscus／筋性防御：muscular defense／ブルンベルグ徴候：Blumberg sign／出血性ショック：hemorrhagic shock／経カテーテル動脈塞栓術：transcatheter arterial embolization (TAE)／保存的治療：conservative therapy／ハンドル外傷：handle bar injury

病態生理

- 実質臓器が損傷されるとほとんどの場合、腹腔内出血が起こる。損傷部分から体液が腹腔内に漏出し、急性腹膜炎◉P297を引き起こすこともある。
- 管腔臓器の損傷では、損傷部分から体液や腸内容物が漏出し、腹腔内を汚染して急性腹膜炎が起こる。
- その他、腹部外傷で比較的多くみられる胆道損傷でも、急性腹膜炎を引き起こす。また腹部に直接圧力がかかって起こる横隔膜損傷では、腹腔の内臓が胸腔内に入り込む外傷性横隔膜ヘルニアを引き起こすおそれがある。

臓器別損傷の特徴

■実質臓器→大量出血→出血性ショック

肝損傷	大量出血を起こしやすい。出血性ショックのほか、胆汁が漏れて急性腹膜炎を起こしやすい。
脾臓損傷	肝臓と同様に大量出血を起こしやすい。左下位肋骨骨折では脾臓損傷を疑う。
腎臓損傷	背面や側面から外力で損傷されやすい。肋骨骨折や上位腰椎骨折をともなうことが多い。
膵臓損傷	損傷を受けると、膵液が漏れ出て激しい炎症が起こる。周囲臓器損傷をともなうことが多い。

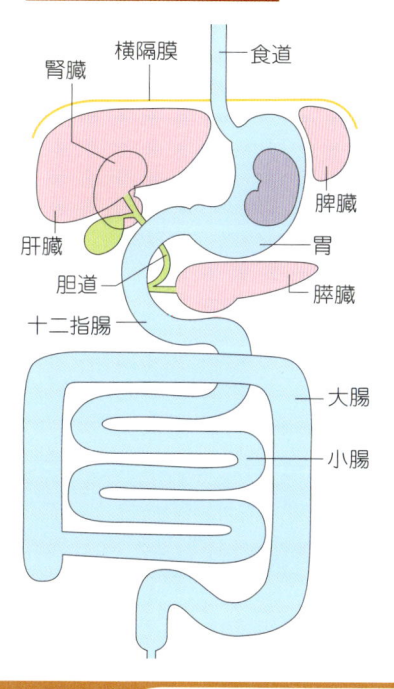

■管腔臓器→急性腹膜炎

胃損傷	鋭的損傷によるものが多い。画像診断で遊離ガス像◉P298から診断できることが多い。
十二指腸損傷	症状が現れにくい後腹膜に損傷を受けることが多い。
小腸・大腸損傷	大腸損傷の場合は、早期より腹膜刺激症状が出現する。小腸損傷では、症状発現が遅い。

■その他

胆道損傷	胆嚢摘出手術にともなう医源性損傷が多い。出血に加え、胆汁の漏れから急性腹膜炎を起こす。
横隔膜損傷	外傷性横隔膜ヘルニアを引き起こしやすく、呼吸循環器不全などの合併症を招くことがある。

（図：腎臓、横隔膜、食道、肝臓、胆道、十二指腸、脾臓、胃、膵臓、大腸、小腸）

検査・診断

FAST検査

- FASTとは、外傷の初期診療において迅速に行う超音波検査法のことで、腹部外傷では腹腔内出血の検索を目的に行われる。出血所見により点数化し、開腹手術の必要を評価できる。
- 最初に異常がみられなくても、時間をおいて繰り返し評価することが重要である。

> 心膜腔→モリソン窩→右胸腔→脾周囲→左胸腔→ダグラス窩の順に液体貯留の有無を検索。

臓器損傷分類

- 治療方針を決定するときの判断材料として日本外傷学会による「臓器損傷分類　2008」が広く用いられている。

■腹部CT像

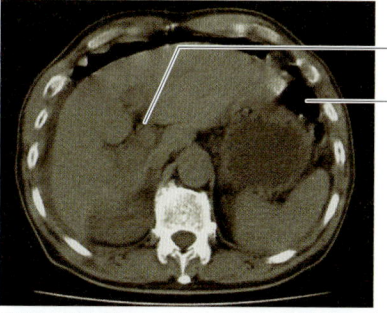

（裂創、腹腔内出血）

肝臓に裂創が生じ、腹腔内に出血が認められる。

■日本外傷学会による臓器損傷分類（2008）

実質臓器 （肝、脾、膵、腎）	管腔臓器 （消化管）
Ⅰ型　被膜下損傷	Ⅰ型　非全層性損傷 （漿膜筋層裂傷、壁内血腫）
Ⅱ型　表在性損傷	Ⅱ型　全層性損傷（穿孔・離断）
Ⅲ型　深在性損傷	

急性腹膜炎：acute peritonitis／FAST: focused assessment with sonography for trauma／モリソン窩：Morison pouch／表在性：superficial／深在性：deep／非全層性：non-transmural／全層性：transmural

- **編集**
  - クリエイティブラボ
    - 尾和みゆき／三石一也／藤本耕一

  - 小川和宏／渡部悦子（Fineplace）
  - 小山豊／中出三重（エム・シー・プレス）
  - 木村克彦／竹原陽子
- **図版**
  - 森地亮輔
  - クリエイティブラボ
  - 本書の図版の一部はZygote Anatomyを使用し作成した。
- **イラスト**
  - 上村一樹
  - 飛田敏
  - 松本剛
  - 三浦正幸（イラストレーションスタジオ・エムツー）
- **本文デザイン・DTP**
  - 堀公明
  - 明昌堂

本書に関する正誤を含む最新情報は成美堂出版ホームページでご確認下さい。
http://www.seibidoshuppan.co.jp

全部見える 消化器疾患

2016年5月1日発行

総監修　山本雅一（やまもと まさかず）
発行者　深見公子
発行所　成美堂出版
　　　　〒162-8445　東京都新宿区新小川町1-7
　　　　電話(03)5206-8151　FAX(03)5206-8159
印　刷　共同印刷株式会社

ⒸSEIBIDO SHUPPAN 2013　PRINTED IN JAPAN
ISBN978-4-415-31510-2
落丁・乱丁などの不良本はお取り替えします
定価はカバーに表示してあります

- 本書および本書の付属物を無断で複写、複製(コピー)、引用することは著作権法上での例外を除き禁じられています。また代行業者等の第三者に依頼してスキャンやデジタル化することは、たとえ個人や家庭内の利用であっても一切認められておりません。